제3판

건강과 질병, 의료의 사회학

제3판 건강과 질병, 의료의 사회학

This Edition was published by Jipmoondang in 2025, Seoul, Korea.

제3판

건강과 질병, 의료의 사회학

조병희

집문당

저자 | 조병희

서울대학교 사회학과 졸업
스탠포드 대학 사회학 석사
위스컨신 대학 사회학 박사 취득
현 서울대학교 보건대학원 명예교수
한국보건사회학회 회장, 한국사회정책학회 회장 역임

제3판
건강과 질병, 의료의 사회학
(초 판: 질병과 의료의 사회학, 집문당, 2006.
개정판: 질병과 의료의 사회학, 집문당, 2015.)

2025년 2월 20일 1판 1쇄

저자 | 조병희
발행인 | 임동규
발행처 | **(주)집문당**
등록 | 1971. 3. 23. 제2012-000069호
주소 | 03134 서울시 종로구 돈화문로 82, 5층
전화 | +82-1811-7567
이메일 | sale@jipmoon.com
홈페이지 | www.jipmoon.com

ISBN 978-89-303-1972-0 93510

가격 48,000원

(주)집문당 이순신돋움체B (저작권자 아산시, 무료글꼴)

머리말

2019년 8월 말, 필자는 30여 년 일하던 교직에서 정년퇴직하였다. 잠시 휴식하면서 그동안 미루어 두었던 여행계획을 세우던 차에 코로나19라는 신종 감염병을 맞이하였다. 이 병이 유행했던 3년 동안 전 국민의 2/3가 감염되었고, 약 3만 6천 명이 사망하였다. 코로나19의 유행으로 한동안 '사회적 거리 두기'가 강제로 시행되면서 모든 모임이 취소되고, 외출할 때면 마스크를 써야 했다. 코로나19로 사망하였을 때 가족들이 제대로 임종조차 못 하고 곧바로 장례를 치러야 하는 등 관혼상제의 기본적인 사회적 의례마저 중단되었다. 코로나19는 사회 전 부문에서 파괴적 위력을 보여주었다. 우리나라는 감염전파를 비교적 잘 차단하였고, 사망률도 높지 않아 보건의료적 측면에서는 성공적으로 대처했다고 할 수 있다. 그런데 코로나19로 인한 사회적 경제적 피해를 복구하는 데는 충분하지 못했다. 사회적 이동을 제한받으면서 자영업자는 매출이 급감했으나 정부의 지원은 매우 인색하였다. 집합적으로 모여서 일을 하던 사람들, 예를 들어 콜센터 근무자들은 집단감염의 희생자가 되었다. 이동의 제한으로 인한 생활문제의 어려움을 해결한 것은 택배회사였다. 생활필수품을 온라인으로 구매하게 되면서 택배 물량이 급증했는데 일부 택배기사들은 과로로 사망하기까지 하였다. 많은 사람이 집에만 머물게 되면서 하루하루 지내기가 정신적으로 견디기 어렵다고 호소했다. 소위 '코로나 블루'가 나타났다. 다수 국민이 코로나19로 유형무형의 피해를 보았으나 대개는 개인적으로 감당하고 지나갔다. 심지어 백신 부작용으로 의심되는 사례들도 의학적으로 입증하기가 어렵다는 이유로 보상받지 못했다. 처음 겪는 질병이기 때문에 부작용 여부를 의학적으로 판단해 줄 근거가 부족할 수밖에 없는데 정부가 보상에 매우 소극적인 자세를 취하면서 백신 접종을 두려워하는 사람들이 생겨났다. 코로나19의 유행은 커다란 재난적 상황이었는데 사회경제적 지원은 턱없이 부족하여 사실상 각자도생으로 위기를 극복하였다. 이렇게 사회적 지원이 미미했던 것에 비하면 의료적 지원은 어느 나라보다도 풍족했다. 온 국민이 매우 간편하게 코로나 검사를 받을 수 있었고, 감염 여부도 몇 시간 내로 통보되었다. 감염 시 모든 의학적 치료를 무료로 제공받았다. 사회적 지출은 미미한데 의료에는 풍족하게 자원이 투입되는 이유는 무엇일까?

코로나19는 글로벌화된 자본주의 경제체제의 촘촘한 유통구조와 관련되어 발생하였다. 코로나19 바이러스가 이 유통구조를 따라서 전파되면서 발생 이후 수일 내에 전 세계가 감염 위험에 직면하게 되었다. 즉, 질병에서 초래되는 위험사회의 실상을 여실하게 느낄 수 있었다. 글로벌화된 자본주의는 에너지 소비를 많이 하고, 그럴수록 기후 위기를 심화시켰다. 글로벌 자본주의 체제와 기후 위기, 그리고 코로나19는 서로 긴밀하게 엮여 있다. 따라서 선진국에서는 코로나19 이후에 위험사회에 대한 성찰과 근본적 대응에 대하여 사회적 관심이 증가하였다. 그에 비하면 우리나라 정부는 관심이 매우 부족한 듯이 보인다. 국민 개개인도 과거보다는 관심이 높아졌지만 국제적 수준에서는 미약한 편이다. 의료에 대해서는 정부나 국민 모두 지대한 관심을 가지면서도, 생태 위기와 기후 위기, 그로 인한 감염병 발생과 민생의 어려움에 대해서는 큰 관심이 없는 것이다.

보건사회학은 건강과 질병 문제의 사회적 성격에 관심을 둔다. 건강은 건전한 사회구조에서 만들어진다. 필자는 2018년에 사회학 교수들과 공동으로 '아픈 사회를 넘어'라는 책을 펴낸 적이 있다. 그 책에서 불공정하고, 불평등하며, 부패하고, 불신이 크며, 물질 지상주의 사회를 '아픈 사회'라고 정의하였다. 그런 사회일수록 개인은 불안하고 건강하지 못할 가능성이 크다. 만일 지금 그 책을 다시 쓴다면, 아픈 사회는 개인의 건강 차원을 넘어서 생태적 위기와 기후 위기를 가속화할 것이며, 그로 인하여 부정적인 건강 영향이 더욱 커질 것이라고 분석했을 것이다. 그렇지만 우리 사회는 생태 위기와 기후 위기 해결에 적극적으로 나서기보다는 그로 인하여 파생되는 환자들을 의학적으로 치료하는 데에만 관심을 쓸 것으로 예측된다.

우리 사회의 의료 과잉은 이미 이 책의 초판본에서부터 지적했던 일이다. 그런데 그동안 주목하지 못한 점은 의료에 과잉되게 관심을 쏟을 때 사회의 다른 쪽에서는 잊히거나 소홀히 다루어지는 사안들이 존재할 것이라는 사실이다. 인류학자 클라인만은 사회적 고통이란 개념을 제안하였다. 앞서 지적한 우리 사회의 여러 문제와 어려움들을 총괄하면 사회적 고통이라 할 만하다. 그런데 우리는 사회적 고통을 개인화하여 개인적으로 해결하는 데 익숙하다. 사회적 고통이 신체화하여 질병 증상으로 나타날 때 우리는 병원에 가고 약을 먹으면서 그 문제를 해결한 것처럼 잘못된 의식을 갖게 된다. 사회문제는 사회적으로 정치적으로 해결하는 것이 순리이다. 사회문제가 제대로 규정되지 못할 때 그 문제들은 개인화된다. 의료의 과잉 이용도 그런 개인화된 해결의 한 양상처럼 보인다.

3판을 준비하면서 그동안 소홀히 했던 주제들을 새롭게 포함하였다. 코로나19 팬데믹, 노령화와 건강, 종교와 건강, 질병 차별, 고통받는 몸, 좋은 의사, 간호사와 약사, 의료 개혁, 국제 보건 같은 주제들이 그것이다. 기존에 다루었던 주제들도 새로운 연구 결과를 추가하거나 새로운 통계자료로 재구성하였다. 또한 신유물론과 몸의 철학 같은 새로운 관점들을 도입하여 설명을 추가하였다. 이 책은 학부 고학년이나 대학원생을 염두에 두고 집필하였다. 혹시 책이 어렵게 느껴진다면 필자와 방송통신대 정영일 교수가 함께 집필한 '젊게 늙는 사회'를 먼저 읽으면 도움이 될 수도 있겠다. 건강을 강조하는 시대적 조류를 반영하여 이 책의 제목에 '건강'을 추가하였다.

이 책의 개정판을 발행한 지 이미 10년이나 지나서 대폭적인 개정이 필요했으나 정년퇴직하고 전공 강의를 하지 않게 되면서 이 책을 개정해야겠다는 생각은 점차 흐려졌다. 그러던 중 1년 전에 서울시립대 김주연 교수가 특강에 초대하면서 책 개정의 필요성과 새롭게 다루면 좋을 주제를 제시해 주면서 개정 작업을 생각하게 되었다. 또한 이 책을 여러 학교에서 보건사회학 강의에 아직도 사용하고 있다는 주변의 전언도 집필을 시작하게 만든 요인이었다. 보건사회학 강사를 하면서 느꼈던 점과 학부생들의 관심사를 전해 준 삼육대 장사랑 교수와 양준용 박사의 도움도 컸다. 500쪽에 달하는 초고를 함께 읽고 제언을 해준 창원대 김민혜 교수께도 감사드린다. 꼼꼼하게 읽고 문장을 다듬어 준 집문당 전정아 님께도 감사드린다. 서울대 도서관이 퇴직 교수에게도 온갖 온라인 저널을 검색할 수 있는 기회를 제공해 준 덕분에 자료 확보가 수월했다는 점도 감사드린다.

2025년 1월, 서재에서 필자 씀

개정판 머리말

이 책의 개정작업이 마무리될 즈음해서 난데없이 메르스 사태가 시작되었다. 이전에도 SARS나 조류독감, 신종플루, 광우병 등 2-3년 사이로 신종 감염병 문제 때문에 한국사회가 공포에 사로잡혔던 기억이 생생하다. 그런데 메르스 사태는 이전과는 그 양상이 달랐다. 아마도 질병치료의 메카로 생각되던 대형병원이 메르스 확산의 진원지가 된 점이 가장 당혹스런 사실일 것이다. 사회학적으로 요약하자면 메르스 사태는 우리 사회가 건강문제를 과잉의료화하여 그동안 의료에 너무 의존했기 때문에 발생한 재난이다. 반세기 전에 문명비평가 Ivan Illich는 *Medical Nemesis*라는 저서에서 우리는 의료에 너무 의존하기 때문에 스스로 건강해질 수 있는 역량을 상실했다고 지적하였다. 또한 사람들이 현대의학을 과신하고 과잉의존하고 있는데 실제로는 현대의학이 수많은 부작용을 만들어내었고, 나아가 현대의학 때문에 오히려 건강을 해칠 수 있다고 경고하였다. Illich의 경고는 메르스 사태에서 여실하게 입증되었다. 우리의 의료기술이 세계적 수준이라 자랑하며 중동 등 다른 나라에 수출을 해야 한다고 떠들썩하던 것이 불과 몇 달 전 일인데 그 중동에서 전파된 감염병을 제대로 방역하지 못하고, 원내감염 예방과 같이 종합병원이라면 세계 어느 나라에서도 기본적으로 수행해야 하는 안전조치를 부실하게 하는 바람에 온 국민이 상당기간 동안 외출을 삼가면서 공포감에 사로잡혀야만 했다는 것은 삼각한 문제라고 하지 않을 수 없다.

그런데 메르스 사태를 조금 더 심층적으로 들여다보면 건강이나 질병문제를 사회적 이슈로 생각하지 못하고 오로지 의료적으로만 접근하는 경향을 파악할 수 있다. 메르스의 확산에는 병원의 부실한 대처도 원인이 되었지만 상당 부분은 환자나 보호자들의 건강문제와 관련한 독특한 인식과 행동이 작용하고 있음을 알 수 있다. 즉 환자를 가능한 한 병원에 혼자 두지 않고 간호하고 문병하는 것이 규범으로 되어 있다. 따라서 메르스 방역은 바이러스 감염여부를 확인하는 의학적 접근과는 별개로 환자 또는 지역사회 주민들의 인식과 행동을 고려하여 적절한 행동규제나 이동규제를 필요로 하는 것이었다. 과거 SARS가 유행했을 때 싱가포르에서는 아파트 단지 전체를 격리시킨 적도 있다. 그런데 메르스 방역은 사회적 접근보다는 의학적 접근이 강조되면서 사람들의 인식과 행동을 조절하는 데 실패하였고, 그 결과 온 국민이 공포감 속에서 스스로 세상과 격리하는 방법을 취하게 만들었다. 역설적으로 온 국민이 자발적으로 격리했기 때문에 더 이상 확산되지 않았는지도 모른다.

이 책은 건강과 질병 문제를 사회학적으로 다룬다. 건강과 질병에는 의학적 원리만으로는 이해하기도 어렵고 해결할 수도 없는 수많은 문제들이 있다. 예를 들어 흡연의 건강위험이 잘 알려져 있고 금연을 위해서 담뱃값을 두 배로 올렸는데도 불구하고 왜 흡연율은 기대하는 만큼 하락하지 않는가? 우리나라 인구당 의사의 수는 OECD 선진국들의 비하여 절반 정도밖에 안 된다. 그럼에도 의료이용 횟수는 두 배 정도 많다. 우리나라의 의료의 질은 어떤 수준이라고 평가해야 할까? 질병은 목숨을 위협할 수도 있기 때문에 환사들은 자신의 병에 민감할 수밖에 없다. 그래서 왜 자신이 이런 병에 걸렸는지 그리고 치료가 될 수 있는지 궁금한 것이 많다. 그렇지만 병원에 가서 의사 앞에 서면 말문이 막힌다. 30초에 한 명씩 진료하는 상황에서 궁금한 것이 많아 질문을 하는 환자는 눈총을 받게 된다. 치료적 소통이라는 개념까지 만들어져 있지만 우리나라 병원에서 소통은 사치스러운 것이 되었다. 왜 그럴까?

이 책이 이런 모든 대중적 의문에 대한 답을 시원하게 제공하지는 못한다. 그러나 이 책이 의도하는 바는 건강과 질병이 사회적 문제이고 사회과학자들이 할 일이 많다는 것을 보여주는 것이다. 현실은 사회과학자의 기대와는 반대로 간다. 우리의 일상은 지나치게 의료화되어 이제 작은 통증만 있어도 의료적으로 해결하는 데 익숙해져 있다. 음식문화에서는 슬로우 푸드가 각광을 받지만 보건의료에서는 그러한 여유가 없는 것이 우리의 슬픈 현실이다. 건강과 질병문제에 인문학적 통찰력과 사회과학적 분석은 우리의 삶을 깊이 있게 만들어줄 것이고 의학적 현실을 비판적으로 이해할 수 있게 해 줄 것이다. 1년 전 세월호 재난에서 위험에 대비하지 못하는 한국의 현실에 분노하였다. 그런데 적어도 건강위험과 관련해서는 과잉의존하고 과잉대응 하는 현실이 걱정스럽다. 이 책이 우리의 일상을 의료화시키는 것이 얼마나 큰 문제인가를 이해하는 데 조금이라도 도움이 되기를 기대해 본다. 끝으로 2006년도 초판을 여러 차례에 걸쳐 같이 읽고 수정의견을 제시해준 서울대 보건대학원 학생들과 이 책의 초고를 읽고 수정하는 데 도움을 준 서울대 박사과정 박소임 선생에게 감사드린다.

2015년 8월, 관악연구실에서 필자 씀

초판 머리말

우리의 삶에서 질병은 어떤 의미가 있을까? 많은 한국인들에게 질병은 흉측스런 병균의 모습으로 형상화된다. 그것은 공포와 고통이고 소외와 차별을 내포하고 있다. 더욱 중요한 점은 그것이 거의 전적으로 의료의 관리 대상이 되고 있다는 점이다. 질병이 무섭고 고통스러울수록 의학은 우리의 몸을 지배하고 관리하기 마련이다. 우리는 적지 않은 돈을 질병치료에 투입하고 있지만 질병이 박멸된 가능성은 별로 보이지 않는다. 오히려 우리의 생활구조가 변화할수록 질병도 자신을 변화시키면서 새로운 모습으로 우리를 괴롭힌다.

그런데 전쟁이나 기아, 또는 빈곤이나 차별로 인한 고통을 '사회적 고통'이라고 규정했던 Kleinman의 연구를 생각할 때 질병 또한 사회적 차원에서 그 공포와 고통을 이해할 필요가 있다. 의학은 질병문제에 기술적 치료만을 제공할 뿐이지 질병발생의 사회적 근원에 대해서는 관심을 두지 않는다. 예를 들어 대부분의 암은 저소득층에서 상대적으로 많이 발생하고 있다. 이것은 빈곤이란 삶의 조건과 암 발생이 밀접히 관련되어 있음을 암시하고 있다. 암질환은 치료비가 많이 들지만 저소득층 암 환자들은 이를 부담하기 어렵다. 만일 가장이 암에 걸린다면 그 가계는 파탄이 날 수도 있다. 이렇게 생각한다면 암이란 질병은 개인 인생사의 파국이며 동시에 사회적 고통의 한 부분으로 존재하게 된다.

그럼에도 불구하고 우리사회에서 질병에 대한 사회학적 인식은 매우 미약하다. 탈근대 사회에서는 질병도 원인과 성격이 불분명한 '불확실성'을 갖고 있기 때문에 병자의 주체적 건강관리 의식이 중요해진다. 또한 병과 맞서 싸워 이기는 '박멸' 전략보다는 병과 '함께 하고' 병을 다스리는 전략이 보편화되고 있다. 그렇지만 우리의 의료체계에서는 아직 박멸 전략이 지배하고 있고 병자들은 몸과 병을 별개로 간주하면서 외부에서 침투한 병균을 곧 병으로 생각하고 공포에 사로잡혀 병원에서 그것을 제거받는 근대의학의 관행에 익숙해져 있다. 이런 관행에서 병자는 결코 자신의 몸의 주체로 나서기 어렵고 의사에게 복종해야만 하는 권력관계에 예속되기 마련이다.

이 책은 질병과 의료에 관한 사회학적 분석을 목표로 집필하였다. 책의 전반부는 건강과 질병을 개념적으로 이해하기 위한 장으로 구성하였고, 후반부는 의료제도와 정책을 분석하기 위한 장들로 구성하였다. 이 책은 의학적 모형에 대립하는 사회학적 건강/질병 모형을 구축하는 데 중점을 두었다. 그러다보니 이론적 논의가 제법 많은 비중을 차지하게 되었다. 따라서 이 책은 보건의료에 대한 체계적 이해를 원하는 관련분야 대학원생과 연구자들을 위한 길잡이가 되기를 기대한다.

또한 이 책은 기존의 의료사회학과 조금 다른 구성을 갖고 있다. 특히 후반부의 의료제도와 정책에 대하여 비교적 상세한 서술을 하였다. 이것은 기존의 제도와 정책논의가 의학적 관심과 경제논리를 중심으로 이루어지고 있을 뿐 사회적 고통에 대한 관심과 배려가 매우 부족하다고 판단하였기 때문이다.

끝으로 이 책의 초고를 같이 읽고 수정하는 데 큰 도움을 준 신광식, 변진옥 선생과 보건사회학 교실 대학원생들에게 감사드린다.

2006. 8. 연건동 연구실에서 필자 씀

차 례

1장: 사회학과 건강 연구

- 건강과 질병은 사회적 현상이고 사회구조의 영향을 받는다.
- 의사의 치료 과정과 의료체계의 형성에도 사회적 관계가 작동한다.
- 질병은 종종 사회를 해체할 정도로 파국적 효과를 미친다.
- 보건사회학은 1950년대부터 발전하였고, 여성주의와 후기 구조주의 사회이론이 기여하였다.

1. 사회현상으로서의 건강과 질병

(1) 사회학적 관점

사회학은 인간의 사회적 행동과 사회제도에 관하여 연구한다. 사회적 행동이란 타인과 더불어 살아가는 사회적 존재로서의 행동을 의미한다. 사회적 행동은 타인과 직접적으로나 간접적으로 연관되어 있고, 행위가 일정하게 양식화된 틀 속에서 이루어지며, 단순히 기계적으로 반복되는 행위가 아니라 자기 삶의 가치나 정체성에 연관되어 이루어지는 사회적 경험이기도 하다. 우리가 아플 때 약을 먹거나 병원에 가는 것은 질병이란 현상에 대응하여 그렇게 행동하도록 우리의 생활이 규범화되어 있기 때문이다. 설사 이러한 행동이 타인의 도움이 없이 혼자서 추구되는 것일지라도 이전의 경험에 의존하거나 사회적 관행을 받아들여 진행되는 것이기 때문에 이것을 사회적 행동이라 부를 수 있다.

사회학에서 가장 중요시하는 개념은 권력과 불평등이다. 우리는 아플 때 병원을 찾아 의사의 진료를 받는다. 우리는 의사에게 공손한 태도를 보이고 의사의 말을 경청하고 따른다. 그렇게 하는 것이 나의 아픔을 치료할 수 있기 때문이다. 그런데 사회학적으로 보자면 의사는 전문지식을 근거로 환자를 복종시키는 권력자가 된다. 의사와 환자 사이에는 넘어서기 어려운 지식의 불평등이 존재한다. 의사의 권력은 환자를 복종시킬 뿐만 아니라 보건정책에도 큰 영향을 미친다. 의사는 오래전부터 존재했다. 그러나 과거의 의사들은 그다지 권력적이지 못했다. 의학의 수준도 낮았고, 의사들은 중인 신분으로 봉사했다. 환자가 죽으면 의사가 책임지는 예도 있었다. 근대의 전문화된 의학지식과 기술은 의사의 사회적 지위를 높였고, 환자가 의사에게 복종하도록 만들었다. 근대적 보건의료 제도가 형성되면서 정치권력이나 경제 권력에 예속되지 않는 의학 지식의 독자성과 의학적 권위가 제도적으로 인정되었다. 치료받던 환자가 죽어도 의학적 절차대로 진행된 것이라면 의사는 더 이상 책임을 지지 않게 되었다. 이러한 변화는 의학적 권력을 상징적으로 보여준다. 근대라는 새로운 사회구조에서 의사는 권력적일 수 있게 되었다.

의사가 권력적이라고 해서 항시 환자가 수동적으로 받아들이기만 하는 것은 아니다. 미시적 수준에서 의사와 환자는 질병 치료라는 상황에 대하여 교감을 하고 함께 상황을 정의해 나간다고 한다. 척추 디스크가 문제가 생겼을 때 약물치료를 할지 수술할지 애매한 상태가 나타나면 의사와 환자는 여러 치료법의 장단점을 따져보고 논의하고 방향을 정한다. 의사의 진단이 기계적으로 정해지는 것이 아니라 환자와 교감 속에서 만들어진 일종의 협상 결과로 볼 수 있다. 의사의 권력은 폭력적 수단에 근거한 정치권력과는 성격이 다르다. 개인(환자)은 의사의 권력 지배(구조)하에 있지만 항시 복종적인 것만은 아니다. 개인(환자)은 때에 따라서 행위능력(agency)이 주어지고 의사와 소통, 협상하면서 새로운 구조를 만들기도 한다.

사회학은 또한 사회제도와 조직에 관심을 둔다. 내가 아픈 증상을 인지하고 그에 대응하여 스스로 약을 찾아서 먹는 행위는 의사가 눈앞에 있지는 않더라도 의학적 권위를 전제하고 의학적으로 처방된 치료 수단(약)을 받아들이는 것이므로 의사-환자 관계가 사실상 내재한 것으로 볼 수 있고, 또한 합법적이고 정당한 치료행위가 무엇인지 지시해 주는 의료제도의 큰 틀 속에서 이루어지는 개인적 행위라는 점에서 의료제도의 영향을 강하게 받고 있음을 알 수 있다. 건강과 질병에 관련되어 일어나는 사회적 행위들은 대부분 의료제도와 조직의 틀 속에서 이루어진다. 보다 근본적으로는 건강이나 질병에 사회적 요인이 영향을 미친다고 사회학은 가정한다. 어떤 특정한 사회집단이 특정 질병을 더 많이 앓거나, 수명이 유의미하게 짧다면 이것은 그 집단을 특징짓는 사회적 불평등 요인의 영향으로 볼 수 있다.

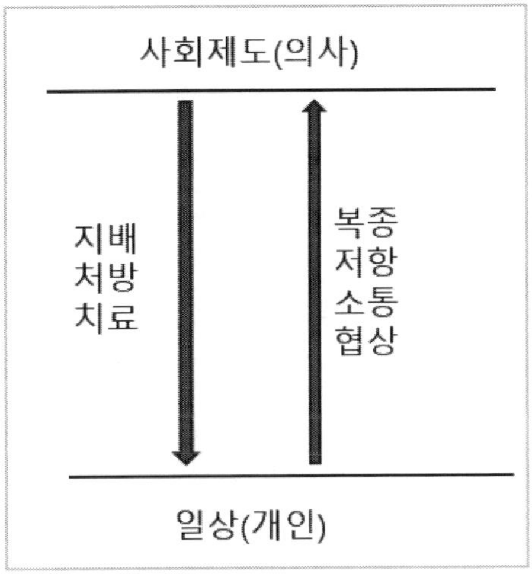

[그림 1.1] 의사와 환자 관계

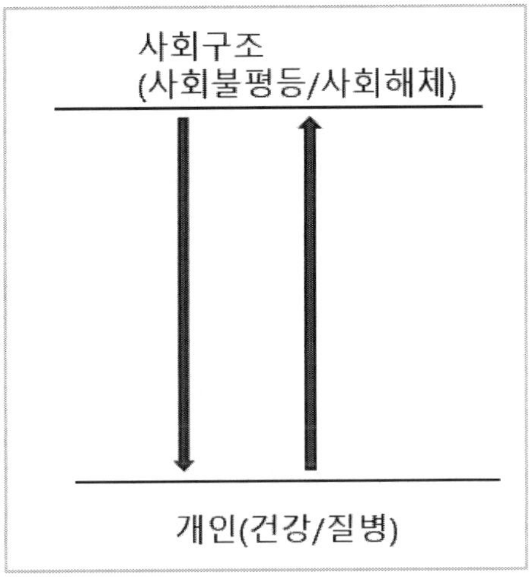

[그림 1.2] 사회구조와 개인

건강과 질병은 다분히 생물학적 속성을 가지지만 사회학자들은 마치 종교나 가족을 분석하듯이 건강과 질병을 사회적 현상으로 간주하고 분석한다. 건강과 질병, 그리고 의료는 사회적 요인의 영향을 받고 있으며, 특히 사회적 불평등의 영향이 크다. 건강과 질병은 사회제도와 의료제도의 틀 속에서 존재한다. 때로는 건강과 질병 자체의 영향력이 커지면서 사회변화를 가져오기도 한다. 미국 사회에서 에이즈를 둘러싼 진보와 보수, 동성애자와 이성애자 간의 갈등은 극도로 심화하였고, 상대방에 대한 폭력적 공격과 폭력적 대응을 초래했으나, 결국에는 성 정체성의 차이를 다양성으로 수용하고 관용하게 되었다. 즉 질병과 사회의 관계는 사회가 질병에 영향을 주는 것이 일반적이기는 하지만 질병이 사회에 영향을 미치는 경우도 종종 있다. 즉 사회와 질병의 관계는 고정된 일방적인 관계는 아니며 상당한 유동성을 갖는 것으로 볼 수 있다. 3년 동안 위세를 떨친 코로나19의 경우를 생각하면 질병으로 표현되는 비인간 행위자가 인간사회에 미치는 영향이 과거 어느 때보다 커진 것으로 볼 수 있다(김환석, 2024).

(2) 건강과 질병의 표상

'건강'이란 말을 들으면 당신은 무엇이 떠오르는가? 누군가는 영양가 높은 음식을 생각할 것이고, 다른 사람은 운동을 열심히 실천하여 얻게 된 근육질 몸매를 연상할 것이다. 질병이란 말을 들으면 어떠한가? 암이나 척추 디스크 같은 구체적인 병명을 생각하는 사람도 있고, 바이러스나 박테리아를 생각하기도 한다. 질병이 유발하는 통증과 사망의 공포가 먼저 생각날 수도 있다. 여기서 알 수 있는 것은 건강과 질병이 우리의 삶에 적지 않은 영향을 미친다는 것이다. 40대 여성이 유방암에 걸렸다고 생각해 보자. 우선은 유방암의 끝이 완치일지 아니면 사망일지 불확실하여 극심한 마음고생을 할 것이다. 치료에 필요한 시간과 돈도 적지 않게 부담될 것이다. 그러는 동안 자녀 양육을 누가 맡아야 할지도 걱정거리이다. 암 투병하다 보면 친구 관계도 소원해질 수밖에 없다. 이렇게 질병은 자신의 인생행로를 완전히 바꾸어 놓을 수 있을 정도로 위력적이다. 반면 건강은 이제 병에 걸리지 않도록 몸을 보호하는 차원을 넘어서 그 자체로 자산이 되고 있다. 신체적으로 단련되고 활력 있게 보이는 모습은 남들한테 자랑거리가 되었다. 건강을 위해 먹는 것을 조절하고, 시간 나는 대로 걷거나 뛰는 사람을 흔하게 볼 수 있다. 건강과 질병은 우리 일상의 중요한 부분이 되었다. 우리가 건강과 질병을 사회학적으로 접근하는 것은 바로 이 때문이다.

사회학은 인간의 사회적 행동을 연구하는 학문이다. 사회적 행동이란 타인과 더불어 살아가는 사회적 존재로서의 행동을 의미한다. 유방암을 치료하는 과정도 그냥 아무렇게나 이루어지는 것이 아니라 일정한 사회적 틀 속에서 이루어진다. 의사라는 적법한 치료자가 병원이라는 제도화된 공간 속에서 의학적으로, 그리고 법적으로 허용된 방식으로 우리 몸을 진단하고 검사하고 수술하고 치료한다. 치료행위나 의료 이용은 사회제도 속에 이루어지는 사회적 행위임을 쉽게 이해할 수 있을 것이다. 그러면 건강을 위한 체력 단련은 순전히 개인적인 것 아닐까? 얼핏 생각하면 내가 걷기를 실천할지 아니면 농구나 등산을 수행할지는 개인적 선택에 달린 것 같다. 그런데 걷기 역시 아무 곳에서나 이루어지지 않는다. 동네 어두운 골목에서는 걷지 않는다. 하천변이나 뒷산에 만들어진 산책로에서 걷는다. 요즈음에는 뒤로 걷기가 유행한다. 즉 혼자 걷지만 남을 의식하면서 나의 걷기를 조절하는 것이다. 그래서 걷기도 사회적 행동으로 볼 수 있다. 사회적 행동은 타인과 직접적으로나 간접적으로 연관되어 있고, 행위가 일정하게 양식화된 틀 속에서 이루어지며, 단순히 기계적으로 반복되는 행위가 아니라 자기 삶의 가치나 정체성에 연관되어 이루어지는 사회적 경험이기도 하다. 걷기는 시작은 건강증진을 위한 것이지만, 함께 걷는 사람들과 대화와 소통의 장이 되고, 탈일상의 장이 되며, 마음을 정화하는 수단이 된다고 한다(김진희·유승현·심소령, 2011).

우리는 흔히 질병이라고 하면 그 원인으로 보통 병균이나 바이러스를 연상하고 이를 의학적 문제라고 생각하는 경향이 있다. 그런데 사회학적 관점에서 볼 때 건강이나 질병은 사회적 현상으로 볼 수 있다. 병균이나 바이러스는 미생물이고 우리 몸에 감염되면 신체적 이상 증상을 야기하게 된다(이재열, 2005). 감염 과정은 분명 생물학적 현상이고 의학적 관심 대상이 된다. 그런데 동일한 현상도 다른 각도나 다른 차원에서 바라보면 전혀 다른 모습으로 보일 수 있다. 질병은 우리의 몸에서 나타나는 것이고, 우리의 몸은 나의 영역이면서 동시에 가족과 친구에게도 사회적으로 연결되어 있다. 내가 아프면 일차적으로 내 삶에 위기가 다가오는 것이지만 동시에 가족의 근심거리가 되고 친구들과의 관계에도 긴장을 조성하게 된다. 즉 질병은 병균과 바이러스로 환원되는 생물학적 현상이면서 동시에 우리의 삶을 재구성시키는 사회적인 현상이기도 하다.

질병은 바이러스만으로 만들어지지는 않는다. 바이러스는 숙주인 인간을 감염시켜서 질병 단계로 진입한다. 그런데 바이러스가 모든 사람을 감염시키지는 않는다. 숙주의 신체 상태나 특성에 따라서 감염 여부는 달라질 수 있다. 일반적으로는 어린이와 노인이 감염에 취약하다. 또 바이러스와 인간을 포괄하는 생활환경 조건도 감염 전파에 큰 영향을 미친다. 무려 3년 동안 위력을 떨친 코로나19는 산업화하여 조밀하게 모여 사는 사회에서 감염이 많았다. 인구의 다수가 농경에 종사하는 개발도상국에서는 상대적으로 감염이 적었다. 즉 사회경제적 조건이나 생태환경 조건에 따라 바이러스의 전파 양상은 달라진다. 즉 질병 발생은 다분히 사회적 영향을 받는 현상으로 볼 수 있다. 식생활 수준이 높아진 서구사회에서 비만율이 크게 높은 것도 사회경제적 조건의 영향으로 볼 수 있다.

사회현상으로서의 건강과 질병을 이해하는 데 도움이 되는 것이 건강 현상에 부수되는 사회적 경제적 의미와 가치를 파악해 보는 것이다. 근대 이전 사회에서 건강은 독자적 의미를 갖기보다는 질병이 없으면 건강으로 인식되는 '부수적인' 차원에 머물렀다. 그러다가 근대사회에 이르러 국가가 국민의 '건강한 신체'가 부국강병에 필요한 국가적 자산이 될 수 있음을 알게 되었고 이에 따라 국민보건의 유지가 국가적 과제로 등장하게 된다(Rosen, 2009). 탈근대사회가 되면서 개인의 활기 넘치는 신체적 모습은 성공적인 삶의 모델로 인식되게 되었고 세계적으로 '몸만들기' 열풍이 불고 있다. 몸은 이제 재산과 같은 경제 자본, 지식이나 학력 같은 인적 자본, 사회적 인맥에 의한 사회자본, 문화적 교양 수준으로 구성된 문화자본에 이어서 신체 자본으로 중요시되고 있다. 건강한 모습은 구직활동이나 짝 찾기 같은 상황에서 매우 중요한 요인이 된다. 성인기 여성들은 젊고 아름다운 모습을 보이려 하고, 남성들은 활력이 넘치고 강건한 모습을 보이는 것이 상거래나 사교에서 중요한 요소가 되었다. 즉 건강의 사회적 가치가 이전 어느 때보다 크게 확대되었고 건강은 이제 자기 정체성(self-identity)에 중요한 구성요소가 되었다.

질병의 경우에 특별한 상황적 의미들이 부여됨으로써 그 사회적 성격이 드러난다. 특히 질병과 관련된 공포감은 질병의 치명성과 비례하는 것이 아니고 상당 부분 사회적으로 영향 받아 만들어진다는 점에서 흥미롭다. 에이즈는 현재 감염 위험과 치명력이 낮은 편이지만 공포감은 큰 질병이고, 결핵은 상대적으로 감염 위험이 크고 사망률도 높지만, 대중의 공포감은 별로 높지 않다. 에이즈는 2023년에 749명이 새로 감염되었다(질병관리청, 2024). 결핵의 경우에는 2022년 한 해에 16,264명의 신환자가 신고되었다(질병관리청, 2023). 감염자 규모에서 결핵이 에이즈보다 약 22배 크다. 에이즈는 최근에는 치료 효과가 좋아져서 장기간 생존이 가능하다. 우리나라에서 에이즈는 1985년에 처음 발견된 이후 2023년까지 38년 동안 19,750명이 감염된 것으로 신고되었고 그중 약 3천 명이 에이즈 또는 기타 원인으로 사망하였다. 에이즈는 더 이상 죽음의 병이 아니다. 반면 결핵은 20년 전만 해도 한 해에 약 3천 명이 사망하였다. 에이즈로 30여 년간 사망한 숫자와 결핵으로 한 해에 사망한 숫자가 거의 같았다. 현재는 사망률이 감소하여 2022년에 1,322명이 결핵으로 죽었다. 예방 측면에서 볼 때 에이즈는 대부분 성관계로 전파되기 때문에 콘돔 착용 같은 간편한 예방법을 적용하는 것만으로도 충분히 감염을 방지할 수 있다. 반면 결핵은 일상에서 언제 누구에게서 감염될지 확인하기가 쉽지 않아서 예방이 어렵다. 공중보건학적으로는 사망 규모나 예방 가능성 측면에서 결핵이 더 위험한 병이다. 그런데 사람들은 결핵보다는 에이즈에 대하여 더 큰 공포심을 갖는다.

공포는 단순히 위험확률에 비례하여 발생하지는 않는다. 위험확률이 높지 않아도 사회적 요인이 공포심을 유발하는 데 중요하게 작용할 수 있다. 에이즈는 첫 발견 당시에 원인도 불분명했고 치료제도 없었다. HIV에 걸리면 '기괴한' 모습으로 고통스럽게 죽어갔다. 이러한 상황은 사람들에게 원초적인 공포심을 자아냈다. 그런데 1980년대 초반에 에이즈 문제가 발생하기 이전에도 남성 동성애자들에 대한 극심한 편견과 차별이 존재하였고, 이런 상황에서 남성 동성애자들 가운데서 HIV 감염인이 많이 발생하자 이들에게 에이즈 낙인이 더 덧씌워졌다. 미국인들에게 에이즈는 죽음, 죄악, 형벌로 형상화되었다(Ross, 1988). 동성애자들은 이미 사회적으로 차별받던 집단이었기 때문에 아주 수월하게 '불결하고 더러운' 병을 옮기는 숙주로 간주되어 더욱 차별받게 되었다. 이러한 현상은 다른 질병에서도 나타난다. 중증호흡기증후군(SARS)이 유행했을 때 캐나다 토론토시 주민들이 중국인들을 대상으로 SARS를 옮기는 숙주로 간주하고 차별했던 것과 유사하다. 중국인들은 이전에도 차별받던 집단이었고 SARS라는 위기 상황에서 쉽게 새로운 차별의 대상이 되었다(조병희, 2004). 질병이 일반적으로 공포를 유발하는 것이기는 하지만 어느 질병이나 무차별하게 공포를 야기하는 것은 아니고 특정 질병이 특정하게 유형화된 방식으로 공포를 만들어낸다. 그러한 공포감을 사회적으로 표출하는 방식이 차별과 따돌림으로 나타난다.

이러한 사실에서 알 수 있는 것은 어느 사회이든지 질병이 단순히 생물학적 실체로만 존재하지는 않는다는 점이다. 상황에 따라서 그 이상의 사회적 의미가 부여된다. 에이즈에는 이성애자와 동성애자 사이의 사회적 갈등이 내재해 있고 그것이 에이즈의 사회적 성격으로 규정될 수 있다. 그런데 질병에 내포된 사회적 관계가 반드시 부정적인 형태로만 구성되지는 않는다. 1970년대에 개봉한 영화 러브스토리에서 젊은 여성 주인공이 백혈병으로 죽는다. 여기서 백혈병의 모습은 '청순가련'함으로 묘사되었고 순애보 사랑의 핵심 요소가 되었다. 백혈병으로 인하여 첫사랑의 기억이 되살아나거나 아니면 비극적인 이별을 하는 등 다분히 낭만주의적 설정을 사용하였다. 2001년에 국내에서 방영된 드라마 '가을동화' 역시 비슷한 방식으로 백혈병을 다루었다. 특정 질병이 어떤 식으로 사회적 성격을 부여받고 어떤 형태의 사회적 관계를 내포하는가는 사회마다 차이가 있을 수 있다. 요즈음에는 백혈병 영화가 드문데 이것은 경쟁구조의 심화와 스트레스 및 불안이 사회문제화되는 상황에서 낭만적 사랑이 더 이상 존재하기 어렵기 때문으로 추측된다.

건강과 질병을 사회적 현상으로 파악하는 것은 건강해지는 것이나 병에 걸리는 데 개인적 요인의 수준을 넘는 사회구조의 영향력 있음을 가정하는 것이다. 사람들은 대개 자기 일상생활의 영역 내에서 생각하고 외부 자극과 사건에 반응하고 현실 여건에 적응하며 지낸다. 개인에게 주어진 여건이나 기회의 이면에 구조적인 요인이 작동한다는 점을 이해하기 쉽지 않다. 건강과 질병의 사회적 성격을 파악하기 위해서는 사회학적 관점 또는 사회학적 상상력이 필요하다. 사회학적 관점이란 개인의 행동을 순수하게 개인적 선택의 결과가 아니라 사회 환경 또는 사회구조와 연관 지어 파악하는 것이다(Mills, 2004). 보통 사람들은 일상에서 부딪치는 문제들을 개인적, 사적인 문제들로 간주한다. 예를 들어 자신의 아이가 공부 못하는 것은 머리가 나쁜 탓이거나 노력하지 않기 때문이라고 생각한다. 남보다 자주 병에 걸리면 자신은 약한 체질로 타고났다고 생각할 수 있다. 그러나 조금만 생각해 보면 그것은 개인적 문제이면서 동시에 사회적 문제일 수 있다. 획일적으로 대학입시 위주로 공부시키는 현재의 교육제도에서는 남다른 자질이나 성향을 지닌 학생들은 소외될 수밖에 없으므로 공부 못하는 것이 꼭 아이의 문제만은 아닐 수 있다. 또 내가 자주 병에 걸리는 것은 항시 과로하고, 제대로 먹고 휴식할 시간을 주지 않는 직장의 구조와 우리 집의 빈곤이 근본적 원인일 수 있다. 이렇게 개인의 건강 문제를 개인의 잘못된 습관에 한정시키지 않고 더 넓게 사회구조와 관련하여 생각할 때 우리는 건강 문제의 사회적 성격을 이해할 수 있게 된다.

사회학은 사회적 행동과 사회제도를 연구한다. 한편으로는 개인들이 건강을 위해서 무엇을 하는지(건강행동), 또는 병이 났을 때 어떻게 하는지(질병 행동)에 관심을 둔다. 다른 한편 제도 수준의 건강 문제를 밝히고자 한다. 의학은 개별 환자의 생물학적 이상 상태의 규명에 관심이 있지만 사회학은 인구집단 전체의 건강 상태의 구조를 파악하는 데 관심이 있다. 인구 전체 수준에서 볼 때 성별이나 계층 또는 인종에 따라서 건강 상태나 질병 구조가 다르게 나타나는데 이것을 특정한 사회적 속성을 갖는 집단이 질병 위험에 더 많이 노출됨으로써 생긴 결과로 볼 수 있다. 예를 들어 콜레라는 아무나 걸리는 것이 아니라 비위생적 주거환경에서 살아가는 저소득층 사람들이 희생자가 될 가능성이 높다. 한 세기 전만 해도 콜레라는 주요 사인이었고 수많은 사람이 콜레라로 죽었으며 콜레라 방역은 국가의 주요 관심사였다. 그런데 지금은 국내에서 콜레라 발생이 거의 없다. 외국에서 감염된 상태로 귀국하여 발병한 사례만 보고되고 있다. 이러한 변화는 한 세기 동안 우리의 의식주 여건이 근본적으로 바뀐 데서 기인한다. 이런 현상을 일반화하여 말하자면 사회구조나 사회적 요인이 질병 발생이나 건강 상태 결정에서 근원적인 요인으로 작용한다는 것이다. 사회적 요인은 건강과 질병의 원인으로 작용할 뿐만 아니라 질병 발생 이후의 치료 과정에서도 영향을 미친다. 질병이 위중하고 기간이 장기화되면 질병의 경제적 부담이 커질 뿐만 아니라 자기 정체성이 훼손되고 사회적 접촉이 위축되는 등 인생사에서 구축해 온 사회적 관계의 변화까지도 초래한다. 물론 더욱더 건강해진다면 반대 방향으로 사회적 관계가 강화될 것이다.

(3) 건강의 독자성과 전체성

의학은 일차적으로 질병에 관심을 두기 때문에 건강의 개념을 적극적으로 규정하지는 않는다. 질병을 규정하고 나서 질병이 아니라면 건강한 것으로 가정한다. 이러한 관념은 생의학 발전의 부산물이기도 하다. 근대의학이 발전하고 의학적 담론의 영향력이 커지면서 질병 치료나 질병 박멸을 하는 것이 곧 건강을 얻는 길이라는 관념이 만들어졌다. 또한 많은 사람이 질병 없는 삶을 곧 건강으로 생각하기 때문에 생의학적 건강개념이 무의미한 것도 아니다. 생의학에서는 (인간) 유기체가 정상적으로 기능하고 질환에 걸리지 않은 상태를 건강으로 간주한다. 즉 건강과 질병은 순전히 생리학적 기능의 정상적인 작동 여부에 따라 규정할 수 있다고 보고 있으며 건강은 질병이 없는 상태, 즉 잔여 범주로 규정된다. 따라서 의학적 접근에서는 질병에 대해서는 알 수 있지만 건강은 잔여 범주로만 규정되기 때문에 건강 자체를 구체적으로 파악하기는 어렵다.

생의학적 건강개념이 갖는 장점은 건강을 구체적이고 직관적으로 파악할 수 있다는 점이다. 건강 상태를 파악하기 위한 가장 손쉬운 방법은 사람들에게 '질병 유무'를 묻는 것이다. 우리나라에서 실시되고 있는 '국민건강영양조사'나 '지역사회건강조사' 등 대부분의 건강조사에서는 질병 유무를 질문하고 다음으로 흡연과 음주 등 건강행태를 조사하여 건강 상태를 파악하고 있다. 그리고 부수적으로 '주관적 건강 상태'를 질문한다. 이러한 조사방식은 다분히 의학적 모형에 근거하고 있는 것으로 유용성은 있지만 건강에 대한 일반인들의 관념이나 주관적 경험을 파악하기는 어렵다.

이와 대비되는 사회학적 모형의 건강개념을 반영한 조사법은 영국에서 1980년대에 실시한 '건강생활양식조사'(Health and Lifestyle Survey)이다. 여기서는 건강한 사람이 어떤 모습에 비견될 수 있는지를 질문하였다. 또한 동일한 기준을 적용하면서 본인이 건강할 때의 모습은 어떤 것이고, 다른 사람이 건강하다고 생각될 때는 어떤 모습인지를 질문하였다. 응답자들은 다른 사람의 건강은 대체로 그 사람이 병이 있는지, 신체적으로 강건한지, 그리고 금연이나 운동과 같이 건강 습관을 지녔는지에 의하여 판단했다. 반면 자신의 건강 상태는 심리적인 안정 여부에 의하여 판단하였고, 다음으로 신체적 강건함이 꼽혔다. 타인의 건강은 신체적 역량의 측면에서 파악하지만 자기 자신의 건강은 평안함에서 찾고 있다는 점은 건강개념에서 심리적 차원이 중요함을 말해준다. 심리적 평안함을 얻기 위해서는 1) 불행이나 고독하지 않고 또는 타인의 비판으로부터 자유로우며, 2) 흥미로운 일상사를 보내며 성취감을 느끼고 남으로부터 칭찬을 듣는 등 즐거운 일상에 노출되어 있어야 하고, 3) 장기적으로 행복한 개인적 가족적 직업적 환경 속에서 만족감을 지녀야 한다. 심리적 만족은 심령적 접근과는 달리 사람마다 처한 상황에 따라 구체적인 달성 방법이 다를 수 있다. 예를 들어 정년 퇴직자들이 화초를 가꾸는 원예작업과 농부가 직업적으로 수행하는 원예노동이 주는 만족감은 다를 수 있다. 퇴직한 노인들에게는 자신이 원예작업을 일상적으로 할 수 있고 또 그것에 대하여 다른 노인이나 자식들에게 말할 수 있다는 사실 자체가 상당한 만족과 심리적 안정을 줄 수 있다. 그러나 직업으로서의 원예는 상품성 있는 화초를 만들어내야 하는 부담이 클 수밖에 없고 그러한 상품을 만들어내서 달성하는 성취감 못지않게 항시적인 긴장과 실패에 대한 위험을 감수하는 데서 비롯되는 직업적 스트레스 또한 크기 때문에 노인들이 수행하는 원예작업과는 심리적 안정성이 다를 수밖에 없다.

우리나라의 '국민건강영양조사'에서 나타난 건강은 전형적으로 의학적 질병 모형에 부합된다. 반면 영국의 '건강생활양식조사'에서 나타난 건강은 질병 차원을 넘어서 총체적인 삶의 역량으로서의 건강을 측정하려고 한다(Blaxter, 1990). 사회학적 건강은 질병과는 별개로 독자적으로 규정될 수 있고, 삶의 모습을 총체적으로(holistic) 표현하고자 한다(Blaxter, 2004:18). 세계보건기구가 제시하는 신체적, 정신적, 사회적 안녕 상태로서의 건강 개념도 건강의 다차원성과 총체성을 함축하고 있다고 볼 수 있다.

(4) 사회적 상태로서 질병

사회학에서는 질병을 사회적 상태로 파악한다. 즉 일상에서 우리가 겪게 되는 결혼과 이혼, 취직과 실직, 성공과 실패와 마찬가지로 건강과 질병도 삶의 한 측면이고 그로 인해 새로운 역할이 생길 수도 있고, 새로운 사회적 관계가 만들어질 수도 있다. 보건사회학은 건강과 질병을 사회적 상태로 규정하고 질병의 사회이론을 만드는 과업을 수행한다. 대표적 사회학자의 한 사람인 Talcott Parsons는 사람이 신체적 이상(disease)으로 사회적 역할을 수행하지 못하는 사회적 일탈 상황을 질병(illness)이라고 규정하였다. 정신과 의사이면서 인류학자인 Arthur Kleinman(1997)은 질병을 사회적 고통(social suffering)으로 표현했다. Claudine Herzlich(1987)는 질병을 소진, 새로운 직업, 고된 일상에서의 해방 등으로 표현했다. Mike Bury(1982)는 만성병이 심해지면 직업 지위와 개인의 정체성을 망가뜨린다는 점을 강조하면서 '생애적 붕괴'(biographical disruption)라고 표현했다. 사회학자들의 관심은 질병이 초래하는 사회적 관계의 변화에 있고, 따라서 변화된 사회적 관계의 총체가 질병 은유로 표현되고, 질병은 사회적 실재(social reality)로서 존재하게 된다.

의학과 사회학의 차이는 건강이나 질병을 단순히 생물학적 현상으로 볼 것인가 아니면 그 이상의 사회적 관계가 작용하는 사회적 사실이나 사회적 실재로 파악할 것인가에 있다. 사회학자들은 생물학적 차원의 병과 사회적 차원의 병을 구분한다. 의학에서 규정하는 병이 질환(disease)이고, 개인이 그 병을 경험하는 차원이 질병(illness)이며, 사회 제도적으로 범주화될 경우 병(sickness)이라고 한다. 질환은 의사들이 내리는 진단명이다. 질병은 환자의 주관적 평가가 담긴 것으로 앞서 언급한 고통, 붕괴, 해방 같은 은유나 공포, 죽음 같은 대중적 인식도 해당한다. 병은 사회구조적 차원의 개념으로 어떤 질환이나 질병에 대하여 사회적으로 정형화된 범주를 의미한다. 예를 들어 '한국인은 위장병에 많이 걸린다'든가 '한국의 40대 남자는 돌연사나 과로사가 많다'고 할 때의 병이 이에 해당한다. '위장병'은 위궤양이나 위산과다 등 위장 기능의 이상 상태를 통칭하는 질환인데 한국인에게 유독 이 질환이 많다는 것은 식습관이나 기타 사회구조적이거나 문화적인 어떤 유인이 내포된 것으로 생각할 수 있다. 최근의 연구 결과를 보면 미국에 이민한 이민 1세대에게는 위장병이 많이 발병하고 있으나 이미 미국화된 이민 2세대에게서는 그 발병률이 다른 미국인들과 마찬가지로 낮다고 한다. 발병 과정뿐만 아니라 위장병에 대한 사회적 평가도 이미 정형화되어 있다. 위장병에 걸렸다는 것은 단순히 위장이 약해졌다는 의미뿐만 아니라 그동안 가족적으로나 사회적으로 고생을 많이 하였다는 하나의 징표로서 해석되기도 한다.

질환, 질병 및 병을 포괄한 개념을 불건강(ill-health)이라 한다. 즉 불건강은 건강에 상대되는 개념이다. 일반적으로 의사들은 질환이 없는 상태를 건강이라고 한다. 그러나 의학적으로 규정되는 병이 없다고 하여도 우리는 증상을 느낄 수 있고 더욱이 사회적 역할 수행에 지장을 받는 상태를 경험할 수도 있다. 신체적으로 어떤 이상이 느껴지는데도 불구하고 의사들은 의학적으로는 문제가 없다거나 아니면 그 원인을 몰라서 '스트레스성'이라는 수식어를 붙이기도 한다. 질환이 없다고 하여 곧바로 건강하다고 하기는 어렵다.

일반적으로 많은 질병은 의학적으로도 질환으로 판단된다. 그런데 질병을 사회적 상태로 파악하는 것은 질환으로 규정된 병이라는 실체에 대하여 일반인들은 특별한 가치나 평가를 하게 되고, 그에 따른 새로운 역할이 부여될 수도 있고, 공포나 상실감의 경험 등 여러 사회심리학적 과정을 거쳐 질환과는 다른 질병이라는 사회적 실제를 만들어 내기 때문이다. 일반인은 의사가 생각하는 것과는 다른 관념을 갖는 경우가 많다(Calnan, 1987). 병에 대한 개념 규정의 차이는 그것에 대한 기대의 차이를 유발하기 마련이다. 암(cancer)으로 진단받은 환자의 경우 병이 주는 공포감과 그로 인한 사회적 역할의 상실이 환자의 주된 관심사가 되겠지만 의사에게는 환자의 정서적 상태는 부차적인 문제이고 그 병에 어떤 치료법을 적용할 것인지가 우선적인 관심사가 될 것이다.

질병 개념의 변화에서 나타나는 중요한 요소는 질병 연구에서 개인의 경험이 중시된다는 것이고, 이는 의학적 패러다임에서 벗어나는 중요한 계기가 된다. 생물학적 일탈을 개인이 어떻게 느끼고 평가하는지 또 어떻게 받아들이는지는 의학의 관심사도 아니었고 더욱이 치료의 대상도 아니었다. 의학적 권위만이 지배하던 1960년대까지 환자는 자신의 상태에 대한 주관적 경험은 숨긴 채 오로지 의사에게 몸을 맡긴 채 수리받는 기계처럼 조용히 있어야만 했다. 그러나 개인의 일상적 삶이 중요해지면서 개인은 더 이상 수동적 객체로만 있지 않고 치료 과정에 주체적으로 참여하는 능동적 존재가 되었고 자신의 느낌과 경험을 이야기하면서 신체적 고통뿐만 아니라 질병으로 인한 심리적 사회적 상실과 단절까지도 치유되기를 바라게 되었다. 즉 객관적 상태인 질환(disease)과는 별개로 주관적 상태인 질병(illness)의 개념이 필요해진 것은 환자가 주체적이고 능동적으로 되었기 때문이다. 아직 생의학은 기계적 방식에 의한 치료(cure)만을 제공한다. 그러나 의료체계도 '환자중심의료'를 강조하는 등 점차 치유(caring)를 목표로 변화해가고 있다. 치료 장소가 병원에서 지역사회와 가정으로 확대되었고, 치료자의 종류도 다양해지고 있다.

사회적 경험으로서의 건강과 질병의 개념화는 Herzlich(1973) 연구의 영향을 많이 받은 것이다. Herzlich는 프랑스 파리시민 80명을 심층 면접하였다. 그 결과 파리 시민의 건강관이 1) 질병이 없는 진공상태, 2) 비축된 건강역량, 3) 평안함이라는 세 가지로 구성된다고 주장하였다. 첫째, 사람들은 질병이 우연히 다가오는 것으로 생각하기 때문에 개인적으로 통제가 어렵고 질병에 걸린 이후에야 자신이 건강을 잃었음을 알게 된다. 질병이 존재하지 않아야 건강하다는 의미에서 '결여'로서의 건강개념이 된다. 둘째, 사람들은 건강을, 그것을 지킬 수 있는 역량이 담겨 있는 일종의 그릇과도 같은 것으로 생각한다. 선천적으로 또는 체질적으로 건강한 사람도 있고, 후천적으로 만들어졌을 수도 있다. 혹시 병에 걸리면 그 역량이 줄어들게 된다. 그렇지만 그가 살아 있는 한 완전히 없어지지는 않는다. 역량으로서의 건강은 19세기에 철학자 니체가 언급한 이래 Aron Antonovsky의 건강생성론에서 구체화되었다(조병희·정영일, 2024:42-46). 셋째, 평안함으로서의 건강은 특정 사건이나 상황이 관련되어 나타난다. 실직이나 가족의 죽음과 같은 사건에 직면하면 평안함을 상실하고 수심에 가득 차 있게 마련이다. 반면 인생의 목표를 달성하게 되거나 좋은 친구와 만나게 되면 평안함을 느끼게 된다. 첫째 조건은 비인격적 또는 생물학적 사실로서의 건강이다. 둘째 조건은 인격적인 건강개념으로 그가 살아 있는 한 항시적으로 존재한다. 다만 상황에 따라 가변적으로 그 절대량이 증가하거나 감소한다. 셋째 조건은 규범적인 것으로 사회적 관계 속에서 만들어진다. 가족, 동료, 친구와 관계를 바람직하게 유지함으로써 평안함을 얻을 수도 있지만 그렇지 못할 수도 있다(Radley, 1994, 2004).

Herzlich는 질병의 경험도 3가지로 개념화하였다. 첫째, 파괴자로서의 질병이다. 병에 걸리면 우리는 무엇이든 잃게 되고(상실), 세상으로부터 고립되기 쉬우며, 사회적 역할을 제대로 수행하기 어려운 무능력(incapacity) 상태에 처하게 된다. 즉 병은 우리의 삶을 파괴한다. 둘째, 해방자로서의 질병이다. 병에 걸리면 사회적 책무가 경감되기 때문에 질병은 우리를 해방하는 것과 같다. 셋째, 직업으로서의 질병이다. 파슨스의 병 역할과 유사하게 병에 걸리면 투병이라는 새로운 직업을 얻게 된 것으로 볼 수 있다. Herzlich의 연구는 건강과 질병이 다차원이며, 사람들이 어떻게 경험하는가에 따라 다른 모습으로 우리에게 다가온다고 한다.

일반인들이 갖는 건강관은 이론적으로 규정되는 건강관과 다를 수 있다. 건강과 질병에 관한 믿음은 개인적임과 동시에 사회적이기도 하며, 그래서 지배적인 사회적·의학적 이념의 영향을 받는다(Herzlich, 1973). 일례로 이론적으로는 질병을 자본주의 사회에서의 상실이나 박탈로서 개념 규정 할 수 있지만 정작 노동자들은 이러한 개념 규정보다는 자제, 극기, 자율, 의지력과 같은 자본주의 사회에서 지배적인 개인주의적 이념의 측면에서 건강을 생각하기 때문에 질병을 자제력이나 극기력의 상실로서 파악하게 된다.

질병이 사회적으로 규정된다는 것은 사회변화와 함께 질병 개념도 변화됨을 의미한다(Herzlich & Pierret, 1987). 1950년대 이전만 하여도 문둥병은 천형(天刑)이라고 할 만큼 사회적으로 기피되는 질환이었다. 그러나 이제 문둥병은 사회적으로 큰 관심 대상이 되지 못하고 있다. 그 이름도 나병을 거쳐 이제는 한센병으로 불린다. 반면 에이즈 환자는 새롭게 낙인찍히는 대상이 되고 있다. 19세기 유럽의 상류사회에서는 폐결핵 환자들을 창백하고 연약하며 섬세한 외양과 인격의 부분으로서 어느 정도 선망의 대상이 되기도 하였다. 그런가 하면 20세기 초 식민지 한국 사회에서도 폐결핵(폐병)은 문학적 열정에 부수되는 징표처럼 미화되기도 했다.

건강 개념 역시 사회적으로 구성되는 것이며 사회적 상황에 따라 변화한다. 앞서 언급한 것처럼 근대의학의 탄생 이전에 서구에서나 동양에서 체액의 균형상태를 건강으로 표현한 것처럼 건강한 몸과 신체에 대한 견해는 시대와 문화에 따라 다양하게 나타난다. 조선시대에 우리 선조들은 여성에 대해 생식적 기능과 여성으로서의 덕목을 강조하면서 그런 기능을 잘 갖추었을 것으로 묘사되는 여인상을 그렸으며 오히려 육체적인 아름다움을 소지한 여인을 일찍 죽는다고 생각하기도 하였다. 같은 맥락에서 선비는 유교의 도덕적 규범을 실천하는 내면적 건강을 육체적 건강과 동일시하는 경향을 보인다. 현대사회에서는 정력이 왕성하고, 활력이 넘치며, 정신적으로 안정되어 있고, 마르고, 고통이 없는 상태를 건강으로 묘사하는 경향이 있다. 물론 집단에 따라서 중년남성들처럼 정력을 우선시하거나 종교인들처럼 정신적 안식을 먼저 찾으려는 차이는 있다. 또는 젊은 여성들처럼 무조건 마른 몸매를 추구하기도 한다. 그런데 여기서 중요한 점은 이러한 건강전략은 단순히 병이 없는 상태만은 아니라는 점이다. 물론 비만이 성인병의 원인이 된다는 의학적 연구 보고가 다이어트를 부추기는 원인이 되기는 하지만 현대의 다이어트 열풍을 그것만으로 설명하기는 어렵다. 오히려 현대사회에서 미의 기준이 변화하였고 그것을 상업적으로 이용하는 기업과 대중매체들이 미치는 영향이 더 클 것이다. 미의 기준 설정은 사회적 합의를 전제로 하는 것이고 이러한 합의 과정에 의학적 요소는 크게 중요하지 않을 수 있다.

2. 사회구조와 건강

(1) 사회구조의 건강 영향

생의학에서 질병의 원인 요소는 박테리아나 바이러스 또는 독성물질 등이다. 생물학의 세포 이론과 세균설(germ theory)이 만들어진 이후 발전한 생의학에서 질병은 세포 단위에서 외부 세균의 침입으로 세포가 비정상적인(병리적인) 상태로 변화된 것을 의미하게 되었다. 그런데 생의학의 철학적 배경이 되는 데카르트 철학에서 신체와 정신은 분리된 것으로 보는데, 생의학에서도 인체를 영혼이 배제된 기계와 같은 존재로 인식하였고, 여기서 인체의 질병은 기계의 고장과도 같은 것으로 간주하였으며, 치료는 고장 수리에 해당하였다. 인체의 생물학적 작동 기전에 대한 지식을 축적하면서 인체에 대한 유효한 통제력을 얻을 수 있게 된 점이나, 질병의 원인을 세균에 두게 되면서 더 이상 신의 형벌이거나 개인의 잘못된 행실의 결과로 보지 않게 된 점은 생의학이 기여한 점이라고 할 수 있다.

생의학에서는 질병별로 특정한 원인이 있다는 특정 병인론의 가정을 중시한다. 예컨대 결핵병은 결핵균이 원인이 되어 발생한다는 것이다. 이 원리는 감염병 시대에는 탁월한 의학적 성취를 이루었다. 콜레라와 장티푸스 같은 치명적인 감염병의 원인균이 규명되고 치료 약이나 예방백신이 개발되면서 치명력을 잃었다. 그러나 당뇨병이나 고혈압 같은 현대의 만성병은 특정 원인을 찾기 어렵다. 흡연이 폐암의 원인이라고 하지만 흡연만으로 폐암이 발생하는 것도 아니고, 흡연자가 비흡연자보다 폐암 발생이 4배 높다고 하지만 비흡연자도 폐암에 걸릴 수 있다. 즉, 감염병과는 달리 어느 하나의 원인이 폐암을 일으킨다고 보기 어렵게 되었다. 그러다 보니 유전적 소인처럼 신체의 생물학적 취약성이나 단점에 주목하기도 하고 다른 한편 생활 습관에 주목하기도 한다(White 2002:17). 현대의 생의학은 특정 병인론을 엄격하게 유지하기보다는 생물학적 요인과 다른 환경적 요인들을 복합적으로 인정하는 추세이다. 요즈음 발전하고 있는 '정밀 의료'에서는 개인의 유전적 특성과 질병의 연관성을 강조한다. 특정 병인론의 현대적 변용이라고 할 수 있다.

특정 병인론을 중시하는 의학은 과도하게 중재적 또는 개입주의적(interventionist) 경향을 보인다. 인체를 기계와도 같이 생각하고, 특정 부위에 특정한 고장이 발생했다고 생각하면 그곳을 도려내거나, 갈아 끼거나, 아니면 죽여 없애는 식의 해법이 적용된다. 일단 병리적인 상태가 된 이후에야 병을 발견할 수 있으므로 예방보다는 치료에 관심을 더 쓸 수밖에 없다. 개입주의적 경향의 의학은 비록 낮은 확률일지라도 증상이 악화할 가능성을 먼저 생각하는 경향이 있고 따라서 개입(투약 또는 치료)을 통하여 증상을 없애려 한다. 개입주의적 의학은 전문가(의사) 중심의 의료체계를 구축하고 있고, 의료가 제도화될수록 보다 많은 자원이 치료에 투입되면서 의료비의 증가가 경제발전 수준보다 더 빠르게 증가하는 경향이 있다. 의료 이용이 빈번해지면서 의료서비스에 대한 불만족도 커질 수 있고, 의료체계의 복잡성이 증대하면서 의료문제도 더 많아질 수 있다. 이러한 상황은 유명한 의사학자 Knowles(1977)가 지적한 대로 "의료의 수준은 높아졌지만, 국민의 불만은 더 커질 수 있다"(Doing better, feeling worse).

사회학에서는 정신과 신체의 연관성을 가정한다. 동시에 사회학은 정신 심리적, 사회구조적, 사회문화적 요인들이 질병 발생에 미치는 영향을 강조한다. 이것을 건강의 사회적 결정(social determinants of health)이라고 한다. 세계보건기구(WHO, 2011)는 2011년에 브라질 리오에서 전 세계 보건부 장관들이 참석한 가운데 "RIO 건강의 사회적 결정에 대한 정치적 선언"을 선포하였다. 건강 불평등은 인간의 삶이 이루어지는 사회적 상황 조건에 따라서 결정되는 것이며, 건강에 영향을 미치는 결정인자로는 유아기의 경험, 교육, 경제적 지위, 고용 상태, 주거상태, 의료서비스 등이 열거되었다. WHO 유럽본부에서는 이 외에 스트레스, 사회적 배제, 사회적 지지 네트워크, 중독, 건강 지향적 식품, 건강 지향적 교통수단 등을 추가하고 있다(Wilkins and Marmot, 2003). 사회적 결정인자에 관심을 두게 된 것은 의료서비스만으로는 건강을 달성하기도 어렵고 커지는 건강 불평등을 감축하기도 어렵다는 인식이 사회적 공감을 얻게 되었기 때문이다(Braveman, Egerter, and Williams, 2011). 또한 사회적 요인이 건강에 영향을 미친다는 구체적인 연구 결과들이 축적되면서 건강의 사회적 결정에 대한 관념이 만들어질 수 있었다.

비만으로 인한 고혈압의 경우 의학에서는 혈압조절을 위한 약을 처방하거나 부수적으로 운동요법을 권유하여 비만도를 낮추도록 한다. 즉 의학적 관심은 원인 규명이나 처방에서 개별 신체의 범주를 벗어나지 않는다. 반면 사회학은 비만의 원인에 초점을 맞추면서 빈곤으로 인하여 저가의 패스트푸드를 과잉 섭취하거나 과도한 노동으로 휴식과 운동을 제대로 하지 못하는 점에 주목한다. 그리고 이러한 생활방식이 근본적으로는 가부장제에서 남자가 생계의 책임을 지도록 하는 문화적 요인이나 저임금 구조의 경제체제, 부의 불평등 같은 사회구조적 요인에 있음을 밝히려고 한다. 또한 해법에서도 양성평등 의식과 태도의 고양, 저임금 가정에 대한 직접적인 부조나 사회보장체계의 확립을 요구하기도 하며, 나아가 부의 불평등을 근본적으로 제거하는 방안을 모색하기도 한다. 즉 의학에서는 비만이 발생한 이후의 치료와 증상 완화에 관심을 두나 사회학은 비만이 발생하는 사회구조적 과정의 규명에 관심을 둔다. 어떤 경우에는 직업 같은 단일요인이 질병 발생을 초래할 수도 있겠으나 사회학에서는 기본적으로 여러 사회적 요소가 복합적으로 작용하여 불건강을 초래한다고 가정한다. 사회학에서는 건강이 의학적 질병 치료만으로 달성될 수 있는 것으로 보지 않는다. 불건강을 초래하는 사회구조적 원인에 대한 사회정책적 대응이 필요하다고 본다. 또한 치료 과정에서도 의사 중심의 치료 체계보다는 의사와 환자의 동반관계나 시민사회의 참여를 강조한다. 즉 의사 중심의 일원화된 권력 체계가 작동하는 현재의 의료체계보다는 의료와 사회 간의 권력균형 또는 공동의 거버넌스 구축에 주목한다.

사회학은 인간의 행동이나 습관을 사회구조의 영향을 받아 이루어지는 것으로 파악한다. 건강과 질병도 사회구조 또는 사회적 요인의 영향을 받는 것으로 볼 수 있다. 부자나 교육 수준이 높은 사람들이 더 건강하고 더 오래 사는 경향이 있고, 가난하거나 사회적으로 소외 또는 배제된 사람들은 건강 상태가 나쁘고 수명도 짧은 경향이 있다. 이러한 차이가 생기는 것은 개인이 처한 사회적 위치에 따라서 건강위험에 노출될 가능성이 다를 뿐만 아니라 건강위험에서 벗어날 수 있는 기회나 가용한 자원도 다르기 때문이다. 부자들은 물리적으로 안전하고 위생적인 주거 조건, 사회적 스트레스를 조절할 수 있는 직업적 통제력, 그리고 적절한 식생활과 신체활동 및 스포츠와 여가를 즐길 수 있는 사회경제적 자원을 가지며 이러한 조건들이 건강향상의 효과를 만들어준다. 반면 비정규직 근로자나 차상위 계층 주민의 경우에는 의식주의 생활 여건 자체가 열악할 뿐만 아니라 작업환경의 물리적 위험도 크고, 직업의 불안정성으로 인한 스트레스도 큰 점이 불건강의 원인이 된다.

사회구조적 요인들이 건강에 영향을 주는 경로는 복잡하다. 국가 간 전쟁이나 기아 같은 상황은 짧은 시기에 치명적인 건강위험을 초래하여 사회를 와해시킬 정도의 영향을 미친다. 16세기 유럽인들의 남미정복 과정에서 천연두 같은 치명적 감염병들이 전파되어 당시 아메리카 원주민의 90% 이상이 사망했던 사례나 1970년대에 아프리카 여러 나라에서 벌어진 내전과 그로 인한 대규모 기아와 난민이 발생했던 경우가 그러하다. 이 과정에서 생태환경이 파괴되어 모기의 서식지가 변화하고 그로 인한 감염병 전파가 심화하기도 하였다. 1980년대 이후 HIV 감염이 유독 아프리카에서 극심하게 유행했던 배경에는 내전으로 인하여 정치적, 경제적, 사회적, 환경적으로 안정된 사회구조가 파괴되어 개인과 가족이 빈곤에 내몰려 일자리를 찾아 장거리 노동이주를 했던 과정이 HIV 감염 통로가 되었고, 가장이 자기 자식(소녀)을 성매매에 나서게 하여 가족 생계를 꾸렸던 절박한 상황이 HIV 감염확산의 원인이 되었다.

일반적인 사회의 경우에는 물질적 조건이나 사회적 규범이 사회구성원들의 생활습관이나 행동 방식을 장기간에 걸쳐서 불건강한 방향으로 노출하여 건강 상태의 악화를 초래한다. 예를 들어 20세기 후반기부터 선진국을 시작으로 점차 여타 국가로 확산하는 비만 문제와 그에 대응한 '살과의 전쟁'을 생각해 보자. 때로는 극심한 다이어트를 시도하다 거식증에 걸리고, 기아 상태가 되어 숨지는 사례도 있다(국민일보, 2010; KNN, 2014). 젊은 여성들 상당수가 자신들의 신장이나 체중이 그 연령층의 표준에 해당하지만 자기를 비만으로 생각하는 경향이 있다. 심한 경우에 그들 중 일부는 음식 섭취를 거부하는, 이른바 거식증(拒食症)의 증상을 보인다. 의학적으로 이들은 정신과적 치료를 받아야 하는 환자에 해당한다. 그런데 중요한 문제는 이러한 새로운 병이 사회문화적인 가치관에 의하여 영향을 받아 발생하고 있다는 점이다. 우리 사회가 젊은 여성들이 날씬한 몸매를 갖는 것이 최선의 가치인 양 사회화시키고 있고 따라서 '다이어트'가 하나의 생활양식으로 굳어지고 있는 상황에서 거식증이라는 새로운 병의 발생은 거의 필연적인 귀결이 되고 있다. 개인적인 의지나 습관 이전에 사회구조나 문화적 가치가 그와 같은 병의 발생을 부추기고 있는 것이기 때문에 그 병은 바로 사회학적인 관심 대상이 된다.

그런데 거식증을 부추기는 사회는 어떤 사회일까? 다이어트는 몸을 관리하는 행위이고, 몸은 생물학적 실체임이 분명하다. 그런데 사회는 이 몸에 여러 의미와 가치를 부여한다. 이 과정에서 몸은 생물학적 신체를 넘어서는 사회적인 실재가 된다. 자본주의 사회에서는 자연 자원뿐만 아니라 인간의 몸까지도 상품화한다. 이것은 단순히 몸을 팔아 연명하는 차원의 문제가 아니다. 여성이나 남성 모두 사회가 기대하는 방식대로 몸을 가꾸는 것은 몸이 그 자체로 자본이 되기 때문이다. 그리고 이 신체 자본은 경제 자본(돈, 재화)이나 문화자본(교육, 예술적 취향) 또는 사회자본(사회적 관계망)으로 전환될 수 있기 때문에 사람들은 몸 가꾸기에 열중하게 된다(Shilling, 1993:186). 그 와중에 일부 사람들은 거식증에 걸리게 된다. 생물학적 실체와는 독립적으로 (때로는 관련이 되지만) 몸은 사회적으로 구성되고 또 재생산된다. 이와 마찬가지로 건강과 질병도 그것의 생물학적 속성과는 독립적으로 (때로는 관계가 되지만) 사회적으로 만들어지고 사회적 관계를 매개한다. 몸을 잘 관리하는 사람은 건강과 사회적 성공을 누리게 되고 여기서 실패하는 사람은 질병을 얻고 사회적으로도 실패하게 된다. 이렇게 거식증이란 질병 속에는 현대사회의 새로운 사회적 관계가 내재한 것으로 볼 수 있다.

이론적으로는 질병이 사회적으로 구성된다고 할 수 있다. 사회적 구성(social construction)은 다소 어려운 개념이다. 쉬운 예로 인종을 생각해 보자. 피부색과 인지력은 서로 관계가 없다. 그런데 미국 사회에서는 흑인은 인지력이 떨어지고 열등하다는 인식이 뿌리 깊다. 여성의 열등함이나 흑인의 열등함은 과학적 근거는 없고 이들을 사회적 소수자로 자리매김하여 그들에 대한 지배를 영속화하려는 백인 남성의 의도가 담긴 사회적 구성물이라고 이해할 수 있다. 즉 인종은 사회적으로 구성된 것이다. 에이즈가 공포의 질병이 된 것도 이성애자와 동성애자의 사회적 갈등 속에서 동성애에 대한 편견과 HIV 감염 효과에 대한 언론의 부풀림이 서로 작용하면서 사회적으로 구성된 것이다. 질병이 사회적으로 구성되는 것은 질병 발생이 관련이 있는 여러 사회집단의 사회적 관계 속에서 이루어진다.

건강 또는 질병이 사회적 관계를 매개한다는 것은 건강이나 질병으로 인하여 사회적 관계에 일정한 변화가 오거나, 또는 어떤 사회적 관계로 인하여 특정한 질병이 유발될 수 있음을 의미한다. 직업병은 자본주의 사회의 노사관계를 반영하는 질병으로 생각할 수 있다. 생산과정에서의 유해 물질 관리가 열악하여 노동자들이 장기간 노출되고 결과적으로 직업병에 걸리게 된다면 이것은 노동과 자본의 사회적 관계(계급관계라고도 한다)의 현실을 반영하는 것으로 볼 수 있다. 물론 모든 질병에서 사회적 관계를 분명하게 드러내기가 쉽지는 않다. 콜레라 같은 감염병은 병균의 침투가 원인이고, 고혈압 같은 만성병은 흡연과 운동 부족이 원인의 전부처럼 보이기도 한다. 그런데 감염병이나 만성병이 사회계층에 따라 불균등하게 분포하는 사실은 어떤 이유일까? 결국 이러한 질병들이 낮은 사회계층에 상대적으로 많이 분포하는 것은, 앞서 말한 질병 원인보다 개인의 사회경제적 지위가 질병의 취약성을 강화하는 근본적 원인이라는 것을 말해주는 것은 아닐까? 비위생적인 거주환경과 나쁜 영양 상태는 면역능력을 저하해 감염병에 걸리도록 만들고 패스트푸드나 냉동식품의 과도한 섭취에 의한 영양불균형은 비만을 초래하여 만성병에 노출될 확률을 높인다. 더욱이 가난한 사람들은 부유한 계층처럼 휴식과 레저, 운동을 함으로써 건강 악화의 위험에서 벗어날 수 있는 기회를 누리기가 쉽지 않다.

다른 예로 남자와 여자의 건강 격차를 생각해 보자. 사망률이 높으면 건강 상태가 나쁜 것으로 해석할 수 있다. 여자의 사망률을 100으로 할 때 남자의 사망률을 사망 성비라 한다. 2000년에 연령대별로 사망 성비를 계산해 보면 40대의 사망 성비가 295로 가장 높았다. 40대 남자의 사망률이 동일 연령대 여자의 사망률의 약 3배에 달한다는 것이다. 사회학적으로 해석해 보면 한국 중년 남자가 신체적으로 열등해서 발생한 현상이라기보다는 그들의 삶이 상대적으로 더 위험하고, 강한 스트레스에 장기간 노출된 결과로 볼 수 있다. 우리 사회에서 남자들에게 가정의 생계를 책임지도록 기대하고 있고, 보다 '남성답게' 열심히 일하고 경쟁에 나가 이기도록 요구하고 있다. 이러한 사회적 기대는 스트레스를 많이 받게 만든다. 남자들이 한국의 사회문화구조(경쟁적 경제 관계, 가부장적 가족관계)에 오랫동안 노출된 결과로 건강 악화가 초래되었을 것이라고 추론할 수 있다. 그런데 2022년이 되면 사망 성비의 분포가 달라진다. 연령대별 사망 성비 분포에서 60대가 269로 가장 높다. 2000년에 비하여 사망 성비의 최고점이 40대에서 60대로 이동하였고, 절대 크기도 감소하였다. 그 배경에는 남성 중년층의 생활 여건이 개선되어 과로사가 감소한 것으로 보이나 60대에 정년퇴직 또는 은퇴 이후 노년 생활의 준비가 부족하여 고통받는 것이 60대 남성의 초과 사망으로 나타나는 것으로 해석해 볼 수 있다. 지난 20여 년의 사회변화로 남녀 간 건강 격차는 완화되었으나 아직도 남성이 여성보다 사망위험에 많이 노출되어 있다는 사실은 변화하지 않았다.

(2) 치료 과정에서 작동하는 사회적 관계

보통의 질병은 타인과 관계없이 개인에게 나타나고, 개인의 신체 조건이 깊게 관련되어 있어서 환자로 진단받고 치료하는 과정은 사적인 문제로 간주한다. 그런데 '질병 상태' 또는 '환자'라는 사회적 지위는 단순히 질병 증상을 가지면 자동으로 얻게 되는 것이 아니라 일정한 사회적 교섭 과정을 거쳐서 도달하게 된다. 어떤 사람이 아프다는 것은 흔히 주변 사람들과의 교감을 통해 '정당화'되는 과정을 겪게 된다. 스스로 내 몸이 무엇인가 이상하다는 판단과 함께 그의 안색이나 일상 행동의 변화를 감지한 주변 사람들로부터 '당신 아픈 것 아닌가?' 하는 말을 들을 때 자신의 상태가 정상이 아님을 인정하게 되고 또 타인으로부터도 인정받게 된다. 의사의 진단은 이런 정당화 과정에서 제도적 인증의 절차라는 의미가 있다. 아프다는 사실이 주변 사람과 의료진에 의하여 인증되면 그에게는 아픈 상태에 걸맞은 사회적 역할과 기대가 주어지기 마련이다. 예를 들어 환자는 일을 안 해도 된다. 이렇게 건강과 질병은 개인과 집단 간의 상호작용으로 규정되고, 그 상황에 적합한 역할과 기대가 부여되는 사회적 과정인 것이다(Radley, 2004).

치료의 과정 또한 단순히 의학지식과 기술이 적용되는 것이 아니다. 어떤 치료법이 선택되고, 어떤 치료 과정을 겪게 되는가의 문제도 사회적 과정으로 볼 수 있다. 예를 들어 우리나라에서는 다른 나라보다 몇 배나 많은 약품을 사용한다. 이것은 우리의 의료문화에서 약이 단순히 화학물질로 구성된 치료제 이상의 의미가 부여되고 있음을 암시한다. 약을 처방함으로써 의사들은 치료 전문가로서의 권위를 내세울 수 있고 경제적 이득도 얻을 수 있다. 환자는 약을 먹음으로써 자신이 제대로 된 치료를 받고 있다고 확신하게 된다. 더욱이 더 많은 약을 먹어서 빨리 나으려는 대중적 관념이 결합하면서 약의 소비는 증가한다. 이러한 상호작용은 그러한 치료행위가 과학적으로 필요하고 적합한 수준인지를 넘어서는 사회적인 과정으로 볼 수 있다.

사회학은 인간 사이의 사회적 상호작용에 관심을 둔다. 우리는 살면서 다른 사람들과 여러 형태의 인간관계를 맺게 된다. 때로는 우호적 협력관계를, 때로는 이해타산에 근거한 교환관계를, 또는 적대적 갈등 관계를 맺기도 한다. 이 외에도 인간의 사회적 상호작용에는 다양한 형태가 전개될 수 있다. 이렇게 사회적 상호작용이 진행되어 안정된 틀을 형성할 때 이것을 사회적 관계(social relations)라고 부를 수 있다. 사회적 관계가 형성되면 우리는 타인과 교류할 때 상호 간 지위나 역할에 관해 기대하게 되고 그러한 기대에 맞추어 우리의 말투나 행동 방식을 조절하게 된다. 즉 우리는 병원에 가서 의사와 대면할 때는 공손한 태도를 보인다. 반면 음식점에서 직원과 대화할 때는 당당하게 요구하는 언행을 하고, 친구와 만났을 때는 자유롭게 농담을 주고받는다.

그런데 사회적 관계는 그것을 매개하는 어떤 상황이나 토대 위에서 형성되는 것이 보통이다. 우리는 병에 걸리면 건강할 때와는 다른 조건에서 다른 사람과 상호작용을 하게 된다. 아픈 사람은 보통 일을 안 해도 되고, 타인 앞에서 예절을 차리지 않아도 된다. 그렇지만 동시에 아픈 사람은 술을 먹거나 오락을 즐기는 등의 행동을 하지 않도록 행동의 제한을 받게 된다. 즉 질병은 우리에게 건강할 때와는 다른 특별한 역할기대를 부여한다. 이와 더불어 우리는 타인과의 사회적 관계에서도 일정한 변화를 겪게 된다. 우선 가족관계에서 변화가 올 수 있다. 노부모가 치매와 같은 병에 걸리면 간호하는 문제를 두고 자식들 간에 다툼이 벌어지기도 한다. 반대로 관계의 개선을 모색하던 남녀가 어느 한쪽이 병에 걸리면서 극적으로 사랑을 재확인하는 일도 발생할 수 있다. 직장생활에서는 일반적으로 병은 부정적인 효과를 미친다. 많은 직장인이 병이 밝혀질 때의 불이익을 두려워하여 이를 감추는 경향이 있다. 그러나 반대로 어떤 정치인의 경우에는 큰 병이 없는데도 칭병하고 입원하여 문병 오는 사람과 관계를 재확인하는 기회를 얻기도 한다. 사회적 관계는 일단 형성되면 일종의 사회규범처럼 작동한다. 그래서 우리는 이것을 따르지 않을 수 없게 된다. 친지가 병이 났을 때 문병 가는 행동이나 아픈 사람을 돌보는 행위, 또는 의사 앞에 가서 공손한 태도를 짓는 행위 등은 거의 규범화되어 있는 역할기대이기 때문에 이것을 제대로 실행하지 못하면 사회적 비난받을 수 있다.

거시적 수준에서 볼 때 이러한 개인 간 사회적 관계의 총체적인 집합을 사회구조라 할 수 있다. 개인이 병이 나면 이에 대처하는 나름의 방안이 있듯이 전체사회의 차원에서도 병에 대한 일정한 대처방식이 있기 마련이다. 의료제도 또는 의료체계가 이러한 질병 대처방식의 구체적 표현이라고 할 수 있다. 의사를 양성하고, 병원을 세우며, 건강보험제도를 만들면서 우리는 "아프면 병원에 가는" 제도적 관행이 확립되었다. 그런데 의료체계가 단순히 의학 기술이 적용되는 곳이거나 시설과 장비, 인력의 조달을 위한 경제적 함의만 있는 것이 아니다. 그곳에서 어떤 장비와 약품을 사용하는지 또는 어떤 유형의 인력이 양성되는지 등의 문제에도 사회적 관계가 깊숙이 개입되어 있다. 예를 들어 우리나라는 유럽 국가들보다 고가 의료 장비 보급률이 높다. 항생제와 주사제도 더 많이 사용한다. 진료는 의사들이 완전하게 독점한다. 유럽이나 미국과 달리 우리나라 간호사들은 약 처방권이 없다. 또 준의사(physician assistant)도 존재하지 않는다. 유럽과 우리나라는 기본적으로 동일한 의학지식의 체계를 갖고 있지만 실제 그것이 의료 현장에서 나타나는 구체적 의료행위는 상당한 차이를 보여줄 수 있다. 이것은 한국 의료의 문화적 요소일 수도 있고, 의사-환자 관계나 의료와 사회의 관계가 어떤 식으로든지 영향을 미친 결과일 수도 있다. 예를 들어 근대화 과정에서 경쟁구조가 발전하면서 '빨리빨리' 업무를 처리하여 경쟁에서 이기고자 하는 사회적 관행이 만들어졌다. 개인의 건강관리에서도 통증이나 신체 증상이 나타나면 즉시 약을 먹고 증상을 없애는 관행이 만들어졌다. 약을 독으로 간주하면서 가능한 한 적게 먹으려 하기보다는 약을 신체적 통증을 일거에 없애주는 만병통치의 수단으로 간주하는 경향이 있다.

의료체계는 사회구조와 긴밀하게 관련되어 만들어진다. 의료체계는 질병에 대한 가치 부여와 인식 방법, 그리고 사용이 가능한 자원의 종류와 양에 따라 그 구체적인 내용구성이 달라질 수 있다. 일상생활에서 개인의 책임을 강조하는 자본주의 사회에서는 질병의 치료도 하나의 상품으로 간주되어 시장원리에 의하여 만들어지고 제공되며 환자 본인이 의료비를 부담할 책임이 있다. 따라서 의사는 더 많은 환자를 진료하거나 아니면 더 좋은 품질의 서비스를 제공하여 더 많은 보상을 얻게 된다. 의사의 성취동기가 높고 그에 따라 의료 기술이 빠른 속도로 발전하게 되지만 그러한 서비스를 구매할 수 없는 빈민층의 의료문제를 해결해야 하는 사회적 과제가 남게 된다. 반면 복지국가에서는 의료서비스의 공급에서 평등을 강조하고 국가가 의료자원의 공급에 대한 모든 계획을 세워서 제공하게 된다. 따라서 국민은 평등하게 의료서비스를 받게 되지만, 한정된 의료자원을 관료제적으로 분배하기 때문에 의사는 개인적 성취동기를 갖기 어렵고 의사직이 경제적인 면에서는 매력적이지 못할 수도 있다.

그런데 의료체계의 구성이 사회적으로 결정된다는 것은 의료서비스의 분배 방식에서만 그런 것이 아니다. 어떤 증상이 치료의 대상이 되며, 누가 환자가 되고, 어떤 치료 방식이 선호되는가 하는 점에서도 의료체계는 사회구조의 영향을 받는다. 의사들은 병을 객관적인 실체로 파악하며, 같은 증상의 환자에게 모두 동일한 치료법을 적용하는 보편성의 원리를 추구한다. 그런데 사회학적으로 보면 병이 반드시 객관적 실체인 것은 아니다. 사회학자들은 질병을 일종의 사회적 실재로 파악한다. 사회현상도 보는 관점에 따라서 다르게 구성되어 그 의미나 중요도가 달라질 수 있다. 질병의 사회적 성격을 말하는 것은 질병을 일종의 사회적 실재로 파악한다는 의미이다. 의학적 관점에서는 질병으로 규정될 수 있는 현상이 사회학적으로는 병이 아닐 수도 있고 또 병이라 하더라도 그 의미나 중요도는 사람마다 다를 수도 있다. 예를 들어 의료계에서는 임신과 출산, 생리와 폐경을 '생물학적 일탈'로 간주하면서 의학적 관리의 대상으로 삼아왔다. 그런데 여성학계에서는 이러한 의료계의 관행이 남성주의적 편견에 입각한 것으로 비판하면서 여성 스스로 임신을 결정하거나 출산을 관리하는 운동을 전개하였고, 또 호르몬 요법으로 폐경기 증후군을 치료하는 행위를 불필요한 의료화(medicalization)라고 비판한다(Lorber and Moore, 2002). 동일한 현상이라도 바라보는 관점에 따라 전혀 다른 실재를 보게 된다. 의료화란 비의료의 영역으로 의학적 권위가 확장되어 가는 현상을 말하는 것으로 의료가 사회통제를 수행하는 기전으로 이해되기도 한다.

사회적 실재의 개념은 나아가서 우리가 받는 의료서비스에도 적용될 수 있다. 우리나라 의료가 다른 나라와 비교하여 크게 차이가 나는 것 중의 하나가 앞서 언급한 것처럼 병원에서 주사제나 항생제 등 약을 많이 투여하거나 복용한다는 것이다. 그 결과로 우리나라 사람들이 항생제에 대한 내성이 매우 높다고 한다. 또한 우리나라 병원들은 다른 나라보다 CT나 MRI 같은 고가 의료장비를 많이 도입하여 활용하고 있다. 그만큼 우리의 의료체계는 다른 나라와는 다른 치료 방식을 유지하고 있다. 왜 동일 질환에 동일 치료법이 적용되지 않는 것일까? 그것은 국민이 약을 중시하던 전통 의료문화의 영향일 수도 있고 의료공급자들과 제약회사들의 약을 둘러싼 이윤 때문에 빚어진 현상일 수도 있다. 이러한 현상 자체가 의료문제로서 중요하게 다루어져야 할 과제이다.

이렇게 보면 병원에서의 질병 치료는 단순히 의료지식만이 적용되는 장은 아니라는 것을 알 수 있다. 의료제도는 다른 많은 사회조직과 기관에 의하여 뒷받침되고 있다. 예를 들어 건강보험기관, 의료산업체, 제약회사 등이 의료기관과 직접적인 관련을 맺고 있으며 이들은 나아가 정부의 정책, 국민의 의료 욕구, 경제의 발전 수준 등 여러 요인이 관련되어 있다. 각 기관은 서로 다른 기관을 통제하기도 하고 협력하기도 한다. 정부는 한편으로 국민의 의료 욕구를 충족시키기 위하여 병원의 증설이나 의료인력의 확충을 꾀하며 건강보험제도를 도입한다. 이러한 정책은 의료시장의 확대를 가져와 의학의 발전에 기여할 수 있으나 다른 한편 정부의 의료 부문에 대한 통제의 강화는 의료인의 이해관계에 부정적일 수도 있다. 의료산업의 발전은 의료의 질적 수준을 높이는 데 기여하지만 다른 한편 의료비를 상승시켜 정부와 국민의 부담을 가중한다. 국민의 권리의식 증대는 한편으로는 의사와 환자 사이의 관계가 권위주의적인 형태에서 민주적인 형태로 나아가게 하지만 동시에 의사가 방어적으로 진료하도록 만들 수 있다. 이렇게 의료체계를 구성하는 제 요소들은 단순히 의료지식이 적용되는 장이 아니라 여러 요소가 어우러져 복잡한 이해관계가 얽혀있는 사회적 관계를 형성하고 있다고 볼 수 있다.

(3) 질환의 사회적 재구성

질환은 사회적으로 재구성되기도 한다. 유전 질환의 경우가 대표적이다. 유전 질환이란 여러 이론적 관점과 가정에 의하여 특정한 이해관계와 가치의 영향으로 기존의 생물학적 현상들이 가공되고 다듬어지고 불필요한 요소들을 제거하면서 만들어지는 새로운 담론으로 파악할 수 있다. 그것은 땅속에서 발굴한 고대의 유물처럼 분명한 실체가 아니라 매우 불투명하고 불확실한 생물학적 실체에 특정한 방식으로 코드(code)를 붙인 것과도 같다. 우리는 이제 그 코드를 실체로 받아들이게 된다.

비만을 예로 들어 생각해 보자. 비만을 초래하는 요인은 다양하다. 생물학적 소인도 작용할 것이고 사회환경적 요인들도 작용할 것이다. 비만은 뇌혈관계 질환 등 소위 생활습관병을 유발하는 것으로 추론되기도 하지만 비만하여도 별문제 없이 지내는 경우도 많다. 그런데 유전공학이 발전하면서 비만에 영향을 미치는 것으로 추정되는 유전자가 발견되면 상황은 달라진다. 지금까지 생활습관병은 엄밀하게 말하여 확정된 원인이 없이 일련의 증상만 존재하는 증후군 상태였다. 그런데 비만 유전자가 발견되면 이것은 확정적 원인이 되는 것이고 그와 함께 비만은 정식으로 질병으로 확정된다. 이 과정에서 비만을 유발하는 다른 요인들, 예를 들어 패스트푸드를 먹을 수밖에 없는 빈곤 상황이나 직장에서의 스트레스는 더 이상 주요인으로서 지위를 상실하고 인과관계의 뒷전으로 밀려나게 된다. 비만자들은 이제 병원에 입원하여 유전자 치료를 받는 환자로 지위가 변화한다. 그런데 비만 유전자의 발견을 부추기는 요인은 '날씬함'을 강조하는 사회문화적 가치이다. 만일 '뚱뚱함'을 선호하는 사회라면 그 유전자는 발견되지 못하거나 발견되더라도 비만을 유전병으로 구성하기는 매우 어려웠을 것이다.

Kerr(2000, 2004)는 cystic fibrosis(CF, 낭포성 섬유증)이라는 질병을 예로 들면서 유전병이 어떻게 사회적으로 재구성되는지를 잘 보여주었다. CF는 유럽의 백인들에게 흔한 질병으로 체내에서 점액의 과생산으로 인한 폐의 이상과 췌장의 이상을 유발하여 소화효소가 소장에 도달할 수 없게 만들고, 또한 환자의 땀 속의 염분 농도가 진해지며 생식기관의 이상도 수반하는 질병이다. 그런데 이 병은 1920년대에 처음으로 발견되었고 처음에는 폐의 감염과 소화기 이상을 유발하는 아동기의 질환으로 매우 치명적인 것으로 개념화되었다. 그런데 때때로 보다 심각하지 않은 상태의 유사 증상들이 보고되었으나 최초로 개념화된 치명적 질환으로서의 CF를 대체 보완하지는 못했다. 그러다가 1950년대에 '땀 검사법'이 개발되면서 CF의 개념은 인체의 모든 외분비선을 포함하는 유전병으로 변화하였다. '검사 도구'가 질병 개념의 재규정에 영향을 주게 된 것이다.

치명적 질환으로서 CF의 개념 규정에 반하는 가벼운 증상이나 변종들이 지속해서 보고되었으나 의학계의 관심을 끌지는 못했다. 그러다가 1970년대에 세포배양에 관한 연구 때문에 이질적인 유전적 효과의 개념이 만들어졌다. 그리고 1980년대에 CF의 유전자와 1,000여 개에 달하는 변종들이 밝혀지게 되었다. 그러면서 CF는 '생명을 단축하는 심각한 질환, 그러나 아주 치명적이지는 않은(semi-lethal) 질환으로 재규정되었다.

그런데 CF를 가진 남자의 97%가 불임이라는 사실이 알려져 있었다. 이것은 정자가 방출되는 정관의 일부 이상에 의한 것이다. 남성불임은 또 한편 'congenital bilateral absence of the vas deferens'(CBAVD)에 의해서도 야기된다. CBAVD에 의한 불임은 전체 남성불임의 1.5% 정도였다. CF와 CBAVD는 구조적으로 차이가 있지만 유사성이 있어서 CBAVD는 CF의 가벼운 변종이란 가설이 만들어졌다. 1989년 CF 유전자가 발견된 이후에 이에 관한 연구가 진척되면서 CBAVD 그룹은 일반인보다 CF 유전자의 돌연변이가 높다는 연구 보고가 있었다. 또한 CF의 다른 증상과의 연관성을 밝히는 연구들도 진행되었다. 현재 CBAVD는 CF conductance regulator(CFTR)라는 유전자가 나트륨과 염소 수송 단백질을 만드는데 이 유전자의 돌연변이로 태아단계에서 정관의 이상이 유발된 결과로 생각되고 있다.

Hedgecoe(2003)은 이러한 연구 경향을 CF 분류체계의 확대라는 측면에서 해석한다. 최초의 CF는 췌장의 이상으로만 규정되었지만 이어서 땀 선의 이상으로 확대되었고, 이어서 정관의 이상으로까지 확대되었다. CFTR 유전자의 활동성은 하나의 연속체로 가정되고 100% 정상적으로 활동하는 것부터 전혀 활동하지 못하는 단계(0% 활동성)까지 연속되어 있고 과거에 나타났던 사소하거나 가벼운 사례들도 모두 이 연속체 속의 어느 한 지점으로 포괄할 수 있게 된 것이다. 이것은 CF라는 질병이 유전적으로 완전하게 재구성되었음을 의미한다.

질병의 유전자화는 무엇을 의미하는가? 사회학적으로 보면 이것은 '유전자 정치'와 다르지 않다. CF라는 질병이 췌장의 이상을 넘어서 남성의 불임을 모두 포함하는 방향으로 재구성되고 있는 것은 한편으로는 유전학 발전의 결과이기도 하지만 동시에 유전자 정치의 발전이기도 하다. 만일 아이를 갖고자 하는 서구인들의 소망이 크지 않았다면 굳이 모든 남성불임을 유전적 질환으로 재구성하려 할 필요가 없었을지도 모른다. 불임을 질환으로 규정하고, 그것의 원인을 유전자에서 찾음으로써 불임은 완전한 질병으로 재탄생된다. 그리고 그러한 불임을 유발하는 유전자를 찾아 이것을 정상적 유전자로 대체하려는 실험은 사회적인 명분과 정당성을 얻게 될 것이고, 이 유전적 기전을 발견해 낸 과학자들이나 그 치료법을 만들어 낸 제약회사는 독점권(patent)을 얻어 수많은 부를 얻을 수 있게 될 것이다. 더욱이 질병의 유전자화는 전통적으로 의사에 의하여 병원에서 임상적으로 연구되던 질병이 이제는 생명 과학에 의하여 연구소 실험실에서 개념이 만들어지고 세계적 연구공동체에 의하여 그것이 인증되는 방식으로 변화되었다는 의미도 있다(Atkinson, 1997). 실험실에서의 질병 연구가 아직 초기 단계이고 실제 환자의 진단과 치료를 위해서는 전통적인 임상적 방법들이 병용될 수밖에 없는 한계가 있기는 하지만(Nukaga and Cambrosio, 1997), 의학지식이 실험실에서 생산 유통됨으로써 전통적인 의학과 과학의 경계를 무너뜨리고 있을 뿐만 아니라 질병의 과학적(생물학적) 기원을 규명하고 인과성을 구축하는 데 있어서 획기적인 전환점을 만듦으로써 질병에 대한 의학적 접근이나 생물학적 환원론을 강화하고 사회적 정당성을 만들어내는 데 크게 일조하고 있다고 할 수 있다.

그런데 유전자 자체는 수많은 돌연변이가 상징하듯이 안정적이고 경계가 뚜렷한 실체가 아니다. 아직 설명된 부분보다 설명되지 않은 부분이 많으며, 유전자와 환경과의 상호관계도 제대로 알려지지 않았다. 그런데 불확실성은 오히려 CF의 경우에서 보는 것처럼 상황적 필요에 따라 질병을 재구성하는 데 유용하게 작용한다. 유전자 속성의 극히 일부분만을 밝혀냈다고 하더라도 그것은 수많은 질병을 유전학적으로 개념을 재구성할 수 있을 것이라는 사회적 기대를 산출한다. Genome Project에서 유전자 코드를 밝혀낸 것이 사회적으로는 마치 인간 행동과 질병 문제를 유전자적으로 재구성하는 신호탄과도 같다. 불임과 비만뿐만 아니라 온갖 불치병과 일탈적 행동들이 이제 유전자 질환으로 재구성될 날이 올지도 모른다. 질병과 사회의 유전자화는 정부, 기업, 언론, 환자단체 등의 후원과 세계적 수준의 과학자 공동체의 노력이 서로 결합되어 있다. 이들은 모든 생물 현상을 유전자 코드로 바꾸는 작업을 하고 있고 이제 유전자는 단순한 생물학 실제를 넘어서 하나의 문화코드로 자리 잡아 가고 있다.

(4) 건강과 질병의 사회적 결과

질병은 우리의 사회적 관계를 변화시키는 효과도 갖고 있다. 어느 병이든지 환자가 됨으로써 육체적 고통에 시달리고, 그 증상이 심각해지고 장기화하면 사회적 역할의 상실과 함께 사회관계에서의 단절이나 변화로 인한 고통도 받게 된다. 에이즈 환자의 경우처럼 별다른 증상이 발현되지 않는 상태에서도 '에이즈 감염'이란 사실만으로도 사회적으로 낙인이 찍혀 직장도 잃고 가족관계도 단절되고 온갖 사회적 차별에 시달릴 수도 있다. 건강한 상태도 사회적 관계에 영향을 미칠 수 있다. 질병은 비의도적이고 예측하지 못한 순간에 다가오지만, 건강은 능동적으로 노력하여 얻을 수 있는 결과물로 생각된다. 최근의 건강증진에 대한 사회적 관심이 이러한 점을 반영한다. 그런데 스포츠를 하거나 다이어트를 하는 행위에서도 사회적 관계를 확인할 수 있다. 스포츠를 하는 사람들은 보통 중산층 또는 그 이상의 계층에 속한다. 물론 혼자서 운동하는 사람도 있지만 많은 경우에 비슷한 부류의 사람과 함께 하고, 그들은 운동을 통하여 체력 단련은 물론 사회적 관계를 유지하는 효과도 얻고 있다. 즉 건강이 점차 사회적으로 바람직하다는 규범이 만들어지면서 '운동을 함께 하는 것'이 건강증진 이상의 의미를 띠게 된 것이다. 다이어트 역시 새로운 미의 기준이라는 규범에 동조하면서 실행하기 마련이고, 다이어트를 통하여 몸매를 관리함으로써 자신의 지위를 높일 수 있는 새로운 사회적 관계를 지향하거나 자신이 유지하는 사회적 관계를 재생산하는 효과를 기대한다고 볼 수 있다.

질병은 당사자에게 신체적 정신적 고통을 초래할 뿐만 아니라 상당한 경제적 부담도 유발한다. 그 영향으로 가족, 친지 등 주변 사람들에게 정신적인 걱정과 경제적 부조를 하게 만들고, 나아가 회사와 지역사회 및 국가도 일정하게 부담하게 된다. 인구의 노령화가 진행될수록 노인 의료비가 급증하게 된다. 치매 노인을 부양해야 하는 가족들은 막대한 경제적 부담을 지게 되는 것은 물론 가족관계에도 심대한 긴장과 갈등을 유발할 수도 있다. 인구의 노령화는 한편으로는 수명이 연장되어 '건강백세'의 꿈을 실현하는 긍정적 측면도 있지만, 노령화에 부수되는 신체 능력의 취약과 복합 만성질환의 발생 등 사회적 부담이 커질 수밖에 없다. 예를 들어 보건복지부가 추계한 치매의 사회비용은 2010년에 연간 8.8조 원 규모였는데 2020년에 17조 원이었고 2050년에 100조 원에 달할 것으로 예상되었다(보건복지부, 2012, 2021). 만일 환자가 중증 질환을 장기간 겪어야 한다면 직장생활을 더 이상 유지하기 어렵게 되고 결과적으로 경제적 어려움을 초래하거나 과다한 의료비 지출로 가계가 파산할 수도 있고, 친구나 지인들과의 사회적 교류도 제한받게 될 수 있다. 이러한 상황은 환자의 자기 정체성을 훼손하게 된다. 즉 질병은 환자의 사회경제적 지위를 낮추고 사회적 관계를 변화시킨다.

드문 경우이기는 하지만 질병으로 인하여 사회 자체가 해체될 수도 있다. 서양 중세 때 흑사병의 발생으로 인구의 약 절반이 죽게 되자 유럽 사회는 일시적으로 공황상태에 빠져 사회해체를 경험하였다. 흑사병은 중세가 몰락하고 근대사회가 형성되는 전환점이 되었다(Wallerstein, 1974). 또 다른 예로는 미국의 원주민 사회의 몰락이다. 서부활극을 많이 접한 우리는 흔히 미국 원주민들이 유럽인들의 정착 과정에서 발생한 전투에서 많이 죽어서 변방으로 내몰린 것으로 알고 있다. 그러나 사실은 유럽인들의 이주와 함께 전파된 각종 감염병이 만연하여 그에 대한 저항력이 없었던 원주민들에게 이러한 질병은 치명적 결과를 초래하였다. 대부분 원주민은 감염병으로 사망한 것이고 전쟁으로 인한 사망은 상대적으로 소수에 불과하였다(Mechanic, 1983). 감염병은 미국 원주민 사회의 해체에 절대적으로 중요한 요인이었다.

3. 보건사회학의 발전

(1) 보건사회학의 기원

학문 분야로서의 보건사회학은 1950년대 미국에서 발전하였다. 새로운 학문 분야가 출현하려면 문제가 되는 사회현상이 존재해야 하고, 이를 설명할 수 있는 이론 틀이 필요하며, 교육 연구의 기회가 제공되어야 한다. 사회학은 19세기 후반부터 프랑스와 독일에서 발전하기 시작한 비교적 신생 학문이었고, 미국에서는 1920년대 시카고대학 사회학과를 중심으로 발전하였다. 1930년대 대공황으로 인하여 경제난에 처한 많은 국민이 의료비 조달에 어려움을 겪게 되자 이 문제 해결을 위하여 대통령 직속 '의료비 위원회'(Committee on the Costs of Medical Care)를 구성할 때 사회학자들이 참여하여 실태조사와 정책대안 마련에 기여한 바 있다. 이 위원회의 정책제언은 의사회의 반대로 실현되지는 못하였으나 실태조사와 같은 과학적 근거 위에서 정책을 수립한 점과 건강 문제 연구에 경제학자와 사회학자들이 참여하였다는 새로운 이정표를 만들었다.

이후 사회적 요인과 건강의 관련성에 대한 탐구가 지속되었고, 특히 정신보건 분야에서 사회학자와 정신의학자들의 협동연구가 진행되기도 하였다. Lawrence Henderson같은 의학자는 체계(system) 개념을 개발하였고 이것이 구조기능주의 사회학의 발전에 크게 기여하였다. 1946년에는 국립 정신건강연구소(National Institute of Mental Health)가 설립되는데 이 기관은 설립 직후부터 사회학자들에게 연구비를 제공하였다. 또한 Milbank Memorial Fund와 같은 여러 민간재단이 보건사회학 분야의 연구에 대한 지속적인 지원을 제공하였다. 연구 기회가 확대되면서 1950년대부터 사회학과에는 보건사회학 프로그램이 설치되었고 이를 전공한 박사들이 배출되어 의학계와 보건학계로 진출하여 교육과 연구를 담당하게 되었다(Bloom, 2002; Hollingshead, 1973).

보건의료계와 사회학계의 긴밀한 학문적 협력관계는 지금까지도 지속되고 있다. 미국은 유럽의 경우처럼 국가가 의료 부문에 개입하여 공공의료 중심의 의료체계를 만들지는 않았지만 민간 주도로 국민건강 문제의 해결을 위하여 각 부문이 연대하는 전통이 확립되었다. 미국의 공중보건협회(American Public Health Association)는 1872년에 창립되어 현재 약 5만 명의 회원을 갖고 있고, 연례 학술대회는 의사, 간호사를 비롯한 의료인들과 사회과학자들, 학자와 보건 업무 종사자들이 모여서 보건 문제를 토론하는 장이 되고 있으며, 국민건강보험제도 구축과 같은 중요한 보건정책 현안에 대하여 조직적 지원을 하고 있다.

사회학자들이 건강 문제에 관심 갖게 된 것은 근대사회 이후 질병 치료가 중요해졌기 때문이다. 20세기 전반기에 서구사회는 복지국가의 기반을 구축하게 된다. 복지국가는 인간답게 살기 위한 기본적인 삶의 조건을 모든 사람에게 보장해 주는 것으로 당시 서구 사회에서는 퇴직 이후 생활에 대비하기 위한 노령연금과 질병으로 인한 수입 중단에 대응하여 의료보험제도를 도입하였다. 의료보험제도의 도입으로 국민에게 질병의 치료 기회를 제공하게 되면 신체적 고통을 경감시키고, 질병에 대한 공포심을 낮추는 것은 물론 질병으로 인한 경제적 손실의 초래를 예방하게 된다. 의학 기술의 발전과 함께 의료보험제도의 도입은 국민보건체계의 토대를 형성하는 핵심적 요인이 된다. 즉 20세기 전반기에 국민건강 문제에 대한 제도적 해결책 모색은 매우 중대한 사회적 관심사였고 이를 위해서 의료전문가는 물론 정치가들과 관료 및 학자들, 특히 경제학자들이 많이 노력하였다. 그런데 당시 미국은 유럽에서 발전하였던 사회학을 받아들여 새로운 사회학의 메카로 발전하였고, 건강 문제를 사회학적 관심 대상으로 포함하게 된다.

여기서 가장 중요한 역할을 수행한 사회학자가 Talcott Parsons(1951)이다. 그는 20세기 초반 사회학의 주요 창시자들인 Max Weber, Emil Durkheim, Vilfredo Pareto 등의 연구 업적을 집대성하여 사회학 일반이론을 만들려고 시도하였고, 그 작업의 하나로 1951년에 출간된 서적이 '사회체계론'(*The Social System*)이다. 그는 사회적 행동을 개념화하면서 병 역할(sick role)을 주요 사례로 제시하였다. 아프다는 것은 모든 사람의 일상적인 관심사이면서 동시에 전 근대사회에서 근대사회로 넘어오면서 그 사회적 의미가 크게 변화하였고, 근대사회의 핵심 특징의 하나인 전문가에 의한 사회통제가 가장 충실하게 실현되고 있었기 때문에 아프다는 것을 사회이론으로 설명하려 한 것이다.

아픔을 사회이론으로 설명하는 것이 무슨 의미가 있는 것일까? 전근대 사회에서도 질병이 존재했고, 환자는 그로 인한 신체적 통증과 죽음에 대한 공포를 겪었을 것이다. 그렇지만 전근대 사회에서는 질병을 중심으로 구성되는 사회적 관계는 매우 제한적이었다. 당시는 교환이 억제되고 자급자족 경제를 유지하는 상황이었고 사회적 분업이 발전되지 않았기 때문에 질병의 사회경제적 영향력도 제한적이었다. 대중에게 치료 서비스를 제공할 의사가 없었기 때문에 의사-환자 관계나 환자의 병 역할도 존재하지 않았다. 의료의 규모가 매우 작았고 집단적 이해관계도 만들어지지 않았기 때문에 의료정책을 둘러싼 사회적 갈등도 존재하지 않았다. 근대사회에 들어오면 이 모든 상황이 변화한다. 교역이 글로벌화되면서 지역 간 접촉이 빈번해지고, 그에 따라 질병의 전파도 글로벌화된다. 질병에 대응하는 국민의료제도의 구축은 대부분 국가에서 기본적인 과업이 되고, 의료 이용이 빈번해지면서 의사-환자 관계와 병 역할이 우리 일상에서 차지하는 비중이 매우 커졌다. 이러한 변화는 질병을 중심으로 복잡한 사회적 관계가 구성되고 있음을 보여준다. 질병과 그로 인한 아픔에 대한 사회이론이 제시된 것은 근대사회에서 질병의 사회적 성격이 잘 드러나고 있고, 이를 규명함으로써 사회의 구성을 더 잘 이해할 수 있기 때문이다. Parsons는 병 역할을 통한 의사-환자의 상보적 관계의 규명에 이론적 관심이 있었고, 이것은 나아가 의사가 질병 치료를 통하여 사회통제 임무를 수행한다는 점을 강조하였다.

파슨스 이후 보건사회학 발전에 영향을 준 조류는 여성주의(feminism)이다. 우선 생물학적 성을 의미하는 sex와 대비되는 젠더(gender) 개념의 발명이 중요하다. 젠더는 사회문화적으로 구성된 성을 의미한다. 이 개념을 사용함으로써 성에 내재한 성차별주의(sexism)와 가부장제 권위구조가 체계적으로 드러나게 되었다. 이것은 생물학적 질병을 의미하는 disease에 대비되는 illness와 sickness 개념을 도입하여 질병의 사회적 성격을 드러냄으로써 보건사회학이 학문적으로 정립되었던 과정과 유사하다. 생물학적 현상에서 사회적 실재를 찾아내는 시도는 보건사회학의 발전에 크게 기여하였다. 여성주의는 또한 의학지식과 의료 관행에서 남성 중심의 시선이 지배하면서 여성의 몸과 생리구조를 일탈적인 것으로 바라보는 편견을 드러냄으로써 의학이 과학에 입각한 가치중립적인 것이 아닐 수 있음을 밝혔다(Annandale, 2009). 초창기 여성주의는 남성 중심적 의학에 반대하면서 여성 특유의 건강 문제인 폐경기 증후군 치료에 사용되는 호르몬 요법 등에 비판적인 입장을 견지하였다. 그러나 미국의 여성학자 Donna Haraway가 기계와 인간이 결합된 사이보그에서 남성과 여성의 경계선 구분이 희미해지는 것에 주목하면서 1985년에 유명한 '사이보그 선언'(A Cyborg Manifesto)을 발표하였다(Haraway, 2016). 핸드폰이 종일 몸에 붙어 있고 내 몸의 일부처럼 활용되는 것에서 우리는 모두 사이보그가 되어 감을 알 수 있다. 사이보그에서는 더 이상 남녀 구분이 무의미해진다. 기계를 활용하여 여성의 삶이 풍요해질 수 있게 된다면 그것을 남성 공학자들이 만든 것이라 하여 배제할 이유가 없게 된다. 이후 여성주의에서도 불임 치료 등 첨단의학 기술에 대한 관점이 긍정적으로 변화하였다.

탈근대 또는 포스트모더니즘의 발전도 보건사회학에 크게 기여하였다. 근대주의(modernism)는 이성과 합리성, 객관성, 보편적 진리를 강조했다. 그런 맥락에서 과학기술의 발전과 관료제 조직이 발전했다. 반면 포스트모더니즘은 유일하게 존재하는 객관적 실재의 개념을 부정하고 개인의 일상과 경험, 다양성을 강조한다. 프랑스 철학자 Michel Foucault는 그 이전 사회학자들의 근대사회의 구조와 변동 같은 거시적 담론이 아니라 정신병, 섹슈얼리티, 형벌 같은 다소 미시적이고 일상적 관심에 가까운 이슈들에 주목하였다. 또한 연구방법론에서도 단일적 원인을 찾아서 인과관계를 구축해나가는 과학주의를 벗어나서 정신병의 다양한 뿌리를 고고학적으로 캐냈다. 이러한 접근방식은 질병을 주요 관심 대상으로 삼는 보건사회학의 발전에 크게 기여하였다. 그 덕분에 질병이 사회학적 관심사일 수 있다는 것이 분명해졌고, 아울러 질병을 앓는 사람들의 경험과 대응 전략 같은 일상에 학문적 관심을 두게 되었다.

보건사회학은 크게 두 갈래로 나뉘어 발전하였다. 하나는 응용 보건사회학(sociology in medicine) 분야로 보건 문제의 정책적 해결에 필요한 주제를 연구하는 것이다. 의사-환자의 소통방법을 개발하거나 환자에 대한 상담과 교육, 환자의 질병 경험을 반영한 효과적 치료계획의 수립, 사회역학 방법을 활용한 지역보건계획 수립, 병원 근무자들의 직무스트레스와 소진의 실태와 개선 등 다양한 연구개발이 진행되었다. 보건사회학의 다른 발전경로는 사회이론의 측면에서 건강 현상을 설명하고자 하는 것들이었다. 앞서 언급한 Foucault의 연구 주제였던 정신병, 병원, 성(sexuality) 등은 건강과 질병을 대상으로 최신의 사회이론을 만들어낸 사례가 해당한다. 의학의 기술발전이 지속해서 이루어지고 특히 유전체에 관한 연구와 유전자 조작 기술로 인간 생체의 재구조화가 예상되고 이로 인한 사회의 큰 변화가 예상되는 상황에서 건강과 질병은 계속해서 새로운 사회이론의 토대가 되고 있다(Nettleton, 1997). 이제 보건사회학은 최첨단 사회이론의 산실이 되고 있다(Turner, 1992). 그런데 건강과 질병을 다루는 보건사회학은 불가분하게 의학과 관계를 맺게 된다. 건강과 질병에 관한 데이터는 대체로 의학의 소관 사항이다. 데이터를 습득하거나 연구 지원을 받으면서 사회학이 의학에 종속되고 의학에 대한 비판이 정지되는 상황이 발생하기도 한다. 영국의 보건사회학이 그렇다고 한다. 반면 미국의 보건사회학은 상대적으로 의학에 독립적이다. 공적 자원으로 데이터나 연구비가 조달되는 상황이 관련 있어 보인다(Bradby, 2012). 보건사회학이 저발전한 한국의 경우에는 보건사회학과 의학의 관계 형성 자체가 이루어지지 않은 것으로 볼 수 있다.

의학의 기술 발전과 의료의 거대산업화 경향은 그 자체로 사회학적 설명이 필요하다. 경제 규모로 볼 때 선진국에서는 GDP의 약 10% 이상을 의료비로 지출하는데 이것은 의료가 거대한 산업이 되고 있음을 말해준다. 일상생활에서도 의학은 단순히 질병이 발생한 이후에 치료하는 단계를 넘어서 질병 발생 이전에 일상적인 건강관리를 통해 우리의 몸을 모니터링하고 있고, 또한 사회생활에도 개입하여 의학적 소견을 제시한다. 의학적으로 건강하다는 인증이 없이는 취업하기도 어렵고, 군대에 가기도 힘들다. 때로는 의학적 소견의 제시가 대단한 정치적 사건이 되기도 한다. 따라서 의학과 의료의 사회적 기능과 역할, 정치사회적 영향력, 경제적 파급효과 등을 제대로 파악하고 연구할 필요성이 제기된 것이다.

그런데 의료의 영향력이 확대되는 가운데 일각에서는 의학의 유효성에 대한 의문도 제기한다. 오스트리아의 철학자이자 가톨릭교회 신부였고, 사회비평가였던 Ivan Illich(1975)는 '현대 의학의 인과응보'(*Medical Nemesis*)라는 저서를 통하여 현대 의학이 초래하는 불건강 또는 건강위험의 측면을 강조하였다. 그는 현대 의학의 치료 방식이 많은 부작용을 갖고 있을 뿐만 아니라 때로는 새로운 병에 걸리게 만들기도 한다고 비판하였다. 예를 들어 암 치료제의 투약으로 머리가 모두 빠진다거나, 병원에서 치료받다가 패혈증에 걸릴 수도 있다. Illich는 의학이 인간을 건강하게 만든다는 의학계 일반의 견해를 비판하면서 의학에 의존함으로써 스스로 건강할 수 있는 잠재 능력을 훼손시킨다고 주장하였다. 의학의 발전은 단순히 질병 치료의 단계를 넘어서 과거에는 순전히 사적인 영역이었던 임신이나 출산, 갱년기 등 일상사의 영역까지 의학적 치료의 대상으로 만들어 가고 있고 이러한 의학적 관심의 확대로 우리는 일상적으로 의료에 의존하지 않을 수 없게 된다. 의학은 일시적인 고통을 경감시킬 뿐인데도 계속해서 그것에 의존하게 만들어 우리로 하여금 건강에 대한 주체적인 결정과 행동을 하지 못하게 만든다는 것이다.

현대 의학에 대한 비판은 과연 의학이 우리를 건강하게 하는 데 얼마나 기여하는가에 대한 논란을 불러일으켰다. 그동안 의학은 그 자체로 선으로 간주되었고 의학의 시술자인 의사는 건강의 상징으로 일컬어졌다. 의사들은 지금도 자신들이 국민건강을 책임지고 있다고 인식한다. 그런데 McKeown(1979)은 19세기 중반부터 20세기 중반까지의 영국 역사에서 사망률의 변화를 살펴보고 이 시기 사망률의 하락은 의학의 효과가 아니라는 결론을 내렸다. 사망률은 이 시기 동안 계속 하락하였는데 주요 전염병에 대한 치료법이 개발된 것은 이미 사망률이 낮아진 후였다는 것이다. 1851년부터 1971년까지 사망률은 인구 1,000명당 22.7명에서 12.5명으로 감소하였다. 이것은 결핵, 콜레라, 디프테리아 같은 전염병으로 인한 사망이 감소한 데 기인하였다. 그런데 결핵균의 존재가 규명된 것은 1880년대 후반이고 그에 대한 화학요법은 1940년대에, 그리고 예방백신인 BCG는 1954년에야 개발되었다. 즉 이미 결핵으로 인한 사망률의 감소는 충분히 진행된 이후이다. McKeown의 연구는 근대에 있어서 사망률의 감소와 건강 수준의 향상은 의학의 공헌으로 인한 것이 아니라 영양개선, 위생시설 보급, 상하수도 정비, 생활수준의 향상 등 사회적 환경적 요인에 기인한다는 것이다.

맥퀸의 연구가 발표된 이후 그 타당성을 두고 많은 논란이 벌어졌다(Grundy, 2005). 18세기 이후 건강향상에서 의학의 역할이 과장되었다는 비판은 논란을 불렀고, 세세한 사례에서 그의 주장이 입증되지 않는 경우들도 보고되었다. 서구의 경우에는 역사적으로 사회경제적 발전이 선행하였고 뒤이어 치료법의 혁명(therapeutic revolution)이 전개되었으나 후진국의 경우에는 사회경제적 발전이 있기 이전에 예방 접종 같은 현대 의학이 도입되어 사망률을 낮추는 데 기여한 것은 분명하다. 서구도 맥퀸의 주장이 모든 감염병에 적용되는 것은 아니며 감염병에 따라서는 의학적 치료법의 개발 이후 그로 인한 사망률이 낮아진 사례들이 보고되고 있다. 맥퀸의 연구가 나온 지 40년이 지난 지금 역학이나 보건사 부문에서 질병 발생과 건강 향상에는 많은 사회적 요인이 영향을 주고 있음이 보편적으로 인정되고 있다. 세계보건기구는 이것을 건강의 "사회적 결정인자"(social determinants of health)로 명명하였다(WHO, 2003).

의학의 역할에 대한 재인식은 일반시민들에게도 퍼져 나갔다. 1990년대 이후 서구사회에서 일어난 대체의학의 열풍 현상은 현대 의학에 대한 일방적 의존에서 벗어나 새로운 건강법을 찾고자 하는 일반인들의 관심을 반영하고 있다. 생의학은 흔히 국소적인 증상 치료에만 관심을 보이며, 치료기전도 인체를 기계적으로 파악한다는 비판을 받는다. 반면에 대체의학은 인체를 국소적인 증상이 아니라 인간 전체와 환경과의 관련성 속에서 파악하려 하고 그 치료법도 부작용이 적은 자연요법 방식을 따른다.

시민 스스로 건강지향적 생활방식을 모색하는 동호회 모임도 활발해지고 있다. 특히 인터넷을 기반으로 건강에 관련된 다양한 동호회 집단(self-care groups)이 형성되어 있다. 이들은 동일한 질병 문제로 고민하는 사람들이 모여서 스스로 해결책을 모색한다. 이들에게 현대 의학의 치료법은 중요하기는 하지만 절대적인 것으로 간주하지는 않는다. 1993년에 개봉된 '로렌조의 오일'이라는 영화를 보면 희귀질환에 걸린 아동들의 부모들이 의료계에서조차 관심을 받지 못하게 되자 스스로 모여서 치료법을 연구하고 그 과정에서 관련학자들을 모아 세미나까지 여는 모습이 그려져 있다. 우리의 실정은 아직 서구사회만큼 건강 자조 운동이나 시민사회 운동이 발전하지는 못하였으나 최근에는 인터넷 사이트를 중심으로 많은 건강 문제 동호회 집단이 만들어지고 있다. 환자들의 모임이 증가하면서 한편으로는 질병으로 고통받는 환자들이 필요한 정보를 얻는 등 자구책이 되기도 하고, 다른 한편 특정 치료약품의 건강보험 등재를 요구하는 등 의료정책에도 일정한 영향을 미치게 되었다. 성찰적 환자의 등장이나 소비자 주권 의식 또는 소비자 만족 개념의 등장은 의사-환자의 역할 관계에도 변화를 초래하여 이제 의사는 의학적 지식을 갖출 뿐만 아니라 환자의 마음까지 헤아리고 소통과 만족을 주어야 하는 책무가 생겨나고 있다.

보건사회학의 등장은 결국 병이 생물학적 요인에서 비롯된다는 의학적 관점에 대비하여 불건강이 사회적으로 기원할 수 있고, 건강과 질병이 사회적 성격을 갖는다는 인식에서 비롯된다. 환자는 치료를 위하여 의사에게 의존하기는 하지만 의사에게 완전하게 종속되기 어렵고, 때로는 질병에 대한 설명이나 소통에서 대립하기도 하며, 치료를 거부하거나 분쟁을 빚기도 한다. 질병의 사회적 성격을 이해하는 것은 보건사회학의 기본이 된다.

(2) 보건사회학의 관심 영역

보건사회학은 사회적 요인 및 사회구조와 관련하여 건강 문제를 설명한다. 그 대상은 건강과 질병 및 의료와 관련된 대부분 현상이 포함될 수 있으나 건강과 질병, 환자의 질병 행동과 질병 경험, 의사와 의료전문직, 병원조직, 의료체계, 의료 신기술 등의 주제로 요약될 수 있다.

① 건강과 질병의 사회적 분포

보건사회학은 개인별, 집단별로 건강 상태가 어떻게 다르게 분포되며, 사회적 요인들이 건강에 어떤 영향을 미치는지에 관심갖는다. 예를 들어 의사들은 폐암의 발생원인을 주로 흡연에서 찾으며, 흡연이 인체에 미치는 해악을 강조하면서 금연운동을 그 해결책으로 제시한다. 반면 사회학에서는 흡연 자체보다는 흡연하게 만드는 경쟁적 사회환경과 그로 인한 스트레스에 주목한다.

② 건강행동과 질병 행동, 질병 경험

사람들은 다양한 방식으로 건강을 증진하려고 노력한다. 건강행동은 과학적일 수도 있고 근거가 부족할 수도 있다. 사람들이 건강을 어떻게 인식하는가에 따라 혹은 계급적 지위에 따라서 건강증진을 위한 행동 방식은 달라질 수 있다. 또한 사람들은 증상 발현 시 즉각적으로 병원을 찾는 것은 아니며 병원에 가기 이전에 증상의 심각성을 판별하기 위한 정보를 구하거나 주변의 조언을 얻거나 질병 상태라는 것에 동의를 얻는 등의 사회적 과정이 존재한다. 병원의 치료과정에서도 의학적 요인과 비의학적 요인들이 관련되어 복잡한 의사결정 과정을 거치게 된다. 이 과정에서 환자들은 자신만의 독특한 질병 경험을 하게 된다.

③ 의료전문직

의사는 고대로부터 존재했으나 의료전문직은 근대의 특수한 현상이다. 지식을 근간으로 사회적 영향력과 권위를 구축한 의료전문직은 직업사회화 과정이나 이후 임상 실천 과정에서 독특한 직업가치와 직업정신을 만들어냈다. 최근에는 소비자주의와 소비자 만족의 개념이 보편화되면서 전문직업성에도 변화가 일어나고 있다.

④ 병원조직

의료전문직과 함께 보건사회학의 고전적 주제이다. 병원은 의학적 실천의 장소이면서 동시에 복잡한 관료제적 행정체계를 갖는 등 조직의 내적 측면이 사회학의 관심대상이 되어왔다. 최근에는 병원의 기업으로서의 특성이 부각되며 의료시장 내에서 병원 조직군의 변화에 새로운 관심을 두고 있다.

⑤ 의료체계

서구에서는 일반적으로 의료가 공공재로 간주되었고 국가의 의료 부문에 대한 개입은 당연시되었다. 최근에는 경제위기 여파로 국가개입이 축소되고 시장기능이 강화되는 방향의 의료 개혁이 진행되고 있다. 의료 부문에서 국가의 역할, 의료시장의 사회학적 특성, 시장화에 따른 의료체계 지배구조의 변화 등이 사회학의 관심사가 되고 있다. 의료의 시장화가 추진되면서 의료서비스에 대한 평가가 강조되고 있으며, '고객만족경영'이 핵심적 가치가 되면서 이를 객관적으로 평가할 수 있는 의료의 질 지표들이 만들어지고 있다.

⑥ 의료 신기술

의료분야는 기술 발전이 매우 빠르다. 그러다 보니 새로운 의료 기술과 사회윤리가 갈등하는 일이 생긴다. 유전자 공학이 발전하면서 인간 복제 문제가 제기된 것이 대표적 사례이다. 의료신기술은 양날의 칼과도 같다. 한편으로는 인간에게 새로운 기회를 제공하고 복지를 확대하지만 동시에 윤리 논쟁을 초래하고 자칫 사회질서의 파괴를 부를 수도 있다.

(3) 보건사회학의 연구 방법

보건사회학은 사회학의 한 분과이고 따라서 연구 방법도 기본적으로 사회학에서 통용되는 연구 방법을 사용한다. 학술연구에서는 관심 주제를 미리 설정하고, 이를 입증하기 위한 증거 자료를 수집하고 분석하는 방식을 취한다. 관심 주제는 흔히 '종속변수'라고 명명된다. 그리고 이를 입증하는 요인을 '독립변수'라고 한다. 예를 들어 직장생활을 하면서 자기 경력을 추구하는 30대 여성이 결혼생활과 육아 부담에 직면하여 겪게 되는 스트레스 대처방안을 연구한다고 하자. 여기서 생활 스트레스와 대처방안이 궁극적으로 밝히고자 하는 종속변수가 된다. 그리고 여기에 영향을 주는 요인으로 개인의 특성과 환경적 요인들이 있을 것이다. 연령, 학력, 가치관, 성취욕구 등은 개인 특성이 된다. 가족의 도움 여부, 직장의 육아 배려 정책, 지역사회의 육아 기회 등은 환경적 요인이 된다. 이런 요인들을 자료 또는 데이터로 모아야 하는데 데이터 수집에는 다음과 같은 방법이 있다.

① **서베이(survey)**

설문지를 갖고 대면조사, 전화조사, 온라인 조사를 이용하여 양적 데이터를 수집하는 것을 서베이라 한다. 가장 대표적인 자료조사 방법이다. 통상적으로 일정 수의 표본(sample)을 뽑아서 조사를 하게 된다. 연구의 대상이 되는 직장과 육아를 병행하는 여성 전체가 모집단이 되고, 여기서 확률적으로 뽑아서 조사할 때 그 결과는 대표성을 지니게 되고, 따라서 전체 육아 부담을 가진 직장 여성의 현황을 나타내는 것으로 볼 수 있다. 현재 국내외를 막론하고 건강 분야에 많은 서베이가 실시되고 있다. 우리나라에서 매년 실시되는 대표적인 건강 서베이로는 국민건강영양조사, 지역사회건강조사, 청소년건강행태조사 등이 있다. 이 조사를 통해서 국민이 어떤 질병을 얼마나 가졌는지를 파악할 수 있고, 흡연과 음주 같은 건강행동을 얼마나 하는지도 알 수 있게 되었다. 또한 지역별, 계층별로 얼마나 차이가 나는지도 일목요연하게 보여준다. 또한 연도별 추세도 파악할 수 있다. 국민건강영양조사는 국가정책 수립의 참고 자료가 되고, 지역사회건강조사는 시군구 지방자치단체의 건강계획을 수립하는 데 참고 자료가 된다. 이 건강조사의 원자료는 질병관리청의 각 건강조사 홈페이지에서 공개하고 있고, 관련 통계표는 통계청의 국가통계포털에서 찾을 수 있다.

② **질적 연구**

서베이는 한 시점에 연구 주제와 관련된 여러 요인을 포괄적으로 조사한다. 서베이는 질문지 형식을 빌려서 광범위한 이슈를 파악하는 데 유용하다. 그러나 서베이는 어떤 이슈에 대한 답변을 예/아니오, 또는 ① ② ③ ④ ⑤로 정형화된 답변만 구분하여 받게 된다. 즉 복잡미묘한 상황이 제대로 조사되지 않을 수 있다. 직장 여성의 육아 부담과 관련하여 부모에게 육아를 위탁할 때 죄책감, 부담감, 안도, 불안 등 여러 복잡한 감정이 담겨 있을 수 있으나 설문조사에서는 이것이 충분히 밝혀지지 않을 가능성이 크다. 이런 경우 설문지 방식보다는 본인의 진술을 그대로 듣는 것이 심층적 이해에 도움이 된다. 질적 연구는 주제와 관련한 간단한 가이드라인 정도만 만들어서 대상자들이 스스로 말하도록 하고 이를 기록하여 자료로 삼는다. 개인에 따라 말주변이 다르고 전달 능력도 다를 수 있으므로 연구자/사회자는 말이 잘 나올 수 있게 배려하고 주제에서 크게 벗어나지 않도록 조절할 수 있어야 한다. 질적 연구는 흔히 많은 대상을 연구하기보다는 10여 명 내외의 소수 대상자를 상대로 깊이 있게 질의 응답하는 방식을 취한다. 기록된 면담록은 전문 소프트웨어를 사용하여 사용되는 단어와 단어의 관계를 파악하여 연결망 분석을 하기도 하고, Strauss가 개발한 근거이론(grounded theory)에 맞추어서 면담에 잠재되어 있는 구조를 파악하기도 한다.

③ **실험**

실험 방법은 연구 대상을 실험군과 대조군으로 나누어 서로 다른 실험 요인을 개입시킨 후 결과의 차이를 파악하여 실험의 효과를 평가한다. 실험군에는 특정 약물을 제공하고, 대조군에는 가짜 약을 제공하여 결과를 비교하는 것이 전형적인 실험 방법이다. 흔히 자연과학, 의학과 약학에서 많이 사용한다. 사회과학에서는 심리학이나 교육학에서 주로 사용한다. 실험하는 이유는 새로운 제품을 개발하여 효능을 평가하기 위한 실용적 목적에서 비롯된다. 그런데 사회학은 인간의 행동을 관찰하는 데 주력할 뿐 거기서 새로운 무엇인가를 창조하려는 시도는 하지 않는다. 즉 실험의 동기가 약하다. 사회학 분야에서는 정책평가 영역에서 제한적으로 유사 실험 형태로 진행된다. 예를 들어 국제 보건에서 원조의 효과성을 파악하고자 할 때 보건 원조가 제공된 지역과 그렇지 않은 주변 지역 간에 사전 사후에 주민의 건강 상태나 건강행동에 변화가 있는지를 비교 평가해 볼 수 있다. 의학 실험에서는 대조군에 가짜 약이라도 제공하지만, 국제 보건의 유사 실험에서는 대조군은 아무런 투입이 없이 연구설계에서 비교 대상으로만 존재할 뿐이다.

보건사회학은 건강과 질병을 사회적 현상으로 파악하고 분석하는 학문이다. 의학은 질병을 박테리아나 바이러스 감염으로 신체조직이 병리적으로 변화한 상태로 규정한다. 사회학은 질병을 사회적 일탈, 파괴자, 상실, 무능력 등으로 규정한다. 의학은 건강을 질병 없음이라고 파악한다. 사회학은 건강을 건강역량, 평안함, 활력 등으로 규정한다. 건강과 질병은 사회구조의 영향을 받아서 만들어지고 또 사회구조에 영향을 미치며, 드물지만 사회를 와해시키는 충격을 주기도 한다. 이 장에서는 사회적 상태로서의 건강과 질병을 이해하고 그 의미를 파악하였다.

2장: 근대사회의 역학 구조와 건강 담론

- 근대사회가 형성되면서 국가가 인구의 건강에 관심을 가지게 되었다.
- 1850년 이후 감염병 사망률이 낮아지고 기대수명이 증가하였다.
- 20세기 중반에 주요 사인이 감염병에서 만성질환으로 역학적 변화를 겪었다.
- 만성질환 시대에는 개인의 행동 개선과 환경개선을 추구하는 건강증진이 강조되고 있다.
- 근대사회는 이전과 다른 건강 담론을 만들어냈고, 의학 지식이 권력화되었다.

1. 전근대 사회와 감염병

수명은 건강 상태를 집약적으로 나타내는 좋은 지표이다. 우리의 기대수명은 현재 80세를 넘겨 계속 증가하고 있음이 자명한 사실로 되어 있다. 그러면 과거로 거슬러 올라가면 수명이 조금씩 계속해서 감소하는 것일까? 그렇지 않다! 역사적으로 볼 때 인간의 수명은 1850년을 기점으로 증가하기 시작하였다. 그 이전 수만 년 동안 인간의 수명은 약 30세 수준에 머물러 있었다(Goldman, 2018). 이 시기는 수렵 채취 사회에서 농경사회로 이어진다. 우리가 흔히 '원시인'이라 부르는 수렵 채취인들은 큰 동물을 잡거나 식물의 열매 등을 채취하여 식량으로 삼았다. 당시 지구에 거주하는 절대인구가 적었다. 이들은 수십 명씩 무리를 지어 수렵이나 채취에 적합한 곳을 찾아서 계속 이동하면서 살았다. 이들에게 식량 공급은 부족하지 않았고, 비교적 평등하게 나누었으며, 노동시간이 짧아 충분한 휴식을 취할 수 있었던 점은 양호한 건강 상태 유지에 이바지하였다. 반면 맨몸으로 자연환경에서 살면서 겪게 되는 각종 사고와 상해의 위험이 컸다. 소규모로 격리되어 생활하고 계속 이동하는 생활구조 덕분에 감염병이 유행할 위험은 낮았다.

인간사회는 약 8천 년 전에 농경사회로 전환되었다. 농경은 자연 채취보다 더 많은 곡식을 거둘 수 있었고 덕분에 인구도 증가할 수 있었다. 그런데 농경사회는 이전과는 다른 건강위험을 초래하였다. 농경은 감염병이 유행하기 좋은 역학적 구조를 갖추고 있었다. 당시 농경은 다수 인력을 동원하여 공동작업을 하였던 관계로 많은 사람이 마을을 이루고 정주하였고 개와 돼지 등도 사육하였다. 주변에 농업 생산에 필요했던 물을 조달하기 위한 수로나 저수지를 만들었고, 퇴비 시설도 존재했다. 이러한 농업환경은 감염병이 발생하고 전파하는 데 좋은 여건이 되었다. 다수 인구가 군락을 이루어 살게 되면서 감염병 전파에 필요한 충분한 숙주군을 형성하였다. 더욱이 숙주인 농부들의 영양상태가 좋지 못했다. 농경으로 얻은 곡식 등 수확물을 배분하는 과정에서 지배계급에 더 많이 돌아감으로써 다수 농민은 만성적인 식량부족과 영양결핍을 겪게 되었다. 영양결핍은 질병에 대한 저항력을 낮췄다. 농업기술 수준이 낮아서 소출량을 높이기에 어려웠고, 가뭄 등 자연재해가 발생하면 농사를 망칠 수밖에 없었기 때문에 종종 기아가 발생했던 점도 농경사회 거주자의 건강 상태를 악화시켰다. 의학 수준이 낮아서 감염병에 대한 효과적인 치료 수단이 없었고, 일단 감염병이 발생하면 '질병의 자연사' 과정을 거치면서 감염병 자체 요인으로 소멸할 때까지 지속하였다.

당시의 지배계층은 상대적으로 풍족한 삶을 살았기 때문에 건강 상태가 양호했을 것으로 추측할 수 있다. 이탈리아 작가 Boccaccio(2012)가 1353년에 흑사병 유행 시절을 배경으로 집필한 소설 데카메론을 보면 귀족 계급이 흑사병을 피해서 산속으로 피난해서 재미있는 얘기를 주고받으면서 도피 생활을 하는 장면이 묘사되어 있다. 상위계급은 흑사병 발생과 같은 극단적인 건강 위기 상황에서도 감염병을 피해서 안전한 곳으로 이주할 수 있는 기회가 있었고, 그만큼 수명을 더 누릴 수 있었을 것이다. 그런데 중세 시절 십자군 전쟁에 참전했던 장군들의 일대기를 보면 대부분 60세 전에 사망하였다(시오노 나나미, 2011). 귀족들은 평민보다는 오래 살았으나 그들의 수명도 지금과는 비교할 수 없게 짧았다.

농경시대의 대표적인 감염병 사례인 흑사병의 전개 과정을 간략히 살펴보자. 흑사병(black death)이란 이름은 이 병에 걸리면 몸이 시커멓게 변한다고 해서 붙여진 것이다. 흑사병은 40도의 고열과 구토, 림프샘 부종과 극심한 통증을 주요 증상으로 한다. 보통 감염되면 며칠 내로 증상이 발현되고 발병 8일 이내에 80%가 사망했던 것으로 알려져 있다. 환자의 옷을 만지는 것만으로도 병이 옮았다던가, 저녁때까지 건강하던 사람이 다음 날 아침에 죽어 있다는 식의 이야기가 전해질 정도로 전파력이 강하고 치명력이 높은 병이었다. 이 병은 박테리아가 쥐벼룩을 통해서 전파된다고 알려졌다. 흑사병은 동아시아 지역에서 발원해서 실크로드를 따라 서쪽으로 전파되었고, 1347년경에 서유럽으로 확산하였다. 흑해에서 출발한 무역선이 이탈리아 항구에 도착한 후에 화물의 동선을 따라 전 유럽으로 전파된 것으로 추측한다. 전 유럽에 전파되기까지 약 4~5년이 소요되었다. 당시에는 지역 간 이동을 위한 도로 여건이나 이동 수단이 미흡한 상태였기 때문에 마을에서 마을로, 지역에서 지역으로 전파되는 속도는 상당히 느렸다. 흑사병은 이후에도 반복하여 수백 년간 발생하였다.

흑사병은 인구의 급감을 가져왔다. 지역에 따라 인구의 30~50%가 사망했고, 숫자로는 약 2천만 명이 죽은 것으로 알려졌다. 인구의 급감은 농업노동에 종사하던 인력의 '몸값'을 높였다. 봉건제도에서 농부는 노예의 신분으로 토지에 얽매여 있었다. 그런데 농사 인력이 부족해지면서 인력을 구하기 어려워졌고 이에 따라 농부들은 점차 신분제를 벗어나 임금노동자로 전환되었다. 신분적으로 자유로워진 사람들은 더 나은 삶을 찾아서 이동하게 된다. 농사를 지을 사람이 부족하게 되자 지주들은 농지를 목초로 전환하여 양을 기르고 방직업을 만드는 등 새로운 활로를 찾게 되었다. 결국 중세의 봉건제도는 몰락하게 된다(Porter, 1999).

흑사병은 또한 기독교 권위의 추락도 초래하였다. 다수의 성직자가 흑사병을 피하지 못하고 감염되어 죽었다. 별다른 대응 수단이 없는 사람들이 신의 자비를 구하고자 모여서 기도하고, 자기 몸을 채찍질하여 벌주면서 회개하는 행렬을 벌였다. 그런데 그러한 집회와 행렬이 오히려 흑사병 전파를 쉽게 만들었다. 사회해체 수준의 질병 사망에도 불구하고 무기력했던 교회는 권위가 실추되었다.

이 와중에 유대인들은 집단으로 학살당했다. 유대인들이 상대적으로 흑사병 감염이 적은 것이 의구심을 샀다. 유대인은 유대교 교리에 의하여 몸을 청결히 유지하고 의복을 깨끗이 하며 음식을 가려먹었다. 이러한 생활 습관이 위생 측면에서 보호막 역할을 하여 흑사병 감염을 막았던 것으로 보인다. 그러나 사람들은 유대인이 평소 차별받은 것에 대한 보복으로 흑사병을 퍼뜨렸을 것이라 오해하고 유대인을 학살했다고 한다(Jewish History, 2024). 다른 한편 이때의 유대인 학살은 기독교적 지역 정부에 의하여 조직된 것이지만 흑사병과 직접적인 연관성을 없다는 반론도 있다(Ritzmann, 1998). 그러나 예수의 죽음 이후 유럽에서는 유대인에게 그 책임을 물으면서 차별해 왔는데 이러한 잠재된 유대인 낙인 덕분에 흑사병 위기 상황에서 감염전파의 원흉으로 찍혀서 학살이 일어났던 것으로 해석할 수 있다.

이런 혼돈의 와중에 이탈리아의 해안 도시국가들에서는 방역을 시도하였다. 가장 성공적인 시도는 외국에서 들어온 입항 선박에 대하여 40일간 외항에 머물도록 조치한 것이었다. 그동안 선박을 격리하면 모든 선원이 감염전파를 겪고 죽을 자는 모두 죽어서 더 이상 외부에 전파하지 않음을 경험적으로 알게 되었다. 40일이란 기간의 설정은 과학적 근거가 있기보다는 성경에서 빌려온 것으로 보인다. 방역을 의미하는 quarantine이 이탈리아어로 40을 의미한다. 성경에서는 부활절 같은 중대한 사건을 앞두고 준비하는 40일의 정화 기간을 의미한다. 또 다른 해석으로는 당시 사람들은 나쁜 공기(miasma)가 병을 옮긴다고 생각하여 약초나 향을 사용해서 오염된 몸을 정화하기도 했고, 오염을 피하여 한적한 곳으로 피란 가거나 아니면 외부인의 접근을 차단하는 등의 방법을 사용했다. 40일은 나쁜 공기를 정화하는 데 필요한 시간으로 생각되었다. 비록 종교적 관행에서 비롯되었으나 40일의 격리로 흑사병 방역에 실마리를 찾은 것은 획기적 사건이었다.

15세기 후반에 이탈리아 도시 정부들은 격리병원을 세워서 감염자들을 수용하였고, 환자와 가족의 격리, 병자 소유 물품 소각, 통행금지선 설치 등을 실시하게 된다. 당시 사람들은 박테리아의 존재는 몰랐으나 무엇인가에 의해 전염된다는 사실을 이해했다. 상설 공중보건 사무소를 설치하고 보건위원회(health board)를 만들어서 방역 업무를 도시정부의 주요 기능으로 삼게 되었다. 보건당국의 기본 목표는 질병으로 인한 무정부 상태를 막기 위하여 시민의 이동을 통제하고 사회적 안정을 유지하는 것이었다. 이를 위해 지역 간 이동할 때 건강증명서(health pass)를 발행하였다. 이것은 여행의 출발 시점에 여행객이 감염되지 않았고, 그들이 소지한 물건도 오염되지 않았음을 증명하는 것이었다. 보건당국이 사람과 물자의 이동을 차단하는 권한을 행사하게 된 것은 공중보건 체제 확립에 중요한 전환점이 되었다. 이후 시간이 지나면서 서양의 근대국가들이 형성되면서 방역을 포함하여 공중보건 업무가 국가의 주요 책무로 포함되었다. 흑사병은 한편으로는 막대한 사망을 발생시켜 중세 사회를 해체하는 파국적 충격을 주었지만 다른 한편 감염병에 효과적으로 대응할 수 있는 방역기법과 공중보건 체계를 발전시키는 계기가 되었다(Porter, 1999; Tognotti, 2013).

2. 근대사회와 공중보건의 발전

(1) 사망률의 저하와 기대수명의 상승

감염병의 유행은 18세기부터 감소하였다. 역사상 가장 치명력이 높았던 흑사병(페스트)이 18세기에 사라졌다. 다음으로 티푸스(typus), 천연두(smallpox), 말라리아의 유행이 18세기에서 19세기 초까지 많이 감소하였다. 19세기 중후반에는 콜레라, 장티푸스, 결핵, 성홍열 등이 감소하였다. 20세기 들어와서 홍역, 디프테리아, 백일해 등이 감소하였다. 추세를 보면 모기 등 벡터(vector) 매개 감염병이 먼저 감소하였고, 콜레라 같은 수인성 감염병이 뒤를 이어서 감소하였다. 홍역이나 백일해처럼 감염자와 접촉이나 비말(침방울)에 의해 감염되는 병이 가장 늦게 감소하였다(Shaw-Taylor, 2020). 이러한 감소 추세는 장기간 지속되다가 20세기 말에 다시 상승하게 된다.

19세기까지 인간의 주요 사인이었던 감염병 발생이 감소하고 치명력이 낮아지면서 건강 상태가 향상되었다. 중세 기간 내내 30세 수준에 머물러 있던 인간의 기대수명은 [그림 2.1]에서 볼 수 있듯이 서구 유럽에서 1850년 무렵부터 상승하기 시작하였다. 수명의 상승은 유럽, 호주, 미주에서 먼저 시작되었고, 동유럽과 아시아는 20세기 들어와서, 아프리카는 20세기 중반에 시작되었다. 19세기 유럽인의 사망률 저하와 건강 상태 개선은 사회구조의 대변혁과 관련이 깊다. 당시 유럽은 영국을 필두로 산업혁명이 진행되고 있었다. 방적기, 증기기관, 제철산업 등이 발전하면서 본격적인 산업생산이 시작되었고, 자본가와 임금노동자라는 새로운 계급이 등장하였다. 대략 1850년 이전에는 국소적으로 진행되던 산업혁명이 1850년 이후에는 유럽 전역으로 확산하였다. 산업사회는 이전의 농경사회보다 훨씬 높은 생산력 수준을 보였고, 비록 계급 갈등으로 혼란스럽기는 했으나 궁극적으로는 의식주의 여건이 좋아져서 삶의 질이 크게 향상되었고, 그 결과 수명이 획기적으로 증가하였다.

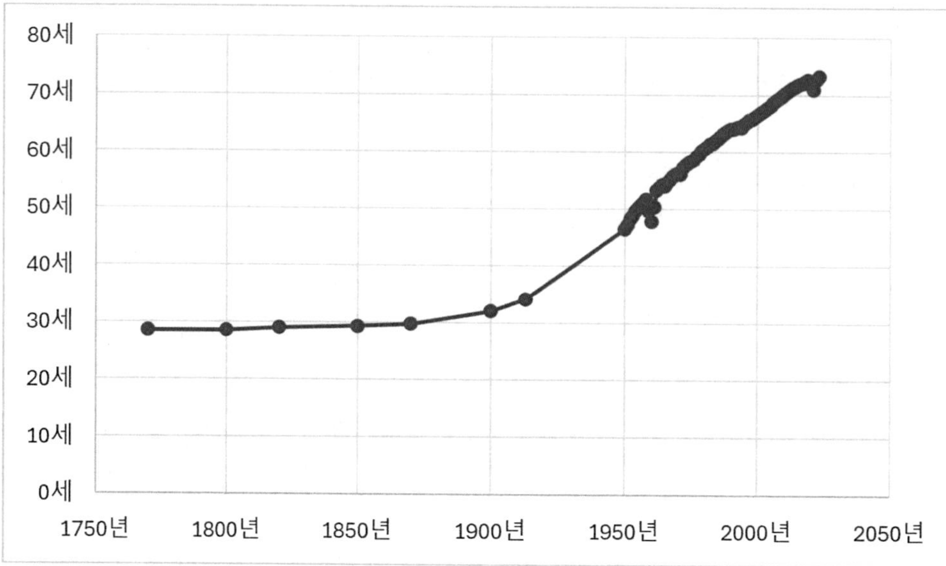

자료: UN World Population Prospects 2024. Muman Mortality Database 2024.

[그림 2.1] 서구 유럽 기대수명의 역사적 추세

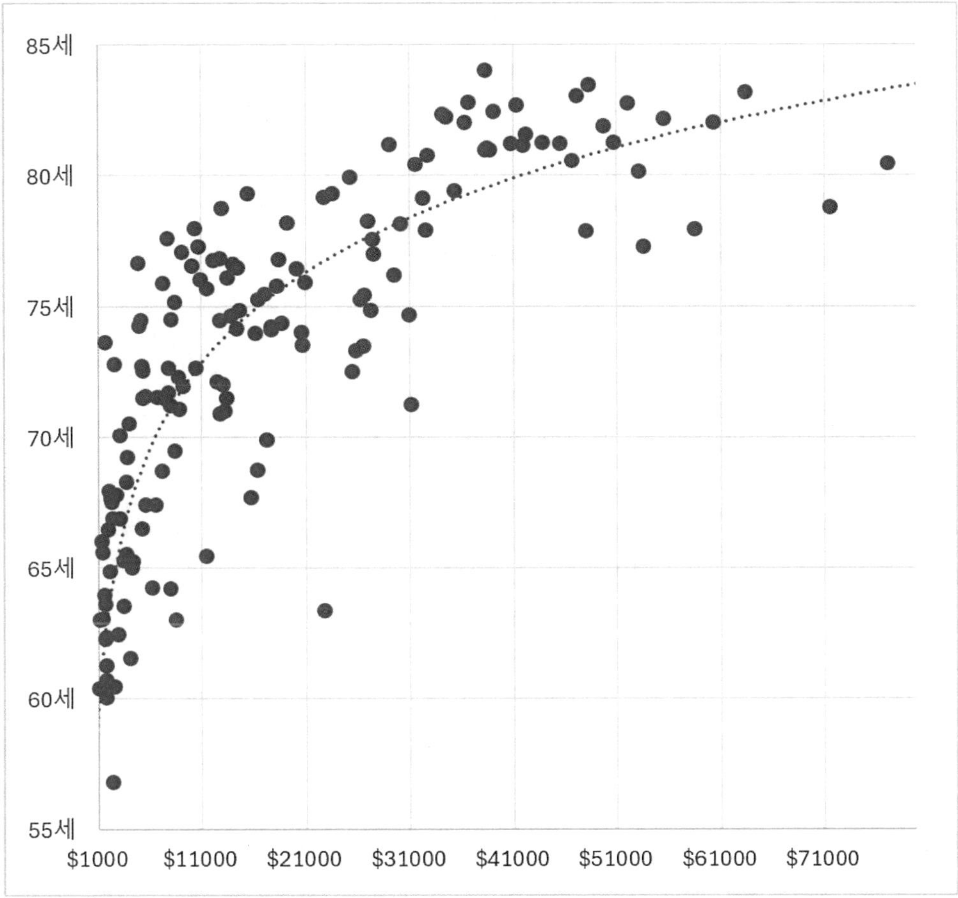

자료출처: UN. World Population Prospects 2024. Human Mortality Database 2024.

[그림 2.2] 주요 국가별 1인당 GDP 대 기대수명

생활 수준 또는 삶의 질의 향상과 기대수명의 상관관계는 지금도 유효할까? 2021년 전 세계 소득과 수명의 자료를 근거로 도식화한 결과가 [그림 2.2]이다. 왼편 하단은 저소득 국가이면서 기대수명이 낮은 나라들이 위치하였고, 오른편 상단은 고소득 국가이면서 기대수명이 높은 나라들이 위치하였다. 대체로 소득이 높을수록 기대수명도 높아지는 경향이 있음을 알 수 있다. 그러나 소득 3만 불 수준인 일본이 6만 불 수준의 미국보다 기대수명이 긴 것을 보면 소득 이외에 다른 요인도 큰 영향을 미친다는 것을 알 수 있다. 즉 삶의 질은 소득 이외에도 교육, 환경, 범죄와 안전 등 여러 요소가 종합적으로 고려된다. 소득이 높은 국가가 반드시 삶의 질의 모든 측면에서

우월한 것은 아니다.

근대사회에서 건강향상을 촉진한 다른 중요 요인은 출산율의 감소이다. 과거에 출산은 고도로 위험한 과정이었다. 임신과 출산 과정에서 임신중독 등 여러 위험 요소가 내재했고, 출산 과정에서도 태아의 감염 위험이나 태아 자세가 거꾸로 되는 전치태반 등의 위험도 있다. 과거 여성 사망의 상당수가 임신 출산 중에 발생하였다. 출산횟수가 많을수록 임산부나 태아의 사망위험이 컸다. 그런데 19세기에는 조산사가 양성되어 지역마다 배치되는 등 출산 위험을 낮출 수 있는 제도적 개선책이 도입되었다. 또한 여성의 교육 수준이 높아지고 취업의 기회도 증가하면서 출산율 자체가 낮아졌다. 19세기 초 유럽 여성들의 합계출산력은 5~6명이었는데 20세기 이후 급격하게 하락하였고 20세기 중반에는 2명 이하까지 하락하였다(Wrigley, 1985). 출산경험이 감소하면서 자연히 임신과 출산에 결부된 사망 위험도 크게 낮아졌다. 아울러 20세기에는 임신기간 동안 산전관리와 산후관리가 체계화되면서 태아의 발육 상태를 계속해서 모니터링하여 위험을 조기에 파악하게 되었고 신생아에 대한 위생적 관리방식이 실시되면서 모성사망이나 영아 사망은 거의 제로 수준에 가깝게 감소하였다.

영아사망률(infant mortality rate)은 기대수명과 함께 인구의 건강 상태를 보여주는 민감한 지표이다. 출산부터 첫돌까지 시기를 영아라고 한다. 영아사망률은 출생아 1천 명 중 사망한 영아 수를 의미한다. 영아기 때의 건강 상태가 성인기에까지 영향을 미치기 때문에 영아사망률은 국가의 건강 수준을 보여주는 중요한 보건지표이다. 미국의 경우 영아사망률이 19세기 초에 462였다. 즉, 근대 이전에는 출생아의 절반이 1년 이내에 사망할 정도로 영아사망률이 높았다. 1915년에 100, 1950년에 29로 감소했으며, 1999년에 7 수준에 도달했다(Institute of Medicine, 2003). 영아사망률은 전 세계적으로 감소했으나 지금도 한 사회가 정치적으로 또는 사회경제적으로 혼란이 크면 영아사망률이 높아질 수 있다. 즉 영아사망률과 정치적 불안의 상관관계가 있다는 것이고, 이는 미국 중앙정보국이 관심갖는 보건지표 중 하나이다(CIA, 2024).

삶의 질의 차이는 사회구조의 차이에서 비롯된다. Bryant 외(2010)는 일본이 세계 최고 수준의 기대수명을 보이면서 '건강 국가'가 된 전환점이 2차 대전 이후 미군정에 의하여 실시된 3대 개혁인 군대 폐지, 민주주의 체제 도입, 부의 분산 정책에서 찾고 있다. 이 정책들로 인하여 전쟁과 폭력이 아니라 평화를 추구하게 되었고, 노동조합의 자유로운 활동이 보장되었으며, 농지의 소작제가 폐지되어 부의 공평한 분배를 이룩할 수 있었다. 위계적이고 전제적인 사회로부터 민주적이고 평등한 사회로의 전환이 건강의 향상에 중요하게 작용했다는 것이다. 우리나라도 대한민국 정부 수립 이후 비슷한 과정을 겪었다. 소작제 폐지, 초중등 의무교육, 경제개발, 민주화 투쟁 등을 겪으면서 여러 측면에서 삶의 질이 높아진 것이 최근의 건강향상에 기여했다고 볼 수 있다.

(2) 의료 행정과 공중보건

19세기는 이전 시기보다 유럽인의 건강 상태가 개선되었으나 감염병의 공포가 완전히 사라진 것은 아니었다. 특히 콜레라가 대유행하였다. 영국에서는 1831년에 콜레라 유행이 처음 발생한 이후 19세기 내내 여러 차례 유행하였다. 한번 유행할 때마다 수만 명이 목숨을 잃었다. 당시 콜레라가 유행했던 원인은 국제교역과 인구이동이 빈번해지면서 감염병 전파가 수월해졌던 점과 영국 도시의 불결한 위생 상태와 식수 오염으로 인한 것이었다. 그러나 위생개혁 운동이 시행된 1870년대 이후에는 콜레라 발생이 급격하게 감소하였다. 콜레라로 희생된 사람은 주로 하층민 노동자들과 부랑자들이었다. 콜레라 위기에서 노동자들은 폭동을 일으키기도 했다. 이들은 의사가 콜레라를 만들어서 죽은 시신을 해부학 실험에 사용했을 것으로 생각하여 집단으로 항의하면서 노동자 시신을 정중하게 매장할 것을 요구하였다. 콜레라 문제에 대하여 영국의 중산층과 지배계급은 흑사병의 경우처럼 도망가지 않았고, 보건 조직을 만들고 자선기금을 모으는 식으로 제도적 해결책을 모색하였다. 임시 병원이 설치되었고 감염자들을 구휼 대상으로 삼아서 음식과 숙소 및 치료를 제공하였다(Porter, 1999). John Snow가 콜레라 오염지역에서 식수로 사용하던 우물물을 조사하여 콜레라의 감염전파 과정을 밝혀냄으로써 이후 콜레라 예방을 위한 효과적 해결책을 얻어낸 것도 공중보건의 발전에 크게 기여하였다. 즉 감염병의 전파를 막기 위하여 사람과 물자의 이동을 차단하는 것은 이미 실시되고 있었으나 식수 오염 과정을 정확하게 몰라서 콜레라 확산을 방지하기가 어려웠는데 Snow의 연구 덕분에 콜레라 전파를 과학적으로 차단할 수 있는 근거를 갖게 된 것이다. 르네상스 이후 유럽인들은 인간의 노력으로 세상을 바꾸어 나갈 수 있다는 신념이 강했다. 자연의 법칙을 밝혀서 통제할 수 있게 만들려는 노력은 콜레라에 대한 대응에서도 나타났다.

서양의 중세 사회가 근대사회로 변화하던 16세기에서 18세기에 나타난 것이 중상주의(mercantilism)이다. 중상주의는 스페인, 네덜란드, 영국 등 유럽 국가들이 아시아와 아프리카 등과 국제교역을 통해 국부를 증진코자 했던 경제체제이다. 교역은 국가의 통제하에 진행되었고, 국내시장과 원재료 공급지와의 교역로 확보를 위해 군대를 동원하였다. 이들은 더 많은 노동력을 확보하여 상품을 만들어 교역하면 더 많은 부를 얻을 수 있을 것으로 생각했다. 또한 인구는 더 강한 군대를 위한 자원이기도 했다. 따라서 중상주의를 신봉하던 절대 국가(Absolute States)들은 정책적으로 인구의 증가에 관심을 가졌다. 인구에 관한 관심은 필연적으로 인구의 건강 상태 향상을 위해서 국가가 정책을 시행하는 관행을 만들었다. 조산사를 양성하여 각 지역에 파견하고, 의사를 배치하여 감염병 발생을 보고토록 하는 등 초기 공중보건 체계가 만들어지기 시작하였다. 이러한 국가의 책무를 구체화한 것이 Johann Frank가 1779년부터 1827년에 걸쳐 9권 분량으로 저술한 '의료행정체계'(System of complete medical police)이다. 여기서 police는 치안을 담당하는 경찰조직을 의미하기보다는 보건 행정 또는 보건정책을 의미하는 health policy의 원형으로 볼 수 있다. 프랑스나 영국에 비하여 산업 발전과 민주주의 발전이 뒤늦었던 독일을 배경으로 국가가 국민 보건 향상에 적극적으로 나서야 한다는 생각을 담고 있는 것이 바로 의료 행정 개념이다. 18세기의 행정은 현재의 의미보다 포괄적인 뜻으로, 사회질서를 유지하고, 국가의 부를 증진하며, 국민의 건강을 유지하는 데 기여하는 제도적 장치의 총체였다. 예를 들어 지역별 인구, 직업별 인구, 사망자와 사망 원인을 조사하는 것이 의료 행정의 임무로 설정되었다. 국가가 국민의 건강을 돌볼 의무가 있으며, 의사는 개별 환자의 치료를 넘어 인구의 건강을 관리할 의무가 있다고 여겼다. 보건 업무를 담당할 의사를 양성할 수 있도록 의학교육을 규제하고, 약사와 병원을 감독하며, 가짜 의사를 가려내는 것도 의료 행정의 업무였다. 나아가 대중에게 보건교육을 실시하는 것도 포함되었다. 그리고 이러한 과업을 수행할 때 강제성을 갖고 실행한다는 점에서 의료 행정은 다분히 전제국가 체제에서 발전한 개념임을 알 수 있다(Rosen, 1953). 프랑크의 주장은 독일, 오스트리아, 이탈리아 등에서 실제 정책으로 만들어져 시행되었다. 국가마다 의료 행정 개념의 수용 정도는 차이가 있지만 국가가 국민 보건에 관심갖고 적극적으로 정책을 시행할 책무를 자임했다는 점에서 의미를 찾을 수 있다.

좋은 건강은 시민의 자연권적 권리이고 그 권리를 보호하는 것이 국가의 의무로 간주되었다. 그래서 공중보건이 국가의 의무가 되어 감염병 발생 시 국가가 개입하고 일상생활을 통제하게 되었다. 19세기에는 이러한 관념에 과학주의와 위생주의가 결합하여 사회적인 정당성을 확보하였다. 그런데 이때는 자본주의에 근거한 산업화가 진행되면서 노동자를 확보하고 그들의 건강을 잘 유지하는 것뿐만 아니라 자본주의 체제에 순응하고 노동자의 지위와 역할에 충실하도록 순치시키는 것도 중요했다. 프랑스 철학자 Foucault는 이것을 통치성(governmentality)이라고 표현했다. 공중보건은 이러한 사회경제적 목표에 잘 부응하기 위한 국가의 도구로 볼 수 있다. 18세기까지 공중보건은 감염자 격리와 이동의 차단 등에 주력했다. 그런데 19세기 들어와 감염병의 위력이 약화하면서 공중보건은 점차 생활방식의 개선이나 풍토병 예방 및 산업 보건 분야로 관심을 넓혔다. 건강을 위협하는 요소가 감염병으로부터 산업사회의 여러 요인으로 변화하면서 공중보건의 관심사도 변화했는데, 거시적으로 보면 자본주의 경제체제를 안정화하려는 국가의 목표에 충실히 부응하는 방향으로 전개되었다(Lupton, 1995).

근대적인 형태의 공중보건 운동은 영국에서 먼저 시작되었다. 19세기의 유럽 대륙과 영국은 산업화와 도시화로 많은 사람이 밀집하여 거주하였으나 도시 기반 시설이나 주거환경은 별다른 도시계획이 존재하지 않아서 매우 열악했다. 걸리버 여행기를 저술한 아일랜드의 소설가 Jonathan Swift(1617-1745)가 런던에 머물렀을 당시 런던은 여러 가지 악취들로 뒤섞여 있었고, 거리에는 하수 오물, 가정 쓰레기, 동물 사체 등 온갖 것들로 가득 차 있었다고 한다(Rosen, 2009). 마르크스 같은 공산주의자가 노동자들의 열악한 상태를 강조했던 것은 바로 이런 배경에서 나온 것이다. Edwin Chadwick 같은 보수적 행정가도 노동자의 불건강과 조기사망은 노동생산성을 낮추고 결국 이윤을 감소시킬 것이라고 걱정하면서 대대적인 위생개혁 운동을 제창하였다. 위생개혁 운동은 장기설(瘴氣說)에 근거한다. miasma(그리스어로 오염 의미)라는 나쁜 공기가 흑사병, 콜레라 등 감염병의 원인이라고 믿었던 학설이다. 나쁜 공기가 근로자와 시민을 병들게 한다는 장기설에 근거하여 도시환경을 개선하기 위하여 대대적으로 도로와 상하수도를 정비하는 사업이 전개되었다. 오물을 수거해서 처리하는 시스템도 도입되었다. 삶의 질의 향상과 주거환경의 위생적 개선은 감염병에 대한 저항력을 높였다. 또한 역학적 방식을 활용하여 감염병의 발생과 전파를 차단할 수 있는 체계적 방법도 개발되었다.

대부분 감염병은 19세기 중엽부터 치명력이 감소하여 사망률이 낮아지게 되었다. 이것은 기대수명의 증가로 이어졌다. 근대의학은 19세기 말 이후에 발전하였다. 20

세기 들어와서 항생제 등 감염병을 효과적으로 치료할 수 있는 수단이 개발되었다. 따라서 19세기 서구 유럽에서의 사망률 감소와 수명의 증가는 의학적 효과보다는 사회경제적 발전과 삶의 질의 향상이 더 크게 작용한 결과로 보인다. 또한 일반시민을 위한 공교육과 대중 교육 체계가 발전하여 보통 사람들이 문맹을 벗어나서 인적 자본을 축적하고 그에 기반하여 자기 삶을 계획하고 추구하는 것이 가능해진 것도 건강 향상에 큰 영향을 미쳤다. 예를 들어 과학적으로 근거 있는 질병 예방법을 문장으로 설명하여 홍보하고 시민을 동기화하는 것이 가능해졌다. 위생개혁 운동은 비록 과학적 근거는 부족했으나 불건강의 원인을 나쁜 공기에 오염된 주거환경 전반에서 찾았고, 따라서 당시 노동자의 주거지가 습도, 과밀함, 비위생, 안전한 식수 공급 부재, 하수처리 시설 부재, 동물과 혼숙 등의 다양한 문제를 갖고 있었는데 이것을 대대적으로 개선함으로써 삶의 질과 건강의 향상에 기여하였다. 또한 런던 템스강의 수질을 개선하는 장치가 도입되었다(Lupton, 1995). 즉 18세기까지는 유행병이 발생하면 임시로 위기에 대응했던 반면 19세기에는 근본적인 제도개혁과 환경개선을 통하여 영구적으로 위험을 예방하는 방향으로 공중보건 체제가 정립되었다. 1861년 프랑스의 Pasteur가 병균 이론을 주창하였고, 이어서 독일의 Koch가 1876년에 박테리아의 존재를 발견하면서 근대의학은 획기적으로 발전하게 되었고 공중보건은 병균을 예방하기 위한 손 씻기와 소독, 예방접종 등 개인위생에 주목하게 되었다. 반면 나쁜 공기를 없애자는 장기설은 폐기되었다.

독일에서 발전했던 의료 행정이 중앙집권적이고 전제적인 정부에 의한 강제적 성격을 띠었다면 영국의 공중보건은 민주적 형태의 정치구조를 반영하여 설득과 교육을 강조했다(Carrol, 2002). 그런데 이러한 '민주적' 방식의 공중보건 정책은 때로 대중의 거부와 반발을 불러왔다. 특히 백신 접종을 둘러싼 대중의 반발은 상당히 컸다. 영국 정부는 1853년에 천연두 백신 접종을 의무화했는데 이것은 강력한 반백신 운동을 촉발하였다. 대중은 당시 의학의 효능에 대한 불신도 있었고, 백신의 효과에 대한 의구심과 함께 부작용에 대한 걱정도 컸다. 동물의 몸에서 나온 물질을 인간의 몸에 넣는 것에 대한 종교적 반발도 작용하였다. 정치적으로는 백신 접종 여부를 개인의 자유에 반해서 강제하는 것에 대한 거부감도 컸다. 백신 반대자들은 공식적인 연대를 구성하여 정부에 대항하였다(Porter and Porter, 1988; Williamson, 1984). 백신 접종은 대중의 반발 속에서 어렵게 정착되었다. 백신 반대 운동은 지금까지도 영향을 미치고 있다.

3. 만성질환과 신공중보건

근대사회에서 인구의 사망률이 낮아지고 건강 수준이 높아지는 것은 시기적으로 사회의 자본주의화, 산업화와 궤를 같이한다. 산업사회가 되면서 삶의 질이 실질적으로 개선되고 그 결과로 건강 수준이 향상되었음을 알 수 있다. 그렇지만 산업사회는 동시에 새로운 건강 문제를 야기한 것도 사실이다. 즉, 근대사회 들어와 생산력이 향상되면서 가용 재원이 풍부해졌고, 그 결과로 영양개선, 예방접종, 공중보건 사업이 전개되면서 전염성 질환의 감소 및 이로 인한 사망을 줄일 수 있었지만 1950년대 이후에는 만성질환이 증가하면서 건강향상의 잠재력이 부분적으로만 실현되고 있는 것으로 볼 수 있다(Eyer, 1984). 심장질환, 암, 간경변, 당뇨, 자동차 사고 등이 산업사회의 주요 사인이 되고 있는데 이들 질환의 배경에는 고혈압, 흡연, 과도한 경쟁 추구, 비만, 혈중 지방과 콜레스테롤, 알코올 과소비 등의 위험인자들이 작용하고 있고 이 위험인자들은 산업사회의 사회적 스트레스 유발과 깊게 연관되어 있다고 볼 수 있다.

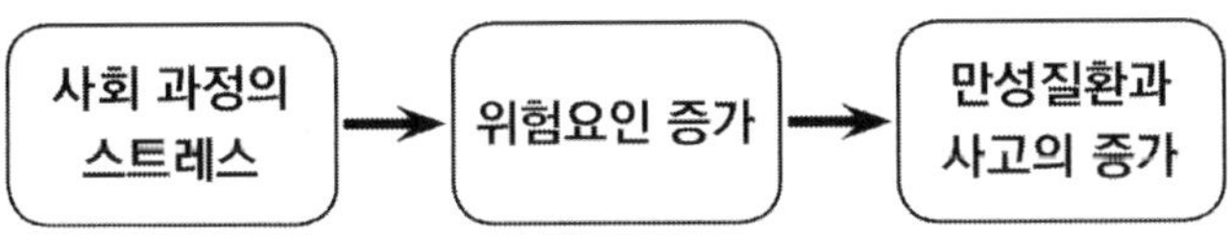
사회 과정의 스트레스
위험요인 증가
만성질환과 사고의 증가

[그림 2.3] 산업사회 불건강의 발생 과정

예를 들어 사회가 시장경제 체제로 전환되거나, 시장경제 활동에 더 많이 참여하고, 경제적 경쟁을 더 많이 하며, 문화나 신념이 다른 사람들과 더 많이 접촉할수록, 그리고 가족 형태가 확대가족보다는 핵가족이거나 아버지가 부재한 경우에 혈압이 상대적으로 더 높고 연령 증가에 따른 혈압상승의 경사각이 더 가파르다는 것이다. 또한 이와 유사한 유형에서 혈중 지방 및 콜레스테롤 수치도 높게 나타난다고 한다(Waldron, 1982). 담배나 술의 소비도 작업강도나 작업요구도가 높은 작업환경의 특성이 관련이 있고, 이러한 점은 직장 생활하는 남성의 초과 사망(excessive mortality)의 원인이 되는 것으로 추정된다. 사회구조적 요인들에 의하여 스트레스가 증가하고 그에 대응하여 불건강한 습관이 증가하여 궁극적으로 초과 사망이나 조기사망(premature death)을 초래한다는 것이다. 미국의 경우 2010년에 총사망자 247만 명

중에서 조기사망이 111만 명으로 약 45%나 된다. 조기사망 요인으로는 흡연(35만 명), 식이 및 신체활동(40만 명), 음주(7만 명), 감염(8만 명), 의료사고(7만 명), 중독(6만 명), 총기사고(3만 명), 교통사고(2만 명), 약물남용(2만 명), 성행동(1.5만 명) 등이었다(Institute of Medicine, 2015). 흡연과 음주, 식이, 중독, 사고는 대부분 개인의 생활 습관처럼 인식되어 단순히 인식개선만으로는 해결이 쉽지 않다. 이것을 추동하는 구조적 요인들이 있기 때문이다. 예를 들어 미국인의 기대수명은 유럽인보다 4~5년이 짧다. 미국인과 유럽인의 수명 차이의 대부분은 50대 이하 젊은 세대에서 발생한다. 그리고 그 원인 중 하나는 미국이 살인율이 높다는 점에 기인하는데 대부분은 총격에 의한 사망이다. 총기를 규제하면 살인율을 상당히 떨어뜨릴 수 있지만 총기 규제에 얽힌 여러 집단 간 이해관계가 복잡하여 역대 정부는 총기 규제에 실패하였다. 비슷한 상황이 다른 조기사망 요인에도 작용하는 것으로 볼 수 있다.

비만 증가에도 사회경제적 요인이 중요하게 작용한다. 2020년에 미국 성인의 42%가 비만 상태이다. 흑인의 경우에는 거의 과반이 비만이다. 이러한 비만의 증가는 영양의 과잉섭취 또는 불균형한 섭취가 주원인의 하나이다. 한편으로는 공장에서 가공되어 판매되는 식품들이 애당초 불균형한 영양분으로 구성되어 있다. 더욱이 광고에서는 상징조작을 통하여 그러한 식품이 좋은 식품이라는 이미지를 만들고 패스트푸드를 일상적으로 먹게 만든다. 다른 한편 시장경제에서 기업의 문화가 아침 일찍 출근하도록 만들기 때문에 아침에는 조리가 필요 없는 간편식으로 식사를 대용하거나 거르게 되며, 점심은 햄버거를 먹으면서 일하도록 만들고, 저녁에는 집단 회식을 통하여 육류를 과잉 섭취하게 만드는 것과도 연관이 있다. 제공되는 음식과 식사 시간의 문화 자체가 시장경제 구조에 따라서 변화하기 때문에 시장경제에 편입되는 한 이러한 새로운 식사 문화에 적응해야 하고 결과적으로 비만으로 연결될 수 있는 것이다. 하버드대 보건대학원의 추산에 의하면 비만은 미국인의 주요 사망 원인인 심장병, 암, 만성하기도 병, 뇌혈관 질환(뇌졸중)의 원인이 된다. 그리고 매년 1,730억 달러의 비용이 발생한다(Harvard Chan, 2024).

Eyer가 열거한 많은 연구 사례는 자본주의의 사회과정이 그 자체로 스트레스를 만들어내고 있다는 것을 보여준다. 그러면 사회주의 사회는 그렇지 않은가? 이에 대한 답은 부정적이다. 당시에 현존하던 동유럽의 사회주의 사회들의 건강 수준이나 건강 구조는 서유럽 사회의 그것과 대동소이했다. 사회주의 국가들은 이념적으로는 사회주의를 지향했으나 기본적인 사회적 과정은 서유럽과 다르지 않기 때문이라는 것이다. 자본주의 사회는 농촌공동체의 농민들을 분해시켜 도시의 임금노동자로 바꾸어 버렸고, 그들의 삶은 파편화되고 과중한 노동에 시달리게 되는데, 이러한 경향은 동서 유럽이 다르지 않다는 것이다. 사회주의 사회 건설 초기에 산업화와 도시화가 크게 진행되지 않은 채 사회적 불평등이 개선되고 교육과 보건서비스가 향상되던 시기에는 서유럽보다 낮은 사망률을 기록하기도 했지만 50년대 이후 산업화·도시화가 진행되면서 인구의 건강 수준은 서유럽과 비슷하거나 더 나쁜 상태가 되었다는 것이다. 1970년대와 80년대 초까지 대부분 동유럽 국가는 서유럽의 경우보다 기대수명이 낮았을 뿐만 아니라 장기간 정체되어 있었다. 이것은 서유럽에서 기대수명이 꾸준히 상승했던 것과 대비된다(EU and WHO, 2002). 더욱이 동유럽에서 소비에트 연방 체제가 붕괴하고 자본주의 체제로 이행하는 과정에서 실질임금의 감소와 임금 격차 증대, 스트레스 증가, 직무환경 조건 규제의 감소, 의료체계의 붕괴 등으로 단기적으로는 건강 상태가 더 악화하는 결과를 가져왔다(Adeyi et al., 1997). 동유럽 지역 남성의 높은 자살률은 이러한 사회경제구조의 영향을 잘 보여준다. 인구 10만 명당 자살 사망률은 유럽 평균 10.2인데 리투아니아 21.3, 헝가리 17.1, 슬로베니아 17.0, 에스토니아 16.3으로 동유럽 국가들이 높은 자살 사망률을 보인다.

만성질환의 증가는 공중보건의 방향을 바꾸게 된다. 전통적인 공중보건은 감염병에 대응하기 위한 것으로 환경개선과 개인위생을 개선하여 감염병을 통제하였다. 그런데 만성질환은 신체 내부적인 대사 과정이 장기간에 걸쳐서 변화하면서 발생한다. 감염병처럼 바이러스나 박테리아를 원인으로 특정하기도 어렵다. 대신 흡연과 음주, 과식과 불균형한 영양 섭취, 신체활동의 부족 같은 생활방식이 만성질환의 원인으로 생각되었다. 따라서 만성질환을 예방하기 위해서는 생활방식을 건전하게 개선해야 했다. 이것을 건강증진(health promotion)이라 부른다. 그중 금연은 가장 성공적으로 진행된 건강증진 운동이었다. 흡연이 장기적으로 암을 비롯한 여러 질병의 원인이 된다는 것이 의학 연구를 통해서 1960년대에 알려졌다. 그런데 서구에서도 1970년대에도 사무실이나 극장, 기차와 비행기 안에서 공공연히 흡연하였다. 이후 대대적인 금연운동이 전개되었고, 1990년대가 되면 대부분의 선진국은 공공장소 금연을 실천하게 되었다.

만성병이 증가하고 이를 치료하기 위한 의료비가 급증하면서 공중보건 전문가들은 치료 중심 임상의학의 한계를 지적하였고, 만성질환 예방에 더 많은 재원을 사용해야 한다고 주장하였다. 치료의학은 병에 걸리는 원인을 개인의 무지나 부주의로 돌렸고 이를 개선하기 위해서 보건교육을 확대할 것을 주창하였다. 이에 대하여 공중보건 전문가들은 불건강한 개인에게 책임을 묻는 것은 희생자를 탓하는 것(victim blaming)이라 주장하였다. 예를 들어 비만의 경우 그 원인을 비만자들이 식품 선택을 잘못하였고, 과식 충동을 억제하지 못하였다고 책임을 묻는 것은 식품산업이 얼마나 광고와 홍보를 통해서 수요를 창출하는지, 그리고 빈곤한 사람들이 그런 식품을 먹을 수밖에 없는 현실을 외면하는 것이다.

20세기 초반에서 중후반까지는 임상의학의 시대였고 모든 건강 문제는 개인의 문제로 간주하였다. 그런데 20세기 후반 들어서 건강 문제의 원인을 환경과 제도에서 찾고, 개인의 건강 실천 못지않게 제도개선을 강조하는 새로운 관점이 등장하였다. 이것을 건강증진 운동이라 한다. 일부에서는 '신공중보건'(new public health)이라고 부른다. 20세기 초반의 공중보건이 미생물을 상대로 싸움을 벌인 것이라면 20세기 말의 신공중보건은 인간의 불건강한 행동을 개선하는 데 초점을 두는 차이가 있다. 신공중보건에서는 불건강을 구조적 상황의 결과로 파악한다. 이러한 구조적 상황은 정치경제적, 사회문화적인 제 요인과 복잡한 이해관계가 얽히면서 만들어지는 것이기 때문에 이의 개선을 위해서는 아픈 당사자를 포함하여 아프지 않은 일반 주민들도 함께 참여하여 건강 운동을 벌여야 효과적이라고 파악한다. 비만 문제 개선을 위해서는 음식의 구성을 바꾸는 것이 필수적이다. 이를 위해서는 마을 주민들이 합심해서 식자재를 파는 상점과 음식점을 감시하면서 식재료별로 영양분과 열량을 표시하도록 권장하여 식문화를 함께 바꿔나가는 것이 필요하다. 이것은 혼자서 다이어트를 실천하는 것과는 차원이 다른 접근방법이 된다. 이를 위해서는 그 지역 정치 지도자들의 이해와 협력이 필요하고, 또 여론 조성을 위해서는 언론계와 학계, 종교계 등의 도움도 필요하다. 즉 건강증진을 위해서는 보건과 의료 전문가뿐만 아니라 사회 다른 부문의 참여가 필요하다. 또한 불건강한 당사자 즉, 비만자뿐만 아니라 건강한 일반주민들의 참여도 필요하다. 지역사회 참여(community participation)는 주민 전체의 건강을 향상하기 위한 것이지만 동시에 민주주의적 의사결정을 통해서 지역의 보건 정치를 활성화하는 의미도 있다.

이러한 과정을 거치면서 불건강에 대하여 희생자 탓하기나 낙인화가 사라지게 된다(Lupton, 1995). 건강증진을 개인의 몫으로만 남겨두면 자칫 건강위험에 처한 개인들을 겁주고 낙인화하여 두려워하게 만들어서 이를 벗어나고자 하는 당사자들에게 고가의 영양제나 치료법 또는 운동기구를 판매하는 비즈니스가 성행할 수 있다.

건강증진은 건강을 개인이 아닌 집단 또는 지역사회 전체의 문제로 보는 데서 출발한다. 건강증진이 성공하기 위해서는 개인은 무엇을 먹고 어떻게 몸을 움직여야 효과적으로 체중 관리를 할 수 있을지에 대한 개인적 지식과 역량을 쌓아야 한다(Valela, 2010). 가족과 친구 등 주변 사람들은 함께 참여해서 이들의 노력을 응원하고 부추기고 등 떠밀어서 동기화가 식지 않게 연대감을 발휘해야 한다. 지역사회와 정부는 개인의 노력이 수월하게 이루어질 수 있도록 제도적으로 지원해야 한다. 조례를 제정하거나 지원단을 구성하는 것이 여기에 해당한다. 개인의 노력을 저해하거나 방해하는 여론이나 장애물이 있다면 걸러줘야 한다. 언론 홍보활동이 여기에 해당한다.

4. 신종 감염병의 유행

20세기 초까지만 해도 콜레라, 페스트, 티푸스, 천연두, 황열 등이 중대한 감염병이었고 많은 사망을 초래하였다. 그런데 위생 상태가 좋아지고, 항생제와 백신 등 유효한 의학적 통제 수단을 확보하면서 감염병은 거의 역사 속으로 사라졌다. 한때 의학계에서는 '질병 박멸'이 화두가 되었다. 실제로 세계보건기구는 1980년에 천연두 박멸을 선언하기도 하였다. 그런데 1976년에 아프리카 콩고에서 치사율이 90%에 달하는 것으로 알려진 에볼라 바이러스(Ebola)가 나타났다. 1981년에는 HIV/AIDS라는 새로운 감염병이 미국에서 등장하여 전 세계로 확산하였다. 웨스트 나일 바이러스(West Nile)가 1999년에 발생했고, 이어서 2002년에 중증 호흡기증후군(SARS)이 중국과 동남아, 캐나다 등에서 유행했다. 이후에도 신종플루(2009), 라사열(Lassa fever, 2009), 메르스(MERS, 2012), 지카(Zika, 2015), 라임병(Lyme disease, 2018)이 유행하였다. 이러한 신종 감염병 외에도 과거 유행했던 감염병이 재유행하였다. 또한 이와 벼룩 같은 질환 매개 벡터도 다시 등장하였다. 코로나19는 2020년 초부터 2022년까지 3년간 전 세계적으로 유행하여 약 700만 명의 사망자를 발생시켜 감염병의 공포를 다시 깨닫게 해주었다.

국내에서도 급성 감염병은 1960년대 이후 계속 감소하였고 1990년대에는 발생이 거의 없는 수준까지 내려갔다가 2000년대 이후 많이 증가하였다. 2010년대 급성 감염병 발생률이 인구 10만 명당 100~300명 수준을 유지하다가 코로나19의 유행으로 발생률이 10,951명으로 급상승하였다. 이것은 통상적인 급성 감염병 발생률의 약 30~50배 수준이다. [그림 2.4]는 1960년대부터 2023년까지 감염병 발생률을 그래프로 그린 것이다. 그런데 2019-2022 기간에 코로나19의 발생률이 너무 높아서 Y축 단위를 로그로 바꾸어 그렸다. 이 기간에도 코로나19를 제외한 기타 급성 감염병 발생률은 인구 10만 명당 200명 내외였다. 코로나19를 제외하고 최근에 유행하는 감염병은 수두, 유행성이하선염, 쯔쯔가무시, 성홍열, C형 간염, 말라리아 등이다. 콜레라 같은 과거 감염병의 국내 발생은 전혀 없고 간간이 외국에서 감염된 사례가 보고될 뿐이다. 장티푸스는 토착화된 질병으로 매년 수백 명 정도 보고된다(질병관리청, 2024).

과거 감염병 중에서 현재에도 발생 규모가 큰 것은 결핵이다. 2001년 이후 증감을 반복하다가 2011년 신규 환자 수가 39,557명으로 최고치를 기록한 이후 연평균 7.4%씩 감소하여 2023년 15,640명으로 2011년 대비 60.5% 감소하였다. 결핵 신환자 중 노인 비율이 꾸준히 증가하여 2023년에 58%를 차지하였다. 수두는 2018년 96,467명이 발생하여 정점을 찍었다. 매년 수만 명씩 발생하고 있다. 홍역은 2001년에 5만 6천 명이 발생했으나 이후에는 수십 명 수준의 발생이 있었다. 유행성이하선염은 2015년에 2만 5천 명이 발생했고 이후 감소세이다. C형 간염은 2020년 1만 1천 명이 발생했고 이후 감소세이다. 말라리아는 매년 수백 명씩 발생한다. 사회적 관심이 높았던 HIV/AIDS는 매년 750명 정도의 신규 발생이 보고된다.

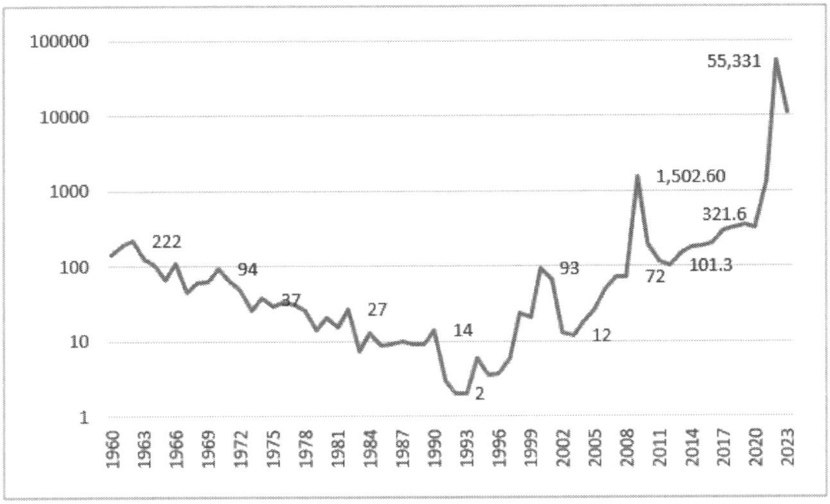

[그림 2.4] 우리나라 급성 감염병 발생률, 1960-2023

감염병이 새롭게 증가하는 원인은 크게 바이러스 요인, 인간 요인, 생태계 요인에서 찾을 수 있다(Hui, 2006). 최근 유행병의 원인 바이러스는 RNA 바이러스로 높은 변이율을 보이는 특징이 있다. 그만큼 진화가 빠르고 환경에 적응을 잘한다. 바이러스가 인간에게서 전파 확산하려면 일정 규모 이상의 인구집단이 존재해야 한다. 예를 들어 홍역 바이러스는 최소 20만 명의 인구집단에서 전파될 수 있다. 20세기 백년 동안 지구 인구는 16억 명에서 61억 명으로 증가했고, 최근 20년간 16억 명이 추가되어 이제 77억 명이 되었다. 인구의 증가는 바이러스 확산에 매우 유리한 조건이 된다. 또한 도시화로 인구가 밀집하면서 물리적 접촉 기회가 증가했다. 도시는 식수 공급과 오수 처리, 주거, 위생, 환경오염 등 여러 조건에 대한 대비책을 마련해야 하는데 빈민이 밀집하면 이러한 여건을 갖추지 못하여 감염병이 확산하게 된다. 국가 간 인구와 물자의 이동이 잦은 점도 감염병 확산의 통로가 된다. 육식 생산을 위한 축산이 증가하고, 산림을 개발하여 감염병을 옮기는 벡터 동물과 접촉이 많아진 점도 감염병 위험을 높인다. 엘니뇨(el Niño) 현상과 전 지구적 기온 상승 같은 기후 변화도 바이러스 활동을 촉진하는 조건이 된다.

5. 한국의 역학적 변동

근대사회 이전까지 대략 30세 전후에 머물러 있었던 기대수명이 근대사회에 들어오면서 급격하게 향상되었다. 1900년에 출생한 미국인의 기대수명은 47세였으나 100년 뒤인 2000년에는 76.8세로 상승하였다. 한국인의 기대수명은 1910년에 약 23~24세 수준이었으나 2000년에는 75.9세로 상승하였고 2021년에 83.6세까지 상승하였다. 2022년에는 코로나19로 인한 초과 사망이 많아서 82.7세로 감소하였다. 한국인의 기대수명은 2021년에 OECD의 평균인 80.3세보다 3.3세가 더 높다. 한국은 이제 일본, 스위스 등과 함께 세계의 기대수명을 선도하는 국가가 되었다.

이러한 인간수명의 연장은 일차적으로 사망률의 감소에서 비롯된다. 한 세기 전에는 영아사망률이 매우 높았고, 감염병에 의한 사망도 많았다. 그러나 지금은 어린 시절이나 청년기에는 사고사가 아니면 잘 죽지 않는다. 노인들의 수명도 길어졌고, 출산율이 낮아지고 있어서 인구구조에서 노인이 차지하는 비중은 계속 커지고 있다. 이를 인구의 노령화라고 한다. 과거에는 사망이 전 연령층에서 발생하는 현상이었는데, 이제는 사망이 주로 노인층에서 발생하는 일이 되었다.

① 출산문화 개선과 영아 사망의 감소

과거에 높은 사망률은 출산 과정 또는 출산 직후의 영아사망률이 높았던 점이 관련이 깊다. 인공적인 피임법이 보급되어 있지 못하고, 사회적으로도 다산(多産)을 장려하는 상황에서 출산율은 높았으나 위생적인 출산 개조가 이루어지지 않았으며, 산모의 영양상태도 좋지 않았기 때문에 영아 사망과 모성사망이 많았다. 한국의 경우 1925년에 영아 사망은 출생아 1,000명당 175명에 달하였다. 이후 피임법의 보급과 출산문화의 개선과 함께 출산아 수가 감소하면서 영아 사망은 계속 낮아졌으며 2022년에 출생 1,000명당 2.3명으로 감소하였고 이것은 OECD 평균 4.1명보다 낮은 수치이다. 모성사망률의 경우 출생 10만 명당 사망 산모의 수를 모성사망비라 하는데 2022년에 8.4를 기록하였다. 이것은 OECD 평균 11.0보다 낮은 수준이다.

② 건강 수준 향상과 노인인구의 증가

지난 30년간 사망률의 저하와 함께 건강 수준 자체가 높아지는 변화가 있었다. 연도별 기대수명의 변화 양상을 살펴보면 1971년 62.5세에서 2001년에 76.4세로 증가하였고 2022년에는 82.7세가 되었다. 반면 출생아 수는 계속 감소하여 1970년에 4.5이던 합계출산율이 2001년에 1.3명이 되었고, 2023년에는 0.72명으로 감소하였다. 이것은 세계에서 가장 낮은 수준의 출산율이다. 출산율이 매우 낮아서 인구가 빨리 감소하게 됨을 의미한다. 전체 인구구조에서 영유아 와 청소년이 차지하는 비중은 감소하는 반면 노년층 인구가 차지하는 비중은 증가하고 있는데 총인구에서 65세 이상 인구가 차지하는 비율은 1970년에 3.1%, 2000년에 7.2%, 2022년에 17.4%에 도달하였다. 인구의 고령화가 급속하게 진행되고 있음을 알 수 있다.

③ 여성 건강향상과 남녀의 사망률 차이

근대사회 들어와 남녀 모두 건강 수준이 향상되는데 여성의 건강 수준이 상대적으로 더욱 높아짐으로써 남녀 간에 건강 격차가 발생하였다. 1910년경 기대수명이 남성 22.6세 여성 24.4세로 격차가 1.8세였는데(石南國, 1972) 1970년대 이후 이 격차가 커져 약 8세 정도까지 벌어졌다가 2000년 이후로 격차가 축소되고 있다. 기대수명의 남녀격차는 서구 사회에서도 발견되는 현상이다. 출산 과정이 위생적으로 개선되고, 피임법의 보급으로 출산 경험 자체가 줄어서 위험에 노출될 기회가 감소함으로써 여성 건강이 획기적으로 향상된 점이 크게 작용하였다. 반면 산업화 이후 남자들이 상대적으로 위험이 큰 일터에서 종사하게 되면서 여성과의 건강 격차가 벌어진 것도 원인이 된다.

[표 2.1] 연도별 기대수명 (단위: 세)

	1971	1981	1991	2001	2011	2022
전체인구	62.5	66.4	71.8	76.4	81.0	82.7
남자	59.0	62.3	67.7	72.8	77.6	79.9
여자	66.1	70.5	75.9	80.0	84.5	86.6
남녀격차	7.1	8.2	8.2	7.2	6.9	6.7

자료: OECD Health Statistics 2024.

④ 사망구조의 변화

건강구조의 변화는 사망 원인의 변화에서도 분석할 수 있다. 1950년대에는 폐렴, 기관지염, 결핵과 같은 감염성 질환에 의한 사망이 수위를 보였으나 2000년대 들어와 감염병 사망은 많이 감소하였다. 다만 2022년은 코로나19의 대유행으로 사망 원인 3순위가 되었다. 최근에는 암, 심장질환, 뇌혈관 질환, 당뇨 같은 만성질환이 수위를 보였고 자살이 5대 사인에 포함될 만큼 중요한 비중을 차지하게 되었다. 자살 사망은 2천년대 들어와 많이 증가하였다. 2022년에 인구 10만 명당 22.5명으로 약간 감소했으나 OECD 평균 11명보다 두 배 높다. 자살 사망은 2000년 이후에 급격한 증가세를 보였는데 이 시기에 경제성장과 전반적인 삶의 질 개선에도 불구하고 계층 간 격차의 증대나 은퇴 이후 사회보장의 미흡 등 여러 가지 사회적 요인들이 작용한 결과로 생각된다. 특히 10대와 20대 청소년의 경우에 운수사고나 자살 사망이 사인 1위를 기록하고 있는데 청소년들은 신체적 질병 문제로 사망에 이를 가능성은 거의 없어서 높은 자살 사망률은 한국 사회가 청소년들에게 안전하지 않은 사회이며, 행복과 희망을 약속하는 사회가 되지 않고 있음을 말한다.

[표 2.2] 우리나라 주요 사인의 시기별 비교

순위	1961[1]	2022[2]
1	호흡기 질환	암
2	소화기 질환	심장 질환
3	감염병, 기생충	코로나19
4	신경계 감각계	뇌혈관 질환
5	암	자살

자료: 1) 우해봉, 장인수, 정희선. 한국의 사망력 변천과 사망불평등.
2) 통계청. 2022년 사망원인통계.

우리나라도 경제발전이 진전되고 산업사회가 성숙해지면서 사망구조가 선진국의 경우와 유사해졌다. 미국은 1920년대 이후 감염병에 의한 사망이 감소하기 시작하여 1940년대가 되면 만성질환으로 인한 사망이 주요 사인이 되었다. 1960년대가 되면 감염병으로 인한 사망은 10% 수준으로 축소되고, 만성질환으로 인한 사망은 전체 사망의 2/3를 차지하게 된다(McKinlay and McKinlay, 1977). 한국은 미국보다 시기적으로 만성질환이 주요 사인이 되는 시기가 늦다. 이것은 산업화로 촉발되는 사회구조의 변화와 삶의 방식에서 변화가 늦게 이루어졌기 때문으로 추정할 수 있다.

6. 근대사회와 건강 담론의 형성

(1) 건강 담론과 의료지식의 권력화

보건사회학이란 학문분과가 성립되었다는 것은 건강이 그만큼 중요한 사회현상으로 자리 잡게 되었음을 암시한다. 건강은 언제부터 사회적으로 중요한 관심사가 되었을까? 중국 고전에 기록된 진시황이 영생을 위하여 불로초를 구하려 했다는 설화는 건강하게 장수하는 것이 아주 오래된 인간의 소망이었음을 보여준다. 그런데 사회학적으로 중요한 것은 건강이 개인 차원의 소망을 넘어서 국가적 과제로 자리매김하는 것이 언제인가이다. 건강이 개인적 운명이나 소망의 차원을 넘어서 국가적으로나 사회적으로 관리되고, 그 결과로 실질적인 건강향상이 이루어지는 것은 근대사회가 형성되면서부터이다. 즉 근대 이전에는 건강 또는 질병은 타고난 운명적인 것이거나 신의 처분에 맡겨져 있던 것으로 인간의 노력으로 개선될 수 있다는 생각은 별로 없었다. 그런데 유럽의 근대국가 초기에 인구가 곧 국력이라는 새로운 사상이 생겨났고, 인구를 측정하기 위한 목적에서 통계학(statistics='국가학')이 생겼다. 출산 시 높은 사망에 대응하기 위하여 조산사제도가 만들어졌다. 서구의 근대국가는 부국강병을 위해서는 건강한 국민이 필요했고 이를 위해 각종의 보건정책을 세우게 되었다(Porter, 1999). 이것이 국민 보건(nation's health)의 효시이다. 18세기 중반부터 사망률이 감소하면서 기대수명이 상승하는 추세를 보여준다. 19세기와 20세기를 거치면서 건강에 대한 사회적 관심과 건강의 사회경제적 가치는 더욱 커졌고, 건강관리와 질병 치료에 관한 전문적 지식인 의학과 의료 및 의사의 사회적 영향력은 크게 확대되었다.

근대사회에서 건강에 대한 새로운 생각(건강 담론)이 생겨나고, 또한 그것을 실천할 수 있는 새로운 제도와 정책이 만들어졌으며, 건강 담론을 주관하는 의학과 의사의 영향력(권력)이 확대되는 것은 의학지식이 곧 권력이 되는 세상이 도래했음을 의미한다. 사회학의 기본개념의 하나가 권력(social power)이다. 권력은 가장 일반적인 의미에서 규정할 때 한 사람이나 집단이 원하는 것을 얻거나 어떤 일이 이루어지도록 만드는 능력을 의미한다. 정치가들이 행사하는 정치권력이나 재벌들이 행사하는 경제 권력도 있지만 보다 미시적인 차원에서도 권력을 규정할 수 있다. 환자가 의사의 지시에 복종하는 것도 권력관계의 일종으로 볼 수 있다. 정치권력이나 경제권력은 필요한 경우에 폭력이나 강제력을 행사해서라도 자신의 의도를 관철하기 때문에 이러한 권력은 저항을 불러올 수 있고, 따라서 그만큼 권력적 지배는 불안정하기도 하다. 반면 의사-환자 관계처럼 설득이나 조작(manipulation)을 통하여 우리의 의식에 내재하여 순종하게 될 때 권력관계는 안정적이게 된다. Foucault(2004)는 그의 담론이론을 통하여 훈육 권력(disciplinary powers)과 생명 권력(bio-power)을 주장하였다. 의학과 같은 지식은 인간을 질병의 고통으로부터 자유롭게 하는 기회를 제공하는데, 그것이 우리의 몸을 건강하게 만드는 데 도움이 되는 한 우리는 그것에 계속 의존하게 된다. 우리는 의학이 제시하는 질병 개념과 치료 방식, 의사와 환자의 역할을 당연한 것으로 받아들이면서 그에 복종한다. 왜냐하면 의학적 지시를 따르게 되면 건강이 회복될 것이라 믿기 때문이다. 훈육 권력은 복종이 자발적이기 때문에 강제적 권력의 경우보다 지배-복종 관계가 더 안정적이다. 의학의 치료법이 질병 치료에 효과적인 한 우리는 그것을 거부하기 어렵고 의존하지 않을 수 없다. 의료가 우리의 생명을 좌우하는 지경에 이르게 되었다. 이러한 생명 권력의 등장은 근대의학이 만들어낸 현상이다. 의료 권력이란 결국 질병 분야에서 우리의 생활과 의식 및 행동을 길들이는 하나의 인간 통제의 수단이 된다. 그래서 의학지식은 강력한 사회적 영향력을 갖게 된다.

의료 권력에 순치된 환자들은 자신의 건강 문제를 독자적 관점에서 바라보지 못하고 의사의 관점을 빌리게 된다. 우리는 병에 걸렸을 때 의사나 병원을 찾아서 약을 먹고 주사를 맞으면서 치료받는 데 익숙해져 있다. 병원에서 우리는 '상기도 감염'이나 '간염'이라는 진단을 받는다. 그리고 그 원인이 감기 바이러스나 간염 바이러스라는 설명을 듣고 그에 적합한 치료 약을 처방받는다. 우리는 일상에서 과로하거나 슬프거나 실망이 커서 병이 났다고 생각하더라도 병원에 가면 더 이상 그런 생각을 하지 않고 의사의 진단과 치료법을 수동적으로 따르게 된다.

근대사회의 형성 과정에서 나타난 새로운 권력 현상은 이미 여러 학자에 의하여 연구된 바 있다. 마르크스는 근대사회를 자본축적이 중심이 되는 사회로 묘사하였다.

인간적 가치나 삶의 의미, 가족관계나 집단 관계, 법률과 교육제도 등 모든 사회적 구성요소가 자본축적에 기여하도록 구성되는 사회가 근대사회이다. 근대사회는 중세시대에 농지 소유에 근거하여 형성된 지주와 소작인의 권력구조가 와해되고 자본가와 노동자 간의 사회적 관계를 중심으로 구성되었다. 그런데 푸코는 자본의 영향력이나 통제력보다는 인간에 대한 통제력에 주목하였다. 그가 생각하는 근대사회는 인간을 미시적인 수준에까지 과학적으로 이해하여 지식을 만들고 그 지식에 의하여 인간을 통제하는 사회였다. 즉 인간을 세포 단위까지 관찰하고 분석하여 그 작동 기전을 파악하게 되면 결국에는 세포 수준의 병리 현상을 통제하는 방법이 만들어지게 된다. 그러한 신체 증상에 대한 통제력이 곧 권력이 된다. 근대 경제학에 따라 인간의 경제 행동이 낱낱이 분석되고 이론화되고 정책화됨으로써 경제학자나 경제 관료들 또는 경제실천가들(기업가들)이 인간의 경제활동을 체계적으로 통제할 수 있게 된 것과 마찬가지로 의사들은 인간의 몸을 분석하고 질병의 발생기전을 밝혀냄으로써 질병을 치료할 수 있게 되었고 그러한 치료 능력 때문에 환자는 의사에게 의존하게 되었다. 이와 같이 푸코가 생각하는 근대사회는 전문가들이 지배하는 사회이다.

전근대사회와 근대사회는 정치구조나 경제체제에서는 물론 보건의 측면에서도 뚜렷하게 구분된다. 전근대사회는 국민건강에 대한 국가적 책임도 부여되지 않았고, 건강 담론도 존재하지 않았다. 물론 전근대사회에서도 의학이론과 치료자가 존재했고 국가기구 내에 보건 부서가 설치되기도 하였다. 그렇지만 국가적으로나 사회적으로 국민의 건강이나 보건관리가 중요한 과업은 아니었다. 국민의 일상적인 건강문제 해결은 일차적으로 당사자에게 맡겨져 있었다. 치료자의 업무나 자격도 표준화되지 않았고 다양한 수준의 치료자들이 함께 존재했다. 이러한 상황에서 수시로 발생하는 감염병에 대한 효과적인 대책은 사실상 존재하지 않았다. 예방이나 치료의 기회가 제대로 제공되지 못하는 측면에서 보면 전근대사회 주민들의 건강위험에 대한 무방비 상태는 구제역 같은 돌림병이 돌 때 무수하게 죽을 수밖에 없는 가축의 경우와 크게 다르지 않았다고 할 수 있다. 국가 차원의 질병 예방과 건강증진 정책을 시행하고 국민 개개인의 질병 치료 기회를 제공하기 시작한 것은 근대국가가 성립된 이후의 일이다.

근대사회에서 의료가 권력화되는 것은 의학지식이 어떤 내용과 방식으로 구성되는지와 관련된다. 동서양을 막론하고 전근대사회의 질병관은 인체와 그를 둘러싼 환경 사이의 조화가 깨지거나 인체내부 구성요소 간의 괴리에 의한 것으로 인식되었다. 음양의 조화가 깨지거나 기의 흐름이 원활하지 못할 때 신체적 이상 증상이 유발된다고 보았다. 반면 근대 서양의학에서는 병인론이 내적 원인에서 벗어나 외적 원인으로 관점이 바뀌었다. 즉 병의 실체는 외부에 존재하는 병균이 신체에 침투한 결과라는 것이다. 그리고 그 병균은 현미경으로 확인이 되었기 때문에 질병 인식에서 혁명적인 변화를 불러왔다. 신체 기질적인 특성을 몸으로 느끼거나 눈으로 확인하기는 어렵다. 예를 들어, 내 몸의 기의 순환이 원활하지 않음을 그 자체로 확인하기는 어렵다. 그런데 서양의학의 발전과 함께 질병의 실체가 눈으로 확인되기 시작한 것이다. 질병은 우리 몸과는 독립적으로 존재하는 그 어떤 실체이고 물리적으로 발견할 수 있는 대상이 된 것이다. 이와 함께 치료 방식도 변화하였다. 내인론에 근거할 때 치료 방식은 증상의 제거보다는 깨어진 신체적 조화를 회복하는 데 초점을 두게 된다. 따라서 증상의 소멸은 시간이 걸리기 마련이다. 반면 근대 서양의학은 병이 난 신체 기관에 집중하면서 외인(병균)을 찾아서 죽이거나 제거하여 단기간에 증상을 제거하는 방식을 취하였다. 이러한 근대의학의 관점에 기초하여 19세기에 발전한 소독법은 질병의 감염을 효과적으로 차단하기 시작하였고 이후 20세기 중반에 발명된 항생제 덕분으로 '질병 박멸'이 가능하다는 기대까지 만들어졌다. 질병을 효과적으로 통제할 수 있게 되면서 의학은 새로운 사회적 권력으로 정착될 수 있었다.

그런데 푸코가 강조한 것은 의학적 기술의 진보에 대한 것이 아니라 그것이 초래한 사회적 결과이다. 세포의 병리 현상을 규명함으로써 질병을 일탈 또는 비정상 상태로 규정하기 시작하였다. 일탈은 정상적 질서를 위협하는 것이기 때문에 '반드시' 통제될 필요성을 전제하는 개념이다. 즉 환자가 정상적인 인간들로부터 구분되거나 격리되어 치료의 대상이 되는 것이다. 전근대사회에서는 치료자들이 환자의 집을 방문하여 치료하는 것이 보통이었다. 근대사회에서는 병원이란 치료 전문기관이 설치되어 환자가 병원에 가서 치료받게 되었는데 이것은 환자를 일상생활이나 가족으로부터 격리시켜 치료하게 되었음을 의미한다.

근대사회가 이성 중심의 사회로 규정되면서 이성을 갖지 못한 (것으로 보이는) 사람들은 철저하게 통제되기 시작하였다. 근대 이전까지 정신적으로 취약한 사람들은 사회에서 놀림거리가 되기도 했지만, 사회적으로 배척되지는 않았고 함께 살거나 마을 주변에서 거주할 수 있었다. 그러나 근대사회에서는 정신적 취약자들은 비이성자나 광인(狂人)으로 규정되어 수용소에 가두고 관리하기 시작하였다. 이들은 동물원의 동물처럼 전시되어 많은 사람에게 관람되기도 하였다. 그런데 정신의학이 발전하면서 이들은 다시 정신병자로 재규정되었다. 19세기 말에 이들은 비이성자가 아니라 정신이 병든 환자라는 새로운 관념이 만들어지고 정신병원에 수용하여 치료하기 시작하였다. 광인을 방치하기보다는 정신병원에서 치료하여 사회에 복귀시킨다는 것은 외형적으로는 인도주의 관념의 발전에 힘입은 바 크다. 그런데 중요한 것은 정신적으로 강한 것이 정상이고 정신적 취약함은 병으로 규정하는 근대의학의 담론이 적용되었다는 점이다. 비록 콜레라나 장티푸스처럼 원인이 분명한 일탈(비정상) 상황은 아니지만 비정상을 병으로 규정하는 근대의학의 담론 하에서 정신이 취약한 사람은 병자로 규정될 수밖에 없었다. 정상과 일탈을 어떤 기준에서 구분할 것인지, 그리고 비정상이 반드시 병으로 규정될 수 있는지는 매우 중요한 문제이다. 그런데 근대사회는 사회 각 분야에서 전문가들이 득세하고 전문가들이 관리하는 사회였기 때문에 대중은 그 전문가들의 규정을 따를 수밖에 없었다. 그것은 그들이 제공하는 새로운 지식이 대중이 일상을 살아가는 데 도움이 되었을 뿐만 아니라 그러한 개념 규정을 거부할 때 가해지는 사회적 제재를 이겨내기 어려웠기 때문이다. 만일 우리가 어떤 질병 증상을 가졌을 때 자신 나름의 생각에 근거하여 질병임을 부인하고 의사의 치료를 거부한다면 우리에게 가해지는 사회적 비난을 감수하기는 쉽지 않다.

(2) 후기 근대사회의 건강 담론

근대의학은 의학적 지식과 기술을 끊임없이 혁신하면서 질병의 범주를 확대했다. 이제 생로병사와 같은 전통적인 통과의례가 모두 의학적으로 관리되고 있다. 출산이 병이 아닌데 왜 산파(조산사)가 아닌 의사가 관리하는 것일까? 죽음은 꼭 의사가 확인해야만 알 수 있는가? 이러한 기초적인 질문은 이제 더 이상 사회적 관심 대상조차 되지 못한다. 동성애나 자위행위도 과거에는 정신병으로 규정되었던 적도 있다. 갱년기 증상들이 병으로 규정되어 호르몬 요법이라는 치료법이 적용된 것도 이미 수십 년이 넘었다. 이렇게 한때는 정상적이었던 우리의 일상도 의학지식이 증가하면서 점차 질병으로 규정되고 의학적 관리 대상이 되는 현상을 일상생활의 의료화(medicalization)라고 한다(Conrad and Schneider, 1980).

의료화가 진행되면서 초래된 또 다른 중요한 변화는 이제 우리 스스로 자기 몸을 감시하게 되었다는 점이다. 즉 의료화에 의하여 질병의 범주가 확대된 것뿐만 아니라 질병이 발생하기 이전 단계부터 우리 몸이 건강의 범주를 벗어나지 않는지 체계적으로 살펴보게 되었다. 신체검사로 체력 및 신체의 작동상태를 파악하는 것은 물론 각종 건강검진을 통하여 질병 유무를 조기에 확인하고 질병으로 발전할 가능성이 있는지를 파악하는 것이 새로운 규범으로 정착되고 있다. 즉 시간적으로 우리가 태어나기 이전에 태아의 단계부터 시작하여 죽을 때까지, 그리고 공간적으로는 우리 개인의 일상은 물론 우리가 살고 있는 환경 전체가 점차로 의학적 관리 대상이 되는 것이다. 근대사회 초기에는 의사가 환자를 직접 진단하고 치료하였고, 환자는 그저 의사의 지시를 따르기만 하면 되는 것이 의료 관계에서의 행위 양식이었는데, 이제는 우리 자신도 우리 몸을 감시하고 관리하는 주체가 된 것이다. 이러한 변화를 후기 근대 또는 탈근대 사회의 특성으로 볼 수 있다.

서구에서 1970년대 이후 발전한 소위 '후기 근대' 사회(post-modern society)에서는 근대적 신체관이나 질병관에 일정한 변화가 나타났다. 근대사회에서는 질병이 곧 박테리아로 상징되듯이 질병의 실체가 분명하였고, 박테리아는 숙주와 분명하게 구분되는 실체였다. 그러나 후기 근대사회의 질병은 병원체와 숙주가 혼합되고, 발병 원인이나 전개 과정이 매우 불분명하여 이를 통제하기 어려운 '불확실성'을 갖고 있다(Morris, 1998). 대개의 만성질환은 그 원인이 다양하고 발생 과정이 복잡하며 장기간에 걸쳐 진행된다. 따라서 특정 요인을 질병의 원인으로 구분하여 퇴치하는 방식의 치료가 적용되기 어렵게 되었다. 요즈음 유행하는 신공중보건학은 다이어트와 운동을 강조하고 음주의 절제와 흡연의 금지 등 인간 행동과 생활 습관에 대한 체계적인 교정과 통제를 가하여 건강증진을 달성하고자 한다(Lupton, 1995). 이것은 박테리아 같은 외생적 원인에 대한 의학적 통제가 어려워지면서 신체에 대한 규율과 통제가 새롭게 강화되고 있음을 보여준다. 그러나 질병 자체가 불확실하므로 생활 습관의 통제로 질병을 얼마나 잘 치료할 수 있는지는 불분명하다.

탈근대사회에서는 전문가 중심주의에서도 변화가 초래된다. 이제 보건사회학의 주제는 서서히 의사로부터 환자로 옮겨가고 있다. 과거에는 의사들이 말하는 의학적 담론만이 존재했고 환자는 그저 의학의 대상으로서만 의미가 있었다. 그런데 이제 환자들이 주체적으로 느끼고 경험하는 실제가 중요하게 연구되기 시작하였다. 사회학자들은 의학적으로 구성된 질환(disease)에 관심갖기보다는 환자들이 그것을 어떻게 경험하고 있는가 하는 환자의 주체성에 의하여 구성된 질병(illness)에 관심갖게 되었다. 과거에 병원에서는 의사의 말하기만 존재했으나 현재와 미래의 병원에서는 그에 못지않게 환자의 말하기(illness narrative)가 중요시되고 있다(Kleinman, 1988). 병 자체도 이제는 박멸의 대상이기보다는 협상이나 공존의 대상으로 그 성격이 서서히 변화하고 있다. 암을 뿌리째 뽑아 박멸하자는 근대적 방식보다는 암의 존재를 인정하면서 그 영역의 확대(증식)를 견제하고 세포의 건강성을 증진시켜 서서히 암세포를 없애가는 탈근대적 치료법을 지향하게 되었다. 물론 한국 사회는 탈근대의 모습이 서구사회만큼 성숙하지는 않았다. 아직도 질병을 박멸해야 할 대상으로 보기도 하고 어느 사회보다 많은 약과 주사를 투입하여 박멸 전쟁을 벌이기도 한다. 환자는 말할 기회를 제대로 찾지 못하고 있다. 그러나 한국 사회에서도 자연요법에 관한 관심이 증가하거나 환자동호회가 성장하는 등 탈근대적 변화가 나타나고 있다.

(3) 전근대, 근대, 탈근대사회의 비교

지금까지 설명한 사회구조와 건강의 관계를 요약 정리하면 [표 2.3]과 같다. 전근대 사회에서는 감염병의 발생이 빈번하였으나 의료의 수준도 낮고 국민의료체계가 만들어지지 못했기 때문에 질병은 곧 죽음의 공포를 불러왔고, 살고 죽는 것은 숙명으로 생각되었다. 치료자는 사회적 위세가 높지 않았고, 질병의 치료와 간호에서 가족이 차지하는 비중이 컸다. 국가정책에서 보건이 차지하는 비중은 매우 작았다. 국가의 질병 치료 조직이 존재하기는 했으나 역할은 제한적이었고, 대중의 건강보다는 왕실과 귀족의 건강위험을 보호하는 방어적 임무를 수행하였다.

[표 2.3] 전근대, 근대, 탈근대사회의 질병과 의료의 특성 비교

	전근대사회	근대사회	탈근대사회
질병의 속성	공포, 숙명	bacteria 박멸 가능한 적	불확실
의학과 의료	효과적 의료 부재 의료접근성 제한적	의학 기술 발전, antibiotics	probiotics, 건강증진
의사와 환자	치료자의 위세 낮음	의사 전문직 등장	소비자 주권, 동반관계
국가의 역할	방어적 성격	국민의료의 시작	복지국가의 의료

근대사회에서는 박테리아나 바이러스와 같은 세균의 실체가 확인되면서 질병은 박멸이 가능한 적으로 규정되기 시작하였다. 치료자들은 의사라는 단일 직종으로 통합되고 그들의 사회적 위세는 매우 높아졌다. 국가는 전 국민의 건강을 향상하는 것이 국정의 중요 과제로 등장하였다. 탈근대사회가 되면서 질병 구조가 급성-감염성 질환에서 만성병으로 변화하였고 원인이 복잡해지면서 불확실성이 높아졌다. 이에 대응하여 치료 방식도 박멸이 아닌 생태적 병존과 건강증진을 지향하게 되었다. 일상생활에서의 건강위험에 대한 감시가 중요해지면서 개개인이 자신의 건강을 관리하는 것이 중요해졌다. 의사-환자 관계도 수직적 지시-복종의 관계에서 벗어나 건강위험에 대응하는 동반자 관계로 변화하였다. 복지국가 시대에는 모든 국민에게 의료에 대한 접근성과 의료 이용 기회를 보장하는 등 국민건강에 대한 국가의 책임은 크게 확대되었다.

3장: 코로나19 팬데믹

- 20세기 말에 신종 감염병이 등장했고, 코로나19가 3년간 유행하였다.
- 코로나19 감염확산 방지를 위하여 사회적 거리두기, 마스크 착용, 이동 차단, 대규모 선별검사 등 전례 없는 방역 조치가 시행되었다.
- 감염병의 유행은 바이러스의 특성 변화, 인구 증가와 도시화, 인간 행동 요인, 기후변화와 생태환경 변화 등이 원인으로 추정된다.
- 신종 바이러스는 비인간 존재의 행위능력을 보여준다.

1. 주요 경과

코로나19는 2019년 12월에 중국 우한시에서 발생하여 약 3년간 전 세계적으로 유행하였고, 이후 토착화되어 2024년에도 지역적으로 유행하고 있다. 2024년 8월 현재까지의 상황을 정리한 것이 [표 3.1]이다. 누적 감염자 수와 누적 사망자 수는 코로나19가 발생한 이후 이 시점까지 감염자와 사망자의 총계를 의미한다. 인구 100만 명당 사망률은 전체적인 방역의 성과를 집약적으로 보여준다. 사망률이 가장 높았던 국가는 페루, 칠레, 아르헨티나, 브라질 등 남미국가와 헝가리, 불가리아, 크로아티아, 조지아, 슬로바키아 등 동유럽 국가들이었다. 미국, 영국, 이탈리아, 스페인, 프랑스 등 유럽 국가들이 그 뒤를 이었다. 타이완, 한국, 일본 등 동아시아 국가들은 사망률이 가장 낮은 나라에 속했다. 서구 국가 중에는 캐나다, 덴마크, 네덜란드 등이 사망률이 낮은 편이다.

[표 3.1] 주요 국가의 코로나19 감염자 수, 사망자 수, 사망률(2024.8.26.)

순위	국가	누적 감염자 수	누적 사망자 수	인구 백만 명당 사망률
1	Peru	4,572,667	222,161	6,595
2	Bulgaria	1,339,851	38,748	5,661
3	Hungary	2,230,232	49,048	5,106
4	Bosnia and Herzegovina	403,615	16,388	5,044
5	North Macedonia	350,567	9,976	4,793
14	USA	111,820,082	1,219,487	3,642
18	UK	24,910,387	232,112	3,389
20	Chile	5,384,853	64,497	3,350
21	Brazil	38,743,918	711,380	3,303
22	Italy	26,723,249	196,487	3,261
29	Argentina	10,128,845	130,841	2,844
30	Colombia	6,400,173	143,200	2,780
31	Portugal	5,643,062	28,126	2,774
32	Russia	24,124,215	402,756	2,762
33	Paraguay	837,602	20,155	2,759
37	Spain	13,914,811	121,760	2,606
39	France	40,138,560	167,642	2,556
41	Mexico	7,702,809	334,958	2,546
51	Germany	38,828,995	183,027	2,182
61	Hong Kong	2,937,609	14,924	1,963
114	Taiwan	10,241,523	19,005	796
122	S. Korea	34,571,873	35,934	700

출처: Worldometer. https://www.worldometers.info/coronavirus/about/

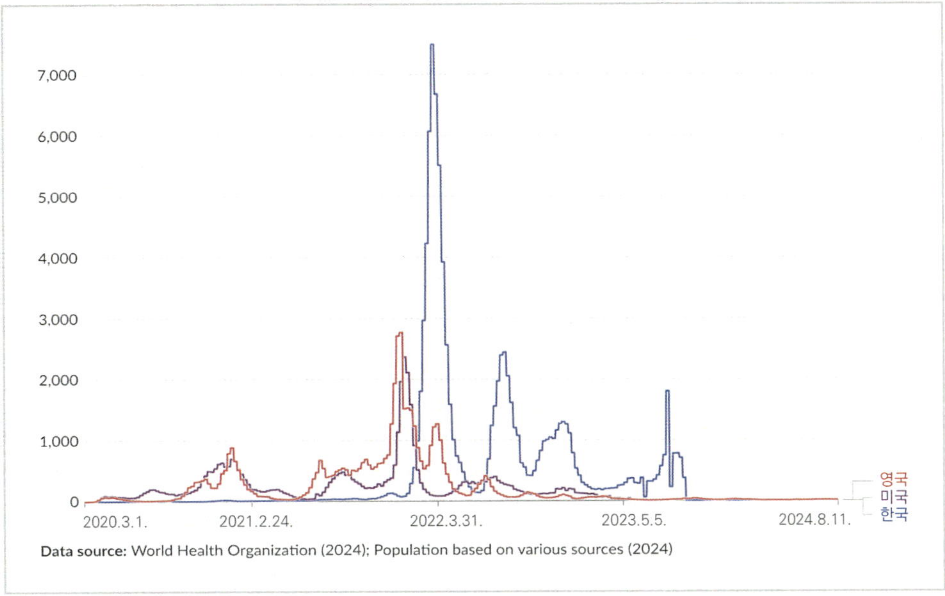

[그림 3.1] 미국, 영국, 한국의 인구 백만 명당 코로나19 일일 신규 감염자 수

국내에서는 2020년 1월에 첫 감염자가 발생했고, 매일 1명 정도 신규 감염자가 발생하는 느린 확산이 이어지다가 2020년 2월 19일에 대구에서 신천지 교회 신도 수천 명이 집단으로 감염되는 사건이 발생하였다. 이 고비를 넘긴 후 매일 수십 명에서 수백 명 정도가 신규 감염되는 소강상태가 이어지다가 약 1년 후인 2021년 7월부터 수도권에서 감염이 빠르게 확산하여 1일 감염자가 1천 명을 넘었다. 이후 증가세가 계속되어 11월에 3천 명, 12월에 5천 명, 2022년 1월에 1만 명이었고, 3월 16일에 무려 62만 명을 기록하였다. 이때 한국의 인구 대비 1일 감염자 수는 세계에서 가장 높았다. 4월 이후에는 증감을 반복하면서 서서히 감소하였다. [그림 3.1]은 영국, 미국, 한국의 코로나19 1일 신규 감염자 수를 비교한 그래프이다. 영국과 미국은 2021년 초와 2022년 초에 유행했다. 반면 한국은 2021년까지는 비교적 감염이 적다가 2022년 3월부터 5월까지 대유행하였다. 팬데믹 기간에 한국에서는 3,457만 명이 감염되었고, 35,934명이 사망하였다. 코로나19 사망자는 대부분 2022년에 발생했는데, 이해의 통계청 사망원인통계에서 코로나19는 주요 사인 3위를 차지하였다. 사인 2위였던 심장병 사망자 수와 거의 비슷한 수준이었다. 이렇게 많은 초과 사망이 발생하면서 2022년의 기대수명은 전년보다 0.9세 감소하였다. 기대수명이 감소한 것은 1970년

이후 처음 있는 일이었다.

2. 위험사회와 새로운 바이러스의 등장

코로나19는 2019년 12월 중국 우한시에서 시작했다. 이곳에서 바이러스를 연구하던 실험실에서 사고로 신종 바이러스가 유출되면서 팬데믹이 시작되었다는 설과 우한시에 소재한 수산시장에서 야생동물로부터 인간으로 접촉에 의한 최초 감염이 시작되었다는 설이 있는데 아직 어느 쪽도 결정적 증거는 없으나 과학자들은 동물 접촉설을 신뢰하는 것 같다(Gostin and Gronvall, 2023). 그런데 팬데믹의 기원이 생물학 실험실의 실수에서 비롯된 것이든 아니면 야생동물과 인간이 너무 밀접하게 사는 공간구조에서 비롯된 것이든 그로 인해 전 세계적인 팬데믹이 초래될 수 있다는 사실이 중요하다. 작은 위험 요소가 순식간에 대규모 재난으로 발전했다는 것은 위험사회의 전형적인 신호와도 같다.

최근 신종 감염병의 약 75%가 인수(人獸)공통감염병이고, 동물에만 고유하던 바이러스가 동물을 중간숙주로 하여 종간 장벽을 넘어서 인간에게 전파되는 것을 알 수 있다. 특히 박쥐는 수백 종의 바이러스를 지니면서도 스스로는 감염되지 않는 '신비로운' 능력을 갖추고 있다. 지금까지 알려진 바로는 2003년 중국에서 유행한 중증 호흡기증후군(SARS-CoV)은 박쥐에서 사향고양이로 넘어온 코로나바이러스가 야생동물을 거래하는 시장에서 인간에게 전파되어 SARS라는 치사율이 높은 신종 감염병으로 등장하였다. 2015년에 유행했던 중동호흡기증후군(MERS-CoV)은 박쥐에서 낙타, 그리고 인간으로 바이러스가 전파된 것으로 밝혀졌다. 2020년부터 유행한 코로나19(SARS-CoV-2)도 박쥐 또는 어떤 동물에서 출발하여 중간숙주를 거쳐서 인간에게 전파된 것으로 추측된다(Zhu, 2020). 코로나바이러스는 사람과 동물에 널리 퍼져있는 바이러스로 오랫동안 인간과 함께 진화해 왔기 때문에 통상적인 감기를 유발하지만 크게 해롭지는 않았다. 문제는 동물에만 퍼져있던 코로나바이러스가 어떤 계기로 인간에게 전파되어 감염을 일으켰는데 이 경우 인간은 면역력이 없어서 위험하였다. 2010년대에 세계보건기구의 전문가들은 장차 치명력이 높고 전파력도 높은 독감이 유행할 가능성이 있고 이에 대비해야 한다고 주장하였다. 그러나 다른 국제문제에 우선순위가 밀리면서 제대로 대응하지 못한 상태에서 코로나바이러스 재난을 당하게 되었다. SARS와 유사한 유전구조를 가진 코로나19는 이전의 다른 바이러스와 속성이 달랐고, 따라서 대응이 어려웠다. SARS, MERS, 코로나19는 모두 동물로부터 감염된 사례이다. 과거에는 동물의 병이 인간에게 감염되는 경우가 매우 드물었기 때문에 종간 장벽이라는 개념이 존재했다. 그런데 이제 종간 장벽이 쉽게 허물어지는 것처럼 보인다. 인간과 자연 사이의 전통적인 경계가 허물어지는 현상을 사회학자들은 위험사회의 징표로 해석한다(Lupton, 2022).

독일의 사회학자 Ulrich Beck(1997)은 근대사회에 내재한 위험에 주목하면서 전 세계가 위험사회가 되었다고 주장하였다. 과거의 재난은 주로 가뭄과 홍수와 같은 자연 재난이었다. 반면 근대화 과정에서 구축한 현대문명에는 인간이 의도하지 않았고 예측하기 어려운 위험 요소가 내포되어 있다는 것이다. 체르노빌 원자력 발전소의 폭발과 방사능 유출 사고와 에너지 과다 사용에 따른 탄소 배출과 그로 인한 기후 변화는 기술의 내부적 복잡성으로 인하여 사전에 위험성을 계산하기 어려운 특성이 있었고, 정상적으로 작동하는 과정에서도 사고로 이어지는 '정상 사고'(normal accident)의 특성을 가지며, 일단 사고가 발생하면 국가의 경계를 넘어서 대규모 재난을 초래하게 된다. 즉 위험을 통제하기 어렵게 되었다는 것이다.

코로나19의 발생이 근대문명에 의한 생태계 파괴와 인적 물적 교류 네트워크의 발전에 내재한 모순에 기인한 것이라는 점에서 위험사회의 도래를 목격할 수 있었다. 현재 기업의 생산구조는 전 세계적 차원의 분업 형태로 되어 있고, 교역을 통해서 필요한 식량과 공산품, 서비스를 조달하고 있다. 곡식과 육류, 철강과 조선, 컴퓨터와 핸드폰을 생산하는 데 필요한 원료나 부품은 다른 나라에서 수입하고 있고, 완제품의 판매도 국내는 물론 해외를 대상으로 한다. 이를 위해서 국제적으로 수많은 인력과 물품의 이동과 교류가 매우 빈번하게 이루어진다.

세계 3대 감염병으로 일컬어지는 결핵, 말라리아, 에이즈는 모두 아프리카 등 저개발국가에 집중해서 발생한다. 반면 코로나19는 가난한 개발도상국보다 미국과 유럽의 선진국이 더 큰 피해를 보았다. 이런 역설적 상황은 선진사회가 거대도시화된 주거환경에서 사회적 연결의 밀도가 매우 높은 생활방식을 가진 점이 오히려 호흡기 감염의 통로로 작용했기 때문으로 보인다. 우리나라에서도 코로나19 유행 초기에 방역당국이 00번 감염자가 언제 어디서 누구와 만나서 감염을 확산시켰는지 일목요연하게 연결망 그래프를 제시해 주었고, 시민들은 내가 그때 거기에 갔었는지를 헤아려서 위험한지 따져보았던 기억이 있다. 독일의 사회학자 Ulrich Beck이 1986년에 주장한 위험사회론이 증명된 셈이다. 초연결망 사회는 선진 산업사회가 만들어 온 효율적인 사회구조인데 이 자체가 위험을 내포하고 있었다.

최근 사회변화의 양상은 경제성장, 인구 증가와 이동, 기술 혁신으로 특징지을 수 있는데 이러한 사회변화는 기후 변화를 촉발했고 이 요소들이 어울려서 생태계 파괴와 감염병 증가를 초래했다. 예를 들어 경제성장으로 삶의 수준이 높아지면서 육식 수요가 증가했다. 이에 따라 농가에서 돼지 사육이 증가하는데 이를 위해 산림이나 미개간지를 개발하여 농업지역이 확대된다. 이런 지역은 박쥐의 서식지였을 가능성이 있다. 이렇게 되면 야생동물이 가축 또는 농업노동자와 접촉할 수 있는 기회가 높아진다. 박쥐와 인간의 접촉은 우연한 사건이라기보다는 인간중심 문명의 불가피한 귀결로 보인다. 돼지 사육이 강화되고 돼지의 밀도가 높아질수록 동물로부터 인간으로 바이러스가 전파될 가능성도 커진다. 공장식 돼지 사육으로 돼지의 집단발병 우려가 커지는데, 이때 항생제를 투여하여 치료하게 된다. 그럴수록 병원성 미생물의 항생제 저항력 또는 내성은 커지게 된다. 즉, 정치경제 구조도 코로나19의 발생에 영향을 미쳤다.

기후 변화도 경제성장의 영향이 크다. 경제성장으로 에너지 사용이 증가하고 탄소 배출이 많아지면서 지구는 점차 기온이 상승하게 되었다. 기온이 상승하면 바이러스의 활동이 활발해지고 바이러스 복제에 유리해진다. 바이러스는 숙주를 감염시켜 침투한 후에 자기 DNA나 RNA 유전정보를 복제하고 증식한 후에야 다른 인간을 감염시킬 수 있다. 다른 기후 변화의 영향 사례로는 가뭄이 극심하면 설치류가 이상 증식할 수 있고 설치류가 수백 킬로미터를 이동하면서 신종 감염병을 전파할 수 있게 된다(Baker, 2021).

이러한 사회변화는 동물과 인간의 접촉 증가, 인간 감염 이후 인간 대 인간으로 감염전파 (감염 후 복제 활성화), 감염전파의 전국 또는 전 지구적 확대의 3단계를 거치면서 팬데믹으로 발전한다. 도시화로 사람들이 밀집해서 사는 인구생태 조건이나 인구의 고령화로 인하여 감염에 대한 저항력과 면역기능이 취약한 노인들이 많은 점도 감염전파를 증대시키는 요인이 된다. 일단 한 지역에서 감염이 발생하면 며칠 내로 전 세계로 확산하는 것은 지역 간, 국가 간 여행객이 많고, 교역이 활발한 점이 주요인이 된다. SARS 유행 시에 최초 감염지역에서 일하던 중국인 의사가 친척 결혼식 참석차 홍콩의 호텔로 와서 숙박하면서 밤사이에 수십 명을 감염시켰고, 이들이 다음

날 전 세계로 비행기를 타고 이동하면서 순식간에 감염자가 수천 명으로 확대되었던 사례가 있다. 19세기 이래 인간이 경제성장을 추구하면서 도시화, 고령화, 육식 증가, 농업지역 확대, 의학 기술 발전과 가축 치료 확대, 기후 변화와 동물 병원체의 종간 장벽 파괴, 동물과 인간의 접촉 확대와 같은 일련의 사회변화가 차례로 진행되었다. 지난 수세기 동안 진행된 인간의 경제적 성취로부터 초래된 여러 사회변화가 생태변화를 유발했고, 그것이 결과적으로 신종 감염병의 증가로 이어졌다. 즉 인간이 성취한 정치경제구조 내에 위험이 배태되어 있었다고 할 수 있다.

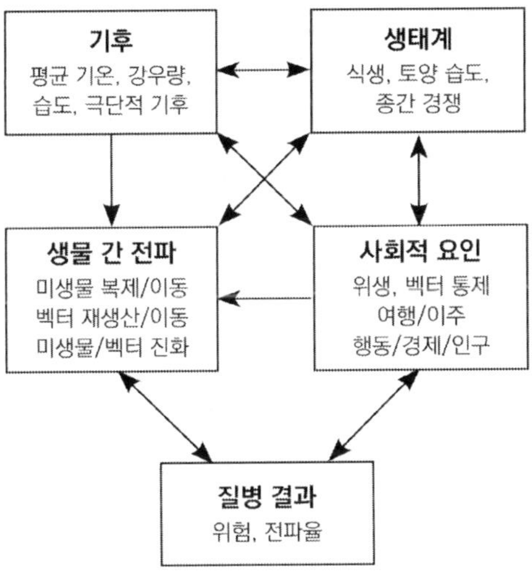

자료: National Research Council, 2001.

[그림 3.2] 감염병 발생의 영향 요인

물론 이러한 거시 구조적 요인 이외에도 개별 국가의 정치 경제적 상황이나 사회문화 구조의 차이에 의해서 코로나19의 감염전파 양상이 달라질 수 있다. 팬데믹 초기에 스페인과 이탈리아 등 남유럽 국가의 코로나 확산이 매우 심각하게 진행된 바 있다. 그 배경에는 2009년 그리스에서 시작되어 유럽 국가들로 확산한 유럽의 재정위기에서 남유럽 국가들이 특히 타격을 받았고, 그 결과 남유럽 국가들은 보건 재정 투자가 감소하였다. 그래서 보건 시설의 유지보수가 어려워졌고 충분한 의료인력을 고용하지 못한 상태로 코로나19 유행을 맞게 되었다(Tavares and Ferreira, 2023). 또한 사회문화적으로 남유럽 국가는 가족 중심 문화가 강력하고, 노인과 자식 세대가

한집에 동거하는 경우가 많고, 위기 상황에서 가족 간 연대에 더욱 의존하였다. 더욱이 보수적인 성향의 가톨릭교 신도가 많은 곳이었다. 이러한 친밀성과 연대 의식은 인간 대 인간으로 전염(contagion)되는 감염병의 경우에는 치명적 요인으로 작용할 수 있다(Mogi and Spijker, 2022).

가족의 유대가 코로나 감염 위험을 높인 사례는 중국에서도 보고되었다(Yan, 2021). 일본에서 47개 현을 대상으로 한 코로나 감염연구에 의하면 수직적 연결 사회자본이 많은 현일수록 초기 코로나 감염률이 낮은 것으로 나타났다. 즉 수직적 자본은 정부 신뢰가 높아서 주민이 정부의 방역 조치에 잘 따르는 지역이었고, 그럴수록 초기 감염확산은 낮았던 것으로 보인다. 수직적 사회자본이 높은 지역은 가족관계에서 보이는 결속 자본(bonding capital) 수준이 낮은 것으로 나타난 점도 사회적 유대에 의한 감염확산을 방지해준 것으로 보인다(Fraser and Aldrich, 2021).

그런데 감염병의 구조적 위험이 증가하는 가운데 현실에서 어떤 사회적 지위에 있는가에 따라서 감염 기회는 달라진다. 대표적인 위험사례로 전화상담실(Call Center)이 있다. 전화상담실이란 기업이나 공공기관이 제품이용자나 주민의 문의에 답하는 기능을 특화한 것이다. 이곳은 폐쇄적인 공간에 다수의 상담원이 밀집해서 근무하며, 공기 순환도 미흡한 상황에서 다수의 확진자가 발생하였다. 한 사람이 먼저 감염되면 같은 열에 근무하던 직원이 거의 전부 감염되는 식의 확산이 이루어졌다(이선영, 2021). 사회적 거리두기를 실천하기 어려운 책상 배치와 업무가 전화로 상담을 진행하면서 종일 대화해야 하므로 비말(droplet) 발생이 많고, 환기가 잘 안되어 비말이 쉽게 해소되지 않는 작업 현장의 구조적 특성이 다중 감염의 원인이 되었다. 또한 관리자가 현장에서 상담원의 행동을 감시하고 통제하는 상황에서 감염 위험에 방어적 행동을 수행하기 어려웠던 점도 집단감염의 원인이 되었다. 택배회사 물류센터의 경우 수백 명의 근로자가 레일을 중심으로 양쪽에서 밀집해서 택배 상자를 분류하고 싣고 내리는 작업에 종사한다. 근로자 사이에 칸막이를 설치할 수도 없고, 결국 밀접접촉을 할 수밖에 없는 공간구조이다. 또한 노동강도가 높아서 마스크를 쓰지 않는 경우도 많다고 한다(매일노동뉴스, 2020). 따라서 택배 물류센터에서 대규모 감염이 발생한 것은 자연스러운 결과로 보인다. 이에 비하여 재택 근무하면서 온라인으로 업무를 수행하거나 보고할 수 있었던 대기업 사무직 종사자들은 감염 위험이 낮았다.

3. 방역과 공중보건

코로나19는 호흡기로 감염되는 질병이라 사람과 사람 간 감염전파를 차단하는 것이 매우 중요했다. 코로나19는 이전에 유행했던 SARS보다는 치명률이 낮았으나 감염전파율은 훨씬 높았다. 따라서 감염자를 가려내어 격리하는 것이 시급했다. 한국은 코로나19 발생 즉시 방역을 시행했고, 감염 여부를 확인할 수 있는 선별검사를 수행할 수 있도록 검사 도구 생산, 검사소 설치, 검체 분석과 보고 체계를 조기에 확립하였다. 미국 등 여러 선진국에서도 검사 도구의 조달에 어려움이 컸고, 또 수집된 많은 분량의 검체를 신속하게 분석할 수 있는 시설을 갖추지 못한 경우가 많았다. 일단 선별검사에서 감염이 확인되면 병원, 임시 병원 또는 집에 1주일간 격리하여 감염전파를 차단하였다. 우리나라는 정부의 준비 태세가 양호한 편이었다. 반면 일부 유럽 국가들은 코로나 유행 직전에 경제위기로 보건 재정을 축소하였는데 이에 따라 방역 준비가 부실했고, 초기 유행 확산을 통제하는 데 실패했다.

다른 한편 사회적 거리두기라는 전무후무한 조치가 강제로 시행되었다. 호흡이나 대화 중에 코로나바이러스가 비말 형태로 전달되어 감염을 유발하는 것으로 알려지면서 대규모 집회 금지, 외식과 모임 금지, 대인 간 2미터(60 feet) 거리두기, 마스크 착용, 외출 후 손 씻기 등이 실시되었다. 우리나라에서는 이러한 조치들이 비교적 잘 수용되었으나 미국과 유럽에서는 사회적 거리두기와 마스크 착용에 대한 거부감이 컸다. 자유권 규제에 대한 반발한 사람들이 반대 집회를 열기도 했다. 마스크를 거부하는 이유는 마스크의 코로나19 예방효과에 대한 불신, 마스크 강제 착용에 대한 심리적 반발 때문이었다. 주로 정치적으로 보수적 견해를 가진 이들이 코로나 백신에 대해서도 불신감이 컸고, 코로나19의 위험성이 과장되었다고 생각하며, 사회적 거리두기를 거부했다고 한다(Taylor, 2021).

코로나19 팬데믹 1년 만에 유효한 백신이 개발되었다. 감염병 백신 개발은 보통 수십 년에 걸쳐서 이루어지는데 이 경우에는 매우 예외적으로 신속하게 진행되었다. 1980년대부터 mRNA 백신 개발이 추진되었는데 코로나19가 대유행하면서 개발 시간이 단축되었다. 백신 개발을 지원했던 미국과 유럽 국가들은 조기에 백신 접종을 시작했다. 우리나라는 백신 개발이 뒤늦었고, 해외 백신의 도입도 뒤늦었다. 또한 백신 접종 후 부작용을 겪고 사망하거나 후유증을 겪은 사람이 상당수 발생했다. 코로나 백신은 당시 팬데믹 상황이 너무 심각해서 효능과 안전성에 대해 충분한 검증이 되지 않은 채 보급되었던 관계로 부작용이 클 수밖에 없었다. 그런데 이에 대한 적절한 대응과 보상을 하지 못하여 백신에 대한 신뢰가 하락한 점은 방역 정책의 실패 요인이 된다. 또한 정부는 감염자를 찾기 위해서 온라인 전산망과 CCTV 등 모든 정보매체를 활용하였는데 이것이 공중보건의 효율성은 높였으나 장기간 지속된 코로나 위기에서 국민의 기본적인 권리 침해 문제도 초래했다.

코로나 감염이 확인되면 병원에 입원하여 치료하였다. 그런데 병원 내에서도 코로나19의 감염전파가 진행될 수 있어서 병실에서 외부로 공기흐름을 차단하는 음압병실을 설치해야 했고, 의료진은 방호복을 입고 업무를 수행해야 했다. 이러한 상황은 일반환자들에게 공포감을 유발할 수 있어서 다수 환자가 병원 이용을 꺼리게 되었다. 실제로 2020년에는 입원환자가 전년도에 비하여 약 10% 감소하였다(조병희·변진옥, 2021). 그런데 감염자가 폭증하면서 병상이 부족하게 되었고, 이에 따라 사회단체의 연수원 등을 임시 병원으로 지정하여 경증 감염자를 수용하거나 집에서 자가격리토록 하는 등의 조치가 취해졌다(한국건강증진개발원, 2020).

국가의 보건의료에 대한 재정 투자와 시설과 인력의 준비상태에 따라, 또한 의료진의 열성적인 치료 역량 발휘 여부에 따라 코로나19 사망률이 크게 달랐다는 점에서 Foucault가 말한 생명 권력(biopower)의 위력을 실감할 수 있었다(Rogers 외, 2013). Marx는 근대사회 권력의 원천을 자본의 축적에서 찾았고 교육, 정치, 의료 등 모든 사회제도와 현상이 자본의 영향 아래 만들어진다고 주장했다. 반면 Foucault는 인구 통제와 인간의 몸에 대한 통제력의 확보가 권력의 원천이라 주장했다. 국민을 건강하게 하는 것, 예방과 치료를 잘하여 질병 공포를 극복할 수 있게 하는 것이 생명 권력이라 할 수 있다. 코로나19의 위험성을 폄하하고 마스크 착용을 거부했던 미국 대통령 후보가 선거에서 패배한 것은 생명 권력의 작동을 확실하게 보여주었다.

4. 일상의 변화와 정신 건강 문제

코로나 유행 초기에는 감염확산을 방지하려고 사회적 모임을 규제했기 때문에 사람들은 불가피하게 집에 머물게 됐다. 이것은 신체활동의 감소와 배달 음식 소비의 증가로 이어졌다. 사회적 만남과 접촉이 중단되고 질병 공포가 커지면서 우울감이 증가하는 현상이 나타났다. 한국건강증진개발원의 조사에 의하면 국민의 40.7%가 코로나19로 우울 및 불안을 경험한 것으로 나타났다. 특히 20대와 30대 여성의 코로나 우울 경험이 높았다. 그리고 그 이유로 사회적 고립감(32.1%), 감염 우려(30.7%), 취업 어려움(14.0%), 신체활동 부족과 체중증가(13.3%) 등이 꼽혔다(한국건강증진개발원, 2020). 코로나 유행으로 사회적 고립감과 외로움을 느끼게 된 것은 전 세계적인 현상이었다. 한국은 인근의 일본이나 중국, 그리고 감염확산 위험이 컸던 스페인이나 이탈리아 국민보다 외로움을 겪은 비율이 더 높았다(윤소영, 2023). 팬데믹으로 인한 일상생활의 제약과 변화는 다른 나라에서도 비슷했다(Nascimento and Tafner, 2023). 그런데 팬데믹이 길어지면서 사람들은 소외와 외로움을 극복할 방법을 개발해 냈다. 반려동물을 집에 들이거나 종교에 관한 관심이 증가했고, 우리의 카카오톡에 해당하는 왓츠앱(What's app)의 사용이 증가했으며, 자발적 참여에 의한 온라인 음악회가 열리기도 했다.

팬데믹 초기에 사람들의 정신건강이 악화하였다. 국민건강영양조사의 2018년(팬데믹 이전)과 2020년(팬데믹 1년차) 자료를 비교한 결과 팬데믹 이전에 4.3%이던 우울증 유병률이 팬데믹 시기에 5.2%로 증가한 것으로 나타났다(Lee and Kim, 2023). 그러나 2021년에 시행된 정신건강 역학조사에서는 5년 전과 비교해서 우울증 분포에 유의한 차이가 없었다. 이 역학조사가 좀 더 엄격한 기준을 적용해서 실시된 것을 고려할 때 팬데믹 초기에 일시적으로 우울감이 증가했을 가능성이 있으나 엄격한 의학 임상적 기준에는 미달했던 것으로 해석된다. 코로나 우울은 아마도 코로나19 감염 공포의 영향도 크게 작용했을 것으로 보인다. 그런데 팬데믹 발생 초기에는 감염 공포가 매우 높은 수준이었다가 시간이 지나면서 감소했다. 특히 우리나라는 팬데믹 2년 차에 감염이 크게 확산하였으나 감염 공포는 오히려 팬데믹 초기보다 낮았다(유명순, 2022). 팬데믹 상황이 일상화되면서 공포감이 감소하고 그에 따라 우울감도 낮아졌을 것으로 보인다. 팬데믹 공포는 자살의 감소를 초래했던 것으로 보인다. 팬데믹 기간에 실업이 증가하고 자영업 활동이 부진해서 자살 충동은 더 증가할 수도 있었으나 감염 공포가 워낙 커서 자살 충동을 상쇄했던 것처럼 보인다. 전쟁이나 대규모 재난 발생 같은 사회적 위기 상황에서는 범죄나 자살이 일시적으로 감소하는 경향을 보인다(Claassen, 2010). 우리나라에서도 2000년대에 자살률이 계속 상승하여 2019년에 자살률 26.9로 정점을 찍었다가 이후 2020년 25.7, 2021년 26.0, 2022년 25.2로 감소 추세를 보였다.

코로나19는 꽤 심각한 정치논쟁을 초래하였다. 감염병은 종종 사회적 낙인과 차별을 유발한다. 장티푸스 보균자였던 아일랜드 이민자 Mary Mallon(1869-1938)이 다른 보균자와 달리 26년이나 격리 수용되었다가 끝내 홀로 사망했던 사실에서 유래한 '장티푸스 메리'(Typoid Mary)는 질병을 이유로 한 사회적 차별을 상징적으로 보여준다. 에이즈나 SARS 등 치사율이 높았던 감염병이 유행할 때도 차별과 낙인이 발생했다. 그런데 코로나19는 선별검사, 마스크 착용, 사회적 거리 두기, 이동 제한, 예방백신 접종 등 방역의 여러 요소를 두고 보수와 진보 진영 간에 극한 대립이 벌어졌다. 진보 진영은 감염전파 차단을 위해서 자유권을 제한하고 정부 조치를 수용하는 태도를 벌였으나 보수 진영은 정반대 견해를 보였다. 미국의 조사회사인 PEW Research의 조사 결과를 살펴보면 미국 대선에서 보수적인 트럼프 후보가 승리한 지역(county)보다 진보적인 바이든 후보가 승리한 지역에서 코로나 백신 접종률이 더 높았다(Pew Research, 2022.3.3). 정치적 견해에 따른 일상생활 제한 조치에 대한 찬반은 여러 나라 중에서 미국에서 가장 크게 벌어졌다. 정치적으로 보수적인 사람의 52%가 제한 조치에 거부감을 보였으나 진보적인 사람은 7%만이 동의했다. 같은 사안에 대하여 독일의 보수파는 37% 찬성, 진보파는 17% 찬성이었다. 한국은 보수파 22%, 진보파 11%로 정치적 입장에 따른 방역 제한 조치에 대한 인식 차이가 크지 않았다(Rew Research, 2021.7.30). 미국에서 코로나19 확산이 심각했던 2020년 6월에 마스크 착용 찬성률이 민주당 지지자 76%, 공화당 지지자 53%였다(Pew Research, 2020.8.27). 우리나라에서도 집회 규제를 반대하는 보수 성향 개신교회의 시위가 있었고, 코로나 백신 음모론을 주장하는 의사들도 있었으나 서구사회만큼 조직적인 반대가 이루어지지는 않았다. 이것은 우리나라에서 과학과 의학에 대한 대중의 신뢰가 매우 강력함을 방증한다. 그런데 대중의 인식이 질병을 의학적 문제로만 간주하고 정치문제나 사회문제로 접근해 보지 못하는 경향이 있는 점은 의학에 대한 사회적 통제의 필요성이 제대로 구현되지 못하고 있다는 점에서는 우려할 만하다.

5. 생명 정치

중국은 전국의 통행금지를 장기간 실시하여 코로나 전파를 차단하는 극단적인 통제 정책을 시행했다. 지역에서 한 명이라도 감염자가 발생하면 지역 전체를 차단하고 격리하였다. 다른 대부분 국가도 정도 차이는 있지만 단기간의 통행 차단과 사회적 거리두기를 실시하여 인간 간 접촉을 최대한 방지하여 감염전파를 차단하려 하였다. 그런데 이러한 조치의 사회적 의미가 간단하지 않다. Foucault가 제시했던 생명 정치는 의학적 지식에 대한 복종과 건강의 회복이 상호작용하는 것으로 과거의 폭력적이었던 권력과 대비되는 긍정적 권력의 이미지를 부각하였다. 그런데 코로나19의 등장은 분명히 생명 정치를 근간으로 하는 것이지만 그것이 초래하는 위험이 너무 심대하여 거대한 국가권력에 의하여 전 국민의 일거수일투족을 감시하는 전례 없는 상황이 초래되었다. 여기서 스마트폰, CCTV, 온라인 뱅킹, 각종 의료 이용 기록들이 감염자와 접촉자를 가려내는 데 활용되었다. 마치 범죄사를 색출하듯이 감염자를 감시하고 색출하는 감시사회가 연출되었다. 이 과정에서 시민들 간에 상호 의심하고 감시하면서 공동체 유대는 무너지고 때때로 차별과 배제가 만들어졌다. 코로나 공포가 클수록 감염 사실을 숨기거나, 주변에 죄스러운 마음을 갖게 되고, 자존감은 떨어지고, 그럴수록 외부와 접촉을 피하고 외톨이로 지내며 소회를 감수하는 상황이 연출되었다(염선미 외, 2022). 이탈리아 철학자 Giorgio Agamben(1995)은 생명 정치 주권을 주장하였다. 생명 정치가 사회의 모든 구성원에게 똑같이 혜택을 주는 것이 아니라 정치적으로 배제된 '벌거벗은 생명'을 타자화시키고 차별하고 배제한다는 것이다. 코로나19의 등장으로 생명 정치의 민낯이 벗겨지고 가난한 서비스업 종사자는 더 큰 생명의 위험에 빠지게 되었고, 우연히 감염된 보통 사람은 그 순간부터 차별과 배제에 노출되었다.

감염병의 대유행은 거의 필연적으로 수많은 차별을 만들어낸다. SARS가 유행했을 때 캐나다에서는 중국인에 대한 폭력적인 대응이 있었다(조병희, 2004). 에이즈가 유행했던 때에도 전세계적으로 감염인과 동성애자에 대한 차별이 있었다(조병희, 2008). 코로나19가 유행하면서 이런저런 차별과 혐오가 퍼졌다. 코로나19를 중국인이 퍼트렸다는 오해에서 비롯된 중국인 차별은 여러 나라에서 발견되었다(변유경, 2022). 국내에서도 중국에 대한 반감의 표출이 상당히 있었다. 그런데 감염자가 누구인가에 따라 차별이 될 수도 있고 아닐 수도 있다. 국내에서 진행된 SNS 게시물 분석을 시행한 결과 신천지 교회 신도와 이태원 동성애 클럽 이용자들은 코로나의 가해자로 비난받았으나 쿠팡 물류센터 노동자들과 콜센터 직원들은 죄 없는 희생자(victim)로 동정을 받았다(Jang et al., 2024). 즉 코로나19 감염은 어느 곳에서도 고의적으로 이루어진 일이 아니지만 사회적 소수자들은 그 결과에 책임을 져야 하고 큰 비난을 받는다는 점은 차별이 아무한테나 가해지지 않음을 여실히 보여준다.

6. 비인간 행위자들

전통적으로 사회과학은 인간 행위에 한정하여 이론을 전개하였다. 동물이나 기계, 공기와 흙 등은 관심 대상이 아니었고, 어쩌다 불가피할 경우 사족처럼 다뤄졌다. 물질은 수동적이고, 비활성적인 것으로 간주하였다. 그런데 우리는 홍수와 가뭄, 지진과 태풍을 수시로 겪으면서 그 위력을 두려워한다. 그러면 홍수 등 자연이나 물질은 인간과 행위방식이 다른 것일 뿐 나름대로 행위를 하는 것으로 볼 수 있지 않을까? 과거에 마르크스가 경제적 자본에 한정하여 물질의 중요성을 설파했다면 신유물론에서는 동물, 식물, 광물 등 비인간을 모두 포괄하여 물질의 행위성을 주장한다. Haraway(2016)는 인간과 기계가 결합한 사이보그를 제시하면서 남녀의 정체성을 넘어서 새로운 정체성을 갖는 새로운 인간, 인간의 능력을 뛰어넘는 새로운 인간의 탄생 가능성을 지적한 바 있다. 마찬가지로 인간이 물질과 결합할 때 놀랄 만한 능력이 생길 수도 있고, 굉장한 위험에 빠질 수도 있다. 어떤 경우든지 동물이나 물질은 나름의 행위능력이 있고 인간과 상호작용한다. 코로나바이러스는 큰 위험의 상징처럼 되었다. 그런데 코로나바이러스가 홀로 존재할 경우 위력을 떨치지는 못한다. 반드시 숙주에 침투하여 몸집을 불려야(증식 과정) 숙주를 죽일 힘이 생긴다. 수많은 종류의 바이러스가 있고 대부분의 바이러스는 그처럼 독성이 강하지 않다. 유산균처럼 몸에 이로운 것도 많다. 그런데 바이러스는 어떤 대상과 결합하는가에 따라 이미지가 달라지고 행위능력도 달라진다. 지금까지의 설명에 의하면 박쥐-코로나바이러스-인간-선진국 대도시 환경으로 행위자가 연결될 때 위험이 만들어졌다. 반면 박쥐-코로나바이러스-인간-개도국 농촌환경의 연결망은 친화력이 부족하여 구성되지 못하였다. 그래서 개도국 농촌은 상대적으로 안전한 곳으로 볼 수 있다. 바이러스가 번식할 수 있는 환경은 바이러스가 만든 것이 아니다. 변화한 환경에서 바이러스는 자신의 임무에 충실할 뿐이다. 바이러스는 숙주가 주변에 있어서 그에 접근하여 번식하려고 할 뿐이다. 이것을 침투라고 표현하는 것은 인간 중심적 사고이다. 적당한 숙주가 없다면, 접근하기에 적합한 조건이 아니라면 바이러스는 그냥 가만히 있는다. 무작정 참고 기다린다. 엄청나게 수동적인 존재이다. 김춘수 시인의 꽃처럼 내가 몰라볼 때는 아무것도 아니었다가 내가 이름을 불러주니 나에게 와서 꽃이 된다. 사실은 불러주지 않아도 내 몸이 약해지면 바이러스가 귀신같이 알아차리고 찾아온다. 사회적 거리두기가 한참일 때 집안은(나-가정) 안전하고 거리와 공공장소(나-공공장소)는 위험한 곳이라는 인식이 생겨났다. 인간-마스크-백신의 연결망은 코로나 위험에 대응하는 이중, 삼중의 보호막이 되었다. 한국인과 마스크의 조합은 안전을 상징하지만, 일부 유럽인과 마스크의 조합은 자유의 억압처럼 인식되었다. 마스크의 행위성은 누구와 결합하는가에 따라 달라진다.

우리나라에서는 코로나19 유행 초기에 마스크를 사려고 사람들이 약국 앞에 길게 줄을 섰다. 호주와 미국, 영국, 독일, 프랑스, 일본 등에서는 사람들이 슈퍼마켓에서 화장지를 사재기(panic buying)하는 모습이 보도되었다. 마스크는 비말을 차단하여 코로나 감염전파를 방지할 수 있다는 과학적 근거가 있어서 이를 구매하는 것이 합리적 행동처럼 보인다. 그런데 코로나바이러스 위기 상황에 식량도 아닌 화장지를 사재기하는 이유는 무엇일까? 당시 보도를 살펴보면 공포감이 크고 위기 상황의 원인과 전망이 불확실할 경우 극단적인 행위, 비합리적 행동이 나타날 수 있다는 추론이 많았다. 사재기를 하면서 자기 생활의 안정감과 통제력을 느끼며 위안을 얻는다는 것이다(David 외, 2021; CNN, 2020.3.9.). 당시 미국에서는 총기 구매가 증가했다는 보도도 있었다(Sokol, 2021). 총이나 화장지가 어떻게 위안을 주는 것일까?

치안이 비교적 잘 확립된 우리나라에서는 정부 정책에 항의하는 데모 행렬이 있다고 해도 그들이 여차하면 우리 집에 침입해서 난동을 부릴지도 모르겠다고 우려하는 경우는 거의 없다. 반면 서구에서는 그러한 대중 집회가 무질서한 난동으로 변질하는 경우가 종종 있다. 거리의 상가나 슈퍼마켓은 폭도들이 난입하여 파괴와 절도의 대상이 되기도 한다. 주변의 가정집들도 안전하지 않다. 이러한 일상의 경험으로 인하여 바이러스에 공포와 불안을 느끼는 상황에서도 불안을 틈타서 거리에서 난동이 벌어지거나 자기 집 침탈을 걱정하게 된다는 것이다. 특히 그들이 집안에 소변과 대변,

피, 침, 구토물 등을 흘려 놓을 수 있다. 이런 행위는 자신이 유지해온 집안의 질서를 깨뜨리는 것이고, 정상적인 신체적 규범 또는 경계를 넘어서는 것이다.

독일의 사회학자 Norbert Elias(2002)는 '문명화 과정'(The Civilizing Process)이란 저작을 1939년에 출판했다. 그에 따르면 서양을 문명사회로 만든 요소 중에 '위생'이 있었다. 거리에 만연했던 오물을 청소하고, 개인의 위생을 실천하는 담론이 만들어진 것이 동서양의 문명을 가르는 중요 요소였다는 것이다. 집에 대소변을 위생적으로 처리하는 변기(toilet)가 설치되고, 화장지를 사용하게 되면서 서구인들은 이것을 신체의 위생과 안전을 담보하는 중요한 요소로 인식하게 되었다. 그런데 코로나 위기로 인해서 바이러스의 감염에 대한 우려 못지않게, 간접적으로 발생할지 모르는 폭동과 그로 인한 오물 세례는 위생과 안전의 훼손에 대한 공포감을 키웠고, 오물을 치우는 데 사용할 화장지의 존재가 기억되면서 화장지 사재기로 이어졌다는 것이다(Sikka, 2021; Stratton, 2021).

인류학자 Mary Douglas(1966)는 그의 저작 '순수와 위험'(Purity and Danger)에서 사람들은 자신이 통제하는 일상생활의 영역을 순수하고 안전한 곳으로 간주하는 경향이 있다고 한다. 어떤 계기에 외부인이 침입하여 자신의 구축한 질서를 깨뜨리거나 위협하는 상황이 벌어지면 이를 부정하고(impure) 위험한 것으로 간주하고 배척하려 한다는 것이다. 외부인이 집안에 오물을 쏟아놓은 상황은 매우 불결하고 위험한 것이기에 사람들은 총기를 사용해서 쫓아버리거나 아니면 화장지로 닦아서 치워버리는 것을 중요하게 생각한다는 것이다.

비인간 존재의 행위성을 강조하는 신유물론 관점에서도 이와 유사한 해석을 시도한다. 서양인에게 신체적 청결과 위생의 유지는 규범의 수준을 넘어서 거의 터부와도 같다. 몸의 내부와 외부의 경계를 적절히 유지하는 것은 필수적인 일인데, 만일 통제할 수 없는 상황이 벌어지면 위생 측면보다는 문화 측면에서 혐오감과 생활공간 오염에 대한 두려움이 촉발될 수 있다. 몸의 내부에서 외부로 배출되는 액체는 위험한 것으로 인식되는데 그것이 몸 밖에 있으면 질서를 깨뜨리기 때문이다. 대소변의 배출이 성기와 가까운 곳에 있는 점도 또 다른 터부와 부끄럼에 관계된다. 화장지가 이러한 위험을 가려주는 중재자로 역할을 하는 것으로 볼 수 있다. 화장지는 코로나19가 초래한 위생적-문화적 위험과 취약성의 방어책이 되는 것이고 그에 따라 사재기 행동이 촉발되었다고 해석할 수 있다(Sikka, 2021).

그러면 우리나라에서는 왜 화장지 대란이 발생하지 않았을까? 우리나라에는 코로나 위기 상황을 틈탄 난동꾼의 존재(the Other)가 없기 때문이다. 즉 신유물론의 관점에서 볼 때 코로나 위기는 우리나라와 다르게 인간과 비인간 행위자의 연결망이 만들어진다. 즉 동일한 코로나19의 감염확산 위험에서도 사회마다 위기가 촉발되고 그에 대응하는 현실은 전혀 다르게 구성될 수 있는 것이다. 인간(나)이 타자(폭도) 및 비인간(화장지) 사이에 불가분의 결합 네트워크(assemblage) 관계가 만들어져서 안전을 도모하게 된다는 것이다. 화장지의 특성은 처음부터 고정된 것이 아니라 아래의 결합 네트워크가 만들어지면서 새로운 성격을 갖게 되었다. 즉 물질은 생동하는 것이고 다른 계기에 다른 결합 관계가 형성되면서 다른 성격을 얻을 수도 있을 것이다.

코로나19 - 폭도/타자 - 문화적 위생적 위험 - 화장지 사재기

마스크의 착용에 대하여 서구인들은 거부감이 매우 컸다. 그들에게 사회적 만남은 얼굴을 맞대는 것이었고, 얼굴을 보이는 것은 책임을 지는 것과 같았다. 그런데 마스크를 착용하면 사회적 연결성이 약화되고, 익명화되며, 책임성이 약화되는 것이므로 마스크에 대한 거부감이 컸다는 것이다. 의료진은 이전에도 마스크를 착용했으나 그들이 사용하는 의료용 마스크(dental mask)는 환자 보호라는 목적에 이바지하는 것으로 제한된 목적을 가졌다. 그런데 코로나 위기 상황에서 사용하던 보건용 마스크(N95/KF94 mask)는 바이러스 차단을 목적으로 한 것이다. 여기서 바이러스는 신체 경계를 존중하지 않는 외계 존재이고 또 유해한 존재로 간주된다. 마스크 착용은 바이러스가 신체 경계를 (강제로) 존중하게 만드는 의미가 있다. 원래의 마스크와 달리 보건마스크는 코로나 위기 상황에서 개인의 책임과 상황의 위험성을 타인에게 알리는 의미가 부여된다. 아울러 신체의 안과 밖, 나와 타자의 경계를 구성한다. 구조적 차원에서 생각할 때 코로나 위기는 선별검사와 감염인 병원 입원과 치료를 잘하는 것이 본질적인 해결책이다. 그런데 이러한 제도적 해결책에는 소홀하면서 개인의 마스크 착용을 강제화하는 것은 실질적인 효과보다는 신자유주의 경제체제에서 유래한 코로나 위기의 기원을 감추고 감염을 개인의 책임으로 돌리는 효과가 있다. 즉 보건마스크는 코로나 위기 상황에서 '갑자기' 등장하였고 사회적 소통을 차단하고 개인의 책임을 부각하려는 신자유주의 담론이 배경에서 작동하고 있다고 해석할 수 있다(Sikka, 2021). 그런데 우리나라에서는 마스크가 서구의 화장지 구매와 비슷하게 구매 경쟁이 벌어졌다. 그리고 그것은 코로나 이전에도 감기 예방이나 황사 예방을 위

한 마스크 착용 경험이 많았고, 위기 상황에서 각자도생하여 살길을 찾으려는 신자유주의 체제의 또 다른 구조 속에서 나타난 현상처럼 보인다. 서구나 한국이나 다 같은 보건마스크 착용 행위이지만 인간과 비인간 행위자가 얽히는 결합 네트워크는 다를 수 있고, 그에 따라 위기 상황에 관한 판단이나 마스크 순응도는 크게 다를 수 있다.

[서양] 보건마스크 – 코로나19 – 사회적 소통구조 – 신자유주의
[한국] 독감 – 마스크 - 코로나19 – 보건마스크 – 경쟁사회와 각자도생 – 신자유주의

우리나라 콜센터 직원의 코로나19 집단감염을 분석한 인류학적 연구에서는 과일바구니와 식혜가 등장한다. 열악한 근무 환경으로 인하여 코로나19에 감염되었으나 제대로 된 사과와 보상 대신 '과일 바구니'가 보내졌고, 코로나19 사태로 콜업무가 급증했는데 민원 처리를 일방적으로 하달했던 부서에서 고마움의 표시로 '잔칫집 식혜'를 돌렸다고 한다. 통상적으로는 과일이나 식혜는 건강에 좋은 재료이지만 콜센터 직원에게는 원망과 모욕의 상징처럼 인식되었다(김관욱, 2020). 그것을 보낸 관리자는 과일과 식혜의 좋은 이미지로 직원들의 불만과 수고를 포장하고 싶었겠지만, 직원들은 자신들의 처지나 공로를 외면하거나 평가절하한 원망과 모욕의 감정(정동, affect)으로 인식되었다. 과일과 식혜는 관리자와 직원 사이에서 팽팽한 긴장과 갈등의 양면을 대변하고 있다.

코로나19는 수많은 사망자가 나온 보기 드문 감염병이었다. 이 병의 전파와 대응과정은 여러 가지로 따져볼 사안이 많다. 그런데 사회학적으로 코로나19의 사회적 의미를 헤아려 볼 때 위험사회론, 정치경제학, 생명 권력, 비인간 행위자 등 여러 관점에서 분석이 가능한 복잡한 사회현상이었다. 즉 코로나19의 등장이 우리 사회에 주는 의미가 간단치 않다는 점을 심사숙고할 필요가 있을 것이다.

4장: 건강 불평등

- 사회경제적 지위가 높으면 건강 수준도 높은 경향이 있다. 상위계층이 하위계층보다 사망률도 낮고 유병률도 낮은 것이 보통이다.
- 선진사회에서는 절대적 빈곤보다 상대적 빈곤이 건강 불평등에 더 큰 영향을 미친다.
- 사회자본이 클수록 양호한 건강 상태를 보인다.

1. 사회계층과 계급

산업사회가 형성된 이후 가난한 사람이 사망률이 높다는 지적이 꾸준히 이어졌다. 1830년 프랑스의 경제학자 Villermé는 파리의 빈민 지역 사람들이 높은 사망률을 보인다고 지적하였다. 1842년에는 영국의 행정가 Edwin Chadwick이 빈곤한 생활환경이 질병의 위험을 높이고 기대수명을 낮춘다고 주장하였다. 영국 맨체스터의 공장 주인이며 Karl Marx를 후원했던 Friedrich Engels는 1845년에 '영국 노동계급의 상태'라는 책을 펴냈는데 노동자들의 비위생적 거주환경, 안전하지 않은 노동환경, 그로 인한 열악한 건강 상태를 분석하고 있다. 이 시기에 질병과 사망이 불평등하게 분포한다는 생각이 나타났다는 사실 자체가 큰 의미가 있다. 이러한 인식을 바탕으로 보건학적, 사회정책적 개선 노력이 이어졌기 때문이다. 이후 180년이 지난 지금, 사회경제적 지위가 낮을수록 불건강하다는 명제가 부분적으로 개선되는 여지도 있으나 여전히 강력하게 존재하는 것으로 나타났다(Kamangar, 2013). 사회경제적 지위, 사회계층과 계급, 또는 물질적 조건 등은 모두 비슷한 의미를 지니며 사람들 사이의 건강 불평등을 초래하는 가장 근본적인 원인으로 생각하는 사회학자들이 많다. 먼저 이들의 개념을 구분하고 건강 영향을 따져보기로 한다.

사회학에서는 사람의 지위가 여러 층으로 나뉘어 있다고 생각한다. 지위가 비슷한 사람들을 하나의 계층으로 볼 수 있다. Marx의 계급(class) 개념을 따르면 자본가 계급과 노동계급으로 나눌 수 있다. 후에 중간계급이 추가되었다. 여기서 계급은 서로 넘나들 수 없는, 사회적으로 폐쇄적인 구조로 되어 있다. 반면 Weber는 지위의 높고 낮음이 연속적으로 이어진다고 보았다. 통상적으로 계층을 상, 중, 하로 나누거나 중간단계를 세분화하여 상, 중상, 중하, 하 등으로 구분하기도 한다. 이러한 계층 지위를 구성하는 요인으로는 교육, 직업, 수입이 주로 사용된다. 즉 교육 수준이 높고, 직업 지위가 높고, 수입이 많으면 상위계층으로 분류된다. 각 요소는 사회적 불평등의 다른 측면을 반영하기 때문에 개인마다 세 측면의 지위가 다를 수 있다. 대학 시간강사는 교육 수준은 매우 높으나 정규직 직장에 소속되지는 못하여 계층 지위가 낮다. 반면 무학임에도 불구하고 큰 사업을 일구어 많은 재산을 보유해서 높은 지위를 유지하는 경우도 있다. 그런데 한국 사회에서는 개인의 수입구조가 복잡하고 노출을 꺼려 수입 변수의 민감도가 떨어지는 경향이 있다. 직업의 경우는 많은 여성이 미취업 상태에 있어서 불평등의 양상을 전반적으로 밝히는 데 어려움이 있다. 그런데 교육은 모든 사람에게서 측정이 가능하고, 직업이나 수입보다 비교적 정확하게 응답할 뿐만 아니라 학력을 중시하는 사회적 분위기 때문에 교육 수준에 따른 사회적 불평등의 양상을 비교적 명확하게 밝혀낼 수 있다.

불평등한 사회는 사회 전반에 큰 영향을 미친다. 불평등한 사회는 자원 획득을 위한 과도한 경쟁이 벌어지고, 불법과 편법으로라도 성공하려는 현상이 나타난다. 불평등한 사회일수록 의료, 교육, 식수와 위생 등 인간의 기본욕구 충족이 부족하다. 또 인권이 안 지켜지고, 폭력과 차별과 범죄가 많다. 물론 불평등이 건강에 미치는 영향도 크다. 사회역학자 윌킨슨에 따르면 불평등한 사회일수록 정신질환을 앓는 사람이 많고 불법 약물 복용자가 증가한다. 소득 격차가 큰 사회일수록 허리가 굵어지고 비만해진다. 그런 사회일수록 십대 출산이 많고 그럴수록 빈곤은 재생산된다(Wilkinson and Pickett, 2012). 여기서는 불평등한 사회에 사망과 이환이 어떻게 달리 분포되는지 알아보자.

2. 사망 불평등

영국의 역학자인 Michael Marmot 등(1991)은 화이트홀 연구라 불리는 영국 공무원의 사망률 연구를 시행하였다. 1967년에 40세에서 64세 공무원을 대상으로 면접을 시행하였고, 10년 후에 다시 조사하였다. 그 결과 가장 직급이 낮은 사람들은 정상부에 있는 사람보다 사망률이 3배나 높았다. 바닥에서 꼭대기로 올라갈수록 건강 상태가 좋아졌다. 공무원 사회의 정상부에 자리를 차지한 사람들은 명문 옥스퍼드나 케임브리지 대학 출신으로 시험성적이 우수했고, 고속 승진하여 정상부에 올랐다. 영국의 공무원들은 지위의 고하를 막론하고 직업이 안정적이고, 빈곤하지 않고, 화학적 물리적 위험이 없는 안전한 환경에서 일했기 때문에 일반 국민보다 더 오래 살았다. 그런데 공무원들 내부에서도 지위의 높고 낮음에 따라 사망률이 3배나 차이 났다는 것은 놀라운 일이다.

마멋은 다른 연구에서 미국의 사례를 인급했나. 미국 수도인 워싱턴 DC 남동부의 저소득층 지역에서 북쪽의 메릴랜드주 Montgomery County까지 전철을 타고 이동할 때 1마일마다 주민의 기대수명이 1.5년씩 증가하며, 워싱턴 도심 끝에서 사는 저소득 흑인과 다른 끝에서 사는 고소득 백인의 기대수명은 20년 차이가 난다고 한다(Marmot, 2006). 이렇게 사회경제적 불평등은 사망률 또는 기대수명에서 그 영향을 분명하게 드러낸다.

우리나라에서도 사망 불평등은 상당히 크다. 강영호와 김혜련(2006)은 1998년 『국민건강영양조사』 자료와 통계청의 사망통계자료를 연결하여 2003년까지의 사망 현황을 추적하여 분석하였다. 그 연구에 의하면 각 연령 집단별로 대학 이상의 학력자의 사망률을 1로 했을 때 30세 미만 집단에서 고교졸업자는 사망위험이 1.3배 높았고, 중학교 졸업자는 1.42배, 초등학교 졸업자는 1.71배, 무학자는 2.21배 높았다. 즉 대학 졸업자 대비 무학자는 2배 이상의 사망위험에 노출된 것이다. 학력 간 사망위험의 격차는 경제활동 인구인 30~64세 인구집단에서 가장 컸다. 대학 졸업자와 무학자 간 사망위험은 4.49배에 달하였다. 앞서 살펴본 동일시기의 남녀 간 사망격차보다 더 큰 격차를 보여준다. 반면 65세 이상이 되면 학력 간 격차는 거의 사라진다. 즉 경제활동 단계까지는 성별이나 학력에 의한 건강위험의 차이가 크게 작용하여 사망 불평등이 극대화되나 은퇴 이후에는 성별이나 학력 차가 더 이상 건강 상태에 유의한 영향을 주지 않게 됨을 의미한다(표 4.1). 한국 사회는 학력에 따라서 사회경제적 지위의 격차가 발생하고, 나아가 건강 상태의 불평등까지도 초래되는 것이다.

같은 방식으로 가구소득 수준에 따른 사망 불평등의 양상을 살펴보면 [표 4.2]와 같다. 가구소득을 기준으로 연구 대상 집단을 5 등분하여 최고소득을 갖는 1분위 소득집단의 사망위험을 1로 할 때 30세 미만 집단에서 2분위와 3분위 소득집단의 사망위험은 1.64로 커지고, 4분위 소득집단은 2.3, 최저소득을 갖는 5분위 소득집단은 2.29의 사망위험을 보였다. 즉 최고소득집단에 비하여 최저소득집단은 약 2.3배 초과 사망의 위험이 있었다. 최고소득집단 대 최저소득집단의 사망위험 격차는 30~64세 집단에서 3.23으로 커졌다가 65세 이상 집단에서는 1.98로 축소된다. 65세 이후에 성별이나 학력에 따른 사망위험의 차이가 거의 없었던 것에 비하여 소득수준에 따른 차이는 비교적 크게 존재함을 알 수 있다. 연금제도 등 사회보장이 빈약한 상황에서 저소득 노인들의 사망위험이 상대적 크다는 것을 짐작할 수 있다.

같은 방식으로 직업별 사망위험의 차이를 살펴보면 [표 4.3]과 같다. 30세 미만 집단에서 상층 및 중간계층의 사망위험을 1로 했을 때 노동자나 농어민의 사망위험은 약 1.6이었고, 일용직 등 하류층은 3.06이 되었다. 30~64세 집단에서는 사망위험 격차가 더 벌어져서 상층 및 중간계층에 비하여 하류층의 사망위험은 4.45배로 커졌다. 65세 이상이 되면 은퇴로 인하여 직업적 지위에 의한 건강위험의 차이는 거의 사라지게 된다.

[표 4.1] 연령집단별 학력집단 간 사망비, 1998

	30세 미만	30-64세	65세 이상
대학 이상	1.00	1.00	1.00
고등학교	1.30	1.57	0.91
중학교	1.42	1.85	0.89
초등학교	1.71	2.36	1.03
무학	2.21	4.49	1.16

출처: 강영호·김혜련, 2006.

[표 4.2] 연령집단별 소득집단 간 사망비, 1998

	30세 미만	30-64세	65세 이상
1분위(최상)	1.00	1.00	1.00
2분위	1.64	0.96	2.72
3분위	1.64	1.89	1.33
4분위	2.30	2.31	2.36
5분위(최하)	2.29	3.23	1.98

출처: 강영호·김혜련, 2006.

[표 4.3] 연령집단별 직업계층 간 사망비, 1998

	30세 미만	30-64세	65세 이상
상층 및 중간계층	1.00	1.00	1.00
노동계층	1.67	2.29	-
농어업계층	1.69	2.58	0.57
하류층	3.06	4.45	1.06
기타	2.76	3.19	1.10

출처: 강영호·김혜련, 2006.

3. 이환 불평등

현재의 건강상태를 나타내는 대표적 지표로 주관적 건강 인식이 있다. 통계청이 격년으로 실시하는 '사회조사'에는 주관적 건강인식에 대한 질문이 포함되어 있다. 그중 [표 4.4]는 "귀하의 건강상태는 전반적으로 어떻습니까?"라는 질문에 '나쁜 편이다' 혹은 '매우 나쁘다'고 응답한 사람의 백분율을 나타낸다. 한국인들은 주관적 건강 인식에서 긍정적 평가가 박한 편이고, '중간'에 과도하게 집중하는 경향이 있다. 이러한 단점을 고려하여 여기서는 자신의 건강을 나쁘다고 인식하는 경우를 중심으로 살펴보았다. 학력 수준이 낮아지면 주관적 건강을 나쁘다고 인식하는 비율이 낮아짐을 알 수 있다. 대졸자의 5.5%만이 건강이 나쁘다고 응답했는데 초등학교 졸업자는 무려 34.1%로 나타났다. 취업자(7.2%) 대 실업자(18.3%) 경우에도 두 배 이상 차이가 있었다. 가구소득별로는 600만 원 이상 소득자 5.0%에 비하여 100만 원 미만 소득자는 37.2%로 큰 격차가 있었다. 건강 상태 나쁨의 분포에서 가장 차이를 크게 벌리는 변수는 혼인상태였다. 미혼(5.2%)에 비하여 사별자(43.9%)는 8배 이상 되었다. 교육과 소득 등 사회경제적 지위에 따라 건강 상태를 나쁘게 인식하는 경우가 6배 이상 차이가 난다는 사실은 건강이 매우 불평등하게 분포되어 있음을 말해준다. 사회경제적 지위 이외에도 여러 요인이 건강 불평등에 영향을 미친다. 사별자의 건강 상태가 유난히 나쁘게 나온 것은 혼인에 의한 건강 보호 효과가 크고 장기간에 걸친 결혼생활 이후 사별을 맞게 되면 상실감도 크고 그로 인한 건강 악화가 상당히 클 수 있음을 암시한다. 즉 교육이나 소득 같은 물질적 요인이 건강 불평등을 초래하는 근본적 원인으로 볼 수 있지만 사별처럼 특정 집단의 특정 시기에는 정서적 요인이 강하게 작용할 가능성이 있음을 부정하기 어렵다.

대표적인 만성질환인 고혈압과 당뇨병의 경우를 살펴보자. 고혈압의 경우 교육 수준별로 초등학교 졸업자의 유병률이 29.5%이고 중졸자 36.5%인데 대졸자는 13.7%에 불과하다. 반면 소득별 차이는 크지 않았다. 당뇨병도 사회경제적 지위에 따른 차이가 발견되지만, 그 크기는 고혈압의 경우보다 상대적으로 작았다. 초등학교 졸업자의 당뇨병 유병률이 12.4%이고, 중졸자 14.2%인데 대졸자는 6.4%였다. 월 소득의 경우 최하 집단은 11.4%, 최상 집단은 7.6%였다. 15년 전인 2008년에는 초등학교 졸업자가 많았고, 이들의 고혈압과 당뇨 유병률은 46.1%, 17.8%로 다른 학력 집단보다 크게 낮았다. 그런데 이제는 초졸자의 수가 감소하면서 중졸자가 오히려 유병률이 가장 높은 모습을 보여준다. 또한 질병 종류에 따라서 학력에 따른 차별적 영향이 더 크게 나타나는 경우가 있고 그렇지 않은 경우가 있다는 점도 특기할 만하다.

한국인의 사인 1위인 암도 계층에 따라 차이가 있다. 소득 계층별 암 발생률을 살펴보면 위암 간암 폐암 등 발생빈도가 높은 암들의 경우에 소득이 높은 상위 '1계층'에 비하여 하위계층으로 갈수록 발생률이 높아진다. 간암과 폐암의 경우에는 상위 1계층에 비하여 최하위 의료급여 계층은 발생률이 2배 이상 되고 있다. 반면 상대적으로 발생률이 낮은 결장암, 직장암 등은 최하위 계층을 제외하면 계층 간에 차이가 크지 않다. 방광암처럼 상위계층이 더 많이 걸리는 암도 있지만 이런 경우는 드물다. 전체 암을 모두 고려할 때 암 발생률은 1계층에 비하여 의료급여 계층이 1.52배(여자)~1.67배(남자) 높다.

[표 4.4] 주관적 건강(나쁨)의 변수별 분포, 2022 (단위: %)

전체	계	12.0
교육정도	초졸 이하	34.1
	중졸	17.9
	고졸	10.1
	대졸 이상	5.5
혼인상태	미혼	5.2
	배우자 있음	11.4
	사별	43.9
	이혼	19.0
경제활동	취업	7.2
	실업 및 비경제활동	18.3
가구소득	100만 원 미만	37.2
	100~200만 원 미만	20.0
	200~300만 원 미만	11.2
	300~400만 원 미만	7.9
	400~500만 원 미만	6.4
	500~600만 원 미만	5.0
	600만 원 이상	5.0

출처: 통계청, 2022 사회조사.

[표 4.5] 사회경제적 지위별 고혈압 및 당뇨병 유병률: 2022 (단위: %)

	고혈압 유병률	당뇨병 유병률
교육수준		
초졸 이하	29.5	12.3
중졸	36.5	14.2
고졸	20.8	9.3
대졸 이상	13.7	6.4
월가구소득		
하	24.3	11.4
중하	23.5	8.5
중	20.1	10.7
중상	21.0	7.7
상	22.0	7.6

출처: 질병관리청, 2022년 국민건강영양조사.

[표 4.6] 성 및 소득계층별 암 발생률 (단위: %)

	남자						여자					
	의료 급여 (최하층)	5계층	4계층	3계층	2계층	1계층 (최상층)	의료 급여 (최하층)	5계층	4계층	3계층	2계층	1계층 (최상층)
위암	79.3	59.4	54.3	55.8	52.9	55.4	32.9	19.7	21.1	21.9	25.0	28.6
간암	73.0	45.8	40.3	35.8	33.6	33.6	30.1	21.4	21.1	20.6	23.3	21.3
기관지·폐암	61.0	51.1	42.6	44.4	41.5	33.6	32.4	21.8	20.3	18.1	16.5	16.2
직장암	16.1	11.3	12.1	12.3	13.9	14.5	18.2	10.3	8.8	9.8	8.7	9.4
결장암	14.6	12	9.8	12.3	10.7	14.8	15.7	9.3	9.8	9.1	8.9	8.4
전체 암	379.2	255.1	228.3	230.7	223.4	226.4	226.9	140.1	137	137.1	145.9	149.6

출처: 국민건강보험공단. 2005. 암 치명률의 불평등 연구.

4. 건강 불평등에 대한 설명

(1) 근본적 원인론

건강 불평등에 대한 대표적인 설명은 유물론적 해석이다. 계층은 소득, 교육, 주택 등 생활기회와 깊게 연관되어 있다. 과거에는 노동계급은 이러한 물적 자원과 기회에 대한 접근 기회가 희소하고 이러한 물질적 박탈을 낮은 건강 수준의 원인으로 보았다. 이러한 생각은 19세기 이래로 강력하게 존재했고, 사회정책의 바탕이 되기도 했으며, 영국의 Black Report(Townsend and Davidson, 1980)와 같은 건강 불평등 연구의 기조를 이루고 있다. 예를 들면 19세기에는 열악한 주거 조건과 건강의 관계에서 주로 상수도가 없고 비위생적인 환경이 건강 수준 악화와 관련이 있을 것으로 보았다. 현재는 과밀한 주거 조건, 습기와 냉기 등이 관심을 받고 있지만 이런 요인들과 사망률의 관계는 불분명하다. 그런데 주거를 마련하기 위한 경제적 조건이 관심을 받고 있다. 주택 임대료 또는 주택 할부금(mortgage debt)은 계급 자체보다 질병 분포에 더 중요한 예측 변인이 되고 있다(Nettleton and Burrows, 1998). 1982년에 발간된 Black Report는 경제성장이 빈곤과 불평등을 해소할 것이라는 19세기적 신화를 깨뜨리고 생활 수준, 주거와 위생, 의료접근성이 모두 개선된 풍요 사회에서도 건강 불평등이 존재할 수 있음을 명확히 했다(McDonnell 외, 2009).

이러한 입장을 '근본적 원인론'이라고 한다(Link and Phelan, 1995, 2000). 이 관점에서는 시간적 변화에 따라 삶의 방식이 바뀌고 건강위험 요인도 계속 변화하는데도 불구하고 계급과 건강의 관계는 기본적으로 변화하지 않는 점에 주목한다. 20세기 초와 20세기 말의 위험 요인이 서로 다르고 사망 원인도 크게 변화하였다. 그렇지만 상위계급이 하위계급보다 더욱 건강하다는 점은 변화하지 않았다. 이것은 사회적 조건과 질병의 관계가 동적임을 암시한다. 질병 자체보다는 질병 발생의 맥락이 중요하다는 것이다. 현재 질병 발생에 가장 중요하게 작용하는 위험 요인일지라도 거시적 구조가 변화하면 그 영향력은 바뀔 수 있다. 과거에도 흡연과 음주가 많았으나 과거 사람들이 그로 인한 질병 때문에 죽기보다는 감염병 때문에 더 많이 죽었던 점을 생각할 수 있다. 그리고 상위계급은 지식과 돈 및 권력을 활용하여 다양한 상황에서 다양한 방식으로 질병과 사망의 위험을 회피하는 데 사용한다. 새로운 위험 요인이 발견되거나, 예를 들어 기후 변화와 기온 상승에 대비하여 상위계급은 좋은 기후를 가진 장소를 찾아서 이주하거나 365일 기후 영향을 받지 않는 주택을 건축하여 기후 위험을 회피할 수 있다. 암유전자를 조기에 발견하여 유전자 치료를 하여 암 발생을 예방하는 기술이 개발되었을 때 그 비용은 매우 고가일 것이므로 상위계급이 우선해서 또는 독점적으로 사용하여 자신들의 건강을 유지할 기회를 누릴 것이다. 상위계급은 또한 그들을 정서적 물질적으로 도와줄 수 있는 인적 자원을 많이 알고 있다. 사회적 네트워크 점수가 낮은 사람은 높은 사람보다 2배 가까운 사망위험을 보인다(Berkman and Syme, 1979).

미국 언론사인 뉴욕타임스는 뉴욕시에서 심장마비를 겪은 세 사람의 다른 행로를 보도한 적이 있다(Cockerham, 2013a:87-88). 중상위 계층에 속한 A는 심장마비 증세가 나타나자, 가족이 곧바로 구급차를 불러서 인근에 있는 최고 시설을 갖춘 심장질환 전문병원으로 이송하였고, 2시간 이내에 수술받았다. 수술 이후 채식 위주 식단으로 식이조절하고, 전문 운동 코치 지도하에 재활훈련을 받았다. 장기간 치료를 받게 되어 회사를 사직했으나 그의 경력 덕분에 집에서 전문 자문가로 재택근무를 할 수 있게 되어 수입도 유지되었다. 중하층에 속한 B는 제대로 수술받기까지 시간이 더 걸렸고, 재활훈련이나 식이조절, 근무시간 조절 등을 어느 정도 하고 있으나 충분하지는 않았다. 하층민 C는 제때 수술받지 못해서 심장의 손상을 입었고, 재활이나 식이조절, 근무 조절을 제대로 하지 못하여 상태가 더 나빠졌다. 여기 세 사람이 동일

질환을 가졌으나 완전히 다른 치료 경과와 예후를 보이게 된 것은 계급적 기반 또는 거기서 파생된 생활기회가 크게 달랐기 때문이다. 이러한 생활기회의 차이는 구조적인 것이며 그것이 건강 불평등의 원인이라는 것이다.

갈등론 관점을 갖는 사회이론가들은 사회를 기본적으로 권력과 갈등, 억압과 모순이 구조화되어 있는 일종의 병든 사회(sick society)라고 생각한다(Rossadale, 1965). 병든 사회에서는 사회적 지위와 환경에 건강위험이 배태되어(embedded) 있다고 볼 수 있고 따라서 질병 이환이 예외적 현상이 아니라 보편적으로 존재하는 것으로 가정된다. 여기서 건강위험이 실제 질병으로 연결되는 일련의 사회적 과정이 필요한데 여기에는 두 가지 모형이 있다. 하나는 상실모형(loss model)이고 다른 하나는 지배-박탈 모형(dominance-deprivation model)이다(Gerhardt, 1989). 상실모형은 병이 나고 회복하는 과정에서 개인의 경험에 초점을 맞춘다. 특히 어떤 사회적 지위에 배태되어 있는 '감수성'에 관심을 둔다. 예를 들어 조실부모한 사람은 그렇지 않은 사람보다 사회적 스트레스에 대한 해소 능력이 떨어지고 또 이를 도와줄 사회적 지원도 부족하다. 따라서 그는 동일한 직장환경에 있는 다른 사람과 달리 스트레스가 제대로 해소되지 않고 질병으로 발전할 가능성이 높아진다. 뒷장에서 설명할 생활사건과 스트레스 모형이 대표적인 상실모형에 해당한다.

박탈 모형은 개인보다는 집단이나 사회 전체에 관심을 둔다. 경제체제나 국가정책 등에 의해 영향받아 형성되는 위험한 도로 여건, 열악한 작업환경, 환경공해, 폭력적인 가족관계, 식량부족 등 구조화된 사회문제에 관심갖는다. 병은 이러한 사회구조의 결과로 해석된다. 이러한 사회구조에서 계층별로 처한 위험의 정도는 다르며 하위계층은 더 높은 사망률을 보이게 된다. 치료 또한 개인적이기보다는 집단적인 수단을 사용할 때 효과적인 것으로 파악한다. 박탈 모형에서는 기본적으로 개인의 불건강의 기원을 사회적, 또는 집합적 원인에서 찾는다. 집합적으로 경험한 박탈이란 공장노동자들이 경험하는 비위생적 작업환경에서 장기간의 노동으로 인한 여러 직업병의 경우나 산업화의 결과로 발생한 환경오염을 생각할 수 있다. 그리고 이러한 집합적 박탈은 자본주의 생산관계의 부정적 효과로 여겨진다. 자본주의 사회는 지속적인 경쟁과 긴장을 요구함으로써 결과적으로 개인들로 하여금 흡연과 음주를 하게 만들고 이것이 혈압을 높이는 효과가 있다. 이런 의미에서 Eyer(1984)는 고혈압이 자본주의 사회의 질병이라고 하였다. 수렵채취사회에서는 고혈압이 흔한 질병이 아니었다고 한다.

의사이자 사회학자인 Waitzkin(2000)은 불건강의 사회적 기원을 의미하는 '제2의 병'(Second Sickness)이란 용어를 사용했다. 그는 저서 서문에서 슬픈 가족사를 소개한다. 그의 할아버지는 페인트 공이었고 수십 년간 솔벤트 독에 노출되어 간암으로 죽었는데 당시 의사들은 이를 제대로 밝혀주지 못하였다. 그의 아버지는 사무직 근로자였는데 55세에 조기퇴직 당하였다. 그의 아버지는 자신이 대학을 못 나와 그렇게 된 것으로 자책하였으나 실제로는 1930년대 대공황 시기에 대학에 갈 형편이 못되었던 것을 아버지 책임으로 돌리기는 어렵다. 이런 점들을 고백하면서 그는 불건강의 원인은 개인의 잘못이 아니라 사회구조에 있음을 지적하였다. 사회 자체가 억압적이고 박탈적인 상황에서 한 개인만 건강을 추구하는 것은 오도된 것이라고 주장한다. 또한 개인적 수준에 초점을 맞추는 병인론은 불건강의 원인을 당사자의 책임으로 돌릴 수밖에 없기에 '희생자 탓하기'(blaming the victim)의 문제가 제기되기 마련이다. 따라서 박탈 모형에서는 문제의 해결이 개인 차원의 치료제공이 아니라 불건강의 원인으로서의 박탈을 넘어서는 방책이 모색된다.

여기에는 세 가지 방법이 있다. 하나는 탈의료화(demedicalization)이다. 가정내 분만 운동, 알코올 중독자를 정신질환으로 판단하여 치료하기보다는 교육을 통하여 회생시키는 것이 그 예이다. 둘째는 탈전문화이다. 주민 참여, 중간 수준의 기술과 인력강조, 타 분야와의 협력 등을 강조하는 일차보건의료의 철학이 여기에 해당할 수 있다. 셋째는 탈상품화이다. 상품 가치가 높은 의료보다는 사용 가치가 높은 의료서비스를 만들어내도록 의학교육제도와 의료 생산 체제를 바꾸는 것이 여기에 해당한다. 박탈을 넘어서기 위해서는 의학보다는 사회정책이 필요하다. 영국의 NHS 실험은 의료 공급을 평등화시키더라도 계층 간 건강 불평등이 지속됨을 보여준다. 따라서 불평등의 진정한 원인인 사회적 불평등을 감소시키기 위한 정책이 필요하다.

(2) 소득 불평등

영국의 사회역학자 Richard Wilkinson(1996)은 소득 불평등이 초래하는 건강 불평등을 강조하였다. 자본주의 사회에서는 소득 불평등이 커지는 경향이 있고, 그에 따라 상대적 빈곤이 악화한다. 그러면 사회적 지위의 격차가 확대되고, 권위주의적 관계가 증가한다. 이것은 신뢰수준의 악화를 초래하고, 공동체 생활에 대한 참여를 위축시킨다. 또한 가족관계가 나빠지고 아동의 삶의 질이 하락한다. 이러한 사회관계의 부정적 변화로 인하여 사람들의 심리에서 스트레스가 커지고 공격성이 증가하며, 우울증이 많아지고, 사회적 불안도 커진다. 이러한 상황에 대응하면서 사람들은 더 많은 폭력, 약물, 알코올, 반사회적 행동에 노출된다. 궁극적으로 건강의 악화를 초래한다. 즉 수입의 수준에 따라 사회적 위계에서의 지위가 달라지며, 지위의 격차에 따라 사회심리적 결과가 달라진다는 것이다. 소득이 낮을수록 스트레스가 많고, 낮은 사회적 연결망, 낮은 자존심, 우울감, 불안, 불안정, 통제력 상실 등을 경험하게 된다. 특히 부의 절대적 수준보다는 상대적 수입, 즉 소득의 불평등이 건강과 사망률에 더 큰 영향을 미친다고 주장하였다. 그래서 그는 불평등은 사회를 병들게 하고, 평등해야 건강하다는 단순명료한 명제를 주창하였다(Wilkinson, 2008). 미국은 다른 선진국보다 소득 불평등이 심한 나라인데 상대적으로 기대수명이 짧은 것은 윌킨슨의 주장을 입증하는 증거로 볼 수 있다. 그러나 복지국가의 전형으로 일컬어지는 북유럽 국가에서도 계층 간 건강 불평등은 미국보다는 낮지만 여기서도 하위계층이 상위계층보다 건강 상태가 나쁘다는 사실은 변함이 없다는 점에서 상대적 빈곤의 영향은 제한적이라고 할 수 있다. 윌킨슨의 주장은 저소득 국가에서는 적합하지 않다. 물적 자원이 워낙 부족한 상황에서는 최소한의 경제발전으로 기본욕구를 충족시키면, 예를 들어 식수와 위생 상태를 개선하는 것만으로도 건강 상태는 크게 개선될 수 있다. 그런데 고소득 국가의 경우에는 소득이 건강에 미치는 효과가 상대적으로 감소한다. 그리고 상대빈곤이 더 중요하게 작용할 수 있다. 국가 총생산이 어느 수준에 도달하면 건강 수준의 결정인자가 수입 수준이 아니라 그 사회의 불평등 정도가 된다는 것이다. 사회적 불평등이 증가하면 사회적 결속과 신뢰가 감소하고 불평등에 직면하는 사람들에게 적대적이고 불친절한 환경이 만들어지기 때문이다(McDonnell et al., 2009). 즉 윌킨슨의 주장은 영국과 같은 선진 복지국가를 전제하고 진행된 연구에서 도출된 관찰로 이해할 수 있다. 그런데 윌킨슨이 소득수준을 여러 계층으로 나누어서 분석하는 관점은 자본주의 사회의 구조적인 모순을 제대로 밝힐 수 없다는 비판이 제기되기도 한다(Coburn, 2000; Scambler, 2011).

한국건강형평성학회에서 2010년에서 2015년까지의 국민건강보험공단 자격 및 보험료 자료와 사망자료를 분석하여 건강보험 보험료 수준별로 기대수명을 계산하였다. 소득수준에 따라서 건강보험료가 매겨지기 때문에 건강보험료는 소득수준을 갈음하는 자료로 볼 수 있다. 보험료 소득이 가장 낮은 1분위 그룹의 기대수명이

78.6세였고, 소득이 가장 높은 5분위 그룹이 85.1세였다(김명희, 2019). 두 그룹 간 기대수명의 차이는 7.5세에 달한다. 분위 간 차이를 살펴보면 1분위 그룹과 2분위 그룹 간 기대수명 차이가 상당히 큼을 알 수 있다. 즉, 건강보험료 수준이 낮아질수록 기대수명도 낮아지는 경향이 있는데 1분위 그룹에서는 기대수명이 급격하게 하락한다. 이것은 빈곤이 건강에 미치는 영향이 크다는 것을 암시한다. 2분위, 3분위, 4분위 그룹 간에는 기대수명 차이가 비교적 적다. 그런데 4분위와 5분위 차이가 다시 벌어진다는 점도 주목된다. 즉, 5분위 최고 소득자들은 그 이하 소득자보다 기대수명 증가가 상대적으로 더 크다는 것을 알 수 있다.

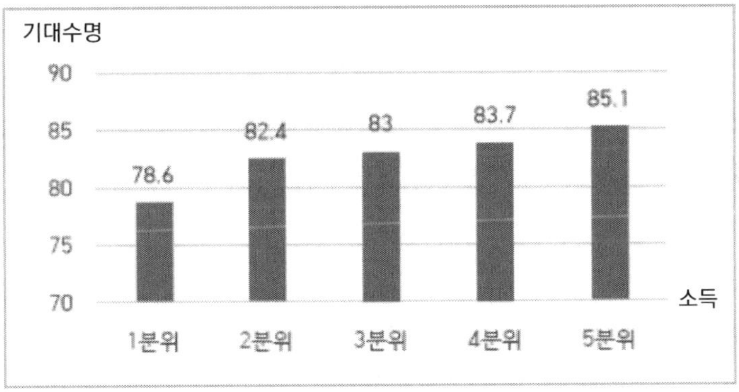

출처: 김명희, 2019.

[그림 4.1] 소득 5분위별 기대수명

(3) 지위 스트레스

불건강의 원인으로 물질적 조건을 강조하는 전통적인 해석과는 달리 '위계적 지위 스트레스론'이 새롭게 제기되고 있다(Link and Phelan, 2000). 이 이론에 의하면 낮은 지위를 갖게 되면 주거, 음식, 의료혜택 등 물질적 조건이 열악해질 수도 있고, 또는 그 자체로 스트레스 상황에 부닥치기도 한다. 위계적 지위 스트레스 이론은 두 번째 측면을 주목한다. 낮은 지위는 건강에 직접, 간접 효과를 가진다. 낮은 지위는 그 자체로 스트레스가 되기 때문에 이것이 신경계와 면역체계의 생물학적 과정에 직접 영향을 미치거나, 스트레스로 인한 폭식, 과음, 흡연 등을 통한 간접영향을 줄 수 있다. 그리고 이러한 인과적 과정은 물질적 조건과 독립적이라고 본다. 낮은 지위에 있게 되면 박탈감과 주변화된 느낌을 받고 분노하게 된다. 상급자는 하급자에 대하여 통제와 지배를 할 때 안전감을 얻는데 낮은 지위에 있게 되면 이러한 통제력을 상실하여 원하지 않고 바람직하지 못한 경험을 어느 때이든지 하게 된다. 화이트홀 영국 공무원들 연구(Marmot, 1978, 1984, 1991) 결과를 보면 이들은 모두 극단적인 물질적 결핍 상태에 있지는 않았고, 무료 의료혜택을 받고 있었다. 그러나 사망률과 사인에 있어서 직급에 따른 분명한 차이가 있었다. 최고 등급(고위행정가)과 차상위직(전문, 관리직) 간에도 차이가 있었다. 직급에 따른 심장질환 사망률 차이의 아주 작은 부분만이 비만, 흡연, 여가 활동, 기초적 질환, 혈압, 신장 등에 의하여 설명되었다. 이 연구는 공무원이라는 직업군에 대한 연구로, 많은 조건이 통제된 상태에서 비교된 결과이기 때문에 사회적 지위가 건강에 미치는 영향을 분명하게 보여준다. 이것은 경제발전의 정도가 낮거나 불평등이 심각한 상황에서는 계급적 지위의 차이가 건강에 큰 영향을 미치지만 일단 삶의 질의 수준이 일정 정도 이상에 도달하게 되면 그때부터는 물질적 조건의 차이는 큰 영향을 미치지 못하고 직급과 같은 사회적 조건이 더 큰 영향을 줄 수 있음을 보여주고 있다.

스트레스는 외부의 자극(생활사건, 만성적 긴장, 일상적 성가심)으로 각 개인에게 두려움이나 불안이 유발되는 신체 정신적 반응을 말한다. 일회적인 생활사건에 비하여 만성적 긴장은 훨씬 큰 스트레스가 된다. 실직, 빈곤, 조실부모와 같이 장기적 영향을 미치는 경우가 해당한다. 그런데 이러한 스트레스나 만성적 긴장이 불평등하게 분포되어 있고, 하위계층에 더 많이 분포되어 있다고 한다(Thoits, 2010). 그리고 만성적 긴장은 우울과 불안 증가, 자존심 하락, 공격성 증가 경향이 있고, 이러한 심리상태에서 타인에 대하여 폭력적인 대응을 하거나 과도한 음주와 흡연의 증가 같은 자기 파괴적으로 행동하는 경향이 나타난다. 상위계급은 스트레스 상황을 극복하는 데 사용할 자긍심이나 대응능력이 크고, 주위의 도움을 얻을 수 있는데 하위계급은 그러한 대처자원이 약해서 스트레스와 긴장의 나쁜 영향을 거의 그대로 받아야 하므로 건강 악화로 이어질 가능성이 크다.

(4) 문화적, 행태적 차이

건강 불평등에 대하여 문화적 해석을 하기도 한다. 동일한 경제발전 단계에 있는 사회들도 질병유형이 다르다. 미국에는 심장병이 많고 일본에는 뇌졸중이 많다. 일본인이 미국에 이민 가면 초기에는 원주민(미국인)들과 이환 구조가 다르나 시간이 지나 미국 사회에 동화하게 되면 점차로 심장병이 많아진다고 한다(Marmot and Winkelstein, 1975). 문화에 동화되는 것은 주류 문화의 생활방식을 채택하는 것이기 때문에 생활방식이 같으면 이환 구조도 같아진다는 설명이다. 그런데 한 사회 내에서도 문화는 계급별로 차별화되는 경향이 있다. 프랑스 사회학자 Bourdieu는 문화자본이란 개념을 제시했는데 이 문화자본이 건강 불평등의 원인이 될 수 있다(Abel, 2008).

문화자본 개념에 의하면 음식 섭취, 레저 유형, 문화 활동 등에서 계급별 차이는 두드러진다. 상위계급은 신선한 야채를 즐기고, 사교를 위한 운동모임이 많으며, 오페라 관람 같은 문화 활동을 즐기면서 사회적 교분을 쌓아간다. 상위계급은 자신의 계급에 부합되는 독특한 계급적 규범과 지식 및 행동 방식을 갖고 있고, 이러한 계급적 행위들은 결과적으로 질 좋고 균형 있는 영양 섭취를 통하여 건강에 직접적인 효과를 미칠 수도 있고, 동시에 사회적 자본을 증대시켜 생활사건에 대한 스트레스를 완충함으로써 간접적인 효과까지 얻을 수 있다. 반면 하위계급의 문화는 육식과 패스트푸드를 즐김으로써 건강위험을 직접적으로 높일 수 있고, 운동 기회가 적고 음주와 흡연을 많이 하는 것 역시 건강위험을 높이며, 사회적 자본을 증대시킬 사회활동 역시 제한되기 때문에 사회적 지지에 의한 간접적인 완충 효과도 얻기가 어려워진다. 이와 같이 문화와 생활방식은 건강에 큰 영향을 줄 수 있다. 그런데 이러한 계급문화 자체가 장기간에 걸쳐 형성된 물적 조건의 차이(박탈)로 인한 것이기 때문에 궁극적으로는 유물론적으로 설명해야 한다는 주장도 있다.

그런데 계급문화의 개념을 적용하지 않고 사회경제적 지위에 따른 건강행태의 차이를 단순히 비교해도 음주나 흡연이 하위계급에 더 많이 분포되어 있음을 알 수 있다. 교육, 직업, 소득의 분포에서 최상위집단 대비 최하위 집단의 교차비(odd ratio)를 구하여 그 실태를 파악할 수 있다. 국민건강영양조사 2005년 자료를 바탕으로 흡연율의 교차비를 구한 결과 남자의 경우 대학 이상 졸업자의 흡연확률을 "1"로 할 때 초등학교 이하 졸업자의 흡연확률은 2.27이 된다. 즉 학력이 낮을수록 흡연확률이 2배 이상 높아지는 것이다. 여성의 경우에는 흡연에 미치는 학력 차이의 영향이 더 커서 초등학교 졸업의 저학력 여성은 대학 졸업의 고학력 여성보다 흡연할 확률이 4배가 넘는다. 남성의 경우 비육체 근로자(화이트컬러)보다 육체 근로자의 흡연확률이 1.96배이고, 소득 최상위보다 소득 최하위자의 흡연확률도 1.93배이다. 반면 여성의 경우에는 비육체 근로자 대비 육체 근로자의 흡연확률이 3배가 넘고, 소득 최상위자 대비 최하위자의 흡연확률도 2.7배나 된다. 여성은 남성보다 학력, 직업, 소득 지위에 따른 흡연율 차이가 더 큰 것을 알 수 있다. 흡연 측면에서 생각할 때 학력, 직업, 소득 같은 사회경제적 지위에서 최하위자가 건강위험에 처할 가능성은 최상위자보다 약 2~3배 높다고 할 수 있다. 이와 같이 사회적 지위가 낮은 사람들은 상대적으로 흡연을 더 많이 하는 경향이 있다. 이렇게 흡연행위가 수십 년간 지속된다면 그로 인하여 폐암이나 고혈압, 뇌졸중 등의 발생 가능성이 높아진다.

[표 4.7] 사회경제적 최상위집단 대비 최하위집단의 흡연율 비, 2005

	대졸 이상 대비 초졸 이하	비육체근로자 대비 육체근로자	소득 1분위 대비 소득 5분위
남자	2.27	1.96	1.93
여자	4.11	3.16	2.71

출처: 한국보건사회연구원, 2007. 국민건강영양조사 제3기 조사결과 심층분석 연구: 건강면접 및 보건의식 부문.

(5) 빈곤과 불건강의 악순환

건강 불평등이 실제를 반영하기보다는 조작된 사실(artifact)이라는 관점도 있다. 계급과 건강 사이에는 통계적으로 긴밀한 관계가 있는 것처럼 보이지만 이것은 계급이나 건강을 측정하는 방법에 따라서 달라지기 때문에 그 관계는 허구적일 수 있다는 주장이다(Bloor, Samphier, and Prior, 1987). 직업이 매우 다양해지는 현실에서 어떤 직업을 어느 계급 범주로 분류하는 것이 타당한지 의문시될 수 있다. 그런데 계급이나 건강의 측정 방법을 달리함으로써 두 변인 사이의 관계가 일정 정도 변화될 수는 있지만, 계급 지위가 높으면 건강 수준도 높다는 경향 자체를 부정하지는 못하는 것으로 보인다.

그리고 계급과 건강의 관계에서 계급이 원인이기보다는 건강이 원인일 수 있다는 주장이 있다. 건강이 나쁘면 노동시장에서 좋은 자리를 얻기가 어렵다. 따라서 이들은 안정되고 숙련성을 요구하며 보상도 좋은 자리보다는 임시직이나 비숙련 노동에 종사하게 될 가능성이 높다. 즉 질병이 직업 지위를 낮추는 것이다. 즉 애당초 몸이 아픈 사람들이 하층민으로 전락해서 모여있다고 보는 사회적 선택(social selection) 가설이다. 이것은 일견 일리 있는 견해이다. 에이즈 문제를 보더라도 세계적으로 저개발국에 에이즈가 집중되고 있는 것은 빈곤이 에이즈 감염을 용이하게 만든다고 볼 수 있다. 그러나 에이즈 감염은 동시에 감염자로 하여금 사회적 낙인을 가하여 정상적 사회생활을 어렵게 함으로써 빈곤으로 이끈다. 빈곤과 질병 사이에는 두 과정이 모두 존재하는 것으로 생각된다. 낮은 지위로 인하여 더 많은 스트레스가 유발되는 생활사건에 노출되어 결국 불건강하게 되는 과정과 불건강하기 때문에 사회적 이동 기회가 적고 그에 따라 낮은 사회적 지위를 가질 수밖에 없는 경로도 존재한다. 즉 계급과 건강 또는 빈곤과 건강 중에서 어느 쪽이 원인인지를 밝히는 것은 쉽지 않다.

빈곤으로 인한 불건강, 그리고 이것이 다시 빈곤을 악화시키는 일련의 사회적 과정들이 존재하는 것으로 볼 수 있다. 사회적 불평등은 여러 경로를 거쳐서 건강 불평등으로 귀결된다. 학력 불평등이나 소득 불평등이 심화하면 불공정하다는 인식이 초래될 것이고, 지역사회의 상호부조 네트워크나 사회봉사와 도움의 제공이 약해짐으로써 결국 사회적 통합과 결속이 약화되는 위기 상황이 초래될 수 있다. 불평등과 불공정에 대한 인식이 커질수록 사람들은 자책감, 무기력함, 스트레스가 증가하고, 호혜성이 감소하며, 존경심과 사회적 신뢰가 줄어든다. 아울러 빚에 시달리고, 과로하게 되며, 음주와 흡연 같은 불건강한 스트레스 해소법이 만연하면서 결국에는 계층 간 건강 격차를 더 증폭시키게 된다. 즉 건강 불평등은 어느 한 시점에서의 문제라기보다는 생애사적 과정으로 볼 필요가 있다. 또한 건강 불평등이 학력이나 직업 같은 개인적 요인만이 작용한 결과라기보다는 지역사회의 환경이나 제도의 영향을 크게 받게 된다. 개인이 빈곤하더라도 그 영향을 완화할 수 있는 지역사회 차원의 지원 네트워크나 사회적 응집력, 또는 사회적 복원력(resilience)을 갖고 있다면 건강 불평등은 상당히 완충될 수 있을 것이다. 반면 경제적 경쟁이 과열되어 사회적 관계가 단절되고 지역사회의 지원 네트워크가 무너진다면 빈곤의 악영향은 건강 불평등에 그대로 반영될 가능성이 크다(Wilkinson, 2009). 예를 들어 1998년에 외환위기가 발생하고 이후 시장개방과 무한경쟁 체제가 자리 잡게 되면서 경쟁의 탈락자들에 대한 사회적 보호에서 위기가 발생하고 2000년 이후 자살률이 급격하게 높아졌던 사실에서 지역사회 환경의 건강 영향을 살펴볼 수 있다.

일반적으로는 물질적 조건이나 빈곤을 질병 또는 불건강의 원인으로 볼 수 있지만 질병에 따라서 다른 조건들이 큰 영향을 미칠 수 있다. Epstein(2004)에 따르면 아프리카에 에이즈가 유독 많은 것은 이들이 여러 명의 파트너와 동시에 성관계를 유지하는 중혼 관습이 크게 작용하였다고 한다. 일부일처 관계에서는 HIV 감염확산이 느릴 수밖에 없지만 다수의 파트너와 동시적으로 관계를 맺는 상황에서는 감염확산이 빠르게 진행될 수 있다. 이러한 독특한 성 문화와 경제적 빈곤으로 인한 매춘이 상호작용하면 더 빠른 확산이 이루어질 것이라 추론해 볼 수 있다.

5. 사회자본과 건강

사회학의 창시자 중 한 명으로 일컫는 Emil Durkheim(1897)이 1897년에 신교도의 높은 자살률을 분석한 자살론(Le Suicidé)을 출판하였다. 교회와 신부의 권위가 높은 가톨릭에서는 신도들이 잘 통합되어 있고 소속감을 느껴서 자살 충동이 낮지만, 개신교에서는 개인이 직접 신과 소통할 수 있다는 교리로 인하여 교인들이 개별화되고 사회적 통합이 느슨해지면서 자살률이 높아지게 된다는 것이다. 이러한 뒤르켕의 논지는 한 세기 후에 다시 부흥하여 사회적 연결망(social network)이 탄탄하고 밀도가 높으면 그 사회는 건강한 경향이 있다는 사회자본이론이 등장하였다(Turner, 2004). 1990년부터 사회자본과 건강의 관계를 다룬 수많은 논문이 발표됐다. 그중 4,941개의 연구 논문과 187개 체계적 문헌 검토(systematic review, SR)한 결과를 다시 SR 분석한 결과 사회자본은 더 나은 신체적 정신적 건강과 사망률 저하를 예측한다는 것이 분명했다(Ehsan, 2019). 또한 사회자본이 건강에 부정적 영향을 미치는 경우도 적지 않음을 발견하였다. 따라서 사회자본이 건강에 미치는 영향의 경로를 잘 파악해야 할 필요가 있다.

사회자본의 개념은 신자유주의 경제체제에서 경쟁이 심화하면서 소수의 성공과 다수의 실패와 좌절로 사회적 갈등과 불평등이 증폭되는 현실에서 사회 통합을 제고

할 수 있는 다른 기전을 찾는 과정에서 발견하였다(Coburn, 2000). 경제 자본이 주민을 분열시키는 것과 달리 사회자본은 주민이 참여하고 통합하게 만드는 원동력이 될 수 있다. Robert Putnam(1995)은 '혼자서 볼링하기'라는 논문을 발표하였다. 원래 볼링은 여러 명이 어울려서 즐기는 놀이이다. 혼자서 볼링한다는 것은 지역사회에 어울림이 사라졌다는 것을 뜻한다. 퍼트남은 시민참여의 지표인 사회자본이 민주주의 문화의 근간이며 정치적 거버넌스와 경제발전의 근거였는데 이것이 무너졌음을 발견한 것이다. 사회자본은 지역사회의 자산이고 이것은 자발적 결사체의 회원 수, 신문 구독 수, 투표 참여율, 개인 간 신뢰의 정도 등으로 측정할 수 있다. 사회자본이 높다는 것은 주민 간에 강력한 유대가 존재하고, 공통의 가치를 지지하며, 서로 신뢰하고 상보적 관계를 유지한다. 아울러 상호의 행위에 대한 비공식적 통제도 수행한다. 주변의 눈치를 보면서 나의 행위를 조절하고 조심하게 된다는 것이다.

그런데 사회역학 연구를 통해서 사회자본이 건강에 긍정적 영향을 미친다는 사실이 밝혀졌다. 예컨대 신뢰수준이 높은 지역의 주민이 사망률이 낮고, 주관적 건강 수준이 높으며(Helliwell, 2003; Subramanian, 2002; 김형용, 2010), 심장병(Kawachi et al., 1997), 암(Kawachi et al., 1997), 영아사망률(Kennedy et al., 1998), 자살(Helliwell, 2003) 등의 사망률을 낮추는 것으로 나타났다. Kawachi 외(1997)는 신뢰수준이 높을수록, 사회적 클럽에 참가 수준이 높을수록 주요 질환의 사망률이 낮아짐을 발견하였다. 더욱이 사람들의 사회경제적 지위와 개인적 위험 요인(흡연 등)의 영향을 통제한 상태에서도 사회자본의 영향력이 확인되었다.

사회적 연결 또는 사회적 관여(social involvement)가 건강에 유익하다는 생각은 뒤르켕의 선구적인 연구 이후에 20세기 들어와서도 간헐적으로 연구 대상이 되었다. 1950년대에 미국 펜실베이니아 지역의 Roseto라는 이탈리안 이주민 마을의 심장병 발생이 주변 다른 마을보다 50%나 낮은 점이 보고되었다. 흡연, 음식, 운동 등에서는 로제토 마을 주민과 다른 마을 주민들이 차이가 없었다. 유일한 차이는 로제토 주민이 성당에 열심히 나가고, 가족의 유대감이 강하고, 같은 민족끼리 결혼을 하는 등 사회적 결속력이 높았다는 점이었다. 즉 건강행태 요인보다는 사회적 결속력이 건강에 더 중요함을 보여주는 사례연구였다. 그런데 1960년대 이후 이 지역은 '미국화'되면서 심장병 사망률이 높아져서 인근 지역과 비슷해졌다(Wolf et al., 1974). 이후 유명한 미국 서부 캘리포니아 Alameda 카운티 연구(Berkman and Syme, 1979)가 발표되었다. 이 지역주민 중에서 사회적 연결망이 적은 주민들은 사회적 연결망이 많아서 정서적 지지를 받을 수 있는 주민들과 비교할 때 사망률이 2~3배 이상 높았다고 한다.

사회자본은 주민을 서로 결속하게 만드는 효과가 있다. James Coleman(1997)은 사회자본의 형태로 결속 자본(boding capital)과 교량 자본(bridge capital)의 개념을 제시하였다. 인종이나 종교적 신념으로 똘똘 뭉친 경우가 결속 자본이다. 우리나라에서는 고향, 학교, 군대 등을 근거로 결속된 집단을 볼 수 있다. 교량 자본은 두 결속 집단을 연결해 주는 역할을 한다. 불교와 기독교 단체를 연결하는 종교 연합회가 그런 경우이다. 노사 간 관계처럼 수직적인 관계를 연결하는 연쇄 자본(linkage capital)도 있다. 지역사회에는 이질적인 구성원들이 있을 것이고 지역사회가 전체적으로 단합하려면 결속 자본은 물론 교량 자본과 연쇄 자본도 필요하다. 사회자본은 구성원들이 단합하여 어떤 목적을 성취하려 할 때 필요하다. 그런데 지역사회 구성원 모두가 주민으로서 권리(citizenship)를 인정받고, 평등한 참여를 보장받을 때 사회자본은 제대로 작동하게 된다. 그렇게 되려면 지역사회의 역능화(empowerment)가 필요하다. 유럽에서는 시민권과 복지국가 체계가 사회적 유대와 사회자본 형성에 기여하였다(Turner, 2004:8). Coleman(1994)은 상호신뢰로 뭉친 역능화된 시민이 신뢰가 낮은 집단보다 집합적 목적을 더 잘 성취할 수 있다고 보았다. 즉 시민이 사회활동에 적극적으로 참여하는 사회가 사회적 시민권을 보장하는 사회이고, 그런 사회가 사회적 신뢰를 누릴 수 있고, 건강증진을 얻을 수 있다. 빈곤하더라도 지역사회의 결속력이 높으면 주민들의 건강 상태는 양호할 수 있다. 빈곤보다는 불평등이 건강에 더 치명적이라는 연구(Wilkinson, 1996, 2006; Wilkinson and Pickett, 2009)가 시사적이다. 가장 건강이 양호한 곳은 가장 부유한 동네가 아니라 평등한 마을이라는 것이다. 그리고 평등은 모든 구성원에게 시민권이 인정될 때 가능해진다.

한국 자료에서도 사회자본의 영향은 확인할 수 있다. 먼저 사회적 신뢰와 건강의 관계를 살펴보자. 사회적 신뢰는 흔히 개인 간 신뢰(interpersonal trust)와 제도에 대한 신뢰로 나누어서 측정한다. 개인 간 신뢰는 통상 '귀하는 대부분 사람을 믿을 수 있다고 생각합니까?'와 같은 일반적 타인에 대한 신뢰(일반신뢰)를 알아보는 문항으로 측정된다. 일반신뢰 여부에 따라 건강에 영향이 있는지를 분석한 결과가 [그림 4.2]이다.

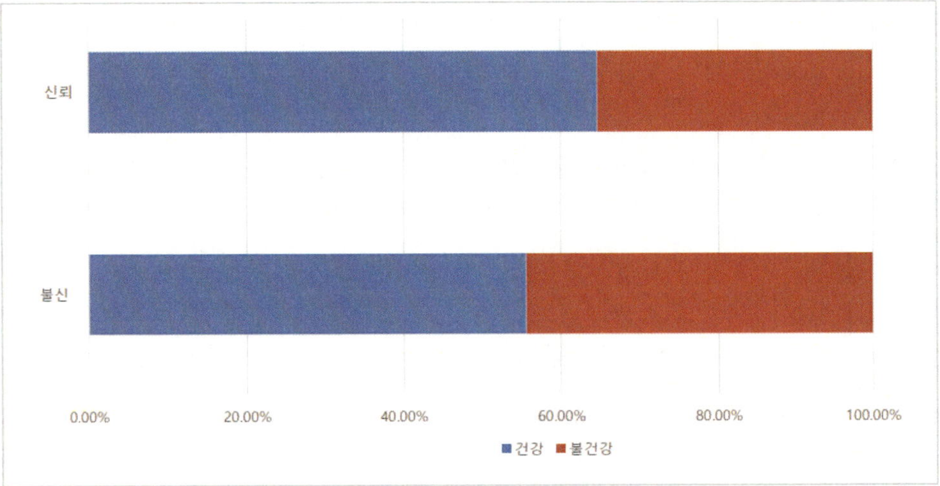

출처: 서울대 사회발전연구소, 2012. 삶과 사회에 관한 조사.

[그림 4.2] 신뢰여부와 건강상태

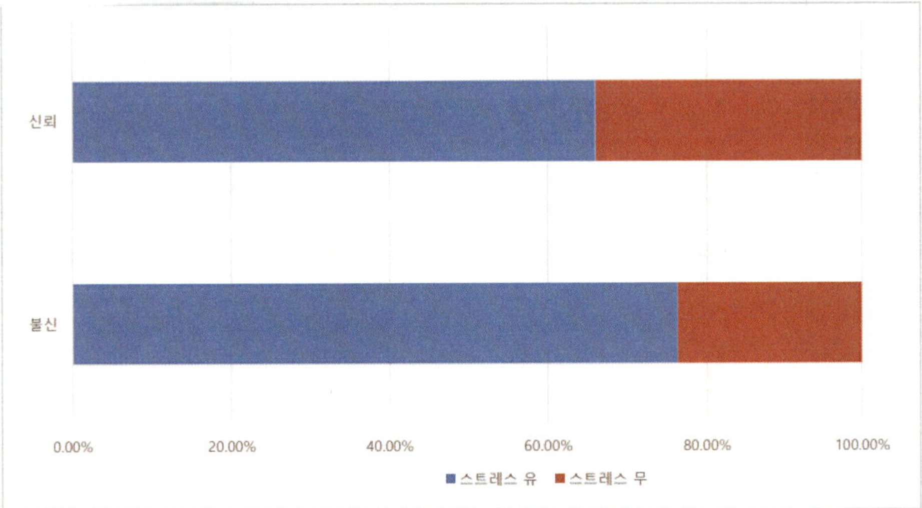

출처: 서울대 사회발전연구소, 2012. 삶과 사회에 관한 조사.

[그림 4.3] 신뢰여부와 스트레스

불신자 중 건강 상태가 양호한 경우가 55.6%인데 신뢰자 중에서는 64.6%로 나타났다. 즉, 타인에 대한 신뢰감이 높은 사람일수록 주관적으로 더 건강함을 보여주고 있었다. 신뢰자와 불신자는 정신 건강에서도 차이를 보였다. 불신자는 스트레스 수준이 높은 경우가 76.3%였는데 신뢰자는 66.0%였다. 즉 신뢰자는 스트레스를 덜 받았다. 그러나 신뢰자와 불신자 간에 만성질환 보유 여부와 흡연행위에서는 유의미한 차이가 없었다.

모임 및 단체 참여는 사회적 유대와 결속의 기본적인 요소가 된다. 한국인에게 가장 흔하게 참여하는 모임으로 동문회, 종교단체, 스포츠-레저 같은 모임에 참여하는 것이 건강 상태를 좋게하는지 살펴보자. 동문회의 경우 활동자가 비활동자보다 주관적 건강 상태도 양호하고 만성질환 보유도 더 적은 것으로 나타났다. 스포츠, 레저, 문화 모임에서도 활동할수록 주관적 건강 상태가 좋았고, 만성질환 보유도 더 적은 것으로 나타났다. 반면 종교모임의 경우 활동자는 비활동자보다 주관적 건강 상태는 약간 더 좋았으나 만성질환은 오히려 더 많이 갖고 있었다. 즉 건강 상태 악화가 종교활동을 부추기는 양상이 보였다. 스트레스 측면에서는 모임 참여에 따른 차이가 거의 나타나지 않았다. 흡연의 경우에는 동문회와 스포츠-레저 활동자들이 더 많이 흡연하였다. 즉 한국 사회에서 워낙 흡연율이 높은 상황에서 사회활동을 많이 할수록 흡연율도 높은 현상이 존재했다. 즉 사회자본의 긍정적 영향이 흡연에는 미치지 못하였다. 어느 한 모임이라도 참여하는 사람과 그렇지 않은 사람을 나누어 볼 때 모임에 참여하는 사람이 주관적 건강 상태가 더 좋았고, 만성질환 보유도 약간 더 적었고, 흡연율도 낮은 경향을 보였다.

[표 4.8] 단체/모임 활동과 건강 (단위: %)

	주관적 건강상태		만성질환 유무		스트레스 수준		흡연 여부	
	나쁨	좋음	있음	없음	높음	낮음	흡연	비흡연
동문회								
비활동	46.1	53.9	19.7	80.3	73.0	27.0	25.3	74.7
활동	33.1	66.9	14.6	85.4	76.0	24.0	35.2	64.8
종교모임								
비활동	43.0	57.0	15.7	84.3	75.6	24.4	33.7	66.3
활동	39.8	60.2	22.7	77.3	70.8	29.2	18.3	81.7
스포츠, 레저 모임								
비활동	44.4	55.6	19.4	80.6	73.4	26.6	24.4	75.6
활동	36.1	63.9	15.1	84.9	75.3	24.7	37.8	62.2
전체 모임								
비활동	47.0	53.0	17.3	82.7	74.3	25.7	26.8	73.2
활동	39.1	60.9	18.5	81.5	73.8	26.2	29.4	70.6

출처: 서울대 사회발전연구소, 2012. 삶과 사회에 관한 조사.

그런데 사회자본은 어떻게 건강향상의 효과를 초래하는 것일까? 사회자본은 개인과 지역사회 수준에서 건강향상에 사용할 수 있는 자원이 되고, 또한 건강 지향적 규범으로 작용하여 행동에 대한 통제력을 가할 수 있다(Poder, 2010).

첫째로 사회자본은 사회적 영향 또는 학습의 통로가 된다. 사람들은 주변 타인들, 특히 준거집단의 행동을 배우고 모방하여 자기 행동 기준으로 삼는 경향이 있다. 음주와 흡연을 절제하는 것도 이러한 사회적 연결망을 통해서 새로운 행동 기준이 확산하여 나가는 결과로 생각할 수 있다.

둘째, 사회자본은 구성원들에 대한 통제력으로 작용한다. 불건강한 행동에 대한 주변의 모니터링, 건강행동에 대한 지지, 행동 개선에 대한 설득이나 제재 등이 작동함으로써 네트워크 전반이 건강향상의 효과를 가질 수 있다. 사회적 연결망 속에 있지 않으면 사회적으로 배제되고 소외감을 느끼게 될 것이고 사회적 규범에 의한 통제력이 작동하지 않게 된다.

셋째, 사회적 연결망은 구성원들의 자기효능감 유지와 향상에 기여한다. 자기 주변 또는 연결망에 대하여 작은 봉사를 하거나 이바지함으로써 자신의 존재 의미나 자기효능감을 확인할 수 있고, 그럴수록 건강에 긍정적 결과를 얻을 수 있다. 반면 사회적 결속이 되지 않아 자기효능감이 하락하면 건강 지향적 행동의 실천력이 떨어진다는 연구들이 많다.

넷째, 사회자본은 그 자체로 자원이 될 수 있다. 건강에 대한 새로운 지식과 정보가 연결망을 통하여 확산함으로써 구성원들은 배타적인 건강향상 기회를 얻을 수 있게 된다. 또한 연결망이 사회적 지지를 제공해 줌으로써 건강향상의 효과를 산출한다. 연결망 속에 보건의료 전문가가 관여하면 구성원들은 더 효과적으로 의료 이용의 기회를 얻을 수 있게 된다.

다섯째, 연결망은 구성원들의 집합적 응집력을 강화한다. 구성원들 간의 신뢰와 상호성(reciprocity)에 기초하여 지역사회의 응집력이 만들어지고 이에 기초하여 지역사회 보건 예산 증가에 노력할 수도 있고, 건강 지향적 조례나 정책을 만드는 데 성과를 낼 수도 있다. 응집력이 큰 사회가 내부적으로 더 평등한 경향이 있고, 스트레스, 불안감, 분노(anger)를 감소시키는 경향이 있다(Wilkinson, 1996).

사회적으로 결속되어있다는 것이 반드시 건강에 좋은 것만은 아닐 수 있다. 가족 간에 결속의 과잉으로 일상생활에 많은 간섭을 받거나, 과다한 경제적 지원의 부담을 져야 하고, 잦은 의견 다툼으로 정서적 위기를 겪을 수도 있고, 가정 폭력에 시달릴 수도 있다. 또한 내집단으로는 결속했으나 외집단과의 유대관계가 없고 오히려 갈등적일 때에는 사회자본은 건강에 오히려 부정적 영향을 초래할 수도 있다. 또한 클럽이나 모임 참여가 반드시 건강향상에 긍정적 영향을 초래하지 않는 연구 결과도 보고되고 있다. 모임의 성격이나 건강변수의 측정 방식 등에 따라 Kawachi 등의 연구와는 다른 결과가 나올 수도 있다는 것이다. 이런 점을 고려할 때 사회자본은 '근본적 원인'만큼 건강에 명확한 영향을 미치지는 않는 것처럼 보인다. 모든 연결망이 건강에 긍정적 영향을 주는 것이 아니라 '어떤' 연결망이 그런 효과를 생산하는 것처럼 보인다. 유복한 상위계층 성원끼리의 비공식 연결망과 가치는 건강을 보호할 자원에 접근할 수 있게 해주었다. 반면 공식적인 사회적 연결망은 주관적 건강이나 정신건강에 별다른 효과가 없었다. 사적 연결망은 사회적 지지 효과를 산출할 수 있지만 공적 연결망은 그렇지 못하다는 것이다(McDonnell et al., 2009). 즉 연결망의 질적 성격을 고려해야만 사회자본의 진정한 효과를 밝힐 수 있을 것으로 보인다. 이런 점에서 Coleman이 언급한 참여, 역능화, 시민권의 집합이 건강증진을 산출하는 핵심 요소로 생각해 볼 만하다. 사회자본과 건강의 관계를 체계적 문헌 분석한 결과 사회자본이 더 좋은 정신건강과 신체건강을 예측하고 사망률을 낮춘다는 충분한 근거가 있었다. 그러나 사회자본의 영향이 없거나 역관계를 보이는 경우도 많았다. 사회자본이 여러 행위자에게 어떻게 다른 건강 영향을 미치는지에 대해서는 분명하지 않았다 (Ehsan et al., 2019). 아마도 생애사의 차이가 고려되어야 할 필요가 있을 것이다.

학력이나 소득에 따른 건강 수준의 차이, 즉 건강 불평등은 상당히 크게 나타난다. 건강 불평등은 과거에도 존재했고, 여러 사회정책이 실시되고 있는 현재에도 꾸준하게 존재한다. 최근에는 신자유주의 체제 아래서 경쟁이 심화하면서 소득 격차가 커졌고, 이에 따라 건강 불평등이 더 커지는 경향도 발견되었다. 건강 불평등의 원인을 물질적 조건에서 찾는 관점을 근본적 원인론이라 한다. 반면 소득수준이 높아 절대빈곤이 해결된 선진국에서는 상대빈곤이 건강 불평등에 더 큰 영향을 미친다고 한다. 이외에 문화적 요인이나 사회적 자본도 건강 불평등에 영향을 미친다.

5장: 젠더 노령화 건강

- 여성은 남성보다 오래 살지만 병이 더 많다.
- 남녀 간의 건강 격차는 생물학적 차이는 물론 젠더 역할의 차이, 경제구조, 문화 등의 요인이 두루 영향을 미친 결과이다.
- 노화의 속도는 사회적 계급적 요인의 영향을 받아 사람마다 달라진다.
- 노인병은 복잡하고 애매한 속성을 갖는다. 이에 효과적으로 대응하려면 보건과 의료 및 복지 서비스를 통합적으로 제공할 필요가 있다.

1. 젠더와 건강

이 장에서는 성과 연령에 따른 건강 상태의 차이를 다룬다. 남성과 여성의 해부-생리 구조가 다르므로 건강 상태의 차이도 그에 기인한 것이라 생각하거나 노인이 되어 노쇠해지는 것은 당연한 생물학적 과정이라고 생각할지 모른다. 그런데 사회학은 여기에도 사회구조가 작용하여 남성과 여성의 건강 격차가 발생할 수 있고, 사회적 지위에 따라 노화의 과정이 달라질 수 있다고 본다.

젠더(gender)라는 용어는 1970년대에 페미니즘(feminism)의 영향을 받아 새로 만들어졌다. 남녀 간에 신체적 조건이나 생리적 구조가 다른 생물학적 차이를 의미하는 것이 성별(sex)이다. 그런데 성별을 넘어서 남녀가 다르게 길러지고 다른 사회적 지위와 역할이 부여되는 성별 분업(sexual division of labor)은 남성 지배구조 또는 가부장제 사회의 영향으로 만들어지는 것이란 뜻을 담아서 젠더라는 용어가 만들어졌다. 남녀 간의 건강 상태 차이는 한편으로는 남녀의 생물학적 차이로 인한 것이지만, 그것에 의해서만 결정되는 것이 아니라 젠더의 차이도 작용하고, 나아가 물질적 요인이나 문화적 요인도 두루 영향을 미치고 상호 작용하여 생성된 결과로 볼 수 있다.

(1) 여성의 긴 수명, 더 많은 질병

여성은 남성보다 오래 산다. 이것은 전 세계 대부분의 국가에서 나타나는 현상이다. 예외적인 몇몇 국가가 있다. 방글라데시의 경우 전통적으로 남성이 더 오래 살았다. 1995년에서야 여성의 기대수명이 남성을 추월하였다. 2023년 현재 기대수명은 남성 73세, 여성 76세이다. 인근에 있는 네팔, 인디아, 파키스탄도 비슷한 경로를 거쳐서 기대수명에서 남성 우위가 여성 우위로 바뀌었다. 남녀 간 수명의 격차가 매우 적거나 여성의 수명이 더 짧은 경우는 여성의 사회적 지위가 아주 낮은 경우에 나타나는 현상이다(Doyal, 1995). 아프리카의 나이지리아도 2023년 현재 남녀 간 수명 차이가 1세 미만이다. 이런 사회에서 여성은 반복된 임산과 출산으로 인한 건강 악화와 사망위험에 노출되어 있고, 남성 위주의 영양공급 관행으로 인하여 영양상태도 나쁘며, 교육도 제대로 받지 못하고, 아파도 병원에 가기 어렵다. 반면 러시아는 여성이 남성보다 12년이나 오래 산다. 남성의 사망률이 비정상적으로 높기 때문인데 이것은 사회주의에서 자본주의로 이행하는 과정에서 '가장'의 임무를 수행하는 남성들이 사회변화에 적응하는 데 큰 어려움을 겪고 자살하거나 조기 사망했기 때문으로 추측된다. 반면 대부분 유럽 선진국과 일본 등은 여성이 5~6세 정도 더 사는 것으로 나타나고 있다. 대부분 국가에서 여성은 남성보다 더 많이 아프다. 그럼에도 여성은 남성보다 더 오래 산다(Waldron, 1976; Walsh, 1995; Taylor, 2024). 한국에서도 유사한 경향이 나타나는지 관련 통계를 살펴보자.

2022년의 남자의 기대수명은 79.9세, 여자는 85.6세로 여성이 5.7세 더 오래 산다. 기대수명에 결정적 요인이 되는 사망률을 살펴보면 2022년 인구 10만 명당 조사망률이 남자는 769명, 여자 686명으로 남자의 사망률이 높다. 연령대별로 살펴보면 전 연령군에서 남자의 사망률이 높다. 특히 장년기를 지나면서 성별 사망률의 격차가 더욱 벌어져서 60대에는 2.7배로 최고 수준에 달한다. 이후 감소세를 보이는데 80대에는 0세 시기와 같은 수준으로 하락한다. 생산 활동 시기에는 남성의 초과 사망이 커졌다가 고령층에 가서야 남녀 간 격차가 출생 당시 수준으로 감소함을 알 수 있다(표 5.1 참조).

[표 5.1] 성별 연령별 인구 10만 명당 사망률 및 사망률 성비(2022년)

	0	1-9	10-19	20-29	30-39	40-49	50-59	60-69	70-79	80+
남자	252.5	12.4	19.8	50.3	83.8	184.6	439.7	997.0	2,870	10,793
여자	199.9	10.2	13.9	33.5	48.4	100.5	174.0	370.5	1,351	8,429
사망률 성비	1.3	1.2	1.4	1.5	1.7	1.8	2.5	2.7	2.1	1.3

자료: 통계청, 2022년 사망원인통계. 2023.9.21.

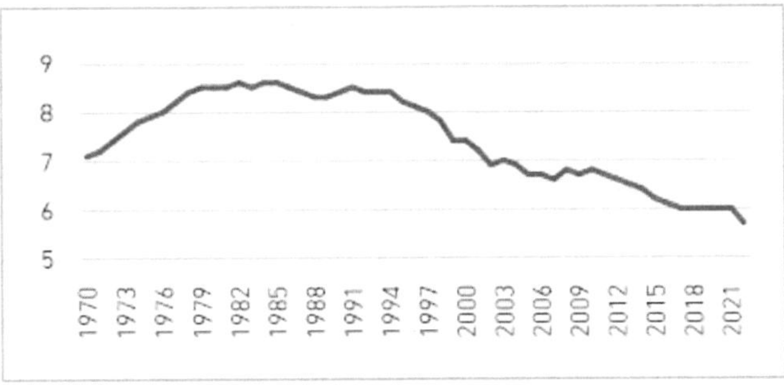

[그림 5.1] 남녀 간 기대수명의 차이

사망의 원인을 살펴보면 남녀 모두 암, 심장질환, 코로나19, 뇌혈관 질환, 폐렴이 사인 1위에서 5위를 차지하고 있다. 암은 남녀 모두에서 1순위를 차지했는데 사망률에서는 남자가 1.6배 높았다. 다음 순위에 남자는 자살과 당뇨병, 간질환, 만성하기도 질환, 알츠하이머병이었고, 여자는 알츠하이머, 당뇨, 고혈압성 질환, 패혈증, 자살 순이었다. 남녀의 10대 사인은 서로 순위는 차이가 있기도 하지만 대부분 공유하고 있었다. 남자는 여자보다 자살 사망률이 두 배 이상 높았고, 여자는 알츠하이머병 사망률이 남자보다 두 배 이상 높았다.

사망률 성비 또는 사망비는 여성의 사망률을 100으로 할 때 남성 사망률을 의미한다. 사망비는 1985년에 1.39이던 것이 점차 감소하여 2022년에 1.12가 되었다. 같은 기간 남녀 간 기대수명의 차이는 8.6세에서 5.7세로 감소하였다(그림 5.1 참조). 이는 산업화 과정에서 치솟았던 남녀 간 건강 격차가 축소되고 있음을 의미하는데 교육 취업 등 생활 전반에서 이루어지던 '남녀 차별'이 완화된 점, 그리고 극심하던 중장년층 남성의 초과 사망이 감소한 점 등의 영향으로 보인다.

[표 5.2] 성별 주요 사인 및 인구 10만 명당 사망률(2022년)

성별 \ 순위	1위	2위	3위	4위	5위
남자	암	심장질환	코로나19	폐렴	뇌혈관질환
사망률	200.6	65.5	57.9	55.6	48.4
여자	암	심장질환	코로나19	뇌혈관질환	폐렴
사망률	125.0	66.1	64.1	50.8	48.6

자료: 통계청. 2022년 사망원인통계 결과.

1998년과 2022년의 남녀 간 사망비를 그래프로 그리면 [그림 5.2]와 같다. 60세 이전의 경우에는 1998년에 비하여 2022년에는 사망비가 감소했음을 알 수 있다. 또 남녀 간 사망률의 차이가 가장 크게 벌어지는 지점이 1998년에는 45세 정도였는데 2022년에는 60세로 늦추어졌다. 즉 1998년에는 남녀 간 사망률의 격차도 크고 한참 경제활동에 바쁜 40대에 남자의 초과 사망이 많았음을 짐작할 수 있다. 2022년에는 남녀 간 40대와 50대의 사망률 격차는 많이 감소했고, 반면 60대에 사망률 격차가 가장 크게 벌어졌다. 1990년대에는 중년 남자들이 갑자기 사망하는 돌연사 또는 과로사가 빈번했다. 20여 년이 지난 현재 과로사는 많이 감소한 것으로 생각된다. 또한 그 사이 인구 고령화가 진행되면서 노년기에 남녀 간 사망률의 격차가 더 벌어지게 된 것으로 보인다.

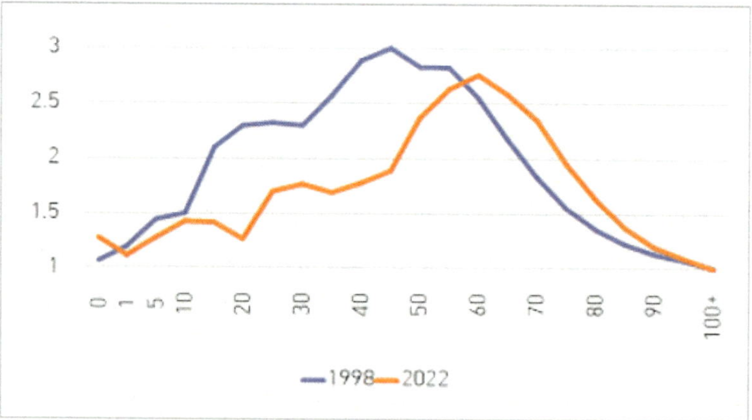

[그림 5.2] 남녀 간 사망비의 분포, 1998, 2022

현재의 건강 상태를 살펴보면 주관적 건강 인식은 여성이 남성보다 건강하지 않은 것으로 인식한다. 2주간 이환율은 조사 직전 2주 동안 병의 종류나 중증도에 상관없이 몸이 아팠는지를 묻는 것인데 남자보다 여자가 5% 더 많았다. 실제 며칠 아팠는가를 묻는 유병일수도 여자가 0.4일 더 많았다. 외출을 못하고 앓아누운 상태를 의미하는 와병일수도 여자가 0.1일 더 많았다. 반면 고혈압과 당뇨 같은 대표적인 만성질환에서는 남성이 여성보다 유병률이 더 높다. 스트레스와 우울감 같은 정신 건강 측면에서는 여성이 더 많은 증상을 보이고 있었다. 입원율에서는 여성이 남성보다 2.2% 더 높았다. 2주 동안 의원이나 병원의 당일 진료 여부를 나타내는 외래 이용률에서도 여성이 4.1% 더 높았다. 즉, 여성이 남성보다 불건강을 더 많이 호소하고 있고, 의료 이용도 더 많이 하는 것을 알 수 있다.

[표 5.3] 주요 건강지표별 남녀의 차이

건강 지표	남자	여자
주관적 건강(양호) 인지율	56.4%	49.8%
2주간 이환율	25.7%	30.7%
평균 유병일수	9.6일	10.0일
와병일수	0.4일	0.5일
고혈압 유병률	32.8%	21.5%
당뇨 유병률	13.7%	8.8%
스트레스 인지율	26.1%	30.3%
우울 증상 경험률	8.5%	14.1%
연간 입원율	8.5%	10.7%
2주간 외래이용률	23.9%	28.0%

자료: 통계청. 2022 사회조사; 질병관리청. 2022 국민건강통계.

(2) 남녀 간 생물학적 차이

남녀 간 기대수명 차이의 원인에 대해서는 이미 많은 분석이 이루어져 있다(Waldron, 1985; Nathanson, 1984; Kalben, 2000). 이 연구들에 의하면 기대수명에서의 남녀 차이는 여성의 생물학적 이점을 강조하는 견해와 행동 및 건강 습관의 차이에 주목하는 견해로 나누어진다.

우선 남녀 간 건강 격차가 여성의 생물학적 이득에서 비롯된다는 관점이 있다. 임신 단계에서 남자 태아가 2.5배 더 많이 만들어지나 감염(prenatal infection)이나 여러 이유로 위험에 노출되어 출산단계에서는 남녀의 성비가 비슷해진다. 태아 사망률은 남아가 12% 높고, 신생아 사망률도 남아가 130% 높다. 출생 이후 남아는 여아보다 발육이 4-6주 늦으며, 1년까지 생존할 수 있는 확률도 낮다. 즉 여성이 유전적으로 더 강하다는 것이다. 염색체의 구성이 다른 것도 원인이 된다. 남성은 X와 Y 염색체로 구성되고 여성은 X와 X 염색체로 구성된다. Y 염색체는 X 염색체보다 변이를 자주 하는 경향이 있다. 여성은 모든 유전자에서 이중으로 카피가 있는 것과 같아서 어느 유전자에서 흠결이 생겨도 이를 보완할 대체재를 갖고 있지만 남성은 그렇지 못하다. 결국 여성이 유전적으로 건강을 유지할 확률이 더 높다는 것이다. 또 여성은 매달 생리할 때 심박수가 높아지는데 이것은 중강도의 운동을 한 것과 같은 효과를 낸다고 한다. 이 효과가 오랫동안 축적되어 여성은 심장병 발생 위험이 뒤로 늦춰진다. 여성들은 갱년기가 되어 여성호르몬(에스트로겐) 분비의 변화가 오면서부터 심장병 발생이 본격화된다. 즉 남성들보다 심장병 발병이 늦게 시작된다(Waldron, 1983, 1993; Nathanson, 1984). 큰 동물은 오래 사는 경향이 있지만 큰 키는 일찍 죽는 경향이 있다. 남성이 여성보다 키가 큰 것도 남성의 수명을 짧게 하는 요인이 된다고 한다. 영국의 화이트홀 공무원 연구에서도 큰 키는 암, 뇌졸중, 심장병, 그리고 사망의 위험과 상관관계가 높았다.

여성들이 이와 같은 생물학적 이점을 갖고 있는 것은 사실이지만 우리의 몸은 고립된 채 존재하기보다는 사회 환경과 상호작용하면서 존재한다. 출생 후 남아는 여아보다 더 많은 음식 제공과 세심한 배려를 받는 경향이 있다. 에스트로겐의 분비 또한 흡연이나 스트레스의 영향을 받아 조기에 감소할 수 있다. 여성이 상대적으로 우울증이나 정신장애가 많은 관계로 에스트로겐의 긍정적 효과는 사회적 스트레스에 의한 부정적 효과로 상쇄될 수도 있다. 남성들은 사회적으로 위험한 활동에 많이 종사함으로써 사망률을 높일 수 있다. 그런데 남성들의 이런 성향은 안드로젠, 테스토스테론이란 호르몬의 영향을 받는다. 한국 역사에서 남성성이 거세된 채 살았던 내시들이 일반 남성보다 14.4세 이상 더 긴 수명을 가졌다는 연구 보고도 있다(Min, Lee, Park, 2012). 남성의 경쟁과 공격성, 위험 감수 행동은 사회적으로 부추겨지는 것이기도 하지만 다른 한편 생물학적으로 테스토스테론의 분비로 인한 것이기도 하다. 즉 생물학적 요인은 단독으로 작용하기보다는 사회적 상황이 연관되어 작용한다고 생각할 수 있다. 의학 기술의 발전으로 인한 건강효과를 여성이 더 많이 누리게 된 점도 주목할 만하다. 20세기 이전에는 임신과 출산 과정에서 영아 사망과 모성사망이 많았는데 산부인과의 출산 개조 기술 향상 및 산아제한 정책이 시행되면서 임신 횟수 자체가 감소하면서 여성의 출산 관련 위험은 급격하게 감소하였다.

(3) 위험 노출의 차이

남녀 간 건강 격차를 초래하는 원인으로 남녀 간에 위험 노출 기회가 다르다는 점도 중요하다. 일례로 흡연은 폐암 등 여러 중증 질환의 원인으로 알려져 있다. 그런데 남녀의 흡연율 차이가 크고 남성의 흡연으로 인한 질병 부담이 상당히 크다. 2019년 자료로 추정한 전 세계의 흡연율은 남자 32.7%, 여자 6.62%였다. 같은 해 한국 남성의 흡연율은 42.5%, 여성은 5.2%였다. 흡연으로 인한 사망은 남성의 경우 총사망의 20.2%였고 여성은 5.8%에 불과했다. 한국의 경우에는 남성 사망의 25.5%, 여성 사망의 5.4%를 차지했다(GBD 2019 Tobacco Collaborators, 2021).

흡연 관련 질병에 의한 질병 부담(DALY)은 남성의 경우 17.1%였고 여성은 2.94%였다. 질병 부담(burden of disease)은 흡연 등 질병으로 인한 조기사망으로 상실되는 시간과 장애를 안고 살아가는 시간을 연수로 측정하는 개념이다. 사회마다 차이는 있으나 관습적으로 남성에게 허용적인 흡연 관행으로 인하여 남성은 더 많이 흡연 위험에 노출되고 그 결과 사망률과 질병 부담에 차이를 유발한다. 그런데 덴마크는 남성과 여성의 흡연율이 각각 22%로 거의 비슷하다. 그리고 흡연 사망은 전체 사망의 24.9%와 21.0%를 차지하여 남녀 간 격차가 크지 않았다. 한국과 덴마크의 흡연율과 사망률의 차이를 비교해 보면 위험 노출의 차이로 성별 사망 격차가 초래될 수 있음을 분명하게 보여준다(GBD 2019 Tobacco Collaborators, 2021).

남성들의 일터 자체가 여성들이 주로 생활하는 가정보다는 위험한 요소를 많이 갖고 있다. 군대, 소방관, 광산, 건설 작업장, 농장 같은 경우 남성들이 더 많이 일하는 현장인데 일터의 속성상 위험이 많이 내포되어 있다. 여성들이 밀집해서 일하는 사무직, 간호직, 가사, 돌봄은 상대적으로 덜 위험하다. 물론 위험성은 가변적이라 평소에는 안전했던 콜센터와 노인요양원이 코로나19가 유행하면서 밀폐된 공간에 다수의 인원이 조밀하게 모여서 근무하는 환경이 코로나 전파에 매우 좋은 여건을 만들어서 다수가 감염되는 결과를 빚기도 하였다. 또한 사무직 여성들이 근무하는 공간은 물리적으로는 안전할 수 있지만 상대적으로 낮은 임금과 낮은 자율성으로 인하여 여성 건강에 부정적 영향을 미칠 수도 있다.

(4) 젠더 역할의 차이

남녀의 건강 격차는 생물학적 요인보다는 건강행태와 젠더 역할, 그리고 사회구조적 원인의 영향이 더 크다는 연구들이 많다(Waldron, 1976, 1982, 1983, 1985, 1993; Rogers et al., 2010; Denton, Prus, Walters, 2004). 남자들이 흡연과 음주를 많이 하고 이것이 심장질환과 뇌혈관 질환 또는 암과 같은 사망위험이 높은 중증 질환의 주요 원인이 되어 더 많은 사망에 이르게 된다는 것이다. 한국 남성이 여성보다 기대수명이 짧았던 원인이 주로 흡연에서 기인하였다는 연구 결과가 있다(Yang et al., 2012). 또한 남자는 생계를 전담하는 역할이 기대되기 때문에 위험을 감수하거나 경쟁과 도전에 나서는 경향이 있고 이러한 남성성은 항시적인 긴장과 스트레스를 유발한다. 과로와 스트레스는 남성의 건강을 악화시켜 조기에 사망하게 만든다. 일부 남성들은 흡연과 음주로 스트레스를 해결하기 때문에 건강을 더욱 악화시킨다. 여기에다 위험을 감수하려고 하는 성향으로 인해서 건강위험이 배가되는 것이다. 남성이 자살을 더 많이 하는 것도 젠더 간 사망률 차이를 유발하는 요인이다. 남성의 사회적 연결망이 좁고 약한 것도 높은 사망률과 상관성이 있다. 남녀 간에 서로 다른 젠더 역할을 통제하면 남성이 여성보다 많이 아프다는 연구 결과도 있다(Bird and Freemont, 1991).

남성의 위험 감수 행동은 여러 사례에서 확인할 수 있다. 예를 들어 남성들은 신호등이 바뀔 때 교차로에 진입하는 비율이 높으며, 자살을 시도할 때도 남성은 권총이나 투신, 여성은 수면제 복용을 선호하기 때문에 자살 성공 확률이 다르다고 한다. 여성이 자살을 시도할 때 수면제 등 약을 선호하는 것은 정작 죽기보다는 도움을 얻고자 하는 잠재된 의식의 작용이기도 하다. 반면 여성은 남성보다 낮은 사회적 지위를 갖는다. 따라서 스트레스 원이 다르고 이것이 높은 질병 이환을 유발한다. 수동적·보조적인 사회적 지위와 낮은 자부심(self esteem)이 '사소한' 질병(주로 정신장애)을 유발하는 경향이 있다. 그러나 남성만큼 물리적으로 위험성이 높은 활동을 하지는 않기 때문에 사망률은 낮다는 것이다. 위험 감수 행동은 특히 10대와 20대 남성에게서 두드러진다. 술에 취하고, 마약에 중독되고, 조기에 성관계를 갖고, 자동차 속도를 높이고, 소소한 절도를 하고, 공공기물을 파괴하고, 놀이공원의 롤러코스트에서 일어서는 등의 행위를 한다(Lupton. 1999). 이러한 행위는 젊은 남성들을 흥분시키고, 용기를 시험하고, 남성성을 뽐내게 해준다. 여성들은 이런 행위를 회피하고 안전을 추구한다. 결과적으로 남성은 더 많이 다치고 죽음에 이르게 된다.

우리나라에서도 질병 사망 이외에 사고로 죽는 외인사의 경우도 남녀 차이가 크다. 전체 외인사 사망률은 인구 10만 명당 남자 71.4명, 여자 32.9명으로 남자가 두 배 이상 많다. 자살, 운수사고, 추락사고, 익사 사고, 화재 사고 등 모든 외인사에서 남자가 여자보다 사망률이 2~3배 높다. 이것은 남자가 위험성이 높은 업무에 종사하거나, 위험한 행동에 도전하거나, 폭력에 가담하는 경우가 많음을 암시한다.

[표 5.4] 성별 외인사 종류별 사망률, 2022 (단위: 인구 10명당 발생수)

	전체	자살	운수사고	추락사고	익사사고	화재사고	중독사고	타살
남자	71.4	35.3	10.2	7.7	1.4	0.7	0.6	0.7
여자	32.9	15.1	3.4	2.9	0.4	0.4	0.3	0.6

(5) 의료적 요인

성역할의 차이는 의료 이용의 차이도 유발한다. 남성들은 사소한 건강 문제를 참고 넘기지만 여성들은 남성보다 더 많은 건강 문제를 드러내고 의료 이용을 통하여 해결하려 한다는 것이다. 이것은 여성은 신체 증상을 더 민감하게 인지하는 반면 남성들은 상대적으로 둔감한 결과일 수도 있고, 또는 남성들은 상당히 위중한 증상만을 보고하는 반면 여성들은 경미한 증상까지 보고하는 데서 오는 차이일 수도 있다(Koopmans and Lamers, 2007; Benyamini, Leventhal, Leventhal, 2000). 즉 여성의 건강 문제 보고율이 높은 것은 실제로 건강 문제가 더 많아서가 아니라 단순히 보고하는 빈도의 차이일 뿐이라는 견해도 있다. 그러나 여성들이 건강에 더 민감한 것이 여성성의 발로라고 생각할 때 이것을 단순히 가공의 것으로 간주하기는 어렵다. 더욱이 여성주의자들이 주장하듯이 의료체계에서도 여성들의 신체적 증상에 대하여 더욱 민감하게 질병으로 간주하는 경향이 있고 이런 점들이 여성들의 의료 이용 빈도를 높이는 경향이 있다. 그렇지만 여성들이 실제로 더 많은 불건강을 경험한다는 반론도 적지 않다. 특히 정신 건강 분야에서는 여성들이 더 많은 증상을 보고하는데 이것이 기본적으로 더 많은 스트레스를 경험하기 때문이라는 것이다(Mirowsky and Ross, 1995).

미국과 영국에서 심장병 증상이 남성에서 많이 발견되고 여성이 적게 나오는 것은 남성은 검사를 많이 하고 여성은 적게 한 결과라는 지적이 있다. 의료계가 여성은 심장병에 잘 안 걸린다거나 노년기에나 걸리게 된다는 잘못된 믿음을 갖고 있고, 그래서 여성의 심장병을 의심하지 않게 되고, 이러한 의사들의 인식이 은연중에 환자와 가족에게까지 전달되어 여성들도 적극적으로 심장병 여부를 추적해 보지 않는다고 한다. 결과적으로 여성은 실제보다 적게 진단되고 치료 기회도 놓쳐서 심장마비가 오면 높은 사망률을 보이게 된다. 최근의 연구에 의하면 심장병 증상을 보인 여성이 치료받으러 가는 경우가 남성보다 적다. 그 이유는 심장병의 전형적인 임상적 사례가 남성들로부터 유래되어 여성은 과소 진단되는 경향이 있다고 한다(Germov, 2014: 128-129). 페미니즘에서는 이러한 현상이 의학이 남성의 몸을 표준으로 삼기 때문에 빚어지는 결과로 해석한다(Riska, 2010a).

(6) 건강 격차 감소

그런데 90년대 이후 남성과 여성의 건강 격차는 축소되는 경향을 보인다(Annadale and Hunt, 2000). 우선 중요한 것은 여성의 노동시장 진입이 증가하고 있는 점이다. 여성이 직업을 가질 경우 정신장애의 분포는 남성과 다를 바 없게 된다(Jenkins, 1985). 여성이 경제활동을 하게 되면서 여성이 남성과 유사하게 경쟁적인 환경에 노출되고 그에 따라 건강 영향이 남성들과 비슷해진다는 것이다. 더욱이 많은 여성이 저임금 노동에 종사하는 경향이 있어 직업의 부정적 영향이 더 클 수도 있다. 그러나 이혼과 편부모 가정이 증가하는 가족구조의 변화로 가족 내에서 남성이 더 많은 정서적 안정을 누릴 수 있었던 효과가 없어지고 있다. 또한 남성이 경제활동에 참여하지 않는 비율(교육으로 늦은 시장진입, 조기 정년퇴직, 실직 등)도 증가하고 있다. 이와 같이 여러 가지 사회경제적인 변화가 발생하면서 그 결과로 남녀 간 건강 격차가 축소되고 있다. 이러한 변화와 함께 남녀 간 성역할의 변화나 행동 습관의 변화가 유발된 점도 건강 격차 축소에 기여한다(Waldron, 1993). 예를 들어 남성의 흡연율은 계속 감소하고 있지만 여성의 흡연율은 증가하고 있다.

결국 남성과 여성이 일상생활에서 직면하는 사회적 행동적 생물학적 위험 요인들이 남녀 간에 서로 다르게 분포되어 있는 점이 남녀의 건강 격차를 유발한다. 예를 들어 여성들은 남성보다 더 많은 친구나 친척들과 교류하고, 흡연도 억제하며, 종교 생활을 더 열심히 한다. 이런 요인들은 여성 건강에 긍정적 효과가 있을 것이다. 그런데 실제로 통계분석을 통하여 이런 요인을 통제하면 남성과 여성의 건강 격차는 줄어드는 것으로 나타났다(Rogers et al., 2010). 즉 남성과 여성에게 미치는 건강위험은 다르나 그 위험이 사망에 미치는 효과는 비슷한 것으로 볼 수 있다.

최근에 프랑스 사회학자 Pierre Bourdieu의 자본이론을 활용하여 남녀 수명의 차이를 설명하려는 시도가 있다(Baum et al., 2021). 부르디외는 경제 자본 이외에 사회자본, 문화자본, 상징 자본의 개념을 제시하여 사회적 불평등을 설명하려고 하였다. 즉 사회계급에 고유한 사회자본이나 문화자본으로 인하여 계급 성원은 어린 시절부터 고유한 인식과 가치를 갖추게 되고, 또 삶의 기회도 달라진다. 이러한 구조적 요인은 건강위험에 다르게 노출되도록 만든다. 즉 하위계급이 흡연을 더 많이 하는 것이나 상위계급이 채식과 운동을 더 많이 하는 것은 건강의 이득을 이해했기 때문이 아니라 원래 계급적 가치와 습성에 더 부합했기 때문으로 해석할 수 있다. 앞서 설명한 위험 감수 행동, 마약 중독, 식이조절, 폭력행위, 의료 이용 등의 행위는 경제 자본, 사회자본, 문화자본, 상징 자본의 개념을 활용하여 설명이 가능한 것들이다. 즉 남녀 간에 다르게 분포된 자본의 크기가 결과적으로 건강행동의 차이를 유발하고 궁극적으로 젠더 간 기대수명의 차이로 이어진다는 것이다.

(7) 페미니즘과 남성 건강

우리나라에서 여성운동은 가부장제에 대항하여 호주제 폐지로 관심이 집중되었다. 반면 미국의 여성운동은 1960년대에 낙태할 권리가 관심의 초점이 되었다. 여성단체와 낙태 서비스를 제공하는 의료기관, 동조 세력들이 낙태를 합법화하기 위한 투쟁에 나섰고 1973년에 연방대법원 판결로 합법화되었다. 그들은 이후에도 여성이 통제하는 보건소 설치와 정책 변화를 추구하는 여성 자조 조직(self-help organizations)을 만드는 등 여성 건강 운동을 지속하였다. 미국 여성 운동가들은 처음부터 '여성의 몸'에 대한 주체적 권리를 인식하고 주장하였다. 그래서 이들에게 '내 몸은 나의 것'(Our Bodies, Ourselves)이라는 구호를 만들어냈다. 1970년대 초반에 피임약 부작용에 관한 정보 부족에 항의하는 집회를 개최했다. 이들의 노력으로 모든 경구 피임약을 판매할 때 반드시 피임약의 효능과 부작용 등을 상세하게 설명하는 안내문을 동봉하도록 연방 법 절차가 만들어졌다. 난관절제술 같은 영구 피임법이 남용되는 현실에 대한 문제 제기도 있었다. 아울러 여성 건강 평등법 제정에 노력하여 여성 건강에 관한 연구개발, 서비스 제공, 유방암 및 자궁암, 성병 감염, 피임, 골다공증, 청소년 임신 등에 대한 예방 사업을 추진할 수 있게 되었다(Norsigian, 2019). 페미니즘은 가부장제와 젠더라는 사회문화적으로 구성된 범주에 의하여 건강과 질병 및 의료 이용이 크게 영향받고 있음을 드러내 주었다. 따라서 사회적 요인과 건강의 관계를 주요 연구과제로 삼는 보건사회학의 발전에 크게 기여하였다.

여성 건강이 새롭게 주목받는 동안 남성 건강은 별다른 독자적 범주로 다루어지지 못했다. 그런데 호주의 여성 사회학자인 Raewyn Connell 등(2005)이 '헤게모니 남성성'(hegemonic masculinity)이라는 개념을 제시하면서 남성 건강이 새로운 관심의 대상이 되었다. 그는 사회의 내면화된 규범, 태도, 행동이 구조적 불평등과 권력의 동학을 가려주고, 젠더화 과정을 왜곡시킨다고 주장하였다. 여성에게는 공손하게 행동하고 남을 돌보기를 기대한다. 남자에게는 권력적이고, 전투적이며, 두려움을 모르도록 기대한다. 모든 나라와 문화에 이러한 젠더 역할 기대가 존재하나 구체적 양상은 차이가 있다.

이러한 논의의 배경에는 성을 남성과 여성으로 이분화하던 오랜 문화적 관습이 새로운 성의 등장으로 새로운 상황을 맞게 된 것과 관계있다. 대부분 사람은 생물학적 성별과 사회적 젠더가 일치한다. 그런데 트랜스젠더의 등장으로 개인의 성 정체성에 따라 성별을 선택하게 된 상황이 발생하였고, 생물학적 성별보다 성 정체성이 더 중요시되는 상황이 전개된 것이다. 그에 따라 트랜스젠더에 대응하는 개념으로 sysgender라는 새로운 개념이 만들어졌다. 이것은 생물학적으로 타고난 성과 성 정체성 또는 젠더가 일치하는 사람을 가리킨다. 동성애자나 트랜스젠더가 숫적으로 미미하다고 생각하는 사람은 이런 논의 자체가 낯설 것이다. 그런데 갤럽이 2024년에 발표한 자료에 의하면 미국인의 7.1%가 동성애자(Lesbian, Gay, Bisexual, Transgender, Queer,

LGBTQ)에 속했다. 그런데 연령대별로 나누어 보면 이제 노년기에 들어간 베이비붐 세대는 2.6%에 불과했지만 이후 세대는 그 비중이 계속 증가하여 밀레니얼(M) 세대는 10.5%, Z세대는 무려 20.8%에 달했다(Jones, 2024). 이런 사회변화 속에서 Connel (1995)이 주장하기를 남성성(masculinity)이 과거에는 남성에게는 일방적으로 혜택을 주고 여성에게는 치명적으로 작용했다고 보았으나 이제는 달라졌다는 것이다. 남성성은 천편일률적인 것이 아니라 관계적이고(relational)이고 복수의 것(multiple)으로 다수 남성의 우위, 대부분 여성의 종속, 그리고 주변화된 남성으로 나눌 수 있다고 보았다. 상위의 남성은 여성의 돌봄을 받으면서 좋은 건강을 누릴 수 있지만 하위의 남성은 건강할 자원이 부족한 상태에서 남성성 신화에 빠져서 불건강한 행동을 일삼다가 건강이 악화하는 결과를 빚을 수 있다. 혼인상태별 건강을 살펴보면 혼인한 남성 〉 혼인한 여성 〉 미혼/이혼/사별한 여성 〉 이혼/사별한 남성의 순서를 보인다. 이혼 사별한 남성이 나쁜 건강 상태에 있는 것을 남성성의 역설(gender paradox)로 해석해 볼 수 있다(Annandale, 2023).

양준용(2022)은 이 개념을 활용하여 남성성이 사회규범의 형태로 개인에게 수용되는 과정에서 규범 순응 양상이 구분되며, 이는 남성성 자본 축적 행동 및 심리적 긴장의 차이로 이어져 남성 내부의 건강 격차를 발생시키는 것으로 보았다. 그리고 이런 격차는 특히 남성성 규범에 극단적으로 비순응하는 유형에서 두드러져 해당 유형이 유독 나쁜 건강 결과를 보이는 것을 밝혀냈다. 페미니즘의 발전은 여성 건강의 증진을 넘어서 이제 가부장제에서 남성성이 지나치게 강조되면 남성의 건강에 부정적으로 영향을 미칠 수 있음을 밝혀낸 것이다.

2. 노령화와 건강

(1) 인구의 노령화와 노화

생물학적 노화(ageing)는 유기체의 기능적 쇠퇴, 생식력 상실, 사망률 증가를 의미한다. 생물학적으로는 인간을 포함한 모든 유기체는 탄생 이후 한 방향으로 계속 성장하고 진전(progress)하여 마침내 죽음에 이르는 것으로 본다. 이러한 진행 과정은 유전자 등 유기체 내적 요인의 작용에 의한 것으로 본다. 유기체가 노화 단계에 이르면 유전적으로 불안정해지고, 세포분열을 멈추고, 염증반응이 증가하며, 장내 미생물 생태계의 다양성이 감소하여, 만성질환에 잘 걸리고, 사망의 확률이 높아진다(Berghoff, 2024). 과거에는 이러한 노화의 특성을 모두 갖춘 노년기가 짧았다. 한 세대 전만 해도 노인은 은퇴 후 10년 이내의 짧은 노년기를 생활하다가 사망했다. 그런데 이제 기대수명이 증가하면서 노년기만 30년을 지내는 시대가 되었다.

이렇게 된 데에는 20세기에 발생한 출산율의 감소와 사망률의 저하에 기인하였다. 출산율의 감소로 인구는 느리게 증가하게 된다. 사망률의 저하는 노인의 수명 연장과 인구의 노령화를 가져왔다. 2차 대전 후에, 또는 한국전쟁 후에 태어난 베이비 붐 세대가 65세가 되는 2011년부터 노인인구는 폭발적으로 증가하고 있다. 세계은행이 추산한 전 세계의 기대수명이 1950년에 50세에 불과했는데 2021년에는 71.3세로 증가하였다. 인간 역사상 수명이 이렇게 길어진 것은 전 세계적으로 처음 겪는 일이다.

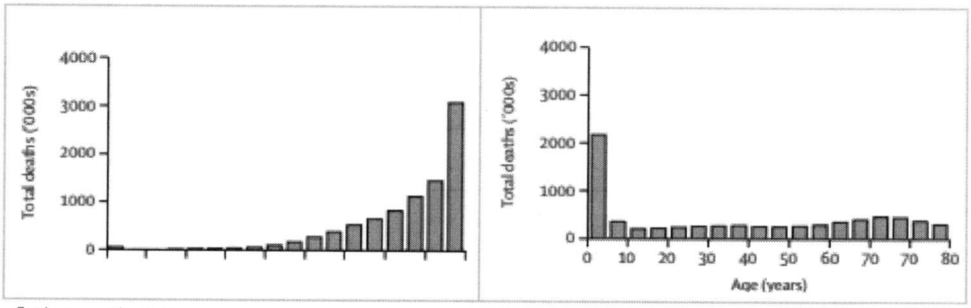

출처: Beard(2016).

[그림 5.3] 고소득 국가와 저소득 국가의 연령대별 사망률

그런데 늙는다는 것, 즉 노화(ageing)는 어떤 의미가 있는가? 과거에는 소수의 사람만이 '노인'이 되었다. 따라서 노화는 사회적으로 큰 관심 대상이 되지 못했다. 과거 사회에서는 죽음은 모든 나이에서 겪는 위험이었다. 지금도 [그림 5.3]에서 볼 수 있는 것처럼 저소득 국가에서는 죽음은 모든 연령대에서 겪는 위험으로 남아 있다. 남녀노소 누구에게나 위험이 되는 말라리아, 결핵, 에이즈, 설사병 등 감염병에 의한 사망이 많기 때문으로 보인다. 반면 고소득 국가에서는 젊은 시절에는 거의 죽지 않게 되었다. 이들 나라에서는 감염병으로 인한 사망은 거의 사라졌다. 중년을 지나면서 여러 가지 만성질환에 걸리지만 '만성'이라는 이름이 의미하는 것처럼 질병 과정은 수년 또는 수십 년 지속되다가 노년 말기에 사망이 집중적으로 발생한다(Fries, 2003). 더욱이 최근에 의료 기술의 발전과 사회적 돌봄의 체계화로 암이나 심장병 같은 만성질환에 부수되는 장애 수준이 감소하여 장애로부터 자유로운 기간(disability-free life expectancy)이 길어진 것이 기대수명의 상승으로 이어졌다. 노화는 단순히 정해진 생물학적 과정을 순서대로 밟아가는 것은 아닌 것으로 보인다. 생활 습관이나 사회적 환경에 따라 노화의 과정과 속도가 달라지기도 한다. 즉 유기체의 노화는 내부적 요인과 함께 외부 환경적 요인의 영향도 상당히 받는 것으로 보인다. 노령화는 후기 근대사회가 만들어낸 성과이면서 동시에 노인 빈곤이나 노인 자살 같은 새로운 문제와 해결해야 할 과제도 만들어냈다.

나이가 들수록 신체기능은 점차 쇠퇴한다. 노화는 생물학적 유전적 경로가 작동하는 생리적 과정이다. 예를 들어 중·노년에 들어가면 학습 능력이 저하되어 새로운 것을 배워서 기억하기 어려워진다. 새로운 것뿐만 아니라 과거 일을 기억하는 데도 어려움을 겪는다. 이것은 뇌의 기능이 쇠퇴했기 때문이다. 때에 따라서는 단순히 뇌 기능이 쇠퇴하는 것으로 끝나지 않고 이상 단백질로 인해서 뇌 조직에 염증과 손상을 일으키고 뇌세포의 사멸까지 이르게 되는데 이것이 치매를 유발하는 알츠하이머병이다. 다른 신체조직도 서서히 쇠퇴한다. 시력이 저하하고, 피부 탄력이 약화하며, 머리색이 하얗게 변한다. 근력이 감소하여 신체활동에 어려움을 주게 된다. 걸음걸이 균형 감각이 떨어지고, 시력 저하, 근력 저하 등 인체 노화의 여러 증상이 복합적으로 작용하면서 걷다가 넘어지게 된다. 낙상은 등산 같은 위험성이 높은 상황을 연상할지 모른다. 그런데 대다수 낙상은 자기 집의 계단이나 욕실에서도 발생하며 거실에서 뭔가 잡으려고 힘을 쓰다가도 발생한다. 침대에서 떨어지는 경우도 많다. 낙상은 노령화로 인한 건강 문제를 잘 보여주는 사례이다. 신체기능의 제한은 또한 자존감의 하락과 우울증을 초래한다.

그런데 노화의 속도는 사람마다 다르다고 한다. 즉 우리의 삶의 방식이 노화를 가속할 수 있다고 한다. 가공식품을 즐기는 것이나 장시간 움직이지 않고 유튜브 영상과 스마트폰에 탐닉하여 쾌락 수준을 높이면 도파민 중독이 되고, 그럴수록 업무의 집중력이 떨어지고, 우울과 불안. 만성염증과 대사질환을 높인다고 한다. 쾌락 중독이 노화를 빠르게 하는 요인이라면 반대 방향으로 몸을 구성하면 노화를 늦출 수 있다고 한다(정희원, 2023). 몸을 움직이고 이동하면서 신체활동 또는 운동하기, 충분히 자기, 남과 비교하여 스트레스받지 않기, 통곡물과 야채, 과일로 집밥 해 먹기, 술과 담배 절제하기, 친구와 지역사회와 사회적 관계 유지하기만 실천해도 노화를 늦출 수 있다고 한다. 미국의 유명 병원인 메이요 클리닉은 노화 예방을 위해서 항염 식품 섭취, 신체활동, 음주는 2잔 이하, 충분한 수면, 햇빛과 대기오염으로부터 피부보호, 스트레스 관리, 금연을 권고하였다(Mayo Clinic, 2024).

그런데 여기서 중요한 것은 쾌락 중독이 거의 구조적으로 주어지는 상황이란 것이다. 가공 햄은 기업의 명절 선물로 배포되고, 학교와 회사 생활은 장시간 앉아서 일하게 되어 있고, 스마트폰이나 유튜브는 세계적인 기업들이 판매하는 것이고, 그들이 만들어낸 소비 네트워크를 통하여 모든 공적 연락과 정보가 제공되기에 가입하지 않을 수 없고, 과일은 비싸고, 채소는 먹을 수 있게 가공하려면 큰 노력을 해야 한다. 쾌락을 창출하는 소비사회를 그대로 따라가면 빠른 노화를 경험하게 되고, 반대로 그것을 거슬러서 살아야 노화를 늦출 수 있다. 결국 노화를 늦추는 것은 개인의 인식이나 마음가짐을 갖추는 것만으로 될 수 있는 일이 아니다. 그러한 기회를 만들고 실천할 수 있는 역량은 다분히 계급 지위로부터 나오는 것처럼 보인다. 더욱이 최근에는 노화를 늦추는 갖가지 의학적 시술과 약품 또는 화장품이 개발되고 있다. 유전자를 분석해서 질병과 노화를 선제적으로 예방하는 방법들이 고안되고 있다. 이러한 첨단 기술은 매우 고가에 제한적으로 보급되기 때문에 결과적으로 노화의 불평등은 더욱 심화될 수 있다. 즉 자본주의 산업구조는 한편으로는 노화를 촉진하고, 다른 한편 노화를 예방하는 이중 과정을 진행시킨다. 그리고 그 결과 산업자본주의 사회에서 불가피하게 촉발된 빈부격차의 사회적 불평등은 노화의 차이라는 건강의 불평등 또는 생물학적 불평등으로 귀결될 수도 있다.

(2) 노화를 보는 관점

20세기 초반에 선진국들은 복지사회를 만들었다. 복지사회는 삶의 과정에서 발생하는 질병과 소득 상실에 대응하여 의료보험, 실업수당, 노령연금제도를 구축하였다. 인구의 노령화가 진행되면서 20세기 중반부터 신체 능력이 떨어진 노인을 '너싱홈'(nursing home) 같은 장기요양시설에 살게 하면서 돌봄을 받는 제도가 만들어졌다. 이러한 사회정책은 노인의 무능력이 구조적으로 만들어진 것이라는 관점에 근거하였다. Townsend(1981)나 Estes(1979) 등이 주장한 구조적 의존성 이론(structured dependency theory)에 따르면 산업사회에서 생산성이 높은 젊은 노동력을 선호하면서 강제로 노동시장에서 퇴출당하는 정년퇴직 제도가 만들어졌고, 그에 따라 60세를 넘긴 노동자들은 강제퇴직 당해서 소득원을 상실했고, 소비력(consumer power)도 사라졌으며, 사회적 지위도 잃게 되어 사회적으로 쓸모없고 스스로 살아갈 능력을 상실했는데 이들이 연금이나 의료보험 등에 의지하여 살아가게 된 것은 구조적 차원에서 만들어진 의존성이라는 것이다. 구조적 의존성은 '거의 자연스럽게' 그 수혜자에 대한 차별감을 만들어낸다. 자립적 생활을 도덕적 의무로 간주하는 사회에서는 정부의 지원이나 공공 제도에 의존해서 살아가는 사람들을 낮추어보는 관념이 만들어지기 쉽다. 젊은 사람이 노인을 늙고, 병들고, 무능력하고, 쓸모없고, 죽음을 앞둔 집단으로 간주하는 노인 차별주의(ageism)가 그것이다. 이것은 백인이 흑인을, 남성이 여성을 열등한 존재로 인식하는 인종 차별주의(racism)나 성 차별주의(sexism)와 본질적으로 같다(Higgs and Gilleard, 2023).

그런데 시간이 지나면서 사회적 관심은 만들어진 의존성이란 구조적 차원에서 벗어나 노인들 스스로 노화에 어떻게 대응하고 극복하는지에 두어졌다. 노인 차별은 흔히 장소와 시간에 배태되는 경향이 있다. 클럽이나 스포츠센터처럼 운동이나 신체활동 능력을 발휘할 수 있고, 또 그것을 이용할 수 있는 경제력이 있는가에 따라 공간과 시간의 구분이 생기는데 두 가지 요건을 모두 결여한 노인들이 자연스럽게 배제되는 결과를 가져온다. 그런데 영국 정년퇴직자의 삶을 조사한 연구에 따르면(Pain, Mowi, Talbet, 2000), 전문직 출신의 중간계급 퇴직자는 이런 공간을 계속 이용하였다. 그들도 신체적 능력이 감소하였으나 머리를 쓰는 정신적 능력을 유지하여 그 부족함을 메꿀 수 있었다. 또한 시설 이용에 따르는 비용 부담도 어렵지 않게 조달할 수 있었다. 이렇게 젊은이의 공간을 계속 활용하면서 이들은 스스로 '젊게' 산다고 생각하였고, 주변 사람들로부터도 인정을 받았다. 반면 노동계급 출신 노인들은 이런 이용 기회를 얻지 못한 채 빠르게 늙어갔다. 중간계급 출신자에게 은퇴자의 삶은 경제적 시간적 여유를 즐길 수 있는 인생의 '황금기'로 다가왔다. 노인에게 가해진 차별적이고 부정적인 관념은 (계급상으로) 다른 사람들의 상황으로 간주하고 그들의 삶과 자신을 구별 지었다. 이들에게 노년 또는 노화는 얼마든지 협상할 수 있는 대상이었고, 차별적 관념에 저항하면서 새로운 삶을 꾸려갈 수 있었다.

건강한 노인이 많아지면서 활동적 노년(active ageing)이나 긍정적 노년(positive ageing)이란 용어가 사용되기 시작했다. 이 개념은 노인의 웰빙은 노년기에 활동적 생활을 계속하는데 달려 있다는 이론에 근거하는데 EU와 세계보건기구에서 주도하고 있다. 60~70대 노인은 근력은 떨어져도 인지능력은 유지하고 있으므로 그에 부합되는 일자리나 소일거리를 얻고 생산적인 삶을 살아갈 수 있다는 것이다. 정년을 지나서도 현직에서 계속 일하는 사람을 흔히 찾아볼 수도 있고, 여가 활동을 더 많이 즐기거나 지역사회 봉사나 종교에 열심히 참여하기도 한다. 영국의 역사학자 Peter Laslett(1989)은 인생을 4단계로 구분했다. 첫 번째 시기는 어린 시절로 부모의 양육을 받고 학교에 다니는 시기이다. 두 번째 시기는 젊은 시기로 직장을 얻고 자립해서 사는 시기로 출산과 양육, 가족 부양의 책임을 진다. 세 번째 시기(third age)는 은퇴 후 가족 부양의 책임에서 벗어나 자기 실현(self-fulfillment)하는 시기이다. 활동적 노년에 해당하는 시간이다. 네 번째 시기는 몸이 허약해지고 남에게 의존해서 살다가 사망하는 시기이다. 노년 말기에 와병 상태에 있거나 요양시설에 입소하여 인생 말년을 보내게 된다. 병약한 노년은 과거에도 있었다. 결국 21세기가 되면서 제3의 인생 시기가 새롭게 생겨났음을 강조한 것이다.

영국 은퇴자 연구에서 시사하는 바는 생물학적으로 비슷한 조건을 갖추었으나 중간계급 은퇴자는 체육관에서 운동하고 클럽에서 담소를 나누는 모습 속에서 건강함을 느낄 수 있으나 노동자 계급 은퇴자는 그렇지 못하였다는 점이다. 즉 노년에서 고정관념처럼 결부되어 있는 연로함의 이미지는 누구한테나 적용되는 것이 아니다. 연로함은 생물학적 연령이나 거기에 부수되는 기능적 퇴락만으로 만들어지는 것이 아니다. 체육관과 사회클럽과 운동 등의 요소가 결부되면 연로함보다는 건강함으로 관념이 변화된다.

최근에 새롭게 등장한 '신유물론'(new materialism)은 노쇠(frailty)에 대하여 독특한 관점을 제시하고 있다. 신유물론은 사회이론이 인간만을 행위자로 인식하는 인간중심적 관점을 벗어나 비인간(nonhuman)도 세상과 사회와 인간에 영향을 미친다고 파악한다. 즉 비인간의 행위성(agency)에 주목한다. 노령화의 경우 대부분의 이론은 생의학의 관점을 따라서 인체의 생리적 과정의 결과로 노쇠가 나타난다는 것을 그대로 수용하고 이를 근거로 인구학적, 사회학적, 심리학적 이론을 펼친다(Fox, 2023).

노쇠함(frailty)이 단순히 신체적, 생리적인 기능장애나 무능력으로만 규정되지는 않는다. 시력이 나빠져서 안경이나 렌즈를 착용할 수도 있고, 청력 손실에 대응하여 보청기를 착용할 수도 있다. 원활한 걷기가 안 되면 지팡이나 보행기를 이용할 수도 있다. 안경, 렌즈, 보청기, 지팡이, 보행기 등은 단순히 인간을 보조하는 도구에 불과할 수도 있지만 인간과 결합하여 한 몸처럼 지내는 것으로 볼 수도 있다. 시력, 청력, 다리 근육의 생물학적 상태는 무능력(in-capacity)한 것으로 진단되었지만 그 몸이 안경과 렌즈, 보청기, 지팡이와 보행기와 결합하여 능력(capacity)이 만들어지는 새로운 상황(becoming)을 창출할 수도 있다(Fox, 2023). 안경이나 지팡이가 인간에게 영향을 주고, 노인의 노쇠함은 당분간 가려지게 된다. 동물도 중요한 행위자가 된다. 특히 고령의 여성 노인이 홀로 사는 경우가 많은데 여기서 생기는 외로움과 그로 인한 우울감을 반려견이 해소해 주는 경우가 많다. 노인과 개는 사실 식구처럼 산다. 여성학자 해러웨이가 반려견 카옌 페퍼와 타액을 나누고 종을 넘어선 사랑을 실천하는 것을 '반려종 선언'에 담았던 것이 세계적인 화제가 된 바 있다(Haraway, 2019). 즉 사람과 개가 한 식구처럼 살면서 공진화하여 전혀 새로운 사람과 개로 함께 변화해 나간다는 것이다. 즉 안경과 지팡이, 그리고 개는 인간에게 종속된 단순한 도구가 아니라 인간과 결합한 제3의 무엇이 될 가능성을 내포한다는 것이다.

몸은 단순히 생물학적 과정에 지배되는 물체가 아니다. 노인의 몸 자체가 가족이나 친구, 의료인, 종교인, 사회복지서비스 제공자 같은 주변 사람은 물론이고 반려동물, 신체 보조 도구, 집, 병원, 도로와 공원, 교통수단, 자연환경 등과 상호작용하고 관계를 맺으면서 영향을 주고받는 미시 정치적 관계에 있다. 때로는 이들에게 권력(영향력)을 행사하기도 하고 때로는 저항하기도 한다(Cluley, Fox, Radner, 2023). 노쇠함은 이들과의 결합 관계(assemblage)에서 만들어진다. 의사가 진단하거나 사회복지사가 일상생활 능력을 평가해서 노쇠함이 결정되는 것은 아니다. 여러 보조 도구를 사용하여 그 한계에 저항하고 극복하기도 한다. 노인들이 신체적 어려움에도 불구하고 친구와의 만남을 유지하는 것은 세상과의 접촉을 유지하는 것이기도 하다. 옷을 차려입고, 거리에 나가서 차편을 골라서 타고, 만남의 장소로 이동하고, 음식을 선정하고, 돈을 지불하고, 대화하고, 귀가하는 일련의 과정이 그의 사회적 존재를 확인시켜 주는 것으로 볼 수 있다. 옷, 거리, 교통편, 장소, 음식, 돈 등 모든 물질적 존재들의 도움을 얻으면서 자신의 사회적 지위를 재확인하고 세상과의 관계도 새롭게 한다. 노인과 이들 물질적 존재들의 결합 관계는 노쇠함보다는 늙었어도 아직 건강하다는 것을 드러내 주는 신호와도 같다. 물론 이 과정에서 곤혹스러운 상황에 부닥칠 수도 있다. 음식점들이 인건비를 줄이려고 종업원 대신 주문 기계를 설치해 두었다. 주문기계는 대부분 노인 친화적이지 않다. 스마트폰 앱으로 호출하는 택시도 노인들의 의지대로 움직여주지 않는다. 그렇지만 중요한 점은 친구를 만나고 세상과의 접촉을 유지할 수 있는 한 노인들은 스스로 노쇠했다고 생각하지 않을 것이란 점이다.

치매 환자나 와병 상태의 환자는 일단 의사의 진단에 근거해서 그를 무능력한 환자로 판단할 수 있다. 그런데 그는 단순히 의사의 진단만으로 노쇠해지는 것이 아니라 자신의 의지대로 무언가를 할 수 없고, 밥도 가족이 먹여주어야 하며, 침대에 묶여 있다시피 하고, 이동을 할 수 없는 일련의 물질적, 심리적 상황이 그의 무능력과 노쇠함을 드러내 준다고 볼 수 있다.

(3) 노인의 질병과 대응

세계보건기구의 노인건강 보고서에 의하면 전 세계 10대 사인은 심장병, 뇌졸중, 만성폐쇄성폐질환, 폐암, 하기도 감염, 당뇨병, 고혈압, 간경변, 위암, 대장암 등이었다(WHO, 2013). 고소득 국가는 상대적으로 암의 비중이 컸고, 저소득 국가는 감염병 사망이 많았다. 우리나라의 사망원인 분포도 이와 크게 다르지 않다. 암 사망이 좀 더 많고, 폐렴과 자살, 알츠하이머병이 주요 사인이 되는 점이 차이일 것이다.

노인의 신체기능 저하를 측정하는 척도도 개발되어 있다. 목욕, 대소변 조절, 세수, 옷 입기, 식사, 화장실 이용 같은 일상생활을 독자적으로 수행할 수 있는지를 측정하는 일상생활 수행 능력(activities of daily living, ADL)과 집안일, 식사 준비, 빨래, 금전 관리, 전화기 사용, 시장 보기, 수공일, 약 복용 등 수단적 일상생활 수행 능력 평가(Instrumental ADL)가 표준화된 도구이다. 2023년 노인실태조사(강은나, 2023)에 의하면 기능 제한이 없는 자립상태가 81.4%였고, IADL 제한이 있는 경우가 9.8%, ADL과 IADL 모두 제한이 있는 경우가 8.7%였다. 나이가 많아질수록 제한이 증가하는데 85-89세 노인의 26.3%, 90세 이상 노인의 44.3%가 일상생활 수행에 제약이 있는 것으로 나타났다.

노인 실태조사에서는 3개월 이상 계속 앓고 있고 의사의 진단을 받은 만성질환 여부를 질문하였는데 86.1%가 그렇다고 응답하였다. 그중 35.9%가 3개 이상 증상을 지녔다(표 5.5). 여자 노인이 남자 노인보다 유병률이 높았다. 저학력일수록, 저소득일수록 유병률이 높았다. 고혈압, 고지혈증, 당뇨, 관절염 등이 노인에게 가장 흔하게 나타나는 질병이었다(표 5.6).

[표 5.5] 노인의 만성질환 개수, 2023

	없음	1개	2개	3개 이상
전체	13.9	22.1	28.0	35.9
남자	15.4	25.7	28.9	30.0
여자	12.8	19.3	27.3	40.6

[표 5.6] 노인의 만성질환 분포, 2023

고혈압 59.5%	고지혈증 28.9%	당뇨병 27.7%	관절염 16.2%
골다공증 11.1%	요통, 좌골신경통 10.0	백내장 6.2%	전립선비대증 5.2%
기타 심장질환 4.4%	위십이지장 궤양 4.3%	갑상선 질환 4.2%	요실금 3.6%
뇌졸중 3.4%	협심증 3.3%	심근경색증 3.1%	노인성 난청 3.1%

노인의 정신 건강 상태를 살펴보면 남자 노인의 9.7%, 여자 노인의 12.5%가 우울한 것으로 나타났다. 나이가 들수록 우울감은 심해지는데 90세 이상 노인의 30.4%가 우울한 것으로 나타났다. 또한 자살을 생각해 본 노인은 1.0%였다. 남자 노인(0.9%)보다는 여자 노인(1.2%)의 자살 생각이 많았고, 연령대가 높아질수록 많았다. 90세 이상 노인의 3.9%가 자살을 생각했다. 자살을 생각하는 주된 이유는 신체적 질병과 고통 47.8%, 외로움 23.3%, 경제적 어려움 9.3%, 배우자, 가족, 지인의 사망 6.2%, 정신적 질병으로 인한 고통 5.9%, 돌봄 부담 4.5% 등이었다.

노인의 68.8%가 지난 1개월에 의료기관 외래 이용을 하였다. 월 4회 이상 이용자가 9%였다. 남자 노인(66.5%)보다 여자 노인(70.6%)의 이용률이 더 높았다. 지난 1년 동안 입원 경험자는 5.3%였다. 남자 노인(5.2%)보다 여자 노인(5.5%)의 입원율이 더 높았다. 평균 입원일수는 18.4일이었다.

최근에 2개 이상의 만성질환을 갖고 있는 복합 만성질환(comorbidity)이 증가하여 보건학계의 주목을 받고 있다. 노인 실태조사에서도 63.9%의 노인이 복합 만성질환 상태를 보였다. 복합 만성질환은 질환 사이의 상호작용이 발생하거나 치료 약물 사이에 상호작용이 일어날 수도 있어서 질병별 증상의 구분이 애매해지고, 치료 경과에 대한 의료진의 판단을 어렵게 만들며, 약의 과다복용이 발생하고, 치료 효과를 낮춘다. 따라서 삶의 질이나 사망 가능성에 미치는 영향이 개별 질환의 경우보다 더 커진다. 그럴수록 의료 이용은 더 증가하고 따라서 의료비도 증가하게 된다. 사회경제적 지위가 낮은 사람일수록 복합 만성질환에 걸릴 가능성이 높다(Beard, 2016).

노인의학계에서 정리한 노인병의 특징은 다음과 같다. 노인은 노화로 인하여 만성질환 발생 가능성이 높고, 신체활동이 저하되어 결과적으로 근력이 저하하고, 신체 기능이 악화되며, 신체 부분을 사용하지 못하는 노쇠 현상을 가져오게 된다. 이러한 상태가 지속되면 보행장애와 낙상의 가능성이 높아지고, 요실금과 인지장애를 초래할 수 있다. 이 상태가 되면 독자적인 생활이 어렵고 요양원이나 병원에 장기 입원하게 되고 사망으로 이어질 가능성이 커진다. 노인병은 복합만성질환의 형태가 많고, 증상이 애매하고 비전형적인 것으로 치료가 어렵다. 또한 약물 부작용의 위험이 크고, 일상생활 활동 기능 저하에 따른 돌봄 욕구가 크다(윤종률, 2016). 한마디로 노인병은 복잡하고 애매하여 치료 수요는 높으나 치료는 잘 안된다. 또한 신체적 기능 저하와 맞물려 돌봄의 필요성이 매우 높다. 따라서 보건(건강교육, 상담, 자기관리)과 복지(돌봄, 요양) 및 의료(치료, 재활)가 통합적으로 제공될 필요성이 크다. 그러나 이 세 가지 기능은 제도적으로 분리되어 있어서 필요한 서비스를 받지 못하는 사각지대가 크게 존재한다.

첫째, 노인은 의료에 과잉 의존하고 있다. 노인은 병이 많고 따라서 의료 이용도 많다. 의료 이용을 제약할 수 있는 경제적 부담이나 의료기관의 지리적 분포의 영향이 크지 않아서 잦은 의료 이용을 하는 경향이 있다. 2022년도의 건강보험 통계에서 계산한 전체 인구 대비 노인의 입원 및 퇴원 인원, 일수, 진료비의 비중은 [표 5.7]과 같다. 표 안의 숫자는 해당 범주에서 노인 환자가 차지하는 비중을 의미한다. 입원 실인원 32.2%는 전체 환자 수 중에서 65세 이상 노인 환자 수가 32.2%라는 의미이다.

총인구 대비 65세 이상 노인인구는 19.5%이다. 그런데 노인은 입원자 총수의 32.2%, 입원일수의 63.6%, 입원진료비의 54%를 차지한다. 즉 노인은 다른 연령대 국민보다 더 많이 입원하고, 입원 일수도 훨씬 길며, 입원진료비의 절반 이상을 사용한다. 특히 사망 전 1년간 노인 환자의 진료비는 같은 연령 생존자의 평균 10배 이상이었다. 사망 전 1년 동안 지출된 의료비의 50% 이상이 사망 전 3개월 동안 사용되었고, 그중 연명의료 비용으로 12.5%가 지출되었다(청년의사, 2021). 노인 암 환자의 경우 생애 말기 1년간 지출한 의료비가 4,000만 원에 달했다. 그중 1/3을 임종 직전 1달 사이에 지출했다(메디컬투데이, 2023). 즉 의학적 효과를 기대하기 어려워진 상태에서 과도한 의료 이용이 이루어지는 것으로 추측된다.

개인 의원이나 병원에 1일 진료를 받는 외래진료의 경우에도 외래 인원수는 17.8%로 노인인구 비중보다 낮지만, 외래 일수는 32.2%나 된다. 즉 노인 환자는 하루에 여러 병원에서 진료받는 경우 등 실제 외래진료를 더 많이 받고 있다. 또한 외래진료비도 전체의 34%를 사용하고 있다. 85세 이상 노인의 경우는 총인구의 2.1%를 차지하는데 입원 일수의 21.9%, 입원진료비의 12%를 사용할 정도로 많은 의료 이용을 하고 있다. 노인이 병원을 많이 이용하는 것은 그들의 증상이 복잡하고 애매하여 치료 수요가 높기 때문이기도 하지만 달리 이들의 건강을 관리할 대안이 부재하기 때문이기도 하다. 또한 죽음 직전에 차분히 삶을 정리하는 철학이 빈곤하고, 죽음이 과도하게 의료화 되어 있는 점도 원인으로 볼 수 있다.

[표 5.7] 전체 인구 대비 노인의 입원 및 외래 이용 비중, 2022

	총인구 대비 인구	입원 실인원	입원일수	입원 진료비	외래 실인원	외래일수	외래 진료비
65세 이상	19.5%	32.2%	63.6%	54.0%	17.8%	32.2%	34.0%
85세 이상	2.1%	5.2%	21.9%	12.0%	1.8%	2.8%	2.5%

자료: 국민건강보험공단. 2022 건강보험통계연보.

둘째, 예방보건이 빈약하다. 지역사회 보건은 사실상 공백 상태이다. 중증의 질환자일 경우에는 일반 병원에서 치료받는다. 반면 경증의 질환만 갖고 있거나 신체적 질환이 없이 노쇠하여 거동이 불편한 노인의 경우에는 이들의 건강 상태를 정기적으로 살피고 필요한 처방을 제공해 줄 주체가 사실상 없다. 대부분의 의료는 환자가 병원까지 찾아가야 진료가 시작된다. 방문 진료를 시행하는 의사는 거의 없다. 그러다 보니 거동이 불편한 노인의 건강관리는 거의 외면받고 있다. 예를 들어 코로나 증상이 있을 때 이들이 진단검사를 받을 수도 없고 약 처방을 받기도 어렵다. 거동이 불편하여 누워서 생활하는 노인의 경우 욕창이 발생하기 쉬운데 욕창 진단을 시행하고 방문 치료를 해줄 의사가 없고, 지역 간호사는 법적으로 아무런 치료행위도 허용되지 않는다. 이들을 위해서 건강교육을 시키거나 자기관리 요령을 알려주는 곳도 없다.

셋째, 장기 요양은 거동을 못하거나 사람과 사물을 분별하지 못할 정도로 심각한 상태의 노인을 시설에 수용하는 방식의 요양제도가 구축되어 있다. 시설수용은 노인을 사회로부터 단절시켜 노화를 촉진하는 부작용이 큰 것으로 알려져 있다. 따라서 독일이나 호주, 일본 등 노령화를 먼저 겪은 나라에서는 시설보다는 재가요양이나 그룹홈(group home) 같은 소규모 요양시설을 확대하는 추세이다. 궁극적으로 지역사회의 돌봄 자원의 활성화와 연대를 통한 돌봄 체계 구축이 필요한데 제대로 추진되지 못하고 있다. 지역사회 돌봄의 의미가 중앙정부의 책임을 지방정부로 이관하는 식의 행정편의 차원에서 논의되고 있을 뿐이다. 예방보건이나 장기 요양 체계가 부실하다 보니 노인의 노화나 노쇠로 인한 문제는 쉽게 의료화 되어 병원에 과잉 의존하는 경향이 발생하게 된다.

성과 노화는 다분히 생물학적으로 규정되는 개념이었다. 그런데 여성의 건강과 노인의 건강이 단순히 생물학적 요인의 영향만 받는 것이 아니라는 점이 사회과학 연구로 밝혀졌다. 여성과 노인의 역할이나 정체성이 어떻게 구성되는가에 따라, 또 그들의 적극적인 역할 수행에 어떤 도구와 어떤 동식물이 연관되는가에 따라 건강 상태는 상당히 달라질 수도 있다는 것이 최근 연구 결과이다. 아울러 젠더 정체성이 과잉되면 오히려 건강을 해칠 수 있다는 점도 시사적이다. 여성과 노인 모두 건강위험을 의료 이용으로 해결하려 하면서 의료화가 과도해지기도 한다.

6장: 종교와 건강

- 종교활동을 열심히 하면 사망률이 낮아지고, 심장병과 암에 걸릴 위험도 낮아지며, 자살률도 낮아진다.
- 종교의 교리가 건강행동을 강화하고, 정신력을 강화하며, 사회적 연결망을 확대하는 방식으로 건강에 긍정적 영향을 준다.
- 종교의 건강 영향의 정도는 종파에 따라 차이가 있다. 또한 종교활동이 건강에 부정적 영향을 미치는 예도 있다.

1. 종교의 세속화와 재신성화

이 장에서는 종교를 갖는 것이 건강에 이로운가를 다룰 것이다. 종교적 신심은 세계 어디서나 보편적으로 존재한다. 기독교, 이슬람교, 힌두교, 불교 등을 믿는 사람은 전 세계 인구의 80% 이상을 차지한다. 그런데도 종교와 건강의 관계는 사회학자들의 관심에서 한걸음 비껴있었다. 여기에는 여러 요인이 관련된다. 사회학 창시자 중 한 명인 뒤르켕은 기독교와 자살의 관계를 다뤄서 종교가 건강에 미치는 영향을 연구하였다. 그렇지만 사회적으로는 1960년대까지는 종교가 특히 정신건강에 나쁜 영향을 준다는 인식이 팽배했다. 그것은 Sigmund Freud의 영향에서 비롯되었다. 프로이트는 종교를 비합리적인 신경증적 현상이며 일종의 환상이라고 생각했다(VanderWeele, 2017). 기독교적 억압을 극복한 초인을 주장했던 니체, 기독교가 자본주의의 모순과 폐단을 인식하지 못하게 만드는 민중의 아편이라고 비판했던 마르크스 등 19세기 서구 지식인들의 종교에 대한 부정적 견해는 오랫동안 종교의 긍정적 효과를 인식하기 어렵게 만들었다. 20세기 들어와 종교가 세속화된다는 이론이 전개되면서 신도의 수가 감소한다던가 종교의 신심이 감소할 것이라는 생각이 학계에 유행하였다. 또한 보건학계에서 건강의 사회적 결정인자 이론이 강력한 지지를 얻으면서 소득 불평등이나 사회적 지위와 권력, 인종과 젠더 같은 요인에 관심이 집중되었다. 여기서도 종교는 건강 결정인자에 포함되지 못하였다.

종교와 건강의 긍정적 관계가 주목받게 된 것은 비교적 최근의 일이다. 1990년 전후로 종교와 건강에 대한 양적 연구가 시도되면서 종교와 건강의 긍정적 관계가 밝혀지기 시작하였다(Balboni and Peteet, 2017). 종교가 공중보건에 미친 영향을 정리한 Oman(2018)에 의하면 종교와 건강의 관계를 다룬 논문이 3천 편이 넘을 정도이다. 종교가 세속화되어 영향력이 감소할 것이라는 예측과 달리 기독교나 이슬람교, 불교를 믿는 신도의 규모는 거의 일정하게 유지되었다. 몰몬 교도처럼 종교 교리대로 '바른 생활'을 하는 사람들이 수명이 길다는 것이 알려지면서 종교와 건강의 관계가 새롭게 인식되었다.

종교와 건강의 관계에 대한 연구가 주목받게 된 것은 세속화 관점의 변화에서 비롯된다. 1990년대가 되면 종교의 세속화 이론이 틀렸거나 과장되었다는 인식이 생겨났다. 서유럽 지역에서 기독교 인구가 감소했지만, 세계적으로는 종교 인구가 절대적으로 많음이 재확인되었다. 아울러 종교의 영향을 되새기는 여러 사건이 연이어 발생했다. 미국과 유럽을 비롯해 세계 각지로 이주민(diaspora)이 확대되면서 그들의 교회를 중심으로 이주민 공동체가 형성되었고 활성화된 점, 동유럽 등에서 공산주의가 무너지면서 억압받던 종교의 자유가 되살아난 점, 이슬람 원리주의 세력의 확장과 기독교와의 갈등, 에이즈 대유행과 기독교 기관의 대규모 원조 제공 등 여러 요인이 종교의 영향을 확대하는 계기로 작용하였다(Turner, 2010). 세속화는 우리의 일상에서 종교의 의식이 멀어지는 현상을 말하는데 최근 일련의 사건이나 현상들은 종교가 우리 삶에 다시 큰 영향을 미치게 되었음을 말한다. 세속화가 아니라 재신성화(resacralization)로 개념화하자는 주장도 나왔다.

사회학자들은 현대사회가 유동성을 특징으로 하는 후기 근대사회라고 규정한다. 최근에는 신학계에서 사회학의 '액체 근대'(liquid modernity)의 이론(Bauman, 2000)을 받아들여서 '액체 교회'(liquid church)라는 개념이 대두하고 있다(Groot, 2006). 교회가 지역적으로 고정되고, 목회자 중심으로 신학적으로 잘 짜인 위계 구조를 갖추었던 '고체(solid) 교회'의 틀을 벗어나서 시간과 장소에서 자유롭게 교회가 만들어지고, 신도가 고객으로 변화하고, 그들은 수요와 기대에 맞추어 여러 가지 프로그램이 만들어지는 유동적(liquid) 형태의 교회를 말한다. 인터넷을 비롯한 새로운 소통 수단을 활용하면서 교회를 고정된 장소의 한계를 넘어서 언제 어디서나 접할 수 있게 되었다. 또한 신도들의 삶을 실시간으로 담아내어 삶의 현장으로서의 교회를 구현하는 것이 중요해졌다(Gunderson and Cochrane, 2012:115-116). 신도들의 일상에서 건강이 중요한 화두가 된다면 교회는 이를 받아들여 신학적으로 해석하고 해결책을 제시하면서 신도의 일상과 부합되는 교회의 모습을 예상할 수도 있다. 즉 전통적 목회자 중심의 교회가 산업화된 도시에서 신도들의 변화된 생활양식에 걸맞지 않아서 종교가 외면받았는데, 이제는 신도 중심의 새로운 형식의 교회가 등장하여 종교의 의미가 새롭게 구성되고 있다는 것이다. 이러한 새로운 종교화 경향과 세속적인 건강에 관한 관심이 교차하면서 종교의 건강 영향에 대한 연구가 많아진 것이다.

2. 종교의 건강 효과

종교가 신체 건강에 미치는 분명한 효과는 낮은 사망률이다. 캘리포니아에 거주하는 몰몬 교도는 다른 미국인보다 수명이 남성은 12세, 여성은 5세가 길었다(Enstrom and Brewlow, 2008). 유타주 거주 몰몬 교인도 수명이 남성 7.3세, 여성 5.8세가 길었다(Merril, 2004). 1995년까지 수행된 종교와 사망률 연구에 대한 체계적 문헌 고찰 결과 총 44개 연구 중 30개에서 종교가 사망률을 낮춘다는 것을 보여줬다(Koenig, 1997). 최근에 진행된 연구 결과를 종합해도 종교활동을 자주 하면 사망률이 20~40% 낮았다(Idler, 2021). 교회를 전혀 다니지 않는 사람은 주 1회 이상 교회에 다니는 사람들에 비해서 추적관찰 동안 사망확률이 1.72배 높았다. 교회 다니는 사람이 흡연하는 경우 비신도보다 사망확률이 1.5배로 나타났는데 이것은 흡연으로 인하여 사망위험 감소 효과가 축소된 것으로 해석할 수 있다. 주 1회 이상 교회 다니는 사람의 20세에서의 기대여명은 교회에 다니지 않는 사람보다 약 7년 길었다(VanderWeele, 2019).

질병 이환에서도 종교의 영향이 나타났다. 심장병의 경우 그 원인으로 추정되는 것은 흡연, 콜레스테롤, 혈압, 감염, 신체활동, 체중, 당뇨, 음주, 영양, 심리적 스트레스, 적대감, 낙관적 태도, 불안, 우울 등 다양하다. Koenig의 체계적 문헌 고찰에 의하면 96%의 흡연 연구에서 종교가 있는 경우 흡연율이 낮았고 음주량이 적었다. 또 종교가 있으면 콜레스테롤 수준도 낮았다. 교회 출석을 열심히 할수록 감염증세 수준도 낮았고, 혈압도 낮았으며, 신체활동 수준이 높았다. 교인들은 사회적 스트레스의 부정적 영향을 덜 받았고, 불안과 우울의 수준도 낮았다. 교인들은 적대감이 낮았고,

낙관주의와 희망을 보였다. 결국 심장병을 일으킬 수 있는 대부분의 요인에서 종교는 긍정적 영향을 미쳤고 결과적으로 낮은 심장병 사망률을 보였다(Koenig et al., 2012).

종교와 암의 관계에서도 종교는 긍정적 효과를 미친다. 종교를 가질 경우 암의 원인으로 추정되는 흡연과 음주, 비만의 위험이 낮으므로 암 사망률이 낮다. 몰몬 교인들이 암 사망률이 낮다는 것은 잘 알려져 있다. 그런데 남성 몰몬 교인들의 전립선암 발생률이 비 몰몬 교인보다 31%가 높은 것으로 나타났는데 이것은 몰몬 교인의 매우 공격적인 선별검사 때문이었다. 몰몬 여성의 유방암 발생은 유의하게 낮았다. 그들의 유방암 발생률이 낮은 것은 많은 자녀를 낳고, 모유 수유를 하며, 피임약을 먹지 않고, 호르몬대체요법을 하지 않는 행동이 관련된 것으로 보인다. 그렇지만 일단 암이 발생한 이후에 생존확률은 비 몰몬 여성이 더 낮았다. 모유 수유 등의 특성이 유방암 발생은 낮추지만, 발생 이후 생존에는 기여하지 못하는 것으로 추산되었다(Koenig et al., 2012).

정신건강에서도 종교는 긍정적 영향을 미친다. 교인들은 비교인보다 자살률이 62%가 낮았다. 종교활동이 활발한 교인이 그렇지 않은 교인보다는 우울증 위험이 29% 낮았고, 비교인보다는 35% 낮았다(Idler, 2021). 종교와 우울증을 다룬 443개 연구 중 58%에서 종교성이 높을수록 우울증이 감소하였고, 7%에서는 종교가 더 많은 우울증을 초래하는 것으로 나타났다(Koenig et al., 2012). 우울 증상의 회복 관련해서도 내면적인 종교성의 수준이 높을수록 우울증에서 회복이 빨랐다. 또 교회 출석을 많이 할수록 우울감이 30% 감소했다. 아울러 교회 출석은 교회에 가지 않는 사람에 비하여 자살률이 7배 낮았다(Mosqueiro, 2020). 종교가 정신건강의 보호막 역할을 하는 것은 스트레스의 극복 과정을 내포하기 때문으로 보인다.

종교와 건강의 관계를 다룰 때 항시 제기되는 이슈의 하나는 신앙 치유(faith healing)이다. 신앙의 힘으로 병을 치료할 수 있다는 생각은 과거부터 존재했고 현재에도 광범위하게 존재하는 것으로 보인다. 미국인의 72%가 의사와 신앙에 관해 이야기할 수 있다고 하였고, 같은 비율로 신앙의 힘으로 병을 치료할 수 있을 것으로 생각하고 있었다(Kalb, 2003). 즉 신앙이 여러 경로로 간접적인 치료 효과 또는 건강증진 효과를 내는 것이 아니라 의학과 마찬가지로 직접적인 치료 효과를 낸다는 것이다. 그러나 이런 주장은 과학적으로 검증되지는 않았다. 또한 건강의 범주에 통상적인 신체적 정신적 사회적 건강 이외에 심령적 건강을 추가하여 측정할 것인지도 정리가 필요한 사안이다(Chirico, 2016).

이와 관련된 개념적 논의는 대체의학의 효과에 대한 것이다. 생의학이 대체로 정신과 신체를 분리된 것으로 보는 것과 달리 대체의학은 정신과 신체의 긴밀한 연결을 가정한다. 즉 정신 수련을 하면 신체 건강이 좋아지는 효과가 있다는 것이다. 종교의 건강 영향도 이와 비슷하다. 일반 대중은 일반적으로 질병의 원인에 대한 의학적 설명의 힘을 무시하지 않지만, 의학적 설명이 불충분하다고 생각하고 대체의학과 영적 치유 운동을 수용하는 사람들도 많다(McGuire 1993). 정신 수련을 하는 사람이나 신을 믿는 사람은 심령적 차원의 목적을 추구할 뿐이다. 그런데 그 믿음이 존재할 때 우리가 잘 모르는 신체 내부의 생리적 과정을 거쳐서 건강에 영향을 준다는 것이 합리적 해석일 것이다.

종교가 건강에 유익한 효과를 미친다는 것은 분명해 보인다. 그런데 어떻게 해서 그런 효과가 생기는 것일까? 지금까지 밝혀진 종교가 건강에 미치는 영향 과정은 [그림 6.1]과 같이 세 가지 통로로 작용한다(Ellison and Sherkat, 1995:1256; Oman, 2018; Hill, 2016). 첫째, 종교와 영성이 건강행동을 추구하도록 유도하여 건강의 향상으로 귀결되는 과정이다. 둘째, 종교와 영성이 정신력과 내재적 힘을 강화하여 건강의 향상으로 귀결되는 과정이다. 셋째, 종교와 영성이 사회적 연결망을 확대하고, 교인 상호 간에 사회적 지지를 제공하여 건강향상으로 귀결되는 과정이다. 즉 종교를 믿고 교리를 따라서 생활하면 자연스럽게 금연과 절주 등 건강행동을 실천하게 되고, 고난을 극복하는 정신력이 강화되며, 교인들 간에 도움을 주고받는 사회적 지지체계가 만들어진다. 이러한 과정은 신체 내부 생리적 과정에 작용하여 면역력을 강화하고, 내분비 작용과 심장혈관 기능을 활성화하여 몸을 건강하게 만든다는 것이다. 결과적으로 사망확률은 낮아지고 신체 건강이 증진되며, 수명이 증가하게 된다. 제도 종교가 선교의 일환으로 병원을 운영하는 등의 방법으로 건강 향상 효과를 내기도 한다.

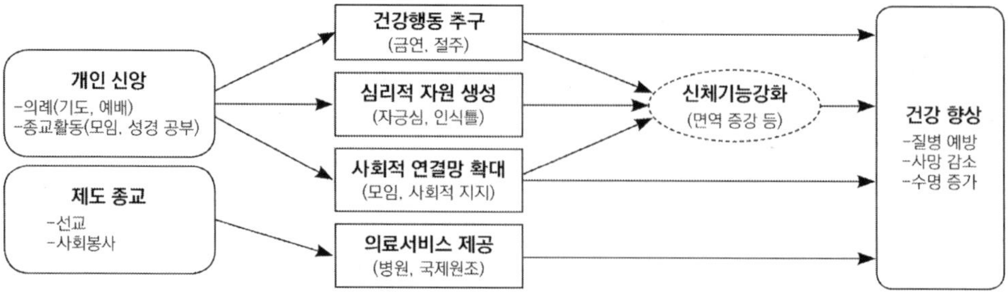

[그림 6.1] 종교가 건강에 영향을 미치는 경로

3. 건강효과의 기전

(1) 건강행동 촉진

다음으로 건강행동 증진 효과에 대해서 살펴보자. 종교가 건강행동을 강화하는 방식은 건강 문제의 위험을 높이는 행위를 단념시키고, 긍정적이거나 스트레스가 작은 행위를 장려하는 것이다. 몰몬교와 안식교에서 술과 담배 및 약물을 금하는 것이 대표적 사례이다. 성적 문란을 규제하는 종교가 많고, 육식을 금하는 종교도 많다. 대다수 종교가 일상 행동에 대한 도덕적 기준을 제시하고 있다. 살인과 강도를 금하는 형법 조항도 있고 혼인의 충실 의무와 가족의 화목을 요구하는 도덕적 규범도 있다. 이러한 규범들은 가족 또는 공동체 내의 갈등을 줄이고 협력을 제고하여 스트레스 발생을 낮추고 사회적 지지를 증가시키는 효과가 있게 된다(Ellison and Levin, 1998).

종교가 신체 건강에 긍정적으로 작용하는 것은 신자들이 병을 일찍 발견해 내고 치료하기 때문인데 이것은 몸에 소중히 하라는 종교적 가르침에 관련되는 것으로 볼 수 있다. 앞서 언급한 몰몬교처럼 종교가 건강행동 친화적인 경우가 많다. 기독교 전통에서는 인간의 몸을 신에게 봉사하기 위한 신성한 도구로 여겼고, 따라서 신성한 몸을 건강 지향적 행동에 연관 짓는 경향이 있다(Mahoney. 2005). 기독교에서는 인간의 몸을 성령의 성전이라 표현했다(고린도전서 6:19). 몸을 소중히 가꾸어야 한다는 가르침으로 신자들은 의학적 치료도 더 잘 따르게 된다고 한다. 여기에 앞서 언급했던 종교의 건강행동 친화성 때문에 만성질환에 걸릴 확률이 낮아지는 측면과 걸린 이후에도 질병 스트레스를 극복할 수 있는 사회적 지지와 대처역량을 종교가 제공해 주기 때문에 신체 건강에 이득을 누릴 수 있다는 것이다(Koenig, 1997:80-82). 사회학자 Durkheim은 종교현상을 세속적인 것(the profane)과 구분되는 신성한 것(the sacred)에 대한 믿음으로 규정했다. 신성과 세속에 대한 믿음은 구약성경 레위기에 동식물과 음식, 신체 분비물을 정결한 것과 부정한 것으로 구분하던 관행에서 찾아볼 수 있다. 예를 들어 흠 없는 수컷 소와 양은 신성한 제물이 되지만 어디가 부러지거나 잘려 나간 동물은 부정한 것이 된다. 이것은 위생적인 속성에 의한 구분이 아니라 종교적인 의미의 구분이다. 이 관념에서는 부정한 것과 잘못 접촉하면 병이 날 수 있다. 반면 신성한 몸은 건강으로 볼 수 있고, 이를 소중히 하는 것이 신자의 의무가 된다(Turner, 2004:86-87). 종교의 핵심 개념인 성스러움(holiness)과 치유(healing)는 어원상으로 전체성(wholeness) 개념을 공유한다. 종교를 믿게 되면 부정한 것을 치유할 수 있게 된다.

우리나라 개신교도 선교 초기부터 음주와 흡연을 규제하는 내부적 규범을 갖고 있다. 구세군과 침례교, 안식교는 술과 담배를 엄격히 규제한다. 이슬람교는 알코올이 모든 악의 근원이라 하면서 음주를 규제하는데, 많은 종교가 개인행동의 절제를 요구하면서 건강행동을 요구한다. 반면 가톨릭은 이 문제에 비교적 관대하다. 음주와 흡연의 규제 강도는 종파에 따라 차이가 있다. 그런데 건강행동 조사에서는 종교인들이 유의미하게 흡연율과 음주율이 낮은 것으로 나타났다(Koenig et al., 2012).

그런데 종교는 믿음을 갖는 것, 초월적 존재를 체험하는 것을 목적으로 하므로, 믿음을 가지면 건강을 얻게 될 것이라고 강조하는 경우는 별로 없다. 종교가 건강행동을 지향하는 것은 종교적 의미에서 다루어지는 것뿐이다. 우리는 보건학적 관점에서 그런 현상을 건강효과로 해석할 뿐이다. 음주와 흡연 이외에도 신체활동과 위험한 성행동 및 마약 복용에서도 종교는 건강에 긍정적인 효과를 내는 것으로 나타났다(Koenig et al., 2012). 종교인들은 신체활동을 더 많이 했고, 위험한 성행동을 하는 경우가 상대적으로 낮았으며, 마약 복용 경험도 낮았다.

종교 참여가 신생아의 저체중 및 영아 사망을 방지해준다는 연구들도 있다. 종교 참여는 흡연과 음주를 낮추고, 신체활동을 높이고, 산전관리를 잘 받게 하며, 의사의 투약을 준수하게 함으로써 결과적으로 신생아 저체중과 영아 사망을 예방하게 된다는 것이다. 더욱이 종교 참여가 불안과 우울감을 덜어주는 효과가 결합되면서 산모와 영아의 건강에 이바지하는 효과가 있는 것이다(Hill, 2016).

미국의 여론조사 회사인 Pew Research Center(2019)가 종교와 건강행동의 관계에 대한 여론조사 결과를 분석하였다. 이를 위하여 미국에서 실시한 30개 여론조사와 2011년 세계 가치관 조사를 분석하였다. 첫째, 종교 참여도와 주관적 건강은 명확한 관계가 없는 나라가 많았으나, 미국에서는 열심히 종교 활동하는 사람이 더 건강하였다. 둘째, 열심히 종교 활동하는 사람은 담배를 덜 피우고, 술을 적게 마시지만 규칙적으로 운동하는지 명확하지 않았고, BMI가 30보다 낮을(비만이 아닐) 가능성도 높지 않았다. 이것은 아마도 술과 담배는 오래된 건강 습관이어서 이를 규제하는 종교적 규범이 일찍 만들어졌으나 식이 습관과 운동 및 신체활동은 비교적 최근에 이슈화되는 문제라 종교의 관심이 미치지 못했을 수 있다.

우리나라 성균관대학교 서베이리서치센터에서 시행하는 한국종합사회조사2010에서 건강을 주제로 조사한 바 있다. 이 자료를 사용하여 종교별 흡연, 음주, 운동의 양상을 살펴보면 [표 6.1]과 같다. 담배는 모든 종교인이 비종교인보다 금연율이 유의하게 높다. 술은 불교와 개신교는 금주율이 높으나 가톨릭은 비종교인과 큰 차이가 없다. 아마도 가톨릭이 술에 관대한 것처럼 보인다. 운동 실천율은 세 종교 모두 비종교인과 큰 차이가 없다. 이것은 앞선 미국의 조사와도 유사한 결과로 보인다.

[표 6.1] 종교별 건강행동 실천율, 2010

	불교	개신교	가톨릭	무종교
금연율	74.5%	78.3%	78.2%	65.8%
금주율	32.5%	49.2%	26.9%	23.6%
운동실천율	42.5%	49.4%	46.2%	44.9%

출처: 성균관대학교. 2010. 한국종합사회조사.

(2) 심리적 자원 생성

정신장애의 발생 관련해서 Pearlin(1999), Wheaton(1999), Lazarus(1978) 등에 의하여 스트레스가 어떤 과정을 거쳐 정신장애의 발생으로 이어지는지에 대한 스트레스 과정 모형(stress process model)이 정립된 바 있다. 여기서 개념적 핵심은 스트레스 영향을 완충 또는 매개하는 심리적 사회적 자원의 보유 여부에 있다. 즉 배우자의 사망이나 실직 같은 큰 스트레스를 받더라도 이를 극복할 수 있는 심리적 역량이 있거나 도움을 얻을 수 있는 사회적 지지망을 갖추고 있으면 스트레스의 충격을 상당히 완화할 수 있다는 것이다. 심리적 자원으로는 자긍심, 효능감 또는 통제력, 기타 성격적 특성(낙관주의, 감사, 용서)과 스트레스 대응 전략(Folkman and Lazarus, 1986)을 들 수 있다. 사회적 자원으로는 사회적 지지망과 물질적 정서적 지원을 들 수 있다. 돈과 같은 물질적 지원뿐만 아니라 자문이나 상담 같은 정서적 지원도 중요한 사회적 자원이 될 수 있다.

종교가 정신건강에 미치는 영향은 1) 정신장애의 원인으로 생각되는 스트레스에 적게 노출되게 만드는 점, 2) 스트레스 극복을 위한 자원의 역할을 하는 점을 들 수 있다. 스트레스 원에 적게 노출된다는 점은 마치 위험회피의 전략과 유사하다. 즉 종교를 믿게 되면 위험 또는 스트레스 원에 애당초 다가가지 않게 된다는 것이다. 이것은 여러 경로로 이루어진다. 목회자가 비도덕적이거나 반사회적인 행동에 대해 도덕적 메시지를 전달할 수도 있고, 규범을 위반하는 신도들에게 비공식적인 제재를 할 수도 있고(망신 주는 표현이나 가십), 행위의 준거집단이나 모범적 역할 모델을 설정해 줄 수도 있고, 신학적인 처벌을 암시할 수도 있고, 일탈적 행위에 이끌리지 않도록 문화적 행사를 할 수도 있다(Ellison and Henderson, 2011).

종교의 정신건강 문제 극복 전략으로는 의미 찾기, 통제력 회복, 신에게서 위안을 찾고 가까워지기, 다른 사람과 친밀해지고 신과 가까이하기, 생활의 변혁 등이 있다. 의미 찾기는 스트레스를 종교의 자비로 재해석하는 것이다, 반면 스트레스를 신의 형벌로 간주하거나 악마의 소행으로 간주하는 것은 역효과를 부른다. 통제력 회복은 신과 함께 동반관계를 이루어 문제해결에 나서는 것을 뜻한다. 그러나 신이 해결해 주도록 무작정 기다린다거나 기적을 바란다거나 신 대신에 본인이 혼자 통제력을 구하는 것은 역효과를 부른다고 한다. 신의 자비를 통해서 위안을 얻거나, 문제에서 일단 떠나서 종교활동에 더 참여한다거나, 종교적 정화 활동에 참여하거나 초월적 존재와의 연결성을 느끼는 것은 도움이 된다. 그러나 스트레스 상황에서 신을 원망하는 것은 역효과를 낸다. 생활의 큰 변화를 위해 종교를 찾거나 종교적 용서를 하는 것이 스트레스 극복에 도움이 된다고 한다(Mosqueiro, 2020).

건강위험에 빠졌을 경우 종교가 이 위험을 극복할 수 있는 자원의 역할도 수행한다. 종교활동을 열심히 하면 교우들끼리 유대와 연결망이 두텁게 만들어지는 경향이 있다. 또한 종교는 빈곤가정이나 한부모 가정 노인 등 어려운 처지에 있는 사람들에게 자선을 실천하려고 음식이나 옷, 피난처 등 물질적 도움을 제공하는 기관이다. 또한 종교는 사목활동이나 상담 서비스를 제공하여 정서적 어려움에 부닥친 사람들에게 위안과 위로를 제공해 준다. 기독교는 이웃에 대한 사랑의 실천을 강조한다. 신도가 그리하여 물질적 도움이나 사회적 지지를 제공했을 경우 그는 그 행위로 신용(credit)을 얻게 되고, 나중에 자신도 도움을 받을 수 있을 것으로 기대할 수도 있다. 이것은 종교적 차원의 자선 행위이지만 사회학적으로는 인간 사이에서 서로 도움을 주고받는 상보성의 원리에 따른 예상된 도움(anticipated support)이 된다. 이렇게 내가 어려울 때 도움을 받을 수 있을 것이라는 기대가 있으면, 그 효과는 실제 도움을 받는 것처럼 스트레스를 완화한다고 한다(Krause, 1997). 이전에 종교 효과의 경험이 있으면 새로운 생활사건이 발생할 때 곧바로 효과를 얻을 수도 있다.

종교가 일상적 스트레스에 대한 대처역량을 높이는 것은 특기할 만하다. 기독교의 성경에 수록된 욥의 이야기가 대표적인 사례이다. 욥은 신앙심도 깊고 사회경제적으로 높은 지위를 누리던 사람인데 사탄의 계략으로 온갖 고난을 겪게 된다. 처음에는 신을 원망하였으나 최종적으로는 신의 뜻을 수용하고 따르면서 고난에서 벗어나게 된다. 고난을 겪게 된 원인을 신의 뜻으로 재해석하는 것이 스트레스의 악영향에서 벗어나게 된 주요 대처 방법이었던 것으로 볼 수 있다. 스트레스 과정이론에 의하면 우리가 스트레스를 받게 되면 그 의미와 영향을 평가하는 과정에 있게 되고 이에 대처할 자신의 극복 자원을 찾아내서 대응하게 된다고 한다. Lazarus 등(1984)은 스트레스 의미 파악을 일차 평가(primary appraisal)라 불렀고 대응책을 모색하는 것을 이차적 평가라 하였다. 큰 재난 상황에 닥쳤을 때 인간적 규범이나 행위의 수준에서 인과관계를 모색하는 것이 쉽지 않을 수 있다. 재난적 상황이 너무 심각하고 자신에게 미치는 영향이 큰데도 불구하고 자기 잘못을 찾기 어려울 경우라면 더욱 그러하다. 이런 경우 종교는 신의 뜻이라는 해결책을 제시하고 이를 수용하고 상황에 적응하는 것이 신앙적 성숙의 기회가 될 수 있다.

그런데 종교의 스트레스 억제 또는 상쇄 효과가 모든 사람에게 똑같이 나타나지는 않는다. 종교의 효과가 여성과 노인에게서 더 크게 나타난다고 하는데 이것은 여성이 상대적으로 보유한 사회자본이나 기타 가용자원이 부족해서 나타나는 현상일 수 있다. 미국에서 흑인에게 종교가 핵심적 자원이 되는 것도 비슷한 이유 때문으로 보인다(Schieman and Bierman, 2011). 장애인들의 종교 참여가 매력적이지 않은 육체와는 무관하게 자아에 다시 초점을 맞추어서 건강한 내면의 자아를 찾고 만족, 사랑, 희망, 낙관주의와 같은 긍정적인 감정을 얻는데 도움이 된다. 이것은 신앙생활에도 도움이 되고 일상의 스트레스를 극복하는데도 효과가 있다(Idler, 1995). 즉 여성, 노인, 흑인, 장애인 등 별다른 사회적 자원이 없는 사회적 소수자들에게 종교는 정신건강의 위기를 극복할 수 있는 중요한 자원을 제공해 준다. 개인 차원에서 종교는 내면의 의미 찾기와도 같다. 기도하거나 성경 공부하는 것은 일상이나 생활사건에 의미를 부여해서 건강효과를 만들어낸다고 할 수 있다. 우리는 의미 찾기를 통해서 무기력함에서 벗어날 수도 있고, 미래에 대한 낙관적 전망을 되찾을 수도 있다(Musick, 1996). 즉 종교활동을 통해서 우리 자신의 몸과 마음에 대한 심리학적 통제력을 회복하게 된다. 위중한 병을 가진 환자들에게 영성(spirituality)이 중요하고, 중환으로 삶의 질이 악화할수록 영성에 대한 요구가 증가한다. 영성은 중환자의 의학적 의사결정에도 큰 영향을 미친다. 따라서 중환자에게 영성 돌봄을 제공하여 이들의 삶의 질을 높이는 데 중요하다(Balboni et al., 2022).

종교의 효과는 지속적일까? 그렇지는 않은 것 같다. 종교는 스트레스를 유발하는 초기 상황에서는 효과적이지만 장기간 지속되면 효력이 상실되는 것 같다. 실직으로 장기간 어려움을 받을 때는 종교적 위안보다는 새로운 직업을 찾아야만 해결될 수 있다.

(3) 사회적 연결망 확대

제도로서의 종교는 같은 신을 믿는 사람들의 모임이란 의미인데 영어로는 집회 또는 회중을 뜻하는 congregation을 사용한다. 즉, 같은 종교를 믿는 사람들끼리 인생 여정을 함께한다는 것이고 동반한다(accompanying)고 할 수 있다. 그들끼리 모여서 힘든 것을 위로하고, 축하하고, 애도하고, 함께 배운다. 세례나 입교의식을 거쳐서 그 종교의 성원 자격(membership)을 얻으면 동반의 여정에 나설 수 있게 된다. 또한 신앙공동체는 계급이나 혈연, 인종, 정치지향 같은 세속적인 분파를 초월하여 함께 결속할 수 있다는 또 다른 장점도 있다. 즉 종교를 갖는다는 것은 사회적 네트워크에 들어가는 것과도 같다(Gunderson and Cochrane, 2012). 예를 들어 교회에는 당회, 사목회, 전도회, 봉사회 등 여러 공식, 비공식 모임들이 존재한다. 교회에 나가는 순간부터 광범위한 주제를 다루는 여러 모임과 단체에 소속되고 활동하며 교분을 나누게 된다. 이 과정에서 건강에 관련된 재화, 서비스, 정보를 나누게 된다. 또한 신앙공동체는 공통의 믿음을 갖고 있고, 사회적 정치적 가치를 비슷하게 유지하는 경우가 많아서 친밀감과 우정을 배양할 수 있는 토대가 된다.

종교는 전도나 포교를 위해서 또는 사회봉사를 하기 위해서 교회 외부의 지역사회와 불가분의 관계를 맺게 된다. 종교는 지역사회의 다른 사회적 조직체들과 안정적인 연결망을 유지하는 경향이 있다. 이러한 연결을 통하여 외부의 자원에 접근할 수도 있고, 새로운 사회조직을 만들어낼 수도 있다. 기후 위기와 생태 위기 상황에서 교회는 생명과 건강 지키기에 나설 때 환경단체 등 외부 조직과 연대하여 외연을 확장할 수 있다. 즉 이러한 연결망은 일종의 사회적 자본과도 같은 기능을 수행하게 된다(Gunderson and Cochrane, 2012). 교회는 종교행사를 위한 장소이지만 때로는 환경운동 등 생명의 가치를 중요하게 여기는 외부 단체와의 협력에 적극적으로 나서는 교회들이 많다.

종교는 때로는 피난처(sanctuary)를 제공해 준다. 여러 이유로 사회적 차별을 받아 갈 곳이 없는 사람들에게 종교는 일시적인 피난처가 되어 준다. 서구의 병원은 중세 때에는 오갈 곳 없는 빈민과 병자를 입원시켜 돌봐주던 곳이었다. 성경에도 예수가 나병 환자를 치유했던 기록이 나오는데 당시 가장 따돌림받았던 나병 환자를 품어준 곳이 교회였다고 해석할 수도 있다. 에이즈가 국가적 위기로 치달은 아프리카 국가에서는 감염자들을 돕고, 정신적 심령적 위안을 제공하여 낙인을 극복하고 치료에 적극 나서도록 하는 운동이 전개되었다(Gunderson and Cochrane, 2012:113). 고난받는 자를 위로하고 축복하여 생의 위기를 극복하게 돕는 것은 종교 고유의 힘이라고 볼 수 있다.

사회학적 측면에서 종교의 효과를 살펴볼 때 가장 두드러진 점은 결속 효과이다. 종교를 갖게 되면 교우들 간에 만남과 접촉이 잦아지고, 자연히 사회적 연결망이 탄탄해진다(Sherkat and Ellison, 1999). 사회적 연결 확대는 사회학자 뒤르켕이 종교의 일차적 기능으로 이미 지적했던 사항이다. 최근의 용어로 표현하자면 사회적 자본(social capital)의 증대로 볼 수 있다. 사회적 교류와 결속 또는 사회적 자본의 증대가 건강향상에 기여한다는 것은 이미 많은 연구를 통해 밝혀진 바 있다. 사회적 연결망과 사회적 자본 수준이 높을수록 건강행동을 할 가능성이 높아지고, 신체적으로나 심리적으로 건강할 가능성도 높아지고, 사망률이 낮을 가능성이 크다(Nieminen, 2013; Ehsan, 2019). 종교를 가지면 그 개인을 사회적 돌봄 조직에 통합하는 것과 같다(Idler, 1995). 이러한 종교 네트워크가 존재할 때 신도들은 자신이 필요할 때 혹은 아플 때 위안과 도움을 얻을 수 있을 것이라 기대하게 되고, 이러한 기대를 할 수 있는 것만으로도 사회적 지지의 효과가 있다. 또한 네트워크 또는 공동체에 소속되면 자긍심과 자기효능감을 높여주어(Ellison and Sherkat, 1995) 결과적으로 개인의 사회심리적 자원을 풍요롭게 만들어서 사회적 스트레스에 잘 대응할 수 있게 도와준다.

(4) 종교와 인체생리 기능

스트레스가 감지되면 인체는 아드레날린 호르몬과 코티졸 호르몬을 방출하여 신체 변화에 대응한다. 단기적 스트레스일 경우에는 대응이 잘 되지만 스트레스가 장기화하면 어려움이 초래된다. 여러 연구를 종합해 보면 종교 참여는 혈압, C-reactive protein(염증), interleukin-6(염증), white blood cell(감염), Epstein-Barr virus(감염), epinephrine(스트레스), cortisol(스트레스), allostatic load(스트레스)를 낮추는 효과가 있었다(Hill et al., 2016). 즉 종교 참여가 염증 반응이나 감염 위험, 스트레스 반응을 감소시킨다는 것을 알 수 있다. 그러나 그 생리적 기전의 구체적인 과정까지는 확실하게 밝혀지지 않았다. 도구적 지원, 통제감, 적당한 음주 습관이 생활사건에 대한 대응 역량을 높이고 생리적 스트레스 반응의 만성적 활성화를 피하는 데 도움이 될 수 있다.

(5) 종교와 의료서비스 제공

종교는 선교나 포교를 목적으로 자선활동을 많이 한다. 병원을 운영하는 것은 대표적 사례이다. 서양의 병원이 기독교 재단에 근거를 두는 경우는 매우 많다. 특히 가톨릭 재단이 병원을 운영하는 경우가 많다. 미국 병원의 18.5%가 종교 재단에 속해 있을 정도로 비중이 적지 않다. 가톨릭교회는 전 세계 의료서비스의 약 25%를 제공하고 있고, 특히 사하라 사막 이남 아프리카에서는 40~70%를 담당하고 있다고 한다

(Moran, 2023). 개발도상국에 선교 목적의 병원을 설립하여 운영한 것은 오래된 관행이다. 우리나라의 근대병원도 미국인 선교 의사의 도움으로 시작되었다. 한국의 한 교회도 에티오피아에 선교병원을 설립하고 선교 의사를 보내어 운영하는 사례가 있다. 미국 같은 선진국에 있는 종교 병원은 보통의 병원처럼 운영되는 경향이 있다. 한 연구에 의하면 미국인의 6.4%만이 종교 병원을 우선 선택하겠다고 했다(Guiahi et al., 2019). 가톨릭 병원은 병원 내에 성당, 기도실이 갖추어져 있고, 신부의 성사를 받을 수도 있으므로 가톨릭 신자에게는 선호될 수도 있을 것이다. 반면 일반인이 특별히 선호할 유인은 없다. 반면 개도국에 있는 선교병원은 의료서비스를 무료로 제공하기도 하고, 선교병원들이 그 지역에서 유일한 병원인 경우도 있다. 따라서 선진국의 선교병원과는 다른 영향력이 있다.

국제 보건 분야는 종교 재단의 기여도가 매우 크다. 특히 에이즈 예방 관련해서 종교기관의 참여가 두드러졌다. 에이즈는 1981년에 처음 유행했다. 세계교회협의회(World Council of Churches, WCC)와 가톨릭교회는 1983년에 유럽과 아프리카의 에이즈 문제 대응에 나섰다. 치료제가 개발되면서 교회는 치료제 보급에 나섰는데 아프리카 사하라 사막 이남에서 HIV 치료의 약 30%를 교회가 담당하였다. 국제적인 에이즈 대응 기구는 뒤늦게 만들어졌다. 국제연합의 에이즈 기구인 UNAIDS가 1994년에 창립되었고, 미국의 에이즈 긴급구호계획(PEPFAR)은 2002년에 만들어졌다. 이 기구들은 시작부터 종교기관과 협력하면서 업무를 수행했다. 케냐의 경우, 전체 의료기관은 10,941개 중에서 1,005개가 종교 재단의 소유였다. 케냐 크리스천 건강협회, 케냐 가톨릭 협회, 케냐 무슬림 협회 등이 의료기관을 운영하였다. 종교 재단이 운영하는 의료기관은 대부분이 보건소(195개)이거나 약방(679개)이었다. 소규모 병원이 66개였다(UNAIDS, 2019).

미국에서도 종교 재단과 공중보건 당국 간 협력 사례가 있다. Faithful Families Thriving Communities 프로그램이 41개 교회, 노스 캐롤라이나 공중보건국, 노쓰 캐롤라이나 주립대학이 협력하여 진행했다. 이 프로그램은 종교를 기반으로 지역사회 주민의 건강한 식생활과 신체활동 증진을 위한 것이다. 보건교육사와 교육받은 지역사회 자원 리더가 주민을 교육한다. 평신도 리더는 각 수업에 영적인 요소를 도입하고 신앙 지도자와 지역사회 구성원들이 건강 지원 조직 및 지역사회 차원의 변화를 파악하고 실행하도록 참여시키기 때문에 이 프로그램의 핵심적인 임무를 수행하였다(Idler et al.. 2019; Idler et al., 2023).

그런데 종교 재단의 의료서비스 공급은 때때로 세속적 가치와 대립하기도 한다. 앞서 언급한 미국의 에이즈 긴급구호계획은 기독교 신자였던 부시 대통령과 기독교계 인사들의 영향 아래 만들어졌는데 에이즈 문제해결을 순결이란 가치에 두고 있었다. 그러다 보니 동성애 활동에 대한 지원도 안 되고, 낙태 서비스 제공이 안 되며, 콘돔 매입도 안 되는 문제가 발생했다. 미국하고 전혀 다른 문화적 환경에 있는 아프리카 주민들에게 기독교 가치에 근거한 의료서비스를 제공하여 주민의 반발이 컸다. 그러나 에이즈 긴급구호계획만큼 큰 규모의 지원도 없어서 현재는 아프리카 국가들도 PEPFAR의 연장을 원하고 있다.

4. 유타주와 네바다주 비교

종교가 건강에 미치는 경로를 종합해 보면 종교는 마치 건강 지향적 삶의 방식과 유사하다. 특히 같은 종교적 삶을 사는 사람들이 집단으로 모여 살 경우에는 그 효과가 더욱 두드러지게 나타날 수 있다. 미국의 네바다주와 유타주의 건강 격차는 이러한 사례를 잘 보여준다. 두 주는 지리적으로 인접해 있지만 사회구조가 크게 다르고, 주민의 건강 수준이 현저하게 달랐다(Fuch, 1974). 네바다 주민이 유타 주민과 비교하면 모든 연령집단별에서 사망률이 최저 6%에서 최고 69%까지 더 높았고, 또 간경변과 폐암으로 인한 사망률도 네바다가 유타보다 모든 연령층에서 111%에서 590%의 초과 사망률을 보였다. 왜 이렇게 큰 차이가 발생했는가? 두 지역사회는 소득, 교육 수준, 도시화 정도, 의료시설 분포 등에서는 차이가 없었다. 그런데 유타는 몰몬교도들이 집중적으로 모여 사는 곳이었고 네바다는 유흥과 도박 및 관광산업으로 유명한 곳이었다. 몰몬 교도들은 종교적 교리에 의하여 술 담배를 하지 않고 안정되고 조용한 생활을 하는 경향이 있다. 반면 네바다는 높은 이혼율 등 가족구성이 불안정하고 술과 담배의 소비가 매우 높은 곳이었다. 간경변과 폐암의 초과 사망은 이러한 점에 기인하는 것으로 추측된다. 유타에서는 주민 대다수가 유타에서 태어나 계속 살아온 사람들이었고, 네바다는 불과 10%만이 네바다 출생이었다. 즉 유타는 가족 중심의 안정된 생활방식을 갖고 있는 반면에 네바다는 전국 각지에서 몰려온 이주민들이었고 독신이거나 이혼 경력을 갖고 있는 사람들이 다수였다. 이와 같이 지역사회의 특성, 가족구성의 차이와 생활방식의 차이는 결국 건강 수준과 건강구조의 차이를 유발했던 것으로 보인다.

이러한 통계자료는 50년 전의 상황을 보여준 것이다. 현재도 두 지역 간에는 차이가 있을까? [표 6.2]는 건강 관련 항목별 미국 50개 주의 순위를 매겨 네바다와 유타의 성적을 비교한 결과이다. 1위는 가장 좋은 상태이고 50위는 가장 나쁜 상태이다. 네바다는 전반적으로 성적이 나빠서 전체적으로 49위를 기록했다. 반면 유타는 네바다보다 전반적으로 성적이 좋다. 특히 흡연, 음주, 수면, 성 위험 행동, 신체적 피로 등에서 미국 내 최상위권의 성적을 보였다. 그래서 만성질환 이환율도 매우 낮았다(Ahmed, 2022). 즉 건강에 미치는 종교의 긍정적 효과는 50년이 지난 현재에도 그대로 작용하는 것으로 생각된다. 유타주가 보건 예산을 풍족하게 조달하지도 못하지만, 주민들이 건강 습관을 잘 실천하는 것이 네바다와의 격차를 만들어내는 것으로 보인다.

[표 6.2] 네바다와 유타의 미국 내 건강 순위

항목	네바다	유타
공공보건 예산	49위	36위
거주지 흑백 분리	3	35
납 중독 위험 주택	1	12
위험 주택	43	12
치과의사 방문	41	5
독감 예방접종	49	21
HIV 감염 위험 행동	32	11
수면 부족	42	16
흡연	22	1
비만	12	11
과도한 음주	41	1
스트레스	46	38
비의학적 약물복용	48	26
잦은 신체적 피로	47	8
복합 만성질환 이환	33	8

출처: Ahmed, 2022.

5. 종교가 초래하는 불건강

종교가 항시 건강에 유익한 것은 아니다. 종교의 건강 효과를 최초로 집대성했던 Koenig(2012:541-542)의 연구 결과를 보면 종교와 체중의 관계를 다룬 36개 연구 중에서 7개 연구에서 체중감소 효과가 있었고, 14개 연구에서 체중증가 효과가 있었다. 종교와 건강의 관계가 음주와 흡연 등에서는 비교적 강력하게 건강증진 효과를 얻을 수 있었는데 식이에서 정반대 효과가 나오게 된 이유는 무엇일까? 하나의 가능한 설명은 종교가 인간 행동을 강하게 규제 일변도로 나아가면 긴장과 반발을 부를 수도 있어서 자유의 여지를 허용할 필요가 있게 된다. 음식은 담배나 술보다는 덜 해로운 행위이기 때문에 음식을 '허용된 악'(accepted vice)으로 보게 된다는 것이다(Cline and Ferraro, 2006). 그래서 일부 진보적 목회자는 비만 문제가 영성의 문제인데 기성교회가 왜 침묵하느냐고 비판하기도 하였다(Tod, 2013).

종교를 믿는 사람들이 좋은 건강 결과를 보이는 이유는 종교적 신념에 따라 건강한 생활 습관과 행동을 하기 때문이다. 그런데 종교는 부정적 방향으로 영향을 미칠 수도 있다. 질병이 죄에 대한 벌이라는 믿음은 오랫동안 존속해 왔다. 최근에도 방송 설교로 유명한 Jerry Falwell 목사가 신이 동성애를 벌하려고 소돔을 파괴했고 오늘날은 에이즈로 다시 한번 심판하신다고 역설하였다(Kowalewski, 1990). 아프리카계 미국인 표본을 대상으로 조사한 결과를 보면 종교가 건강생활을 하게 만든다고 긍정적인 태도를 지니면 과일 소비 증가, 알코올 사용 및 흡연 감소로 이어졌다. 반면 질병이 죄에 대한 벌의 결과라는 믿음은 낮은 채소 소비 및 높은 폭음을 유발했다(Holt, Clark, Roth, 2017). 종교 교리와 문건은 매우 복잡하고 다양할 수 있다. 수천 쪽에 이르는 기독교 성경에서 건강에 부정적인 함의가 담긴 부분에 믿음이 담긴다면 건강에 위해적인 식생활이나 행동을 수행할 가능성이 높아질 것이라고 예상할 수 있다.

최근에 코로나19가 유행할 때 정부가 전파방지를 위하여 종교집회도 금지하자 종교단체들이 이에 저항하는 모습을 보이면서 종교가 오히려 불건강을 초래한다는 인식을 형성하기도 했다(Idler, 2021). 국내에서도 여러 교회에서 예배 금지에 적극적인 저항을 한 사례가 있다. 질병 예방을 위한 백신 접종에 일부 종교가 적극적인 반대 운동을 진행한 경우도(Volet, 2022) 종교의 건강 효과에 반대 사례에 해당한다. 또 예방백신 접종 관련해서 일부 종교단체에서 접종 반대를 주장했던 사례나 코로나19 유행 국면에서 모든 집회를 금지한 정부 조치에 대하여 종교계가 반대한 것도 종교가 오히려 건강에 저해됐던 사례이다. 집회 자체가 감염전파에 유리하고, 또 함께 찬송을 부르는 의례가 폐 깊은 곳으로부터 숨을 내쉬고 에어로졸을 주위에 퍼뜨리므로 감염전파에 매우 위험한 상황이 초래될 수 있다.

이와 유사한 상황이 2014년부터 2016년까지 서아프리카 지역에서 에볼라 바이러스가 유행하면서 발생하였다. 에볼라는 치사율이 매우 높은 유행병이었다. 에볼라로 죽은 사람을 장례 치르는 과정에서 가족과 동네 사람들이 모여서 고인을 기리기 위하여 시신을 만지고 키스하는 등의 민속적 종교 의례를 행하였는데 이 과정에서 감염이 확산하였다. 그래서 세계보건기구는 에볼라 환자나 사망자와의 접촉을 금하는 지침서를 발표했으나 현장에서는 전혀 준수되지 않았다. 이 지역 사람들은 망자의 손을 잡고 예를 갖추지 않으면 그를 모욕하는 것으로 간주했고, 그 과정에서 감염된다 해도 어쩔 수 없는 것으로 받아들였다. 이후 보건 전문가와 종교 지도자들은 종교적으로 수용 가능하고 감염 예방 효과가 있는 장례법을 찾는 노력을 기울이게 되었다(Blevins, 2018).

종교가 건강 효과를 내는 것은 여러 구성요소가 선순환 구조로 엮일 때 가능해진다. 종교 교리가 다른 성향의 신도와 결합하면 건강 결과가 달라질 수도 있다. 남 캘리포니아의 개신교회에 다니는 백인과 한국인의 스트레스 대응 형태를 조사한 결과 백인 신자들은 신의 통제력을 믿는 경우 스트레스를 주는 사건이 낮은 수준의 우울증을 유발하였다. 반면 한국인 신자들은 신의 통제력에 대한 믿음이 강할 경우에 스트레스 사건이 높은 우울증으로 이어졌다. 한국인 신자들은 동양 문화의 숙명론과 권위에의 복종으로 인하여 신을 궁극적 권위로 바라볼 때 이러한 믿음이 자신의 운명(스트레스 상황)에 대한 수동적인 수용으로 이어지게 된다는 것이다. 신이 스트레스를 준 것이라면 이를 해소할 방도가 없다고 받아들이는 것이다. 이런 수동적인 태도에서는 신이 위안의 근원일 수 있다는 생각이 형성되지 못한다(Schieman and Bierman, 2011).

한 종파의 교리가 다른 지역으로 전파 또는 전교되었을 때 교리가 교인의 일상생활의 규범에 영향을 미치는 정도나 양상은 다를 수도 있다. 교회마다 교리나 목회자-신도 관계가 다를 수 있다. 이러한 차이는 더 나아가 [믿음]-[교리]-[신도 관계]-[영향 경로]--[건강 경로]에 이르는 과정이 다르게 구성될 수 있다. 즉 같은 00교라 하더라도 교회에 따라 건강 결과나 구체적 질환에 미치는 영향은 다를 수 있다.

종교는 건강에 긍정적 영향을 미친다. 종교를 믿게 되면 믿음이 생기고, 종교 교리를 따르다 보면 건강행동을 하게 되거나 정신력이 강화되어 스트레스 극복을 할 수 있게 된다. 또 교인들과의 교류로 안정된 사회적 지지망이 생긴다. 이러한 과정을 거쳐서 신체 건강의 향상과 사망률 감소로 귀결된다. 그러나 이 과정이 직선적인 것은 아니며, 종교의 여러 요인이 어떻게 연결되는가에 따라 오히려 부정적인 건강 영향을 만들 수도 있다.

7장: 사회적 스트레스와 정신건강

- 스트레스는 이제 일상적 문제가 됐다.
- 생활사건과 만성적 긴장이 스트레스 원으로 작용하여 신체 반응을 유발하는 스트레스가 되고, 궁극적으로 우울 같은 정신적 고통을 초래한다.
- 개인의 감수성, 극복 역량, 사회적 지지에 따라 스트레스 효과가 완화될 수 있다.
- 남성은 물질사용장애가 많고 여성은 불안장애, 우울장애가 많다.
- 정신병에 관한 의학적 관점과 대비되는 사회적 원인론과 사회구성주의 관점이 있다.
- 정신병에 대한 사회적 낙인과 차별에 대응하여 정신장애자의 역량 강화와 함께 이들을 사회적으로 배제하지 않고 사회적으로 포섭하는 방향으로 제도개선이 필요하다.

1. 스트레스의 개념

(1) 일상적인 스트레스 경험

신체 질병 문제는 오래전부터 사회적 관심을 받았으나 정신건강 문제는 비교적 최근에야 관심 대상이 되었다. 1980년대만 해도 우리 사회에서 스트레스라는 말을 일상생활에서 찾아보기 어려웠다. 극소수의 사람들만 정신병을 앓을 뿐이었다. 그런데 이제 우리는 일상적으로 스트레스와 우울을 걱정할 정도로 정신건강 문제가 심각해졌다. 한 예로 2024년 9월 언론에 보도된 '스트레스' 관련 사안은 다음과 같다.

- 부모 육아 스트레스 심각한 수준…미국 공중보건 문제 선언
- 평생 죽을 고비 넘겼던 DJ…건강보다 건강 둘러싼 루머에 스트레스
- 스트레스 풀려고 고양이 21마리 죽였다…무서운 20대 재판행

- 명절 스트레스 1위 전 부치기
- 담배, 소주, 삼겹살로 스트레스 풀려면 안돼
- 단 10분이라도 반려동물과 같이 있으면 스트레스 훅 떨어져
- 학부모 대응이 제일 스트레스...교사 70% 언어·신체·성폭력 경험
- 한국서 암 폭증하는 결정적 이유는 스트레스
- 부모 이혼에 자식 스트레스 진단, 성장에 영향 미칠 것
- AI 기반 음악의 스트레스 완화 효과 입증
- 출퇴근길 좀 조용히 갑시다...지하철 방송 스트레스
- 엄마 결혼 독촉에 스트레스...한번 갔다 오기라도 하라고

불과 1주일 동안 보도된 스트레스 관련 기사만 살펴보아도 사람들이 겪는 스트레스는 육아, 루머(소문), 명절, 학부모, 이혼, 소음, 가족 등 일상생활 전반에서 일어나고 있다. 스트레스의 나쁜 영향은 암의 원인도 되고 개인 차원을 넘어 공중보건 문제가 되며, 아이의 경우 성장이 지체되는 등 심각한 수준임을 보여준다. 또 일반 대중의 스트레스 해소법도 담배-소주, 반려동물, 음악 등으로 다양하다는 것을 알 수 있다. 즉 스트레스는 우리 생활 깊숙이 자리하고 있다. 이것은 우리의 삶이 복잡해졌고 그 변화를 감당하기에 우리의 몸과 마음이 벅차다는 것을 보여준다. 우리를 둘러싼 환경 조건의 부정적 변화에 반응하는 결과로 우리는 스트레스를 받게 되고 심할 경우 정신적·신체적 질병으로 이어질 수도 있다.

(2) 생리학적 스트레스의 개념

스트레스란 용어는 원래 생리학에서 발전하였다. 프랑스의 생리학자 Claude Bernard (1813-1878)는 변화하는 환경 속에서 우리 몸 내부의 안정성을 유지하는 것이 중요하다고 생각했다. 이것을 항상성(homeostasis)이라 한다. 미국의 내분비학자 Selye (1956)는 이러한 항상성을 위협하는 것을 스트레스라 명명하였다. 그는 실험용 쥐에 호르몬을 주입하였다. 그에 대한 전형적 반응은 부신이 커지고, 흉선이 위축되고, 위십이지장 궤양이 생기는 것이었다. 그런데 쥐에 다른 물질을 주입해도 역시 유사한 반응이 나타났다. 즉 이것이 '특정' 물질에 대한 반응이기보다는 물질 주입에 대한 일

반적 반응이었다. 그는 이러한 반응을 '일반적응 신드롬'이라고 명명하였다. 유기체에 위협이 되는 요소를 스트레스 원(stressor)이라 하고, 스트레스 원에 대한 신체적 반응을 스트레스 반응(stress response)이라 한다.

스트레스를 받게 되면 아드레날린과 코티졸 같은 스트레스 호르몬의 분비가 촉진되어 심장박동이 빨라지고 호흡이 가빠지는 등의 변화를 초래한다. 이러한 신체적 반응은 외부 자극에 대응하기 위하여 근육, 뇌, 심장에 혈액과 산소를 더 많이 공급하기 위한 작동과정이다. 반면 소화기관, 신장, 간 등에는 혈액 공급이 줄어들게 된다. 더욱 중요한 점은 스트레스 호르몬이 분비되면 면역체계의 작동이 억제되어 질병 발생을 촉진할 수 있다는 점이다. 우리는 긴장한 수험생들이 감기에 잘 걸리는 현상을 볼 수 있다(Freemont and Bird, 2000).

스트레스가 장기화되면 심각한 질병을 유발할 수 있다. 목과 어깨 근육의 경직은 대표적인 스트레스 증상이다. 심할 경우 두통을 유발한다. 스트레스는 숨을 가쁘게 하는데 천식 환자의 경우에는 위중한 상태가 될 수도 있다. 장기적 스트레스는 고혈압, 심장마비, 뇌졸중을 유발할 수 있다(APA, 2023). 메이요 클리닉에서 정리한 주요 스트레스 증상은 다음과 같다(Mayo Clinic, 2023).

[표 7.1] 스트레스의 증상

신체적 증상	두통, 근육 긴장 또는 통증, 가슴 통증, 피로, 성욕 하락, 복통, 수면장애, 면역약화
정서적 증상	불안, 침착하지 못함, 의욕 상실, 기억 장애, 압도당하는 느낌, 짜증, 화풀이, 슬픔
행동적 증상	과식, 절식, 분노 표출, 마약, 과음, 흡연, 친구 기피, 집안 칩거, 운동 안함

출처: Mayo Clinic, 2023.

(3) 사회적 스트레스의 개념

사회학에서 발전한, 사회구조적 요인이 건강에 영향을 미친다는 관념과 생리학에서 발전한 스트레스 개념이 1960년대 이후 통합되면서 '사회적 스트레스'라는 개념을 발전시켰다. 스트레스 경험은 힘든 상황에서 개인에게 주어지는 환경적 요구와 그 상황에 적절하게 반응하는 능력 사이에서의 불일치로서 개념화된다. 그러한 불일치는 생리적 기능장애를 촉발함으로써 건강에 악영향을 미친다. 그런데 미시적 수준에서 보면 스트레스는 나와 타인의 관계에서 발생한다. 타인의 기대나 요구에 내가 제대로 부응하고 충족할 수 없는 경우에 스트레스가 발생한다. 나와 타인의 상호작용에서 기대의 불일치가 스트레스의 원인으로 작용한다. 생리적 스트레스는 외부 자극과 신체 반응 간에 직선적 관계를 가정한다. 자극이 주어지면 반드시 생리적 변화가 초래된다는 것이다. 그런데 사회적 스트레스 개념은 스트레스 원(자극)의 특성이 상당히 다르다. 스트레스가 한 가지 이상의 형태로 발생할 수 있고, 때로는 파국적 사건일 수도 있고, 다른 경우에는 지속적인 힘으로 발현되기도 한다.

사회적 스트레스 개념을 이해하는 데는 미국 사회학에서 상징적 상호작용론을 발전시킨 Mead, Cooley, Goffman 등의 관점이 도움이 된다. George Herbert Mead (1863-1931)는 자아(self)가 본래부터 타고난 것이 아니라 언어, 놀이, 게임 등 타인과의 상호작용 또는 소통을 통해서 정체성이 만들어진다고 보았다. Charles H. Cooley(1864-1929)는 거울 자아(looking glass self) 개념을 제시하였다. 즉, 우리는 타인과의 상호작용에서 타인이 나를 어떻게 바라볼지를 의식하면서, 마치 거울에 비친 내 모습을 연상하듯이 나의 행동을 조절해 나간다는 것이다. 만일 타인의 생각이나 의도를 내가 잘못 인식한다면 나의 자아는 상당한 당혹감을 느끼게 될 것이고 이것을 스트레스라고 생각할 수 있다.

Erving Goffman(1922-1982)은 인생을 연극 또는 연기로 파악했다. 배우는 무대 전면에서는 자기 본 모습을 가리고 관객을 향해서 주어진 배역대로 연기를 하고, 무대 뒤로 돌아와서는 더 이상 연기를 하지 않고 본래 모습대로 행동한다. 즉 사람들은 사회적 상황에 적합하게 역할과 행동을 수행하는데 이를 인상관리(impression management)라고 불렀다. 마치 상대방의 기대에 부합되는 얼굴 모습(인상)을 만들어내는 것과 같다. 즉 한 사람의 얼굴(face)은 사회에서 빌려온 것일 뿐이고 만일 그 사람이 부적절한 방식으로 행동하면 회수될 수 있다. 그의 사회적 가치와 행동이 통합되지 않는다면 '틀린 얼굴'(wrong face)을 한 것이다. 만일 사회적 기대에 부합되도록 행동하지 않으면서 상황에 참여하려 한다면 이것은 얼굴이 없는(out of face) 또는 체면을 구긴 것이다. 상징적 상호작용론에서는 자아(self)를 매우 중요하게 생각한다. 누군가 나의 자아나 정체성을 공격하거나 무시하면 매우 당혹스러운 상황이 되어버린다. 만일 사회적 기대에 부응하여 역할을 제대로 수행하지 못한다면 스트레스가 된다. 상황에 대한 해석은 사람마다 다르지만 역할, 과업, 업무 관계 등에서의 긴장과 갈등을 어떻게 인식하는가에 따라 스트레스를 받을 수도 있고 아닐 수도 있다

(Cockerham, 2017).

사회적 스트레스는 사회적 상호작용에서 기대의 불일치에 근원이 있다. 그런데 그것이 타인의 기대에 나의 역량이 미흡해서 초래될 수도 있고, 상황에 대한 해석과 판단을 잘못해서 나타난 결과일 수도 있다. 현대의 스트레스 이론가들은 개인의 내적 역량에 관심이 있다. 개인이 적절한 대응 역량을 갖추고 있다면 외부 환경의 변화도 큰 어려움이 되지는 않을 것이다. 나아가 그 개인이 타인들과 네트워크를 구성하여 연결되어 서로 도움을 주고받을 수 있는 상황이라면 이것은 마치 사회적 통합과도 같은 효과를 발휘하여 외부적 충격을 흡수할 수 있게 도와줄 것이다. 문제는 현대사회에서 그러한 개인적 대응 역량이나 사회적 관계망은 사회학자 부르디외(Bourdieu)가 말한 것처럼 사회적 자본과도 같은 것이어서 누구나 갖출 수 있는 자원이 아니다. 많은 사람이 그러한 자본을 갖지 못하기 때문에 이혼이나 실직과 같은 환경변화가 발생하면 큰 스트레스를 받을 수밖에 없고 결국에는 신체적·정신적 질환으로까지 발전할 수 있는 것이다.

(4) 스트레스의 사회적 분포

스트레스 원 또는 생활사건이나 만성적 긴장은 무차별하게 분포하는 것이 아니다. 개인의 사회적 지위가 연령, 젠더, 혼인상태, 고용 상태, 수입과 학력 등에 따라 달라지듯이 스트레스 원도 유사하게 분포한다. 연령의 경우 젊은 사람에게 스트레스 사건이 많고 나이가 들수록 감소한다. 여성은 스트레스 경험을 더 많이 보고한다. 반면 트라우마를 유발하는 큰 스트레스 사건이나 차별 경험은 남성에게 더 많아서 젠더의 차이는 크지 않다. 젊은 여성들이 우울감을 더 많이 느끼는 것에서 연령 및 젠더 효과를 확인할 수 있다. 혼인상태에 있는 사람이 미혼이거나 이혼 또는 사별자보다 스트레스 사건을 적게 경험한다. 기혼자는 혼인상태가 제공하는 사회적 지지를 얻어서 스트레스가 적을 수도 있고, 애당초 스트레스 노출이 적은 사람이 혼인에 성공한 결과일 수도 있다. 현재 안정된 직장이 있으면 스트레스가 적고, 임시직처럼 고용 상태가 불안정하거나 실직자일 경우 스트레스가 많다. 교육, 수입, 직업 지위를 조합하여 측정하는 사회경제적 지위(SES)와 스트레스 사건 노출의 관계는 일정한 경향이 없다. 그런데 하위계층이 정신질환을 앓는 경우는 더 많다는 점을 고려하면 스트레스 사건에 노출되는 빈도보다는 그 사건들이 하위계층에게 주는 효과가 큰 것으로 생각된다. 홀부모 여성이 일반 기혼 여성보다 정신장애가 많은 것은 그들이 경제적 어려움이나 육아 부담을 감소할 수 있는 다른 대안이 부재하여 과도한 역할 부담을 지는 점과 육아 부담 때문에 더 좋은 일자리를 찾기 어려운 점 등이 두루 작용한 결과로 볼 수 있다. 따라서 같은 스트레스 사건을 경험해도 일반 기혼 여성보다 한 부모 여성에게 더 큰 충격이 가해질 수 있다. 즉 스트레스 사건의 경험이 많은 것과 그것이 정신장애로 이어지는지 아닌지는 다른 차원의 문제임을 알 수 있다.

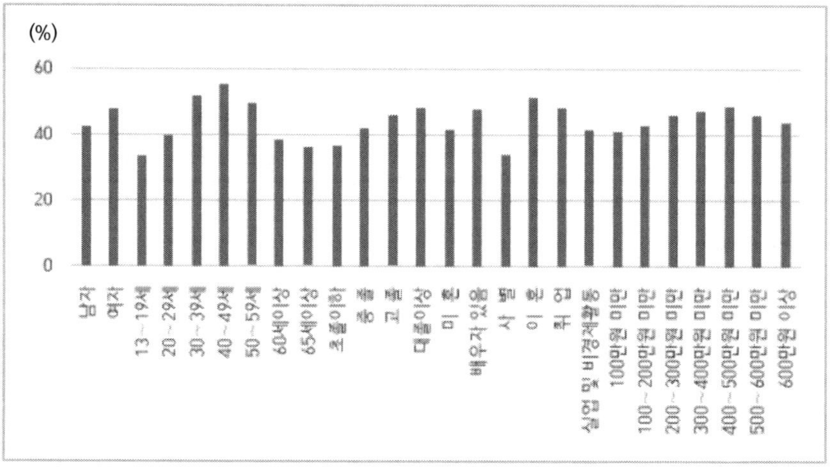

출처: 통계청. 2022. 사회조사.

[그림 7.1] 사회적 지위별 스트레스 경험률, 2022

한국의 경우에서도 스트레스의 경험 자체는 사회적 지위가 낮다고 해서 반드시 스트레스 노출이 더 많은 것은 아님을 알 수 있다. [그림 7.1]은 통계청의 2022년 사회조사 자료를 바탕으로 스트레스 경험을 계산한 것이다. 전반적인 생활에서 겪는 스트레스의 정도를 측정한 결과이다. 남자보다 여자의 스트레스 경험률이 높고 나이별로는 40대까지 스트레스가 증가하다가 이후 감소한다. 학력별로도 학력이 높아질수록 스트레스도 많아진다. 혼인상태에서는 이혼자가 스트레스 경험을 가장 많이 하고, 다음으로 기혼자 미혼자의 순이다. 취업자가 실업자보다 스트레스가 많았다. 소득별로는 400~500만 원대까지는 소득이 높아질수록 스트레스가 많아지다가 이후 감소하는 경향을 보였다. 사회적 지위보다는 사회적 활동을 많이 하면 스트레스 경험도 많아지는 경향을 보인다. 다만 스트레스 경험이 병적 수준의 우울증이나 다른 정신장애로 발전할지는 개인의 감수성, 극복 역량, 사회적 지지 여부 등에 따라 달라질 것이다.

2. 스트레스 과정

(1) 스트레스 과정의 3요소

1970년대와 1980년대에 생활사건이 건강에 나쁜 영향을 미친다는 연구가 다수 수행되었으나 스트레스와 질병의 상관성만을 보여줄 뿐이었고, 사회학적 이론에 근거하지 않은 채 진행되었다고 비판받았다. 이를 보완코자 스트레스 관련 요인들의 인과관계를 내포하는 스트레스 과정 모형이 제시되었다. 스트레스 과정(stress process)이란 개념은 스트레스가 일정한 사회적 과정 또는 경로를 통해서 질병이나 장애를 유발할 수 있다는 의미이다. 스트레스 과정 개념은 3가지 가정에 근거한다. 첫째, 이 과정은 본질적으로 동적인 조밀한 인과적 연결망이다. 일군의 요인들에 변화가 있으면 다른 요인들도 변화한다. 둘째, 사회적 스트레스는 전형적인 일상생활이다. 스트레스 경험이 비일상적이거나 비정상적인 것이 아니다. 셋째, 스트레스의 기원은 사회적 세상에 있다고 가정한다. 특히 생활사건이 발생하는 사회적 맥락이 중요하다(Pearlin, 1989, 1999).

Pearlin 등(1981)은 스트레스 원(stressor), 매개 요인(mediator), 스트레스 결과(health outcome)의 3요소로 구성되는 스트레스 과정 모형을 제시하였다. 스트레스 원은 생활사건 또는 만성적 긴장으로 역할갈등, 일상적 성가심, 생애적 트라우마 경험 등이 해당한다. 생활사건이 기존의 긴장을 강화할 수도 있고, 역으로 기존의 긴장이 새로운 생활사건을 유발할 수도 있다. 스트레스 결과는 건강 측면의 결과를 의미한다. 사회학적 연구는 대부분 정신장애의 증상 또는 심리학적 우울 증상 측정에 관심을 두었다. 때로는 음주량이나 신체적 질병을 대신 사용하기도 한다. 매개 요인은 개인적 대응 역량과 사회적 지지가 해당한다. 상황 통제력, 자존심, 상호의존성, 대응전략 같은 심리적 자원이 여기에 해당한다. 이러한 자원을 보유하면 스트레스의 작용에 개입하여 그 효과를 완충하여 불건강한 결과를 축소한다. 그리고 스트레스 원, 매개 요인, 건강 결과는 모두 사회경제적 지위의 영향을 받는 것으로 볼 수 있다. 즉 사회적 경제적 지위가 낮으면 실직이나 차별의 경험이 더 많아지며, 그것의 부정적 영향을 극복할 심리적 자원도 부족하고 사회적 지지를 얻기도 힘들어서 결과적으로 스트레스의 부정적 영향이 거의 그대로 정신장애를 유발할 수 있다. 반면 상위계급은 실직 가능성이나 역할갈등의 기회가 별로 없고, 심리적 자원과 사회적 지지를 더 많이 얻을 수 있으므로 스트레스를 받더라도 쉽게 극복할 수 있고, 따라서 정신장애로까지 발전하지 않을 가능성이 높다. 이러한 스트레스 과정의 제 요인과 요인 간 관계를 도식화하면 [그림 7.2]와 같다.

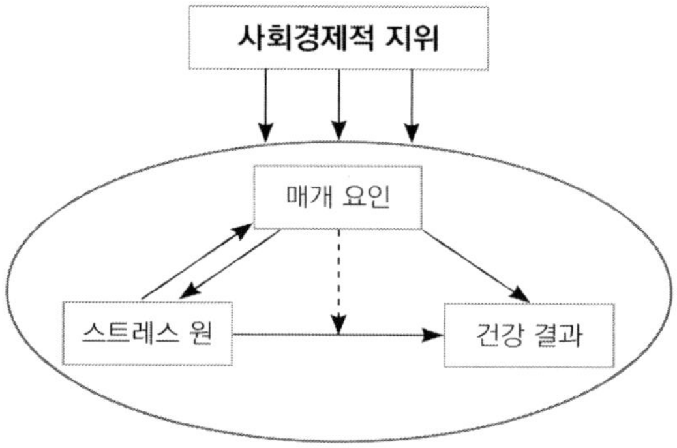

자료: Avison and Thomas, 2010.

[그림 7.2] 스트레스 과정 모형

Wheaton(2013)은 스트레스 원(stressor), 스트레스(stress), 고통(distress)의 3요소로 구성되는 스트레스 과정을 제시했다. 스트레스 원은 인간 외부에 존재하며 우리에게 영향을 미치는 힘(force)이다. 스트레스는 그 힘의 영향을 받아서 우리 몸에 생긴 신체적 변화를 의미한다. 숨이 가쁘거나 근육이 긴장하는 현상이 스트레스이다. 이 스트레스가 지속되면서 우리에게 우울감 같은 정서적 변화가 온 상태가 고통이다. 그리고 스트레스가 발생할 때 상황적 맥락의 영향을 받게 되고, 고통이 유발될 때 개인의 대응 역량 또는 극복 전략이 영향을 미치게 된다(그림 7.3 참조).

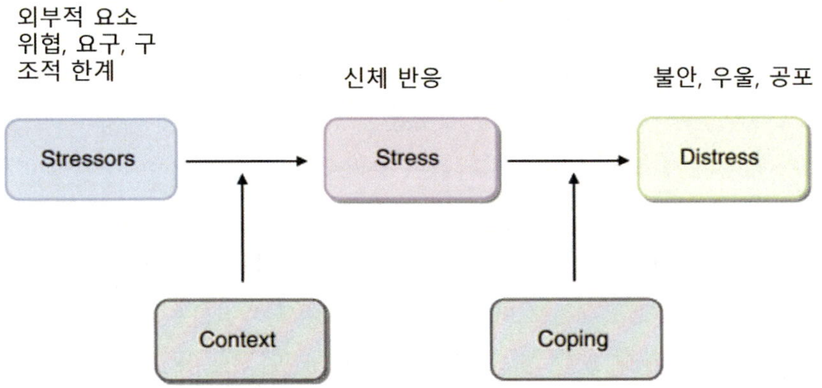

자료: Wheaton, 2013.

[그림 7.3] 스트레스 원, 스트레스, 고통

(2) 생활사건

스트레스 연구에서 중요한 발전은 스트레스를 유발하는 사회적 사건을 개념화하고 양적으로 측정이 가능하게 만드는 것이었다. 이 작업은 Holmes와 Rahe(1967)가 개발한 '사회 재적응 척도'에서 이루어졌다. 그들은 일상생활에서 흔히 접할 수 있는 43개의 생활사건을 선정하고 각 사건이 발생했을 때 요구되는 재적응의 정도를 점수화하였다. 일례로 배우자의 죽음은 100점, 이혼 73점, 별거 65점, 감옥 수감 63점, 가까운 가족의 죽음 63점, 실직 47점 등으로 점수화되었다. 생활사건의 충격이 커서 재적응의 필요성이 클수록 이 사건의 점수가 높고, 그만큼 스트레스가 큰 것으로 간주하였다. 즉, 미국인에게 가장 큰 스트레스는 배우자의 죽음이었고 다음으로 이혼과 별거였다. 문화적 의미가 다른 한국에서는 배우자의 죽음보다는 자식의 죽음이 더 큰 스트레스일 수도 있다. 즉 문화에 따라 어떤 생활사건의 스트레스 강도는 다를 수 있다.

이 척도가 개발된 이후 정신 건강 상태와 관련지어 생활사건이 정신 건강에 미치는 영향이 연구되었다. 그런데 이 척도는 신뢰도나 타당도가 낮아서 문제가 되었다. 우선 생활사건 중 바람직한 변화를 수반하는 사건들은 제외되었다. 사회재적응 척도에서는 결혼이나 승진 등 바람직한 변화까지도 새로운 적응이 필요하다는 의미에서 생활사건으로 간주하였으나 Pearlin(1989)은 모든 생활 변화가 바람직하지 못하다는 명제는 불합리하다고 보았고, 따라서 생활사건의 개념 자체를 바람직하지 못한 영향을 주는 사건으로 재규정하였다. 또한 생활사건이 예측된 것인지 아니면 예측되지 않은 것인지의 구분이 시도되었다. 이혼과 같은 예측되는 사건과 배우자의 교통사고 사망과 같이 사전에 예측되지 않은 사건을 구분하여, 예측되지 않은 사건의 악영향이 더 큰 것으로 보게 되었다. 사건이 단기간에 연속해서 발생하는지도 중요한 고려 사항이 되었다. 단기간에 여러 사건이 발생할 경우는 장시간에 걸쳐 그 사건들이 발생하는 것보다 충격이 더 크다는 것이다. 또한 이 경우 그 사건들은 누적적인 효과를 발생시킬 가능성도 있었다. 또한 사건에 대한 통제력의 여부도 중요한데, 예를 들어 실직했을 때 다른 직장을 찾을 능력이 있고 또 곧바로 기회가 주어진다면 정신장애가 발생할 가능성이 작지만, 재취업이 어려우면 정신장애로 이어질 가능성이 커진다는 것이다. Thoits(1983)에 의하면 생활사건은 바람직하지 않은 사건이, 예기치 않게 나타나며, 통제할 수 없고, 단기간에 연이어 나타날 때 정신장애에 미치는 영향이 크다고 한다. 그런데 이러한 점들을 교정한다고 하여도 발생하는 문제는 생활사건의 효과가 오래 지속되지 못한다는 것이다. 중요한 생활사건도 몇 달이 지나면 그 효과가 약해지기 때문에 생활사건이 정신 건강에 미치는 영향을 측정하기가 어려워지는 것이다. 따라서 얼마나 강력한 생활사건이 얼마나 오랫동안 발생해야 정신 건강에 영향을 주는지를 밝히는 것이 필요하게 되었다.

일회적 사건이지만 충격적 영향이 큰 사건을 트라우마라고 한다. 전쟁, 자연재해, 신체 폭력과 성폭력, 어린 시절의 부모 사망, 어린 자식의 사망 같은 사건이 트라우마에 해당한다. 트라우마는 긴 시간 동안 매우 강한 스트레스로 작용하는 경우가 많다.

(3) 만성적 긴장

단기적 생활사건 개념을 대체하는 개념이 만성적 긴장이다(Pearlin, 1989). 단기간에 해결이 어려운 상황을 의미한다. 만성적 긴장(chronic strains)은 외부로부터 오는 위협(threat), 현재 자원을 갖고서는 충족시키기 어려운 요구, 목적을 달성하는 데 필요한 수단이나 기회가 없는 구조적 제약, 투입한 노력에 비해서 낮은 보상, 동시에 다양한 요구에 직면하거나 역할갈등을 겪는 등 복잡한 상황, 해결 전망의 불확실성, 명백하게 해결하기 어려운 갈등 등을 의미한다(Wheaton, 1997). 최소한의 생계를 꾸려나가기에 부족한 수입, 일과 가정의 갈등, 장애아동이나 연로한 부모님 돌보기, 동료와의 갈등, 이웃과의 갈등 같은 상황이 해당한다. 노력한다고 해도 쉽게 상황을 바꿀 수 없는 경우들이다. Wheaton(1994)은 51개 문항의 만성적 긴장 척도를 개발하였다. 여기에는 만성적 긴장 사건 이외에 전쟁, 자연재해, 사고, 성폭력 같은 충격적 경험이나 트라우마가 포함되었다. 때로는 변화가 없는 무 사건(nonevents)이 스트레스를 유발할 수 있다. 승진을 기대하지만 이루어지지 않는 상황, 결혼을 원하지만 나이가 차도록 결혼하지 못하는 것이 무 사건에 해당한다. 심각한 상실(예를 들어 가족의 죽음)을 초래하는 생활사건, 심신을 지치게 하는 생활사건(예를 들어 질병이나 상해), 사회적 지지를 붕괴시키는 생활사건(예를 들어 이혼이나 실직)은 스트레스 과정의 3대 병인론으로 여겨졌다(Dohrenwend and Dohrenwend, 1981).

만성적 긴장은 개인의 사회적 역할이 관련되어 발생하는 것이 보통이다. 배우자, 부모, 자식, 애인, 상사 등 일상생활에서 계속해서 사회적 관계를 유지하는 상대방과의 갈등이나 위협으로부터 만성적 긴장이 발생하게 되는데, 그 주요 유형은 과중한 역할 부담이나 역할갈등으로 나타난다. 예를 들어 회사원이 승진을 위하여 퇴근 후에도 늦게까지 학원에서 어학 공부에 몰두하는 것을 들 수 있다. 이와 같은 과중한 역할 부담 자체도 문제이지만 그로 인하여 역할갈등이 유발될 수도 있는 점이 만성적 긴장으로 작용하게 된다. 혼인상태는 일반적으로 미혼자나 이혼자에 비하여 높은 수준의 정신 건강을 제공하지만, 어떤 경우에는 만성적 긴장을 유발할 수도 있다. 취업 주부가 과중한 가사 부담을 남편이 분담해 주기를 바라지만 남편이 회사 일이나 자신의 능력개발에만 몰두하고 아내와의 관계를 소홀히 하면 양자 간에는 긴장 관계가 조성되고 이것이 지속되면 큰 스트레스의 원천이 될 수 있다.

만성적 긴장은 생활사건보다 정신 건강에 더욱 심각한 영향을 미친다. 또한 개별 생활사건과 만성적 긴장이 중첩되어 나타나는 경향도 있다. 외환위기 사태 이후 실직당하고 나서 가정의 불화가 발생하고 결국에는 이혼이나 가족의 해체를 촉발하는 경우가 있었다. 한국에서는 실직 후 재취업이 어렵고 실직자에 대한 사회보장도 취약한 관계로 실직은 그 자체로 장기적인 효과를 유발하는 만성적 긴장이 된다. 실직한 남편은 경제적 능력뿐만 아니라 가장으로서의 가정 내 권위까지 실추될 수 있다. 이러한 상황 전개는 부부간의 불화나 부모-자식 간 불화를 촉발할 수도 있고 극단적으로는 가족해체까지도 유발한다. 즉 만성적 긴장은 그로 인하여 여타의 생활사건을 유발하여 스트레스 강도를 높이고 결국에는 정신 신체적 질환의 발생으로까지 이어질 수 있다.

그런데 심각한 생활사건을 경험한 뒤에 정신장애가 발생하는 경우가 많지만, 유사한 경험을 하고서도 정신장애를 겪지 않는 사람들도 있다. 여기서 개인차를 유발하는 요인에 주목해 보자. 예를 들어 자녀가 비행 사건에 연루되거나 학업 부진을 겪으면 아버지보다는 어머니가 더 큰 스트레스를 받고 또 정신장애를 겪을 수 있다. 이것은 자녀 양육의 책임을 어머니가 더 크게 갖고 있기 때문이다. 주부의 가사와 취업의 이중역할은 일반적으로 역할과중으로 인한 만성적 긴장의 원인이 된다. 그러나 고부갈등 관계에 있는 주부일 경우에는 가사를 시어머니에게 맡기고 직장 생활하는 것이 시어머니와의 갈등을 줄이는 길이 될 수 있다. 이 경우 취업은 이중역할로 인한 만성적 긴장보다는 고부갈등의 만성적 긴장을 해소하는 효과를 줄 수 있다.

생활사건이나 만성적 긴장처럼 구체적이고 비일상적인 사건의 형태로만 스트레스가 만들어지는 것은 아니다. 오히려 '정상적으로' 사는 삶의 방식과 구조가 스트레스원이 될 수 있다. 인류학자 이현정(2023) 교수에 의하면 외로움은 다양한 일상의 구조에서 만들어졌다. 가족의 섭섭함 때문에 외로움을 겪을 수 있다. 성공하라는 세상의 기준에 맞추어 살다 보니 오히려 소외되고 외로움을 느끼게 될 수도 있다. 가까웠던 가족이나 친구를 갑자기 잃게 되어 상실감으로 인한 외로움이 생기기도 한다. 자기의 내면을 감추고 가면 속의 삶을 살아야 해서, 너무 친밀하다 보니, 또는 너무 책임감이 과해서 우리는 외로워질 수 있다. 이러한 외로움의 생성 구조는 어쩌다 한번 발생하는 생활사건이 아니라 우리의 삶의 방식 자체가 외로움으로 귀결될 수 있는 위험을 내재하고 있다고 할 수 있다.

(4) 개인의 감수성

생활사건에 대하여 유독 민감하게 반응하는 감수성이 강한 사람들이 있다. Brown과 Harris(1978)의 연구에 의하면 절친한 친구가 없거나, 3명 이상의 자녀가 있거나, 어린 시절에 어머니를 잃었거나, 실직 상태에 있는 사람은 자긍심이 약하고, 이런 경우 심각한 생활사건에 직면하면 쉽게 무기력해져서 우울증에 걸렸다. 자긍심이 약하면 생활사건을 긍정적으로 평가하지 못하고 자기 비난 또는 염세주의와 같은 반응을 보이기 쉽다. 자긍심이 강할 경우 실직을 새로운 직업 기회로 생각할 수 있지만, 자긍심이 약하면 실직을 자신의 무능력으로 간주하면서 실직으로 인한 변화에 적응하기 어렵게 된다. 즉 상처받기 쉬운 사람들은 심각한 생활사건에 대하여 적극적으로 대응하지 못하는 경향이 있다.

생활사건의 영향은 인생사 전반에 확대될 수도 있다. 실직이 가정 내 갈등을 유발하고 결국 이혼으로 이어지고 나아가 자녀가 뿔뿔이 헤어지는 가족의 해체를 초래할 수도 있다. 일차적 생활사건은 물론 그로 인하여 발생하는 이차적 스트레스가 정신장애를 더욱 심화시키게 된다. 어떤 경우에는 스트레스의 확대가 생애에 걸쳐서 발생하기도 한다. 어린 시절에 부모를 잃었을 경우 그로 인하여 학업 기회의 상실이나 학력의 저하, 그로 인한 일자리 찾기의 어려움, 좋은 배우자를 찾기 어렵고, 홀부모로 어렵게 아이를 키워야 하는 등 수십 년에 걸친 만성적 긴장이 중첩되는 삶을 살게 되는 경우 정신장애의 가능성도 그만큼 커지게 된다(Turner and Avison, 2003). 또는 부모의 생활사건의 영향이 확대되어 자녀에게까지 미칠 수 있다. 부모의 이혼, 한 부모 상태, 부모의 낮은 직업 지위와 낮은 수입은 자녀에게도 스트레스 사건으로 작용하게 된다(Pearlin, 2005). 어린 시절 겪었던 물질적 결핍의 효과는 누적되어 이후의 학업 성취도, 신체적 건강, 정신적 건강에 큰 장애요인으로 작용하게 된다.

개인의 감수성은 장시간에 걸쳐 형성되는 것으로 볼 수 있다. 최근에는 생애사(life course)의 관점에서 이 문제에 접근하기도 한다. 원래 생애사는 역학자 David Baker(1994)가 만들어낸 개념으로 출생 시 저체중아일 경우 나이가 들어 심장병으로 죽는 경향이 있음을 밝혀냈는데, 이것이 성인기의 건강은 출생과 함께 이미 생물학적으로 계획된다는(programmed) 가설로 발전하였다. 이러한 가설은 물질적 조건이나 기타 사회적 요인에 의한 영향을 강조하는 사회학자들의 기존 견해와는 대립한다. 만일 성인의 건강이 출생과 함께 결정되는 것이면 성인 사이의 건강 불평등을 완화하기 위한 사회정책은 의미가 없게 되고 '모자보건'이나 '산전관리'와 같은 의학적·보건학적 방법들이 더욱 유용한 해결책일 수 있게 된다. 그런데 사회학적 관점에서 볼 때 저체중과 빈곤은 상관성이 높기 때문에 생물학적으로 계획된다는 가설을 반박할 수 있다. 한편 저체중아 모두를 빈곤의 산물로 볼 수는 없으므로 결국에는 생물학적 요인과 사회적 요인이 모두 작용하는 것으로 볼 수밖에 없다.

그런데 이러한 논란과는 별도로 어린 시절의 생활사건이 성인기에까지 영향을 미칠 수 있다는 의미에서 생애사의 개념을 확장해 볼 수도 있을 것이다. Bifulco와 Moran(2000)은 20년에 걸쳐 여성들을 대상으로 어린 시절의 경험과 성인기의 정신

건강에 관하여 연구하였는데, 어린 시절에 물리적으로나 성적으로 학대받았거나 무시(neglect)당했던 여성들은 그렇지 않은 여성보다 성인기에 우울증에 걸릴 위험이 2~3배 높았다. 이 연구에서 학대나 무시는 부모를 잃는 것보다 영향력이 컸다. 또한 학대와 무시가 빈곤보다 더 큰 영향을 미치고 있었다. 맥락적인 측면에서 보았을 때 학대와 무시는 빈곤이라는 상황에서 나타나는 현상일 것이다. 그런데 빈곤이란 변인이 단독적으로는 우울증의 발현에 영향을 주지 않았다. 즉 생물학적 변인이나 심리학적 변인 또는 사회학적 변인들이 단순히 생애사에서 건강에 영향을 주는 것이 아니라 이 요인들이 복잡하게 얽혀 상호작용하는 발생기전을 통해 건강이란 결과를 산출하고 있는 것으로 볼 수 있게 한다. 이것은 사회적 차별을 받는 소수자들이 더 많은 정신장애를 호소하는 것과도 일맥상통한다. 젠더, 계급, 성적 성향, 인종, 외모 등에서 사회적 배제나 차별은 영속적으로 나타나기 때문에 사회적 소수자들은 만성적 긴장에 시달리고 정신 건강에 부정적 결과를 초래하게 된다(Brown, 2000; Carr and Friedman, 2006).

(5) 개인의 대응 역량

같은 스트레스 상황에 직면해서도 그것이 건강에 미치는 영향은 사람에 따라서 다르다. 개인적 또는 사회적 자원을 가지면 스트레스의 효과는 현저하게 감소한다. 스트레스에 대응하는 자원으로는 자기 삶에 대한 통제력, 자존감, 그리고 사회적 지지 등이 있다. 통제력이란 자신의 인생에서 대부분 상황이 자기 통제하에 있다는 믿음을 의미한다. 자존감은 자신을 훌륭하고, 가치 있고, 능력 있는 사람으로 보는 것이다. 사회적 지지는 가족 친구 동료로부터 정서, 정보, 물질 등을 지원받는 것을 의미한다.

우리는 일상에서 위험한 상황에 직면하면 스스로 자구책을 찾든지 아니면 다른 사람에게 도움을 요청한다. 스트레스 역시 이와 유사한 과정을 겪게 된다. 스트레스 사건에 직면했을 때 스스로 극복하거나 아니면 타인의 도움을 얻어 스트레스의 악영향을 완화하거나 극복하고자 한다. 여기서 개인적인 노력을 대응 역량(coping)이라 하고, 타인의 도움을 사회적 지지라고 할 수 있다. 대응은 정서적 고통(distress)을 예방하거나, 회피하거나, 통제하려는 시도를 말한다(Pearlin and Schooler, 1978). 여기에는 스트레스 상황을 없애거나 개선하여 상황이 지속되지 않도록 하는 것, 문제의 의미를 바꾸어 인지적으로 중립화시키는 것(Lazarus and Folkman, 1984), 이미 발생한 스트레스를 잘 관리하는 것 등이 포함된다. 만일 정리해고를 당했을 때 이것이 새로운 직업을 가질 수 있는 기회라고 인식하여 실직이란 의미해석을 달리한다면 실직의 고통은 경감될 수 있을 것이다. 실직의 고통을 불가피하게 겪어야 한다면 전문적인 스트레스 관리법을 교습받고 실천하여 그 영향을 최소화할 수도 있다.

그런데 대응은 아무나 쉽게 할 수 있는 행동은 아니다. 대응하려면 일정한 자원이 있어야 한다. 우선 심리학적 자원으로 자긍심이나 자존감 또는 자기 확신이 있는 사람들이 대응을 잘한다. 스트레스 상황을 해석하고 의미를 바꿀 수 있는 인지적 능력도 필요하다. 아니면 요가나 명상으로 스트레스를 건전하게 해소할 수 있는 행동 기법을 갖추고 있어야 한다. 그런데 이러한 능력을 누구나 갖추고 있지는 못하다. 이것은 사회화나 학습, 또는 훈련을 통하여 후천적으로 습득된다. 앞서 예시한 Brown과 Harris(1978)의 연구나 Bifulco와 Moran(2000)의 연구에서 정신장애를 겪는 사람들은 어려서부터 빈곤 상태를 경험했거나 이후 빈곤 때문에 교육과 훈련을 제대로 받지 못하게 되면서 결국에는 심리적 또는 인지적 역량이 취약해지고 이를 보완해 줄 사회적 지지를 얻기도 어려운 처지에 있는 사람들이었다. 정신장애에 취약한 집단이 남성보다는 여성, 중상위 계층보다는 빈곤계층이고, 이들은 개인적인 대응 역량이 낮아서 사회적 지지를 제공하여 스트레스의 악영향을 완화하는 전략 개발이 중요한 과제가 된다.

(6) 사회적 지지

가족관계나 친구 관계가 좋거나 학교 동창이나 직장동료와의 유대가 높고, 아니면 종교활동이나 시민사회 활동을 통하여 지인과 교류가 많으면 개인적으로 어려움에 부닥쳐도 이들의 정서적·물질적 도움을 얻어 개인적 고통을 완화하거나 극복하는 데 유용하게 활용할 수 있다. 이론적으로도 이것은 입증이 되고 있다. Durkheim의 자살 연구에서도 사회적 통합이 자살을 예방하는 기능을 수행하고 있음을 알 수 있었다. 사회적 통합은 사회 또는 집단의 성원 간 유기적인 결속을 의미하는데, 가족과 친구 또는 동료와 교류가 빈번하고 관계가 원만하다는 것은 사회적 통합의 정도가 높다고 할 수 있다. 이 경우에는 사회적 지지와 보호 장치가 작동하여 개인이 처한 스트레스의 악영향을 상당히 완화할 수 있다. Berkman과 Syme(1979)은 Alameda 지역 거주민을 9년 동안 관찰하여 사회 통합과 사망률의 관계를 연구하였다. 그 결과 사회적으로 잘 통합된 사람이 그렇지 않은 사람보다 더 오래 살았다. 또한 심장마비도 적고, 상기도 감염(감기)도 적으며, 유방암에서 살아남을 확률도 높았다. 이후 여러 연구에서 이러한 사실이 재확인되었다. 또한 Cassel(1976)과 Cobb(1976)는 정신분석학에서 발전한 애착 이론에 기초하여 사회적 네트워크에 연결되어 있으면 이것이 보호망이 되어 스트레스가 완화된다는 주장을 전개하였다. 이들의 연구 이후 사회 통합, 사회적 네트워크 및 사회적 지지와 건강의 관계에 관한 많은 연구가 진행되었고 네트워크가 사회적 지지를 제공하고 이것이 또한 건강을 보호한다는 것은 분명해졌다.

사회적 통합이 이루어지는 일차적 단위는 가족이다. Gove(1973)는 혼인상태별 사망과 이환을 분류하여 가족이 사회적 지지를 제공하는지를 규명하고자 하였다. 그 결과 기혼자보다 미혼 또는 사별이나 이혼자의 건강 상태가 나쁘다는 것이 분명히 드러난다. 특히 이혼자의 경우가 가장 나빴다. 기혼자의 사망률을 1로 볼 때 미혼자 1.95, 사별자 2.64, 이혼자 3.39의 높은 사망률을 보였다. 폐암, 당뇨병, 간경변 등 주요 질환의 유병률에서도 같은 경향이 발견되었다. 이것은 가족이 상당한 사회적 지지 기능을 제공하고 있음을 암시해 준다.

정신장애의 경우에는 일반적으로 남성보다 여성이 높은 우울증 발생률을 보인다. 특히 결혼한 남자와 결혼한 여자 간의 차이는 결혼하지 않는 남녀 사이의 차이보다 더 크다. 이것은 한편으로는 결혼이 남성에게 더 큰 사회적 지지 혜택을 제공하는 증거로 해석될 수 있다. 여성보다 남성이, 그리고 미혼자보다 기혼자가 더 많은 사회적 지지 혜택을 보는 것은 남성 중심 가족구조의 영향으로 보인다. 물론 이에 대한 대안적 해석도 가능하다. 예를 들어 미혼자는 애당초 신체적으로 허약하거나 병이 있어 결혼하지 못했을 수 있다. 또한 이혼자는 결혼의 실패 때문에 스트레스를 받고 불건강한 행동을 해서 병약해지거나 정신장애에 걸릴 수도 있다. 여성의 경우에 남성보다 특별히 더 많은 생활사건에 노출되지는 않지만, 그들의 여성적인 특성으로 인하여 스트레스에 더 민감하게 반응하여 남성과 차이가 유발될 수도 있다. 이와 같은 해석의 가능성에도 불구하고 기혼자들의 신체 건강 수준이 상대적으로 좋고, 여성보다는 남성의 정신 건강 수준이 더욱 좋다는 연구 결과는 가족 체계가 가지는 사회적 지지 효과를 상징적으로 보여준다. 물론 가족 내부의 갈등이 심각하면 가족 자체가 스트레스가 될 수도 있다.

사회적 지지는 친밀한 관계에서 제공되는 것이 보통이다. 사회적 지지는 네트워크 속에서 지속적 관계를 맺고 있는 사람들 간의 일종의 거래이기 때문에 길거리에서 거지를 돕는 행위와는 구분될 수 있다. 네트워크 내의 관계는 호혜적 거래 규범에 의한 것이라 생애적인 과정에 걸쳐 이루어진다. 이번에 내가 도움을 받으면 오랜 시간 뒤에라도 내가 다시 갚게 마련이다. 때로는 도움이 양자 간에만 이루어지기보다는 여러 사람 사이에서 순환하면서 이루어질 수도 있다. 사회적 지지는 여러 형태가 있으므로 어떤 상황에서 어떤 지지가 중요한가에 대해서는 일치된 견해가 없다. 필요할 때 지지받을 수 있다는 인식 자체가 중요할 수도 있고 아니면 실제로 제공 받은 사회적 지지가 중요할 수도 있다. 예를 들어 남편이 죽은 뒤에 아내에게 일자리를 제공해 주는 것이 실질적 도움이 될 수도 있고, 또는 남편이 아니라도 주변에 의지할 수 있는 가까운 친구들이 많다고 느끼는 것이 중요한 지지일 수도 있다. 이것은 정서적 지지가 중요한지 아니면 도구적 또는 정보적 지지처럼 자원과 재화에 의한 도움이 중요한지에 대한 논란과도 관련된다.

House(1981)는 사회적 지지를 네 가지로 구분한다. 도구적 지지(금전이나 물질적 지원), 정보적 지지(필요한 조언이나 정보제공), 평가적 지지(의사결정에서 적절한 피드백을 주거나 어떤 행동 경로를 취할지를 돕는 것), 정서적 지지(사랑, 보살핌, 동감, 이해, 존경, 호의 등)가 그것인데 앞의 3가지 지지와 정서적 지지는 약간 성격을 달리한다. 도구적 또는 정보적 지지는 물질적 지지에 해당한다(Berkman and Glass, 2000). 반면 정서적 지지는 말 그대로 심리적 안정을 도와 개인의 대응 역량을 높여준다고 할 수 있다. 실업으로 실의에 빠진 남편에게 아내의 격려와 호의는 남편의 자긍심을 높이고, 이는 긍정적인 자세를 갖도록 도와주며 또한 흡연이나 음주에의 의존을 적게 할 수도 있다. 때로는 도구적 지지보다 이러한 정서적 지지가 더욱 실제적인 도움이 될 수도 있는데, 예를 들어 실연의 아픔으로 인한 상처에는 돈을 빌려주는 것보다 위로와 공감을 표시하는 것이 도움이 되는 경우가 이에 해당할 것이다.

(7) 사회적 지지의 작동 기전

사회적 지지는 미시적 수준의 과정이다. 대부분의 사회적 지지에 관한 연구들은 연구 대상이 되는 개인을 중심으로 지지를 제공하는 사람 또는 주체를 밝히고 그들로부터 어떤 종류의 지지를 받으며 결과적으로 건강에 어떤 도움을 얻게 되는지를 보여 주고자 한다. 여기서 이론적으로는 완충 효과 모형과 직접 효과 모형이 있다(Cohen, Gottlieb, Underwood, 2000). 완충 효과 모형은 [그림 7.4]와 같이 타인의 지지적 행동이 제공되거나 지지를 얻을 수 있다는 믿음이 있으면 대응능력이 향상되고 위협적 상황을 덜 고통스러운 것으로 평가하여 스트레스의 효과를 완충하고 궁극적으로 건강에 대한 악영향을 감소시키게 된다.

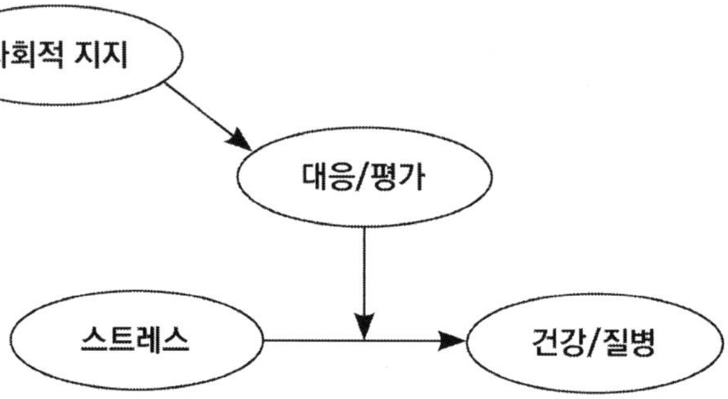

[그림 7.4] 완충 효과 모형

여기서 실제로 제공된 사회적 지지가 완충 효과가 있다고 보는 것은 스트레스 상황이 당사자가 감당하기 어려운 특정한 요구로 인하여 빚어진 것이라고 보기 때문이다. 사회적 지지는 당사자가 보고한 일정 기간 받은 지지의 횟수나 관찰자가 관찰한 지지 행동의 횟수 또는 지지 행동의 질로서 측정한다. 여기서는 지지받을 수 있다는 인식 같은 주관적 평가는 적합한 척도가 되지 못한다. 또한 이 모형은 특정 스트레스와 특정한 지지의 관련성을 가정하므로 스트레스에 대한 측정에도 주의해야 한다. 일반인들을 대상으로 한 스트레스 척도로는 생활사건 척도나 다양한 상황을 포괄하는 척도가 유용할 것이지만 특정한 (환자) 집단의 스트레스를 측정하는 데는 스트레스의 심각도를 반영할 수 있는 척도가 적합할 것이다.

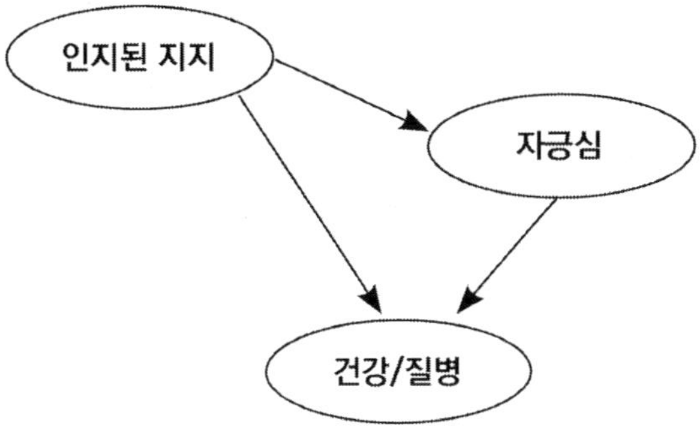

[그림 7.5] 직접 효과 모형

반면 주관적으로 인지된 지지를 중시하는 관점에서는 지지의 이용가능성에 따라 위협적 상황에 대한 인식이 바뀔 수 있다고 본다. 남편을 잃은 부인이 '이제 나 혼자 어떻게 살 것인가' 하고 생각하기 쉬운데 이때 주변에 의지할 만한 지지 자원이 있으면 '이제 나 혼자가 되었지만 내 주변에 의지할 사람이 많아서 가사 일이나 쇼핑에도 도움이 될 수 있을 것'이라고 생각함으로써 남편의 죽음으로 인한 상실감에서 벗어날 수 있다는 것이다. 이때에는 당연히 사회적 지지의 척도도 당사자가 어떤 지지를 이용할 수 있는지 평가하도록 하는 척도가 적합하다. 스트레스 또한 평가적인 측정이 필요하다. 따라서 생활사건의 경험만을 묻는 것은 부적절하고 그 사건이 얼마나 위협적인지를 평가하도록 하는 것이 유용할 것이다.

사회적 구성주의 관점에서는 사회적 지지가 건강에 직접적인 영향을 미치는 것으로 가정한다. 사회적 구성주의에서는 지지의 실체보다는 본인과 타인과의 사이에서 지지가 어떻게 구성되는가에 관심을 둔다. 같은 지지에 대하여 평소에 타인의 지지를 많이 받는다고 느끼는 사람은 적게 받는다고 느끼는 사람보다 더욱 도움이 되는 것으로 생각하고, 그러한 지지에 대하여 더 잘 기억하며, 더 많은 관심을 보인다. 즉 수혜자와 공급자 간의 사회적 관계에 대한 인식이 지지에 대한 평가를 달리하는 것이다. 앞서 완충 모형에서의 '평가'는 '실제로 도움을 얻을 수 있는지'에 대한 평가적 인식이고, 사회적 구성주의에서는 공급자와 수혜자 간 평소의 사회적 관계에 대한 수혜자의 믿음에 따라서 지지 인식이 달라질 수 있다고 보는 것이다. 즉 사회적 구성주의에서는 자아가 독자적인 실체이기보다는 타인이 자기를 어떻게 볼 것인가에 대한 자기 인식의 반영이기 때문에 타인이 나를 지지하고 있다는 평소의 생각이 굳건하면 그것이 곧 '건강한' 자아를 만드는 것으로 파악한다. 타인과의 사회적 관계에 대하여 부정적 인식이 있으면 그것은 곧 자신(자아)에 대한 부정적 인식을 하는 것이고, 그럴수록 스트레스를 더 느끼게 된다는 것이다. 반면 지지받고 있다는 신념이 있으면 그것은 곧 자긍심의 향상으로 이어지고 스트레스를 덜 느끼게 될 것이다. 또한 그러한 신념의 존재가 곧바로 스트레스를 약하게 느끼도록 만드는 직접적 효과를 발휘한다고 보는 것이다. 이 모형에서는 타인의 지지성(supportiveness)에 대한 일반적 신념을 강조하기 때문에 인지된 사회적 지지에 대한 일반적인 척도가 가장 적합한 측정 도구가 된다.

(8) 사회적 연결망의 작동 기전

지금까지는 미시적인 수준에서 사회적 지지가 작동하는 과정을 살펴보았다. 그런데 사회적 지지는 단순히 개인 간의 관계에서 생성된다기보다는 거시적인 구조 속에서 그 토대를 갖는 것으로 볼 수 있다. 사회의 특성이 다르면 사회적 지지의 양상도 달라진다. 개인주의나 시민사회 전통이 강한 서구사회의 경우에는 각종 자발적 결사체에 개인이 능동적으로 참여함으로써 사회적 지지를 얻을 수 있다. 반면 집단주의와 국가통제의 전통이 강한 한국 사회에서는 혈연과 지연에 따라 구성되는 향우회, 종친회, 친목회, 동창회 같은 조직이나 국가와 연관이 있는 각종 '관변 단체'들이 많다. 이 경우에는 개인의 자발성보다는 그의 출신이나 사회적 지위에 따라 거의 '자연적으로' 소속되는 조직들이고 사회적 지지 또한 거의 규범적으로 제공되는 경향이 있다. 물론 한국 사회도 1990년대 이후 많은 사회변화를 겪고 있고 그에 따라 인터넷 동호회처럼 자발적으로 구성되는 조직과 단체들이 증가하고 있는 것도 사실이다. 중요한 점은 거시사회적인 특성에 따라 사회적 네트워크의 종류나 성격도 영향을 받을 것이고, 나아가 그로부터 제공되는 사회적 지지의 종류와 질도 달라질 것이며, 궁극적으로는 사회적 지지가 각 개인의 건강에 미치는 영향에서도 차이를 유발할 수 있다.

Berkman과 Glass(2000)는 사회구조적 조건들이 사회적 연결망을 형성하고 연결망이 사회적 지지를 만들어내며 이것이 최종적으로는 건강에 영향을 미치는 일련의 인과도식을 만들었다. 즉 거시사회적 조건들은 사회적 연결망의 형태나 조직특성에 영향을 미치고, 이것은 다시 구성원의 인식과 행동에 영향을 미친다. Berkman 등은 연결망이 지지적 행동에 미치는 영향과 나아가 건강에 미치는 영향을 다음과 같이 정리하였다.

① 사회적 지지의 제공: 사회적 연결망은 개인에게 지지를 제공해 준다. 사회적 연결망은 개인이 맺고 있는 사회적 결속을 의미하는데, 모든 사회적 연결망이 지지를 제공하는 것은 아니며 또한 사회적 연결망에 따라 제공하는 지지의 종류나 횟수, 정도가 다르다. 가족이나 친족 같은 사회적 연결망은 여러 유형의 지지를 제공하고, 교회는 정서적 지지를 주로 제공한다.

② 사회적 영향: 사람들은 준거집단의 행동을 기준 삼아 행동하는 경향이 있다. 예를 들어 중고생들은 친구들과의 유대가 강할수록 그리고 그 친구가 흡연하면 자신도 따라서 흡연하는 경향이 있다. 따라서 금연 교육에서도 교사에 의한 공식적 교육보다 친구들의 '의기투합'이나 친구의 '동료 교육'에 의하여 금연을 실천할 때 지속적인 효과를 기대할 수 있다. 이처럼 사회적 영향은 사회적 연결망이 건강에 영향을 미칠 수 있는 중요한 통로가 된다.

③ 사회적 참여: 사회적 연결망은 사회참여를 유발하여 건강에 영향을 미친다. 친구들과 함께 헬스클럽에 가거나, 교회에 나가거나, 집단 놀이에 참여할 수도 있다. 즉 사회적 연결망에 있을 때 그들과 함께 어떤 사회적 역할에 참여할 가능성이 커지고 그러한 활동이 궁극적으로 건강지향적 습관 획득에 기여할 수 있다. 운동도 혼자 하면 시작은 쉽게 하지만 지속성이 떨어지는 경우가 많지만, 단체에 소속되어 단체로 운동하면 지속적인 운동을 하게 된다.

④ 개인 대 개인 접촉: 질병은 한 인구집단에서 무차별하게 전파되기보다는 사회적 연결망을 따라서 전파되는 경향이 있다. 사회적 연결망은 어떤 공통적인 속성을 가진 사람들의 집합체이고 그들이 자주 접촉하기 때문에 감염병의 경로가 될 수도 있다.

⑤ 건강행동 경로: 사회적 연결망의 규모나 연결성은 위험 행동과 역상관 관계에 있다. 즉 사회적 연결망과 단절되어 있을수록 음주와 흡연을 많이 하고 운동을 적게 하는 경향이 있다.

⑥ 심리적 경로: 사회적 지지를 받으면 자기효능감이 커져 건강행동을 실천할 가능성이 커진다.

⑦ 생리적 경로: 스트레스를 받으면 스트레스 호르몬이 분비되고 면역기능이 저하

된다. 사회적 지지는 이러한 생리적 기전을 감소시켜 준다.

사회적 스트레스가 정신장애를 유발하는 기전을 고려할 때 그 영향을 차단하기 위해서는 개인의 대응 역량을 강화할 수 있는 상담과 교육이 필요할 것이다. 또한 정서적이거나 물질적 지지를 조직화하여 제공할 수 있는 효과적 통로를 개발할 필요도 있다. 사회적 스트레스는 구조적 조건과 결부되어 발생하는 경향이 있으므로 차별, 빈곤, 학업 부진이나 퇴학, 실업 등 사회적 문제에 적극적으로 개입하여 해결할 필요가 있다. 또한 생애사적으로 사회적 스트레스의 영향이 큰 경우는 어린 시절에 빈곤이나 가족적 불행을 겪는 사람들이기 때문에 이들에 대한 특별한 관심과 배려가 필요하다(Thoits, 2010).

3. 정신장애의 개념과 실태

(1) 정신장애의 증상

생의학에서는 일반적으로 신체적 이상 징후(signs)에 대한 진단과 예후(prognosis) 판단, 원인 추정, 그리고 증상의 치료에 이르는 일련의 정형화된 질병 모형이 만들어져 있다. 그런데 정신질환 영역에서 기능적인 이상 징후에 근거하여 질병이 규정되는 경우는 치매 등 몇몇 경우에 한정되고 대부분 생물학적 이상 징후는 없고 인지적이거나 행동적인 증상으로 정신병 여부를 판단한다. 정신병으로 분류될 수 있는 인지-행동적 증상은 다음과 같다(Mayo Clinic, 2015).

- 매우 슬프거나 침울함
- 생각이 혼란스럽거나 집중력이 감퇴함
- 과도한 걱정, 두려움, 죄책감
- 기분이 매우 좋았다가 곧바로 매우 나빠짐
- 친구도 안 만나고 일상 활동도 하지 않음

- 극심한 피로, 에너지 고갈, 수면장애
- 현실에서 유리됨, 편집증, 환상
- 일상적 문제나 스트레스에 대처하지 못함
- 상황이나 사람들에 대하여 이해하지 못하고 연관 짓지 못함
- 과음, 약물중독
- 식습관의 큰 변화
- 성적 욕구의 변화
- 과도한 분노, 적대감, 폭력
- 자살 생각

우리는 일상에서 이러한 증상들을 가끔 경험하기도 한다. 그렇지만 한두 번 경험한다고 정신병이라고 하지는 않는다. 정신의학에서는 극단적인 경우를 정신병으로 분류한다. 즉 정신의학의 질병 모형에서 슬픔이나 분노와 같은 보통 사람들의 일상적인 슬픔이나 분노 경험과는 질적으로 구분되는 극단적인 인지적 정서적 장애를 정신병으로 정의한다. 그리고 정신장애의 판단기준을 Diagnostic and Statistical Manual of Mental Disorders(DSM)로 표준화시켰다. 예를 들어 사회적 불안장애(social anxiety disorder)가 통상적인 수준의 수줍음과 구분되려면 불안장애 증상이 적어도 6개월 이상 지속되어야 하고, 그로 인해서 일상생활에 지장을 줄 정도의 스트레스를 받아야 한다(American Psychiatric Association, 2015).

(2) 정신장애의 증가와 의료화

정신병의 역사는 매우 깊다. 2천 년 전에 기록된 기독교의 성경에도 '귀신 들림'이란 정신병이 기록되어 있다. 그런데 과거에는 소수가 조현병 등 정신병을 앓았다. 그런데 최근에는 많은 사람이 과도한 스트레스, 우울과 불안뿐만 아니라 중독, 자살과 자해, 대인관계의 어려움 등 여러 형태의 정신 건강 문제를 겪고 있다. 정신장애의 범주도 확대되었고 정신 건강 문제를 겪는 사람도 많아졌다. 2019년에 세계 인구 중 9억 7천만 명, 8명 중 1명이 정신장애를 앓고 있다(WHO, 2022). 미국에서는 2021년에 22.8%의 인구가 정신장애를 경험하였다(SAMHSA, 2022). 유럽에서는 매년 1억

6,500만 명이 정신장애를 겪고 있다. 유럽의 중위소득 국가와 고소득 국가에서는 국민의 과반수가 평생 한 번은 정신장애를 앓는 것으로 나타났다(Trautmann, 2016).

이 통계만으로도 정신장애는 이제 누구나 겪을 수 있는 보편적인 건강 문제가 되었음을 알 수 있다. 미국의 경우 의료비 측면에서 정신병 치료비가 미국인의 사인 1위인 심장병 치료비보다 더 많았다(Trautmann, 2016). 또한 정신장애 증상을 약으로 통제하는 의료화가 진행되면서 과잉 투약 논란이 일었다. "우울감은 성격의 문제가 아니라 화학성분이 부족한 것이다"(Depression is a flaw in chemistry, not character)라는 구호는 이런 상황을 잘 대변한다. 내 성격이 나빠서 우울해진 것이 아니라 뇌의 신경화학적 불균형(neurochemical imbalance)으로 인하여 발생했고, 따라서 신체 내부 화학적 불균형을 조절해 줄 약을 투여하면 해결할 수 있다는 것이다. 이러한 상황은 제약회사에 새로운 시장을 열어주었고 갈수록 투약 대상이 확대되고 있다. 어린이의 과잉행동장애(ADHD)가 이제는 성인들에게도 진단되고 있고, 사회적 불안장애의 처방도 증가하고 있다. 사회학자 Horwitz와 Wakefield(2007)는 '슬픔의 상실'(The Loss of Sadness)이라는 저술에서 정신의학이 보통의 슬픔을 우울 증상의 일종으로 바꾸어버렸다고 비판하였다. 즉 각별한 사이였던 가족이 죽어서 많이 슬퍼하는 것을 상실에 대한 적절한 반응 수준을 넘는 뇌의 작용이나 정신의 작용으로 규정하여 치료가 필요한 질병으로 만들었다는 것이다. 정신과 클리닉에서 정상적 슬픔과 임상적 우울증이 합쳐지면 결과적으로 항우울제 세로토닌의 매출 증가로 이어지게 된다.

국내에서는 정신보건법에 근거하여 5년마다 정신 건강 실태조사를 시행한다. 가장 최근 조사는 2021년에 실시되었다(국립정신건강센터, 2021). 이 조사는 전국에서 성인 5,511명을 층화 무작위 추출하여 방문 면접 방식으로 정신질환의 유병률을 파악하였다. 정신질환을 평생 한 번이라도 경험한 비율을 의미하는 평생 유병률이 27.8%, 1년 유병률이 8.5%였고, 남자 8.9%, 여자 8.0%였다. 술 중독(알코올 사용 장애)이 2.6%, 담배 중독(니코틴 사용 장애) 2.7%, 우울장애 1.7%, 불안장애 3.1%의 분포를 보였다. 사회인구학적 특성을 보면 정신장애는 기혼자보다 미혼 및 이혼-사별자에게서 더 많았다. 또한 대졸자보다 고졸자와 중졸자에게서 더 많았다. 정규직 근로자보다 비정규직과 실직자에게서 더 많았다. 중위소득 이상인 사람보다 중위소득 미만인 사람에게서 더 많았다. 즉 정신장애는 사회경제적 지위가 낮을수록 더 많았다.

일반적으로 정신질환 분포에서 남자들은 물질 중독이나 충동적 조절 장애(습관적 도박 등) 같은 외부화 증상이 많고, 여자는 불안장애나 기분장애 같은 내부화 장애가 많다. 이것은 젠더 역할과 관련이 깊다(Rosenfield and Smith, 2009). 남자들이 남성의 역할에 과도하게 사회화되었을 경우 충동적 성향이 조절되지 못하고 습관적 도박, 습관적 비행과 폭력 및 결석 등 반사회적 퍼스낼리티로 이어질 수 있다. 여자들의 경우에 직업이 따로 없고 육아에 전념하는 경우 자기 삶에 대한 통제력이 약해지고 삶의 가치나 의미를 상실함으로써 만성적 스트레스를 겪게 되고 이것이 우울증으로 이어질 수 있다.

정신병 발생에 영향을 주는 다른 요소로는 계급 지위를 들 수 있다. 일반적으로 계급 지위가 낮아지면 정신병 유병률은 높아지는 경향이 있다. 하위계층일수록 조현병 유병률이 높은데 그 이유는 이들의 거주 여건이 열악하고 낮은 소득과 저급한 일자리로 인하여 더 많은 사회적 스트레스를 경험했을 것이고 이것이 정신병의 원인으로 작용했을 가능성이 크다. 이를 뒷받침하는 실증적 분석도 많다(Hudson, 2005). 그러나 워낙에 정신적 역량이 취약한 사람이 사회생활에 적응하지 못하고 결과적으로 하위계층으로 전락했을 가능성도 있다.

일반적으로 사회적 지위가 낮으면 사망률과 이환율이 높다. 그런데 정신장애의 경우 인종적 문화적 배경에 따른 차이가 이러한 일반적 추세와는 다르다. 미국의 흑인이나 남미계 이주민들의 사망률이나 이환율은 백인보다 높으나 우울증이나 정신과적 이상의 경우 백인보다 낮은 편이다(Kessler et al., 2005). 또한 사망률과 이환율은 나이가 많아질수록 높아지지만, 스트레스나 우울증은 청소년기에 높다가 중년기에 낮아지고 노년기에 다시 높아진다고 한다. 그런데 우울증을 제외하면 일반적인 정신건강은 나이가 많아지면 양호해지는 경향이 있다고 한다(Mirowsky and Ross, 2003).

사회학에서는 스트레스 연구 초창기에는 생활사건이 얼마나 스트레스를 주는지에 대하여 주로 연구하였는데 그 결과는 분명하지 못했다. 그런데 이후 장기적으로 영향을 미치는 만성적 긴장과 누적적 효과를 가지는 스트레스 사건들을 연구하면서 더욱 분명하고 일관된 정신 건강 영향을 밝힐 수 있었다. 특히 여성, 젊은 성인층, 사회적 소수자들, 이혼 및 사별자, 빈곤계층 등이 유의하게 높은 정신장애를 가진 것으로 밝혀졌다(Thoits, 1995; Turner, 2003).

우리나라의 불안장애나 우울장애는 미국이나 유럽 국가들에 비하여 낮은 수준이지만 자살률은 예외적으로 높은 분포를 보인다. 2021년 OECD 국가들의 평균 자살률은 인구 10만 명당 11.6명인데 한국은 24.3명으로 매우 높다(보건복지부, 2024). 서구 국가들은 국가에 따라서 자살률이 낮은 상태에서 안정적으로 유지하는 경우도 있고(영국, 멕시코, 이탈리아, 칠레) 과거에 높았다가 점차 낮아지는 추세를 보이는 예도 있다(핀란드, 프랑스, 독일). 한국은 90년대 초반까지는 서구 국가들보다 낮은 자살률을 보였으나 90년대 중반에 비슷해졌고, 2000년대 들어와서 계속 상승하여 세계 최고 수준의 자살률을 보인다. 1998년 외환위기 이후 고용의 안정성이 급격하게 하락하고 경제생활에서의 경쟁적인 구도가 강화되었던 상황과 관련이 있는 것으로 보인다.

4. 정신장애를 보는 관점

(1) 사회통제와 의학적 치료

의학사에서 정신의학은 비교적 늦게 형성되었다. 그것은 정신장애를 질병으로 인식하지 않았기 때문이다. 인류 역사에서 상당히 오랫동안 정신장애는 질병이기보다는 미치거나 귀신 들린 것으로 이해하였다. Foucault(2003)는 '광기의 역사'란 저서를 통하여 근대사회와 함께 정신병이 탄생했다고 주장하였다. 17세기 근대사회에서 이성을 중시하게 되면서 '비이성'에 대한 사회적 격리와 통제가 발생하게 되는데 비이성의 범주에 극빈자, 범죄자, 부도덕한 자, 거지, 미친 사람이 포함되었다. 이들은 근대사회 또는 자본주의 사회의 질서와 도덕규범에 배치되는 행동을 하여 격리수용되었고, 강제노동에 종사하게 된다. 정신장애자는 동물원의 동물처럼 관람의 대상이 되기도 하였다.

근대 이후에 정신병이 탄생했다는 것은 근대 이전에는 정신장애를 심각한 사회문제로 간주하지는 않았음을 의미한다. Horwitz(1982)는 그 이유를 농경사회의 특성을 연관 지어 설명한다. 전근대사회는 사회적 분업이 발전하지 못하였고, 대부분 사람이 농토에 묶여서 자급자족의 농경 생활을 영위하였다. 여기서 생산의 단위는 가족이었는데 가족 성원 중에 정신적으로 취약한 사람이 있어도 그가 수행할 수 있는 단순 작업을 맡길 수 있었다. 또한 농업노동에서는 기술 수준이 높지 않고 단순한 동작만 필요로 하는 과업도 많아서 정신장애자도 일정한 사회적 역할을 맡을 수 있었다.

그런데 자본주의 경제가 발전하면서 일터가 집에서 직장 또는 공장으로 옮겨갔고, 조직되고 분업화된 구조에서 과업이 수행되면서 정신장애자는 이러한 업무를 수행하기 어려워졌다. 산업사회에서는 대부분의 일자리가 기초적인 언어능력이나 산술적 계산능력이 있어야 하고 또 사람들과의 긴밀한 의사소통을 하면서 이루어지기 때문에 이러한 능력을 갖추지 못한 정신장애자가 일하기도 어렵고, 그의 무능력함이나 이상행동이 주변 사람 눈에 잘 뜨일 수밖에 없었다.

18세기 말에 정신장애에 대한 인식이 변화하였다. 프랑스 의사 Pinel(1745-1826)은 형벌과 감금 대신에 친절함을 보여주고, 일하고 놀 기회를 제공하는 등 도덕적 치료(moral treatment)를 시행하여 정신장애인이 사회 속에서 살 수 있도록 하자고 주장하였다. 프랑스 대혁명 이후 공공 수용소(asylum)의 책임자로 임명된 Pinel은 수용소 개혁을 추진했고, 수용된 정신장애인들을 쇠사슬로 묶어두던 관행을 개선하여 쇠사슬을 풀어주었다. 그는 정신장애인을 동물이나 범죄자가 아니라 환자로 대우하였다. Pinel의 개혁은 이후 정신장애인을 별도의 시설, 즉 정신병원에 수용하도록 만들었다. 그러나 특별한 과학적 치료법이 발전하지는 못했다.

20세기 들어와서 프로이트의 정신분석학이 발전하였고, 진단 기준도 발전하였다. 1970년대까지는 정신장애의 유전적 생물학적 근거가 분명하게 밝혀지지도 않았고, 또 효과적인 치료 약도 개발되지 못한 관계로 정신병원을 전체주의적 수용소로 규정하거나(Goffman, 1961) 환자에 대한 억압을 비판하는 관점이 많이 제시되었다. 정책적으로도 정신장애인을 정신병원에 두지 말고 지역사회에서 재활시키자는 취지의 지역사회 정신보건 사업이 시행되었다. 그러나 1980년대 이후 각종 증상억제 약품이 개발되면서 정신장애도 의학적 방식으로 치료하게 되었다. 이후 정신의학계에서 정신장애의 사회적 원인론에 관한 관심은 줄어들었고 정신장애는 의료화되었다(Weitz, 2013:163).

(2) 의학적 관점

1990년대에 정신의학은 혁명적 변화를 맞았다. 프로이트의 정신분석학에 근거한 정신의학은 일거에 사라지고 뇌 기능이나 신경전달, 유전적 소인이 이상행동을 초래하는 것으로 파악하는 생물학적 관점이 지배하게 되었다. 예를 들어 우울증은 스트레스 호르몬의 과다분비에 의한 결과이고 조현병(schizophrenia)은 신경전달물질인 도파민(domamine)의 과다로 인한 것으로 보게 되었다. 쌍둥이 연구(유전)와 입양아 연구(환경)를 비교하여 정신병 발병 원인을 추적하거나, 최신 영상기술을 활용하여 뇌 구조와 작용을 시각화하여 정신병 여부를 눈으로 확인할 수 있게 만들었다. 이러한 발전은 제약회사의 기술 발전으로 약물요법이 가능해진 것도 중요한 요인이 된다. 정신병이 다른 신체질환과 마찬가지로 생물학적 요인에 의하여 초래되는 것이라면 사회문화적 요인과의 연관성 때문에 사회적 낙인을 겪게 되는 일도 감소할 수 있는 점도 약물요법의 성과가 될 수 있다. 그러나 정신장애 발생의 생물학적 기전이 아직 불분명하고, 약물이 과잉 사용된다는 의구심을 받는다. 유전과 환경의 상대적 중요성은 고정된 것이 아니며 상황에 따라 가변적이다(Schwartz and Corcoran, 2010).

의학에서는 정신질환도 신체적 질환과 기본적인 속성에서 다르지 않다고 본다. 즉 의학에서는 정신병도 객관적으로 측정할 수 있는 조건을 만족시킬 때 정신병으로 규정되며, 그 조건들은 개인의 심리나 생물학적 특성에서 유래하는 것이며, 제대로 치료받지 못하면 더 악화하고, 의학적 치료가 병을 악화시키지는 않는다고 본다. 반면 사회학에서는 정신병은 일종의 일탈이고 집단의 주관적인 판단에 따라 규정되는 것이며, 개인의 행동이나 생물학적 요인도 관련되나 특수한 사회적 상황이 영향을 미쳐서 정신병으로 규정되고, 정신병으로 규정된 사람이 의학적 치료를 받지 않아도 상태가 호전될 수도 있고, 의학적 치료가 때로는 환자의 상태를 더 악화시킬 수도 있다고 본다(Weitz, 2013:152).

정신의학에서 생물학적 관점이 지배적으로 된 것은 유전학 연구와 약학 발전의 성과였다. 그런데 이 과정에서 사회정치적 요인의 기여에 대한 조명이 필요해 보인다. 정신병원 문이 개방될 때 항정신병 약물의 공급은 부차적인 역할을 했을 뿐이다. 탈원화(deinstitutionalisation)는 재정적 고려가 더 큰 원인이었고, 국가정책의 변화 때문이었다. 그렇지만 탈원화 이후 대형제약사에게는 정신과 약이 노다지가 되어 수익 창출의 원천이 되었다(Scull, 2010). 또한 우리는 약물요법의 수혜자는 누구인지 질문할 필요가 있다. 손해 본 사람은 누구인지? 약물요법이 정신병에 대한 낙인을 완화할 것이라고 주장했는데 실제로 그러한지? 이런 질문에 대답하기에는 생물학보다 사회구성주의 관점이 더 적절할 것이다.

(3) 사회적 원인론(social causation)

사회학에서는 오래전부터 사회적 요인 또는 개인의 사회적 지위가 정신장애 또는 우울을 초래하는 것으로 파악했다. 즉 사회적 요인이 원인이 되고 정신장애가 결과가 되는 일종의 인과관계를 가정하는 것이다. Durkheim의 자살 연구에서 종교에 따라 사회적 통합 정도의 차이가 자살률에 차이를 유발한다고 할 때 사회적 통합이 원인이 되고 자살이 결과가 된다.

뒤르켕 이후의 사회학자들은 정신병의 발생 원인을 낮은 사회적 지위나 빈곤과 같은 사회적 요인에서 찾았다. 사회적 원인론의 고전인 Faris 와 Dunham(1937)의 연구는 도시지역의 정신 건강에 관하여 연구하면서 1) 미국에서 지난 1세기 동안 정신병 유병률이 계속 높아져 왔고, 2) 그 원인은 산업화·도시화와 연관이 있는데 생활 습관 요인, 특히 스트레스와 근대사회의 압력이 주원인이며, 3) 진단된 정신병 이외에도 진단되지 않은 채 방치된 정신병 환자가 많다고 하였다. 이후 1946년 미국에는 국립정신건강연구소(National Institute of Mental Health)가 설립되면서 사회학과 정신의학 간 협동연구가 많이 진행되었고 사회적 요인이 정신과 신체에 미치는 영향에 관하여 많은 연구가 이루어졌다. 1958년에는 Hollingshed와 Redlich의 '사회계급과 정신병'이란 저서에서 사회 하층민이 심각한 정신질환인 조현병의 유병률이 매우 높다는 것이 밝혀졌다.

Brenner(1976)는 심장병, 뇌졸중, 정신병, 신부전의 발생이 경제구조와 관계가 있음을 밝혔다. 즉 경기가 하강하면 개인에게 미치는 스트레스가 증가하고 이것이 일정한 시간 간격을 두고서 정신병 발생의 증가로 나타난다는 것이다. 경기가 하강하면 실업과 저축의 감소를 겪게 되고 주거와 식품을 얻기 위한 고된 노력이 가중되면서 스트레스를 더해 주고 또한 음주와 흡연이 증가하면서 건강위험에 더 크게 노출된다는 것이 Brenner의 주장이다. 그는 또한 1841년부터 1968년까지 통계를 분석하여 경기가 하강할 때 정신병원 입원이 증가하고 경기가 상승할 때 입원율이 하락하고 있음을 발견하였다. 그는 이것이 경기하강으로 인하여 물질적 결핍이 심화되고 스트레스가 증가하면서 정신병을 유발한다고 생각하였다. 이러한 연구들이 일부 이론적·방법적인 논란이 있기도 하지만 중요한 점은 사회, 정신, 신체 간에 일정한 인과관계가 있고 사회변화가 스트레스가 되어 정신-신체적인 증상으로 나타날 수 있음을 보여주었다.

Kessler 등(2005)과 Mirowsky와 Ross(1989)에 의해 지역별로 다른 유형의 정신질환 분포가 밝혀졌는데 사회적 요인의 영향에 의한 것으로 가정했다. 예를 들어 10단계의 사회적 위험 수준에 따라 우울증 유병률이 달라지는 것을 분명히 보여주었다. 사회적 위험이 가장 큰 그룹은 우울 증상이 72%에 달했으나 사회적 위험이 가장 낮은 집단에서는 우울 증상이 없었다. 또한 생활사건에 주목하던 초기 스트레스 연구의 단점을 지적하고 사회적 불평등에 의한 만성적 긴장이 우울증에 더 중요한 원인임을 보여주었다.

사회적 원인론은 사회경제적 불평등이 생활사건 발생의 차이와 대응 역량의 차이를 유발하고 결국 정신장애 발생의 차이를 가져온다고 파악한다. 즉 개인적 성격이나 생물학적 요인에 귀속되지 않는 사회적 요인 또는 사회 환경의 영향을 밝히려고 한다. 따라서 정신병 유병률을 감소시키려면 사회적 불평등을 완화하는 대규모의 사회정책이 필요하다. 대학 진학률과 고용률을 높이고, 노인에게 사회서비스 제공을 증가시키는 등의 정책이 해당할 수 있다. 그렇지만 이러한 사회정책으로 정신병 감소가 이루어지는 세세한 경로가 불확실하여 정책의 실효성이 의문시될 수 있다. 또한 사회학자들은 정신병 규정의 타당한 근거를 충분히 고려하지 않는다. 예를 들어 사회학에서는 과음하는 사람이 단순히 일탈행동인지 아니면 기능적 장애인지를 구분하지 않는다. 결과적으로 정신병 유병률을 과다하게 추계한다.

(4) 사회적 구성론

사회적 구성론(social constructivism)은 실재가 선험적으로 존재하는 것이 아니라 성원들이 의미를 공유하면서 만들어지는 것으로 판단한다. 정신병의 경우 정신병이 실재하는 것이 아니라 어떤 증상을 정신병으로 분류했기 때문이라는 것이다. 그리고 그러한 분류가 이루어지는 맥락에 대한 분석이 필요하게 된다(Parker et al., 1995). 정신병이 사실상 질병이 아니라는 비판은 정신과학계 내부에서도 오래전에 제기된 바 있다. 헝가리 출신 정신과 의사였던 Thomas Szasz(1961)는 정신병은 신화에 불과하다고 주장하였다. 그는 신체만이 아플 수 있고, 정신은 비유적으로만 아픈 것이라고 주장하였다. 후기 구조주의 학자인 Foucault(1965)는 근대사회에서 광기를 질병으로 분류하기 시작한 것을 정신의학이라는 지식 권력의 탄생에 연관 지어 설명하였다. 정신병을 분류하는 것은 그러한 증상을 지닌 사람들에 대한 통제력을 확보하는 것이 된다(Miller and Rose, 1988).

사회구성론에서는 질병을 사회적으로 구성된 사회적 사실로 파악한다. 즉 어떠한 행동이나 경험이 사회성원에 의하여 질병의 증상인지 아닌지를 판단하는 것은 그 사회의 문화적 가치, 규범, 문화적으로 공유된 해석규칙에 따라 결정된다는 것이다. 이것은 모든 질환이 어느 사회에서나 보편적으로 존재한다는 의학의 관점과는 대립한다. 생물학적 과정으로서의 이상 징후(sign)는 보편적으로 존재하지만, 그것이 질병 증상인가는 사회적으로 결정된다는 것이다.

사회학자들이 이와 같은 주장을 하는 배경에는 사회적 실재라는 개념이 있다. 이들은 사회구조를 미시적인 수준, 즉 상호작용하는 개인들 간의 관계에서 형성되는 것으로 본다. 사람들은 어떤 행위에 대하여 상징을 공유하므로 서로 의사소통이 가능하고 그것이 하나의 사회질서이며 또한 사회구조라고 파악한다. 이러한 상호작용은 사회성원 전체에게 내면화된 가치체계에 의하여 이루어지기보다는 행위 당사자들 간의 상호작용 현장에서 계속 새롭게 생성되는 것으로 파악한다. 이것은 마치 연극무대에서 배우와 관객이 어떤 특정한 날에는 전과 달리 호흡이 잘 맞아 작품이 새롭게 해석되고 의미가 전과 다르게 경험되는 것과 같다. 즉 사회구성론은 사회적 실재로서의 건강 또는 질병은 상황에 따라서 '상대적으로' 그 의미가 결정되는 것이다.

학자들에 따라서 상대주의의 정도는 다르다. 어떤 이는 생물학적 실재로서 질환의 존재를 인정하면서 그 문제에 대한 다른 관점을 인정하는 사례도 있지만 Conrad와 Schneider(1980)의 경우에는 극단적인 입장에서 질병을 사회적으로 구성되는 것으로만 보는 사례도 있다. Gerhardt(1989)는 상호작용론을 위기 모형과 협상 모형으로 구분하였다. 위기 모형은 극단적인 입장으로 병이 전문가가 구성하여 만들어지고, 병원을 전체주의 기관으로 설정하며, 의학이 법이나 종교와 같이 압제적인 기능을 수행한다고 본다. Horwitz(2002)에 의하면 정신의학계가 진단 기준을 DSM-II에서 DSM-III로 변경한 것이 정신과 진단 기술이 발전한 결과 때문이 아니라 사회변화 요인의 영향 때문으로 파악했다. 즉, 정신과 의사가 전문의로서 안정된 지위를 유지하고, 경쟁자와 차별화하며, 합당한 보상을 얻고, 행동 사정(assessment)의 신뢰성을 확보하기 위한 목적에서 이루어졌다는 것이다.

반면 협상 모형에서는 의사들이 진단 과정에서 임상의학 지식을 적용하는 한편 의사와 환자가 일종의 협상을 벌이며 질병을 구성해 나간다고 생각한다. 예를 들어 외상 후 스트레스 장애(post traumatic stress disorder, PTSD)는 일군의 군 경험자들의 요구를 의학계가 수용하면서 질병으로 등재되었다. 전장에서 겁에 질려 전투 능력을 상실하는 군인은 언제나 존재했고 겁쟁이로 비난받았다. 그런데 이들에 대한 사회적 평가는 때에 따라 변화했다. 18세기에는 고향을 그리워하는 군인들의 향수병이라고 생각했다. 1899년 발발한 보어(Boer) 전쟁에서는 불안과 호흡장애를 동반하는 '군인의 마음'이라고 파악했다. 1차 대전에서는 포격에 의한 기억상실(shell shock)로 간주하였고, 2차 대전에서는 도덕적 근성 결여 또는 전쟁 신경증이라고 생각했다. 그런데 베트남전에서 다수의 참전 군인이 고향으로 돌아온 뒤에도 전쟁 공포에 시달렸다. 이들은 조직적으로 자신들의 건강 문제를 사회에 호소하고 대책 마련을 요구했다. 당시 정신과에서는 이들이 겪는 증상을 전쟁과 관련짓지 않았다. 그런데 참전 군인들은 자조 그룹을 결성하고 전쟁 공포를 알리는 포럼을 만들고 전투 신드롬을 정신과 진단 목록(DSM)에 등재하도록 요구하였다. 이들에게 우호적이었던 일부 정신과 의사들의 도움으로 1980년에 정식으로 PTSD가 등재되었다(Godvin, 2021). PTSD라는 실재는 처음부터 자명했던 것이 아니라 관련된 집단과 사람들의 활동으로 만들어진 산물임을 보여준다. 당시 또 다른 정신과 의사들은 PTSD 등재에 반대했다. 이들에 의하면 참전 군인들이 겪고 있는 우울, 조현병, 알코올 중독 등의 증상은 이미 충분히 치료받을 수 있으므로 별도의 병명을 추가할 필요가 없다는 것이다. 결국 PTSD는 사회집단 간 역학관계에 따라 만들어질 수도 있었고 아닐 수도 있었음을 알 수 있다.

(5) 사회반응이론

구조기능론에 근거할 때 질병은 그 자체로 바람직한 상태는 아니지만 그렇다고 환자들이 질병 상태에 처한 것에 대하여 책임지지도 않는다. 환자는 생물학적 원인에 의하여 비자발적으로 질병에 노출되었을 뿐이다. 오히려 환자는 일상적 업무를 면제받는 특권을 누린다. 그런데 질병은 생물학적 요인에 의해서만 그 성격이 규정되는 것이 아니라 사회적 반응에 의해서도 영향을 받는다. 어떤 질병의 경우는 사회적으로 공포나 거부감을 불러오기도 한다. 과거에 만연했던 한센병(leprosy)의 경우가 그렇고 오늘날 에이즈가 그 예이다. 이들은 질병으로 인하여 특권은 없이 새로운 의무만 갖게 된다. 그들은 타인의 비난과 따돌림 속에서 격리되어 낙인찍힌 자신의 존재를 인정해야 하고 그로 인한 여러 가지 사회적 불이익을 감수해야만 한다.

파슨스는 질병을 일종의 일탈 상태로 규정하였는데 범죄로서의 일탈행동과는 구분하였다. 즉 범죄적 일탈은 나쁜 것(badness)이고 처벌받아야 하지만 질병으로서의 일탈은 나쁜 것이 아니라 아픈 것이고 따라서 치료받아야 한다고 보았다. 그런데 이 두 가지 일탈이 명쾌하게 구분되지 않을 수 있다. 예를 들어 알코올 중독, 도박 중독, 자살 시도, 종교적 극단주의 같은 경우 사회적으로 나쁜 것의 범주에 해당할 수도 있고 정신적으로 아픈 상태일 수도 있다. 어느 쪽으로 분류할지는 사회적 인식에 달려 있다. 알코올 중독이 과거에는 '주정뱅이'로 낙인찍힌 상태에 있다가 최근에는 의학적 치료의 대상으로 분류되기 시작한 것은 알코올 중독 자체의 속성이 변화했다기보다는 중독에 대한 사회적 인식의 변화를 반영하는 것으로 볼 수 있다. 대마초(마리화나) 복용에 대하여 서구 일부 국가에서는 이를 합법화하기도 하지만 우리나라에서는 엄격하게 법적으로 규제하고 있는 것도 사회적 인식의 차이를 반영한다. 사회학의 상호작용론 관점에서는 일탈은 당사자가 저지르는 행위의 질적 속성에 따른 결과가 아니라 다른 사람들에 의하여 그 행위가 어떻게 규정되는가에 따른 결과로 파악한다. 즉 사람들이 어떤 행위를 일탈행위라고 명명함으로써(labeling) 일탈로 간주한다는 것이다.

왜 어떤 병들은 중립적이지 않고 특별한 사회적 가치가 부여되고 사회적으로 평가되는 것일까? 흔히 한센병의 경우처럼 병의 증상이 심각하여 인체의 모습을 심하게 훼손시키고 또 치료가 잘되지 않는 경우, 더욱이 그 병이 타인을 전염시킨다고 생각할 때 그 병에 대하여 상당한 공포와 불안을 느끼게 될 것이다. 그러나 병에 대한 사회적 평가가 반드시 객관적인 근거 위에 만들어지는 것은 아니다. 한센병조차도 사회에 따라 그 반응이 다르다고 한다(Waxler, 1981). 인도에서는 한센병에 대한 낙인이 강하게 부여되며 엄격하게 격리되고 사회적으로 통제된다고 한다. 반면 인근의 스리랑카에서는 사람들이 한센병에 대하여 두려움을 갖고 있기는 하지만 한센병 환자들이 사회적 차별이나 격리 수용되지는 않고 직업 활동이나 결혼생활 등 이전의 일상생활을 계속한다고 한다. 나이지리아의 Hausa 부족은 현대 의학적 한센병 개념이 없이 전통적 개념대로 과식하거나 코란에 대고 잘못 맹세했을 때 나타나는 증상으로 여겼으며, 따라서 한센병에 대한 공포감도 없다는 것이다.

많은 경우에 질병에 대한 사회적 평가는 그 근원을 밝혀내기가 쉽지 않다. 우선 낙인은 일차적으로 한센병의 경우처럼 공포와 혐오감을 일으키거나 어떤 부정적인 속성과 결부되는 경향이 있다. 그러나 같은 신체적 조건도 문화에 따라 평가가 다르다. 예를 들어 우리나라에서는 장애에 대한 편견이 존재하지만 서구에서는 그런 편견이 별로 없다. 따라서 신체적 조건이 반드시 낙인을 동반하지는 않는다. 오히려 그 사회의 문화적 가치, 태도 또는 신념이 어떤 현상에 대하여 낙인을 유발하는 원인으로 작용한다. 예를 들어 맹인에 대한 이미지는 전문가에 의한 규정이 강하게 작용한다고 한다. 미국에서는 전문가들이 시력상실이 그 사람의 인성과 심리적 안정에 미치는 충격에 대하여 관심이 많고 따라서 재활 요법의 목적은 심리치료에 중점을 둔다고 한다. 반면 스웨덴에서는 시력상실을 기술적 장애로 간주하고 따라서 재활은 기술적 도움을 효과적으로 받는 데 주어질 뿐 심리치료는 거의 관심을 두지 않는다고 한다(Scott, 1969). 영국의 정신과 의사들은 미국 의사와 비교할 때 조현병에 대하여 보다 협소한 개념을 갖으나 신경증(manic-depressive psychosis)에 대해서는 보다 광범위한 범주를 적용한다고 한다. 그리고 이러한 차이가 미국에서 조현병 발생률이 높고 영국에서는 신경증 발생이 많은 점을 이해하는 단서가 된다(Mishler, 1981:148). 환자의 사회적 지위와 영향력도 낙인 형성의 한 요인이 된다. 만일 환자가 사회적 지위가 높고 영향력이 크다면 그에 대하여 낙인을 찍기는 어렵다. 흔히 낙인의 대상이 되는 사람은 사회적 약자이다. 이러한 예는 중세에 있었던 마녀사냥의 희생자가 주로 지위가 낮고 소외된 여성들이었던 사실과도 맥을 같이한다. 현대에는 동성애자나 반체제 집단과 같이 특정 행위를 보여주는 특정 집단에도 붙여진다. 이들 집단이 기존 사회의 규범이나 권력에 위협적이라고 생각되기 때문이다.

일탈에 대한 사회반응이론은 Lemert(1951)에 의하여 최초로 제시되었다. 그는 일탈을 일차 일탈과 이차 일탈로 구분하였다. 일차 일탈은 사회의 규범으로부터는 벗어나나 학생 간의 다툼처럼 흔히 볼 수 있는 사소한 일탈행위를 말한다. 일차 일탈은 타인에 의하여 일탈이라고 규정되지 않는 한 그는 일상 규범에서 벗어났다는 것을 심각한 문제로 생각하지 않는다. 그러나 어떤 경우에 이 행위가 일탈로 규정될 경우, 예를 들어 학생들의 다툼에서 약간의 신체적 손상이 초래되었을 때 학부모 간에 화해가 되지 않아서 경찰로 송치되어 사건화되는, 즉 이차 일탈 상황으로 발전하면 사정은 달라진다. 만일 그 학생이 비슷한 전과라도 있는 경우 일탈행위에 대한 판정은 더욱 확고해질 수 있다. 일단 법적으로 판결이 되면 그는 일탈자로서 걸맞은 역할과 책임을 감수해야만 한다. 그 자신이 이러한 지위와 역할을 부정하면 흔히 폭력적 제재 등 강제적 수단이 동원되는 경우가 많고 결국은 그는 이를 받아들이지 않을 수 없게 된다. 여기서 알 수 있는 것은 일탈이라고 규정하는 것이 꼭 어떤 실체적인 내용(싸움이나 절도)이기보다는 그에 대한 사회적 반응이 중요하게 작용한다는 점이다.

르머트의 사회반응이론은 1950년대에 나온 것이지만 당시에 유행하던 구조기능론에 가려져 별다른 주목을 받지 못하였다. 그의 이론은 1960년대 후반에 사회 상황의 변화와 함께 각광받는다. 1960년대는 사회 각 분야에서 광범위한 시민 운동이 발생하면서 권위주의에 대한 도전이 제기되었다. 이것은 보건의료계에서도 마찬가지였다. 특히 정신병원의 폐쇄적이고 권위주의적인 통제에 대한 사회적 비판이 고조되었다. 이때 일련의 사회학자들은 정신병이란 일탈의 경우처럼 확실한 내용적 실체가 없는데도 의사에 의하여 병으로 낙인찍힌 것에 불과하다는 매우 강력한 문제 제기가 있었고 의사들이 이를 공박하는 등 큰 사회적 논쟁이 벌어졌다. 이러한 과정을 거쳐 사회적 낙인이론이 발전하였다.

대체로 낙인은 의학적 진단과 함께 진행된다. 의학이 가치중립적이지 않으며, 일탈적 상황을 만들어내기도 한다는 것이다. 고혈압이라는 공식적 진단 후에 그 환자에게 고혈압 증상들이 나타나기도 하며 또 그의 역할과 자아개념에 변화가 오기도 한다는 것이다. 또한 의사의 진단 결과에서도 환자의 특성(성, 연령, 사회계급, 인종)에 따라서 질병명(disease labels)을 다르게 붙여지기도 한다는 것이다(Morgan, Calnan, Manning, 1985:60). 예를 들어 알코올 중독이라는 진단은 환자가 무의탁 부랑자의 경우에서처럼 경찰 등 비의료 요원에 의하여 의뢰되었는지 아니면 환자의 자발적 방문으로 이루어졌는지에 따라서 영향을 받는다는 것이다.

그런데 낙인은 질병의 생물학적 근거가 없거나 빈약한 정신병 영역에서 많이 발생한다. 정신과에서 정신병으로 진단하려면 환자의 이상행동이 사회적으로 허용할 만한 수준인지 아니면 아주 예외적인 일탈적 범주에 속하는지를 판단하게 된다. 그런데 이러한 공식적인 판단기준 이외에 정신과 의사와 환자 간의 사회적 거리가 중요하게 작용한다는 지적이 있다(Scheff, 1966). 사회적 규칙이나 규범의 위반자가 사회적 지위가 낮고 권력이나 재물이 없는 주변적 위치에 있다면 일탈자(정신질환자)로 진단받을 가능성이 크다고 한다. 정신과 의사들이 이들을 정신병으로 명명하는 이유는 세 가지이다. 정신과 의사들은 일반인보다 정신병의 증상에 민감하고, 따라서 어떤 사람이 정신적으로 이상할 경우 그를 그냥 돌려보내기보다는 아프지 않을지도 모르지만 일단 아픈 것으로 가정하고 치료하게 되며, 진단 과정과 진료비 납부 등 원무 행정 절차가 복잡하게 정해져 있어서 중도에서 이를 돌이키기 어렵다고 한다.

이러한 낙인이론가들의 주장은 한마디로 '정신병은 없다'는 논지로 요약된다. 스탠퍼드 대학 심리학과 교수였던 David Rosenhan(1973)은 정신과 의사의 진단 타당성을 측정하기 위한 실험을 시행하였다. 실험은 두 번에 걸쳐 실시되었다. 첫 번째 실험은 Rosenhan 교수 본인을 포함하여 정상적인 사회생활을 유지하고 있고 정신적으로 건강한 8명의 자원자를 각기 다른 정신병원으로 보내어 귀에서 소리가 들린다는 거짓 증상을 말하도록 하여 정신병으로 진단되는지를 파악하였다. 실험 결과 가짜환자들이 모두 조현병 진단을 받고 입원하였다. 입원 이후 이들은 더 이상 아무런 증상이 없음을 의료진에게 알렸으나 그들의 주장은 곧바로 받아들여지지 않았고 그들은 의약품을 처방받아 복용하는 등 정신질환자로서 임무에 충실하게 생활해야 했다. 그들은 정신병원에서 짧으면 7일, 길면 52일간 재원했고, 평균 재원 기간은 19일이었다. 퇴원 시 소견도 대부분 완치가 아닌 잠복(schizophrenia-in-remission)으로 붙여졌다. 2차 실험은 1차 실험 결과에 대해 알고 있는 정신병원에 가짜환자를 보낼 터이니 가려내 보라고 통보하는 것이었다. 다음 주에 병원 당국은 193명의 신규 환자 중에서 41명이 가짜환자로 의심되고 이 중 적어도 한 명은 정신과 전문의 같다고 보고하였다. 그런데 Rosenhan 교수는 실제로는 가짜환자를 전혀 보내지 않았다. 이러한 실험 결과에 근거하여 Rosenhan은 정신병원에서 정상인과 비정상인을 구별하지 못한다고 결론지었다.

낙인이론가들은 이 실험을 정신병이 증상보다는 상황 조건에 의하여 판단된다는 자신들의 주장을 입증해 주는 증거로 간주하였다. 그런데 이 연구 자체에 대한 비판도 가능하다. 방법적 측면에서 사례연구의 결과로 정신과 전체의 문제로 일반화하기 어렵다는 점도 있고, 이 실험연구가 정신병원 의료진에 대한 기만에 근거하고 있는 점은 비판의 대상이 된다. 또한 정신과 의사의 관심은 환자의 비정상적 언행을 밝혀내는 것이지 환자의 거짓말을 밝혀내는 데 있지 않다는 반론도 가능하다(Spitzer, 1975). 이 실험연구가 진행되던 당시의 정신과 진단 기준을 담고 있던 DSM-II가 불완전하여 가짜환자를 가려내기 어려웠을 수도 있다. 1980년 이후 진단 기준이 강화된 DSM-III가 사용되었고, 관련 연구 결과를 담아서 새로운 진단 기준이 계속 갱신되고 있다. 2024년에는 DSM-5를 사용하고 있고 곧 DSM-6가 나올 것으로 공지되었다.

정신적으로 이상하다고 여겨지는 사람들이 경찰이나 의사에 의해 입원 조치 되는

지 또는 빈곤층이 정신병자로 낙인찍힐 가능성이 큰지에 대해 그 가능성이 있다고 해도 단언적으로 주장하기에는 의문의 여지가 있다. 정신적으로 취약한 사람은 분명히 존재하며 그들은 정신병 진단을 받고 정신병원에서 비슷한 처지인 사람들과 교류하며 생활하는 것이 오히려 도움이 될 수도 있다. 실제로 미국에서 정신병원 개방 운동이 전개된 이후 많은 정신질환자가 지역사회로 방출되었으나 이들이 정상인들과의 교류에 적응하지 못해 다시 자발적으로 정신병원으로 돌아간 사례가 있다. 즉 정신병 진단이 사회적으로 구성된다고 하여도 그러한 구성이 반드시 부정적이라고 볼 수는 없다.

낙인이론은 미국에서 정신병원의 수용소화 및 비인격화에 대하여 사회적 비판을 제기하여 탈수용소화에 크게 기여하였다. 그러나 이론 자체로서는 문제가 있다. 특히 사회적 편견을 야기하게 된 최초의 일탈적 행동에서 어떤 것은 왜 편견을 받지 않고 어떤 경우는 편견을 받게 되는가에 대한 엄밀한 논증이 부족하다. 그러나 상호작용론 자체가 갖는 의미는 과소평가 될 수는 없다. 이 관점은 사회적 행동의 주체인 인간이 사회와 역사를 만들어 나간다는 명제에 가장 충실한 관점이다. 일탈 상황이 사회적 상호작용으로 만들어진다는 낙인이론의 주장은 후에 일반화되어 지식의 사회적 구성이론으로 발전하였고, 그동안 많은 질병이 사회구성주의의 관점에서 재해석되었다(Petersen and Bunton, 1997). 근대사회에서 근면 성실한 가치관을 갖고 근로하여 자기 삶을 꾸려나갈 수 있는 근대적 인간을 정상으로 설정함에 따라 이러한 능력을 갖추지 못한, 자조 능력이 없는 사람들은 별도로 관리하고 통제해야 할 필요성이 생겼고, 그 결과 정신병이라는 새로운 범주가 설정되고 정신병원이 만들어지게 되었다는 것이다. 결국 일탈에 대하여 의학에서는 치료를 통한 사회복귀에 주목하는 반면 낙인이론 또는 사회구성주의 관점에서는 일탈에 대한 사회통제에 더 큰 관심을 보인다.

5. 낙인과 차별

정신병은 다른 질병과 달리 낙인이 붙는다. 낙인은 원래 범죄자나 노예한테 칼이나 인두로 지져서 만든 표식을 의미한다. 낙인은 수치나 불명예를 의미하고, 공공장소에서 다른 사람들이 이를 식별하고 소통을 회피하게 된다. 정신병은 보통의 다른 질병과 달리 부정하고 혐오스러운 가치가 낙인으로 찍혀 있다는 것이다. 과거에는 한센병이 그러했고 현재는 에이즈나 정신병에 대한 낙인이 심하다.

질병 낙인은 증상의 특성에 연관된다. 질병으로 신체의 손상 또는 변형이 일어나거나 행동의 변화(예를 들어 뛰지 못함) 같은 증상이 있다면 낙인의 대상이 된다. 따라서 증상을 감출 수 있다면 낙인화가 연기된다. 증상이 점차 악화하는 경우, 타인과의 관계가 방해받을 경우, 증상 발현에 당사자의 책임이 있는지, 그리고 증상이 타인을 신체적, 사회적, 도덕적으로 오염시키는지에 따라 낙인이 발생할 수 있다.

정신병에 대한 낙인은 정신병에 대한 오해가 큰 영향을 미친다. 정신질환자는 예측할 수 없고 위험하다는 편견이 대표적이다. 종종 정신질환자에 의한 상해 사건이 보도되면 사회적으로는 심각한 공포감이 엄습한다. 사실 정신질환자에 의한 폭행은 일반인보다 발생빈도가 매우 낮음에도 불구하고 정신질환자를 매우 위험하고 폭력적인 존재로 생각한다. 또 정신질환자를 무능력한 사람으로 간주하여 어떤 직업 활동도 하기 어렵게 된다. 그래서 정신질환자는 격리해야 된다는 의견이 많다. 정신질환에 대한 편견과 낙인은 언론의 과장된 보도로 재생산된다. 대중이 정신질환자를 위험한 존재로 생각하면 정신질환자도 결국에는 그러한 낙인을 수용하고 자신을 열등한 존재로 생각하게 된다. 그럴수록 삶의 질이 낮아지고 증상이 악화되며 어떠한 사회적 역할도 수행하지 못하게 된다.

의학에서는 정신병도 다른 병과 마찬가지로 본인의 의지와 관계없이 걸린 질병일 뿐이므로 사람들이 불필요한 오해를 거두고 인식을 개선하는 것이 필요하다고 생각한다. 그러나 한번 고착된 편견과 낙인을 대중 홍보로 개선하기는 쉽지 않은 일이다. 사회적 접근법에서는 정신질환자 본인의 자존감을 높이고 역능성을 강화하는 것과 함께 오명 거부하기, 다양성 증진하기, 공감과 이해 높이기에 주력한다(Link and Phelan, 2013). 즉 정상인의 관점에서 정신질환자의 언행이 남다른 것에 불안해하고 거리를 두려는 심리에 주목하여 남다른 것을 그대로 수용하자는 다양성 운동을 전개한다. 즉 정신질환자의 남다름이 문제가 아니라 그것을 수용하지 못하는 나에게 문제가 있다는 지적을 하는 것이다(Green, 2009). 남다른 특성을 갖는 사람에게 낙인을 찍는 사회가 아니라 남다른 사람을 배제하지 않고 수용하고 어울려서 살 수 있는 사회를 만드는 것이 근본적 해결책이 된다. 반 낙인 운동은 전 국민을 대상으로 진행하는 것은 비효율적이다. 어린이나 경찰 등 특정 집단을 대상으로 집중하는 것이 좋다고 한다. 또한 인식개선과 함께 당사자의 고용 상태 회복과 역능성 개선을 통하여 자신에게 적합한 서비스를 선택할 수 있도록 하고 차별에 대응할 수 있는 법적 수단 사용에 관련된 정보를 교환토록 하는 것도 중요하다(McDaid, 2024).

신체 건강에 비하여 정신 건강은 뒤늦게 사회적 관심사가 되었다. 이제 스트레스와 우울감은 일상에서 흔히 겪는 문제이다. 스트레스는 물리적 조건은 물론 사회관계에서 파생하는 경우가 많고, 개인은 생활사건이나 만성적 긴장의 형태로 경험한다. 개인의 감수성, 대응 역량, 사회적 지지망 등에 따라 스트레스의 영향은 달라진다. 의학적으로 규정되는 정신병도 증가하는 추세이다. 정신병의 성격에 대하여 의학계와 사회학계는 대립하는 관점을 보였다. 정신병은 사회적 낙인과 차별이 많은데 정신장애자의 역량 강화와 함께 이들을 배제하지 않도록 제도적인 개선이 필요하다.

8장: 건강행동과 건강증진

- 1970년대에 만성병 위주의 역학 구조가 형성되면서 행동 개선을 통해서 만성병을 예방하자는 건강증진 개념이 만들어졌다.
- 건강증진의 추진은 개인을 동기화하고 역량을 강화하는 방법과 지역사회 중심의 연대와 협력을 통해 달성하는 방법이 있다.
- 건강행동의 실천은 수명의 증가 효과가 크다.
- 건강행동은 생활양식의 일종이고 계급적, 신분적으로 주어진 소비 행위로 볼 수 있다.
- 여성 건강 운동처럼 시민들이 그룹화하여 자기 건강 문제를 생의학 체계에 의존하지 않고 독자적인 방식으로 해결하려는 시도가 생겼다.

1. 신 공중보건의 등장

역사적으로 공중보건은 인류의 건강 수준을 높이는데 크게 기여했다. 감염병이 유행하던 시기에 예방 접종을 하고, 물을 끓여서 먹고, 개인위생을 청결히 하며, 감염병이 발생하면 방역 조처를 시행하고, 감염자를 격리하는 등 여러 방식을 통하여 질병의 발생과 감염전파를 억제함으로써 건강증진에 기여하였다. 그런데 20세기 후반에 들면서 질병 구조가 만성질환 중심으로 변화하면서 이러한 공중보건 전략은 더 이상 위력적이지 못하게 되었다. 고혈압과 당뇨, 그리고 암과 심장병 등 현대사회의 질병은 외부에서 침투한 세균에 의해서 발생하는 것이 아니며, 유전적 소인이나 개인의 생활 습관이 원인으로 가정되었다. 그래서 만성질환을 '생활습관병'이라 부른다. 음주와 흡연 등 잘못된 생활 습관이 건강을 해치고 병을 만든다는 것이다. 따라서 생활습관을 개선하는 것이 건강을 유지하고 증진하는 지름길이라는 공감대가 형성되었고 국가적 차원에서 이를 정책적으로 추진하는 전략으로까지 발전하였다. Lupton(1995)은 이러한 조류를 '신 공중보건'이라고 명명하였다.

과거에 '질병 행동'만을 연구하던 사회학자들도 '건강행동'을 연구하기 시작하였다. '불로장생'(不老長生)이나 '무병장수'(無病長壽)의 소망은 아주 오래전부터 있었다. 과거에는 병에 걸리지 않는 것이 거의 운에 맡겨져 있었지만, 이제는 건전한 생활 습관을 확립하여 자신의 건강을 관리할 수 있다고 보게 되었다. 지금은 자기 신체 계측치, 예를 들어 혈압, 콜레스테롤, 체지방, 간 기능 등의 수치들을 확인하여 건강 상태를 점검하고 금연과 절주, 운동, 식이요법 등을 통하여 이러한 신체 수치들이 '정상적 범위'에 들어 있도록 만듦으로써 건강을 유지하고 증진할 수 있다고 믿게 되었다(Crawford, 1984).

신 공중보건 전략은 나쁜 습관을 지닌 개인을 변화시키는 데 주안점을 두고 있다. 과거의 공중보건 담론에서 개인을 세균 침투로 인한 희생자로 간주하였다면 신 공중보건에서 개인은 자신의 건강을 망친 책임을 지게 되었다. 이에 따라 생활 습관의 의미는 크게 변화되었다. 예를 들어 흡연은 과거에는 단순한 기호품이었고, 어른과 아이를 구분 짓는 신분적 상징과도 같았다. 그러나 이제 흡연은 자신의 건강을 망칠 뿐만 아니라 간접흡연을 유발하여 주위의 다른 사람들의 건강까지도 망치는 '간접 살인'으로까지 묘사되고 있다. 이것은 또한 질병이나 건강 악화에 대한 개인 책임을 전제하지 않았던 '병 역할' 개념이 만성병 시대에는 더 이상 유효하지 않게 되었음을 의미한다.

이렇게 사회적 관심이 질병에서 건강으로 옮겨가게 된 것은 1970년대 이후의 일이다. 여기서 질병에 초점을 두는 의학적 모형을 비판하고 이것을 넘어서는 새로운 담론을 만드는 것은 필수적인 과정이었다. 그런데 거의 한 세기 동안 보건의료 분야의 지배적 담론으로 존재했던 의학적 모형을 넘어서는 일이 쉬운 것은 아니었다. 그런데 선진국과 개발도상국은 각기 다른 이유로 임상의학의 대안 찾기에 나섰다. 선진국에서는 임상의학이 과도한 의료비 지출을 초래하고, 만성병 예방에 비효과적이란 인식이 생겨났다. 건강증진이란 용어는 캐나다의 정치가이자 보건부 장관이었던 Marc Lalonde(1974)가 '캐나다 국민의 건강에 관한 새로운 관점'(A New Perspective on the Canadian Health)이란 보고서에서 처음 사용하였다. 이 보고서는 건강의 결정인자를 생물학적 요인, 생활 습관 요인, 사회 환경 요인, 보건의료 요인으로 파악하였다. 의료체계는 건강을 유지 증진할 수 있는 하나의 요인일 뿐이며, 또한 환경적 위협이나 생활 습관이 건강에 미치는 위협에 대하여 의료는 별다른 해결책을 주지 못한다고 주장하였다. 따라서 질병 치료에 치중된 보건정책을 바꾸어 개인의 생활 습관과 환경개선에 초점을 둘 것을 제안하였다.

다른 나라에서도 유사한 보고서가 발간되었다. 영국 정부는 1976년에 '예방과 건강-모든 사람의 과제'(Prevention and Health: Everybody's Business)를 간행하였고, 미국 정부는 '건강한 국민'(Healthy People)을 1979년에 발간하였다. 세 보고서는 공통으로 예방의 필요성을 강조하였다. 우리의 잘못된 생활 습관이 건강을 해치기 때문에 그것을 예방해야 할 책임이 개인에게 있다는 것이다. Lalonde의 보고서에는 생활 습관 요인과 함께 환경 요인이 제시되었고 그에 따라 자동차 탑승 시 안전띠 착용을 의무화하는 정책이 입법되었다. 그러나 정부의 관심은 생활 습관을 개선하는 작업에 중점을 두어 주류 소비나 흡연을 규제하는 방향으로 나갔다(Parish, 1995).

일차 보건과 Lalonde 보고서는 철학이나 접근 전략에서 차이가 있다. 두 관점 모두 임상의학보다는 예방보건을 강조하는 점은 같지만, Lalonde 보고서는 의학적 모형의 예방 개념을 사용하고 있고 또 건강의 개인 책임을 강조하고 있다. 반면 16장에서 소개할 일차 보건은 의학적 모형을 벗어나서 '사회적 모형'(social model of health)을 사용하고 있으며, 개인보다는 건강 지향적인 지역사회 개발을 강조하고 있다. 두 관점 모두 임상의학 중심의 전략이 한계에 도달했다는 인식에는 공감하고 있지만, Lalonde 보고서가 정부가 주도하는 하향식 접근 전략을 취하는 반면 일차 보건은 주민자치와 참여에 의한 상향식 접근 전략을 사용하고 있다.

당시의 일반적 인식은 발전한 의학에 기대어 건강이란 곧 의료의 양과 질에 달린 것으로 생각하였다. 의료의 발전이 곧 건강의 향상이라는 것이었다. 이런 상황에서 의료가 아닌 생활 습관의 개선으로 건강을 달성할 수 있다는 '건강증진론'의 주장은 매우 혁신적인 발상이었다. 그렇지만 당시의 보고서들은 의학적 모형에서 완전하게 탈피하지는 못하였다. 예방을 강조하였으나 그것은 다분히 의학적 모형에 기초한 예방 개념이었다. 이들의 관심은 감당하기 어려울 만큼 증가하는 의료비에 대한 부담을, 예방을 강조하여 완화하려는 정책적 발상에 기초하고 있었다. 의료에 대한 집중적인 투자에 비해 건강 수준이 기대하는 만큼 향상되는 것이 아니라는 것을 인식하면서 치료보다는 예방에 투자하여 건강 수준을 개선하자는 것이었다(Parish, 1995).

재정적인 고려도 있었으나 건강증진이 단순히 수명을 늘리는 것보다 건강 수명을 증대시키는 것이 중요하다는 인식에 기초하였기 때문에 그 이전과는 달리 보건정책의 기조가 변화된 것은 분명하다. 그러나 이들은 아직 생활 습관의 개인 책임만을 생각하고 있었고, 그것이 환경적 또는 사회구조적 원인에 의하여 만들어지는 것이라는 인식을 하지는 못하였다. 의료가 건강에 미치는 역할을 상대화시키기는 했으나 기본적으로 의료적 모형에서 벗어나지는 못하고 있었다.

이러한 인식에 정면으로 대립하는 관점을 제시한 것은 Thomas McKeown 같은 학자들이었다. McKeown(1979)은 그의 저서 '의학의 역할'(The Role of Medicine: Dream, Mirage or Nemesis?)에서 서구 유럽의 지난 200년간 사망률 저하는 감염병을 통제할 수 있었기 때문인데, 이것은 생의학이 발전하기 이전이며 따라서 사망률 저하는 의학적 발전 때문이 아니라 사회적 환경적 발전에 힘입은 것이라는 주장을 펼쳤다. 예를 들어 결핵에 대한 유효한 백신이 만들어진 것은 1940년대인데 결핵으로 인한 사망은 이미 19세기 초부터 이루어졌기 때문에 결핵으로 인한 사망률 저하에 의학은 크게 기여하지 못했다는 것이다. 그가 제기하는 이슈는 생의학의 발전에 치중된 당시 보건정책의 기조를 사회환경적 측면을 강조하도록 바꾸어야 한다는 것이었다.

비슷한 시기에 문명 비판자인 Ivan Illich(1975)도 '의학의 인과응보'(Medical Nemesis)라는 저서를 통하여 생의학의 약물요법이나 외과적 처치법이 원인이 되어 질병이나 장애가 발생하는 현상, 즉 의원성(醫原性) 질환(iatrogenesis)을 야기하며, 또한 사람들은 생의학 치료에 일방적으로 의존하면서 스스로 건강을 추구할 수 있는 자생 능력을 상실했다고 비판하였다. 이들은 생의학 모형에 내포된 개인주의적이고 '희생자 탓하기'의 논리를 비판하고 사회 환경의 개선에 의한 건강증진을 추구해야 한다고 주장한 것이다.

2. 건강증진 담론의 형성

1980년에 세계보건기구는 산하에 '건강증진 프로그램'을 설치하고 유럽지역본부를 중심으로 HFA(health for all)을 실천하기 위한 구체적인 전략을 수립하게 된다. 1984년에 만들어진 건강증진 5대 원칙은 다음과 같다(WHO, 1984).

① 건강증진은 특정 질환의 위험이 있는 사람만을 대상으로 하는 것이 아니라 모든 인구를 포괄하고 그들의 일상생활의 맥락을 고려한다.

② 건강증진은 건강의 결정인자 또는 원인에 대응하여 행동을 실천한다.
③ 건강증진은 다양하고 상호보완적인 방법들을 결합하여 사용한다.
④ 건강증진은 효과적이고 구체적인 대중의 참여에 목표를 둔다.
⑤ 보건 전문가들, 특히 일차 보건에 종사하는 보건 전문가들은 건강증진을 추진하고 작동하는 데 중요한 임무를 수행해야 한다.

또한 세계보건기구는 건강증진의 목표 5가지를 설정하였다.
① 건강 접근성 향상
② 건강 지향적인 환경의 개발
③ 사회적 네트워크와 사회적 지지의 강화
④ 긍정적 건강행동과 대응 역량(coping) 강화
⑤ 지식의 증대와 정보의 확산

세계보건기구의 건강증진 전략은 단순히 건강위험집단만을 대상으로 하지 않고 모든 사람의 건강을 목표로 한다. 여기에는 증대하는 국가 간, 계층 간 건강 불평등을 완화하고자 하는 의도가 담겨있다. 또한 건강증진을 개인의 책임으로 돌리지 않고 지지적 환경 조성을 통한 모두의 건강(HFA) 달성을 중요하게 생각한다. 이러한 건강 지향적 환경조성은 보건 전문가의 역할만으로는 달성될 수 없는 것이기 때문에 사회 각 분야의 참여와 협력을 요구하고 있다. 이러한 개념적 준비 작업이 끝난 후 1986년에 캐나다 오타와에서 각국 정부 책임자들이 모여서 국제정치적인 결정을 하는 자리가 마련되었는데 이것이 유명한 오타와 헌장이다(WHO, 1986).

오타와 선언은 우선 건강에 대한 개인의 통제력 증대로서의 건강증진 개념을 기술한 후 건강을 위한 기본적인 전제조건으로서 평화, 피난처(shelter), 교육, 식량, 소득, 안정된 생태환경, 지속 가능한 자원, 사회정의와 형평성 등을 제시하였다. 이러한 전제조건들이 실현될 때 모두의 건강이 가능하다는 것이다. 그리고 건강증진의 원리 6가지를 제시했다.

① 건강 지향적 공공정책: 국민건강 증진을 위해서는 보건정책은 물론이고 모든 공공정책이 건강 영향을 염두에 두고 만들어져야 하며 또한 건강증진 정책은 비보건 분야의 정책들이 건강지향성을 채택하는 데 있어서 장애가 무엇인지 밝히고

그것을 제거할 방안을 모색해야 한다.

② 생태학적 건강과 지지적 환경: 건강은 개인의 행동 개선은 물론 그를 둘러싼 환경조건이 건강 지향적일 때 달성될 수 있다. 따라서 세계나 국가, 지역사회 모두 생태학적 건강모형에 근거하여 구성되어야 한다. 즉, 일터나 여가 모두 안전하고 쾌적하며 즐거운 곳이 될 수 있어야 한다. 급변하는 환경에 대한 건강평가를 시행하고 그러한 변화가 대중의 건강에 기여할 수 있어야 한다. 자연환경과 자원 보호 또한 건강증진전략의 중요한 부분이다.

③ 지역사회 역량 강화: 지역사회가 자신의 운명을 통제할 수 있도록 역량이 강화되어야 한다. 지역사회의 발전은 지역사회에 내재한 인적 물적 자원을 활용하여 자조와 사회적 지지 역량을 증대하고 건강 문제에 대중적 참여를 강화하기 위한 유연한 체계를 개발해야 한다.

④ 개인적 기술 개발: 건강증진은 사람들에게 정보와 보건교육을 제공하고 생활기술(life skills)을 향상하여 개인적 사회적 발전을 도모해야 한다. 그럼으로써 사람들은 자신의 건강 및 환경에 대한 통제력을 갖게 되고 건강 지향적인 선택을 할 수 있게 된다.

⑤ 의료의 재구조화: 건강증진의 책임은 개인, 지역사회 집단, 의료전문가, 의료기관, 정부가 공동으로 갖는 것이다. 이들은 건강 지향적 의료체계 구축을 위하여 함께 노력해야 한다. 의료기관은 임상적 치료기능을 넘어서 건강 지향적 방향으로 변화해야 한다. 이를 위해서는 의료전문가의 교육훈련이나 의료 연구에 있어서 전인(全人)으로서의 개인의 총괄적 욕구에 초점을 맞추도록 태도가 변화되어야 한다.

⑥ 미래를 향한 움직임: 건강은 자신과 타인을 돌보고, 의사결정을 내릴 수 있고, 자신의 생활환경에 대해 통제력을 행사할 수 있게 됨으로써, 그리고 그 사람들이 사는 사회가 모든 구성원에게 건강을 달성할 수 있도록 구조화됨으로써 달성될 수 있다. 즉 돌봄(caring), 전체론(holism), 생태학적 관념은 건강증진 전략의 핵심 요소들이다. 건강증진 전략을 기획하고, 실행하고, 평가하는 모든 단계에 남성과 여성은 동등한 동반자로서 참여해야 한다.

세계보건기구가 지향하는 목표는 지구상의 모든 사람에게 신체적, 정신적, 사회적 안녕 상태(well-being)로서의 건강을 보장하자는 것이다. 그리고 건강은 단순히 목표가 아니며 일상생활을 수행할 수 있는 역량으로 개념화된다. 이를 위해서는 모든 개인이나 집단이 자신의 건강 욕구를 규명하고 실현할 수 있어야 하고 건강을 저해하는 환경에 대응하여 이를 변화시키거나 통제할 수 있는 역량이 강화되어야 한다고 보았다. 개인이 건강 지향적인 생활 습관을 실천하는 것이 중요하나 불건전한 생활 습관을 건강 지향적인 것으로 변화시키는 것이 쉽지 않을 수 있다. 따라서 이러한 개인의 노력을 뒷받침해 줄 수 있는 지지적 환경을 만들어서 개인이 쉽게 건강증진을 이룩할 수 있도록 해야 한다는 것이다. [그림 8.1]은 이러한 개념을 잘 보여준다.

첫째, 개인은 건강증진을 위한 지식과 기술을 습득하여 건강증진을 이해하고, 스스로 추구할 능력을 갖추어야 한다. 예를 들어 금연의 필요성을 이해하고 자신의 건강을 위해 금연할 수 있는 동기를 높여야 한다. 둘째, 혼자서 노력하기보다 여럿이, 지지자들의 도움을 받으면서 건강증진을 노력하면 일이 수월해진다. 금연하는 가족이나 친구를 위해서 '후원-지지 그룹'을 만들어서 칭찬하고 용기를 북돋워 준다. 셋째, 제도개선을 통하여 건강증진을 하는 데 장애물을 없애고 사회적 분위기를 고양한다. 이것은 등산할 때 토목공사를 시행하여 산의 경사 각도를 낮추고 등산로를 만들면 쉽게 발걸음을 뗄 수 있게 되는 것과 같은 의미이다. 예를 들어 담뱃값을 인상하고 금연 구역을 설정하여 효과적인 금연 실천을 할 수 있게 만든다.

건강증진은 일차 보건과 여러 부분에서 개념을 공유한다(Ashcroft, 2015). 건강의 포괄적 개념 규정, 개인의 역능성 및 지역사회의 역능성을 제고하고, 참여를 강조하는 것은 양자 모두 동일하다.

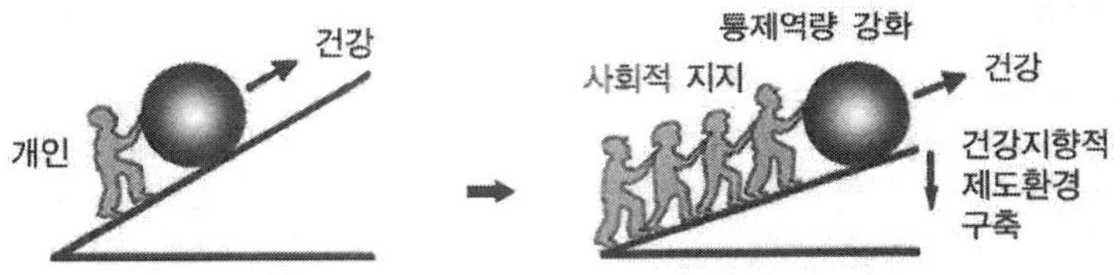

[그림 8.1] 건강증진의 개념

오타와 헌장에서 특히 강조된 것은 지지적 환경의 구축이었다. 지역사회 개념을 보다 구체화하여 건강 도시(healthy city), 건강마을(healthy village), 건강직장(healthy workplace)은 물론 건강학교나 건강병원처럼 모든 삶의 장소가 기본적으로 건강을 지향하는 장(場)으로 재구성되어야 하고(healthy settings), 그러한 환경조건에서 개인이 건강한 생활 습관을 배양할 수 있도록 '지지적 환경'으로 구성되어야 한다고 보았다. '건강 도시'는 한국에서도 사회적 관심의 대상이 되어 수십 개의 지방자치단체가 세계보건기구의 건강 도시 인증 사업에 참여하기도 하였으나 지지적 환경 구축이라는 본래의 의미가 충실하게 이행되고 있다고 보기는 어렵다.

지역사회 참여는 알마아타 선언 이후 일차보건의료에서 핵심 개념으로 등장하였으나 현실에서 지역사회 참여를 끌어내기가 쉽지 않았다. 특히 지역사회의 자원배분에 영향력이 있는 정치사회 지도자들을 움직이기가 쉽지 않았다. 오타와 선언에서는 지역(도시)의 시장 등 정치지도자들의 역할을 강조하고 있다.

오타와 선언 이후 건강증진 사업을 위해서 새롭게 도입된 개념이 전문가와 주민의 동반 참여 전략이다. 전통적인 보건사업에서는 지역사회의 건강 욕구를 측정하고 적합한 보건의료서비스의 공급을 기획할 때 보건 전문가에게 의존하였다. 일차보건의료에서는 전문가보다는 준전문가 또는 중간 수준의 기술 보급을 강조하였다. 건강증진 담론에서는 지역주민 스스로 건강 욕구와 우선순위를 측정하도록 하고 전문가는 그 과정이 잘 진행되도록 돕는 역할을 하는 것으로 개념화되었다. 이것을 지역사회 참여형 연구(community-based participatory research)라고 한다.

오타와 선언 이후 세계보건기구는 10차례의 국제 건강증진 회의를 열었고 건강증진의 세부적 전략을 협의하였다. 이 회의에는 각국 정부 책임자들이 참석하여 의사결정에 참여하기 때문에 이후 각국 정부는 건강증진을 국가정책으로 실행하여 국제적인 보조를 맞출 의무를 지게 된다(표 8.1 참조).

[표 8.1] 세계보건기구 건강증진전략의 발전 과정

연도	회의/주체	주제
1977	13차 세계보건총회	Health for All 개념 채택
1977	알마아타 일차보건 회의	일차보건 선언, HFA 선언
1980	WHO 건강증진 프로그램 발족	
1984	WHO 유럽지역본부	건강증진 개념과 원칙 개발
1986	1차 국제 건강증진회의(캐나다 오타와)	오타와 헌장
1988	2차 국제 건강증진회의(호주 아델레이드)	건강증진정책 권고안
1992	3차 국제 건강증진회의(스웨덴 선스볼)	지지적 환경에 관한 선언
1997	4차 국제 건강증진회의(인도네시아 자카르타)	21세기 건강증진 추진 선언
1998	5차 국제 건강증진회의(멕시코 멕시코시티)	건강불평등 완화, 형평성 달성
2005	6차 국제 건강증진회의(태국 방콕)	정책 동반관계
2009	7차 국제 건강증진회의(케냐 나이로비)	건강증진의 실천
2013	8차 국제 건강증진회의(핀란드 헬싱키)	모든 국가정책의 건강지향
2016	9차 국제 건강증진회의(중국 상하이)	지속가능 목표 안에서 건강증진
2021	10차 국제 건강증진회의(온라인)	웰빙, 형평성, 지속가능 발전을 위한 건강증진

3. 한국의 건강증진

국내에서는 오타와 헌장이 발표되고 10년이 지난 1995년에 국민건강증진법이 제정되면서 건강증진이 새롭게 국가정책으로 시행되었다. 처음에는 몇몇 거점 보건소를 중심으로 금연, 절주, 영양, 운동 등 '건강생활실천 사업'을 전개하였고, 2005년부터는 전국 모든 보건소가 건강증진 사업을 시행하게 되었다. 그런데 건강증진 사업은 제대로 정착해서 활성화되지는 못하였다. 그 주요 이유는 건강증진 추진에 필수적인 상향식 지역사회 참여가 적극적으로 추진되지 못하고, 기존의 하향식 보건사업 방식으로 실시했기 때문이다. 보건소는 1950년대에 만들어진 이후 감염병 예방 등 질병 예방을 주요 과업으로 하던 조직이다. 보건소에서는 의학적 모형에 기초하여 건강위험이 큰 사람을 가려내어 집중해서 관리하는 방식으로 보건사업을 추진해 왔다. 정부 기관인 보건소는 모든 보건사업의 주체였고, 주민은 사업의 대상으로 존재했다. 또한 보건사업이 제공하는 서비스는 전문가에 의하여 만들어지고 관리되는 것이었기 때문에 주민은 그것을 수용하기만 하면 되었다. 이러한 사업방식은 전형적으로 파슨스의 병 역할 모형에 부합되는 것이었다. 그런데 건강증진 사업이 추진되면서 이론적으로는 개인과 지역사회와 국가가 함께 노력해야 한다는 생태학적 전략이 제시되었으나 보건소 단독으로 사업 대상을 정하여 서비스를 제공하는 방식에 익숙한 보건소 업무환경에서 지역사회 및 주민단체와 함께 계획하고 실행하는 방식의 생태학적 전략은 추진하기 쉽지 않았다.

다른 개발도상국의 경우에는 1978년의 알마아타에서 이루어진 일차 보건 선언에 힘입어 필수적 보건의료를 지역사회 참여 방식으로 제공하는 시도가 진행되었다(WHO, 1978). 그런데 우리나라에서는 몇몇 시범사업 수준에 그쳤고, 일차 보건이 보건의료 조직체계 구성에 반영되지도 못하였고, 주민 참여의 경험이 축적되지도 못하였다. 1960~70년대에 선진국의 공적개발원조(ODA)를 받아서 의과대학들이 지역별로 일차 보건 시범사업을 추진했으나 1980년대에 원조가 중단되었고, 국내적으로는 이러한 보건사업에 재원을 염출할 수 없었다. 정부도 1980년대에 의료보험제도를 도입하고 의료 이용 수준을 높여서 질병 문제를 해결하는 데에만 관심이 있었다. 개인의 질병 문제를 의료 이용으로 해결하는 개인적 접근법이 정착되면서 지역사회 중심으로 건강 문제를 해결하자는 인식은 만들어지기 어려워졌다(조병희, 2010).

건강증진의 전략은 주민 스스로 건강 문제를 인식하는 데서부터 시작된다. 마을이나 학교 단위에서 자신과 주변의 건강 문제를 스스로 인식하고 자율적으로 해결 방법을 모색해야 하는 것이다. 그동안 마을이나 학교는 사업의 대상이었지 사업의 주체가 아니었다. 건강증진의 여러 사업 요소 중에서도 주민 참여가 제대로 이루어지지 못하는 것은 관료제적 조직문화에서 참여적 사업추진 방식이 부재했던 관행의 결과로 볼 수 있다. 건강증진이 정부 주도로 추진되면서 보건소의 고유사업으로 인식되었고, 정부의 다른 부서나 민간단체 또는 지역사회의 참여는 제한되었다. 보건소와 관변단체 이외에는 건강증진을 추진하는 사회조직도 찾아보기 어렵다. 질병에 대응하기 위한 개인들의 모임으로서 동호회들은 많이 있지만, 지역사회의 자발적인 건강증진 운동이나 건강향상을 통한 지역개발사업은 거의 존재하지 않는다. 국민의 건강에 관한 관심은 높지만 대부분 개별적으로 추구하는 실정이며, 건강이 지역사회의 문제이고 집합적으로 해결되어야 한다는 인식 자체가 제대로 형성되어 있지 못하다. 이런 상황에서 보건소가 건강증진 사업을 주도하는 것이 불가피한 일일 수도 있지만 그럴수록 건강증진 사업은 많은 인력과 예산이 필요하고 전문가의 역할이 중요하기 때문에 건강증진의 이념과는 배치되는 결과를 가져오게 된다. 주민 스스로 건강증진 사업의 필요성을 깨닫고, 각성하고, 동기화되어 참여하기까지 상당한 시간이 필요하다. 때로는 전문적인 조직가에 의해서 주민이 동원되고(community mobilization) 조직될 필요도 있다. 그런데 관료제에서는 주민동원까지의 시간은 보건소 직원의 업무성과로 인정받기 어렵다. 보건소는 프로그램에 즉각 참여하는 주민에게만 건강증진 서비스를 제공한다. 건강증진은 주민 모두가 나서서 스스로 수행하도록 하고 보건소는 지원만 담당하는 것이 필요한데 직접 서비스 제공자로서 자리매김하는 현재의 구조가 건강증진의 확산을 제약한다. 보건소의 인력으로 주민의 건강증진 전반을 관리하는 것은 불가능하다. 따라서 추진이 어렵고 시간이 걸리더라도 지역주민 스스로 건강증진 사업에 나서도록 하는 것이 건강증진의 이념에도 부합되고 추진인력의 부족 문제도 해결하는 방법이 될 것이다.

캐나다의 경우 각 주 정부는 암 협회, 당뇨병 협회, 심장병 협회 등과 함께 건강생활연대를 조직하고 신체활동 증진, 건강한 식생활, 금연 환경조성 등의 공동사업을 추진하고 있으며, 사업추진의 바탕이 되는 지역사회 역량 형성 활동을 전개하고 있다(Canadian Cancer Society, 2009). 보건소 등 정부 조직이 건강증진 사업을 독점하지 않고, 암 협회 등 민간 조직도 질병 관리와 관련된 사업만 하는 것이 아니라 암 예방에 관련된 지역사회 서비스를 제공하고 있으며, 서비스 제공 방식도 소수 대상자에 대한 무료 서비스 제공이 아니라 건강증진 원리에 근거한 지역사회 역량 형성을 바탕으로 하는 서비스 제공 체계를 갖추고 있는 점 등이 주목할 만하다. 즉 암 협회는 주 정부와 협력하여 전체 마을과 지역을 포괄하는 연결망과 파트너십을 구축하고, 건강지향적 마을 만들기를 돕기 위한 기술과 자원을 조달해 주는 임무를 수행한다. 역으로 각 마을에서는 지역사회 계획수립, 건강 기술 함양을 위한 시범사업, 건강 식생활-신체활동-금연 환경조성을 추진하기 위한 환경적 정책적 개입, 지역사회 역량개발을 위한 추가 재원 지원 등과 관련하여 암 협회로부터 지원받을 수 있다. 암 협회에는 지역사회 개발 및 조직전문가가 일하고 있고, 이들이 각 마을에 기술지원과 재정지원을 하면서 건강증진 실행 체계를 구축하고 있다.

이와 비교해서 우리나라에는 보건소와 지역주민 사이를 연결할 수 있는 건강증진 활동 조직전문가(facilitator)가 부재하다. 보건소는 인력과 재원이 부족하고, 지역사회는 건강증진의 전문성과 지역사회 역량이 취약한 실정이기 때문에 건강증진 사업이 활성화되기 어려운 여건에 있다. 현재는 전국 어디서나 의료서비스가 충분히 공급되고 있으며, 주민들의 건강에 관한 관심도 높은 편이다. 의사를 비롯한 보건의료 인력도 충분히 공급되고 있다. 그런데 이런 조건들이 의료적 모형의 보건사업을 실천하는 데는 좋은 기반이 될 수 있지만 건강증진 담론을 실천하는 데는 크게 도움 되지 못할 수 있다(조병희, 2010). 예를 들어 금연 사업의 경우 지역사회 기반이 구축되지 못한 관계로 흡연자 개인을 대상으로 보건소가 금연 교육이나 금연 서비스를 제공하는 데 그치게 된다. 또한 정책적으로 담뱃값 인상이나 금연 구역 설정 등의 방법을 활용하여 금연 환경조성을 이룩한 것은 사실이지만 이러한 정책들이 지역사회에서 충분한 의견수렴 과정을 거치지 못하고 다분히 권위주의적 규제의 방식으로 진행되어 사회적 갈등의 소지가 있다. 거리의 금연 구역은 정부가 주도하면 쉽게 설치할 수 있지만 금연 아파트 지정 및 운영과 관련해서는 정부의 주도만으로는 분명한 한계가 있다.

4. 건강증진의 접근방법

(1) 건강행동의 효과

흡연은 조기사망의 원인이 된다. 흡연자는 비흡연자보다 수명이 적어도 10년은 짧다. 금연하면 수명 손실을 상당 부분 회복할 수 있다고 한다. 우리가 금연하고, 절주하고, 신체활동 하면 건강한 삶을 살 가능성을 높일 수 있다. 그런데 누구나 건강 지향적 생활방식을 실천하는 것은 아니다. 그것은 건강하게 살기 싫어서가 아니라 하고 싶어도 하기 어렵게 만드는 여러 상황적 구조적 여건에서 비롯되는 문제로 보인다. 즉 생활방식의 선택은 순전히 개인적 의지만으로 이루어지는 것은 아니다.

전근대사회에서 건강은 주어진 것, 운명적인 것으로 인식됐다. 오래 살면 복 받은 것이고 일찍 죽어도 타고난 운으로 간주했다. 그런데 근대사회에 들어오면서 건강은 노력해서 얻을 수 있는 성과로 생각하게 되었고, 건강에 대한 개인의 책임이 부여되었다. 건강하기 위해 우리가 할 수 있는 일차적인 과업은 생활양식을 바르게 하는 것이다. 어떤 생활양식을 갖는가에 따라서 건강한 삶이 유지될 수도 있고, 아니면 조기사망이 초래될 수도 있다. 건강행동 또는 생활양식은 건강관리에 핵심적 요소가 된다.

건강행동은 자기의 건강을 유지하거나 개선하기 위하여 수행하는 활동을 의미한다. 금연, 절주, 운동은 대중적으로도 잘 알려진 건강행동이다. 이러한 행동을 반대 방향으로 할 경우, 예를 들어 흡연하고 과음하는 것은 건강을 훼손하는 위험 행동이 된다. 건강행동이 실제로 얼마나 수명 증대 효과가 있는지는 실증적으로 계산되고 있다. 미국인 대상 코호트 조사자료(National Nurses Survey)에서는 다음 5가지 건강행동을 34년간 추적 조사하였다.

- 평생 금연
- 건강한 식이(식이 점수 상위 40%)
- 규칙적인 운동 또는 신체활동(매일 30분 이상 중강도 및 고강도 신체활동)
- 소량의 음주(매일 5-15g, 남자 5-30g 이하 알코올 소비)
- 적정 체중(BMI 18.5-24.9kg/m²) 유지

그 결과 50세에 5가지 건강행동을 실천하지 않는 여자의 기대여명은 29년, 남자는 25.5년이었다. 반면 50세에 5가지 모두 실천한 여자의 기대여명은 43.1년, 남자는 37.6년이었다. 즉 건강행동을 모두 실천한 50세 여자는 그렇지 않은 여자의 기대여명보다 14년 더 오래 살고, 남자는 12.2년 더 오래 산다(Li, 2019). 즉 5가지 건강행동을 준수하면 조기사망을 예방하고 수명을 연장해 주어 10년 이상 오래 살았음을 알 수 있다.

(2) 개인 중심의 접근방법

오타와 선언에서는 생태학적 접근법을 강조했지만, 개인을 대상으로 홍보하고 상담하고 설득하여 건강 지향적 행동 습관을 갖게 하는 것은 여전히 중요한 실천 방법이 되고 있다. 예를 들어 금연 사업의 경우에 전국 각 보건소에는 금연상담실이 설치되어 있고, 여기서 금연 상담 및 금연보조제 제공 및 금연침 시술 등 치료 서비스도 제공해 주고 있다. 또한 학교를 대상으로 금연 교육을 시행하고 있고, 금연을 주제로 한 공익광고나 다큐멘터리를 제작 방송하는 등 다양한 홍보 사업도 하고 있다. 이러한

사업들은 금연에 대한 사회적 인식을 확산하고 흡연자들이 금연을 결심하도록 동기화시키는 역할을 하고 있다. 개인 중심 접근법은 건강위험의 심각성을 개인별로 특정화할 수 있고, 이를 근거로 개인이 건강행동을 하도록 동기화할 수 있는 장점을 갖고 있다. 이를 위한 이론적 모형도 일찍부터 개발되었다.

행동 변화에 초점을 둔 보건교육은 이미 1960년대에 시작되었다. 예방 접종률을 높이고 환자교육을 시키기 위한 공중보건 캠페인에서 '건강신념모형'이 주로 사용되었다. 보건교육에 있어서 주요 과제는 사람들이 왜 건강을 저해하는 위험(health risk)을 감수하는지를 밝히고 어떻게 하면 이들이 건강행동을 하도록 동기화할 수 있는지를 파악하는 데 있다. 예를 들어 흡연의 해악은 이미 널리 알려져 있음에도 불구하고 흡연자는 여전히 많고, 운동하면 수명을 늘릴 수 있는데도 불구하고 계속 운동하는 경우는 많지 않다. 이런 문제에 대한 최초의 체계적인 설명이 Rosenstock(1974)의 '건강신념모형'(health belief model)에서 제시되었다. 이 모형은 어떤 개인이 결과(output)에 대하여 부여하는 가치와 주어진 행위가 초래할 결과에 대한 개인의 믿음이라는 두 가지 요인에 의하여 건강행동을 설명한다. 즉 한 여성이 가까운 미래에 유방암에 걸릴 가능성을 얼마나 염려하는지(감수성), 그리고 만일 그런 상황이 발생하였을 때 그것이 얼마나 심각한 위협이 될 것으로 생각하는지(심각성)에 따라 건강행동의 실천 여부가 달라진다는 것이다. 감수성과 심각성이 높을수록 건강행동을 실천할 가능성이 크다. 또한 건강행동을 실천할 때 필요한 부담(장애요인)과 이득에 따라서도 실천 여부가 달라질 것이다. 장애요인은 적고 이득은 클수록 건강행동의 실천 가능성은 크다. 엄마 생각에, 자녀가 병에 걸릴 위험이 큰데, 예방접종으로 그 위험을 없앨 수 있다고 생각한다면 엄마가 아이에게 예방접종을 실천할 가능성이 클 것이다.

이후 건강신념모형은 자기효능감의 개념을 추가하여 모형이 확대되었다. 자기효능감이란 어떤 변화를 실천할 능력을 갖추고 있다는 자기 확신을 의미한다. 예를 들어 콘돔 착용의 경우 남편이 콘돔 사용을 싫어해도 부인은 남편이 콘돔을 사용토록 하겠다는 의지의 정도가 자기효능감이다. 행동의 변화가 성공하기 위해서는 개인은 현재의 행동에서 위험을 느껴야 하고, 그 변화를 통해서 확실한 이득을 얻을 수 있어야 하며, 변화 과정에서 초래되는 비용도 감당할 만한 수준이어야 한다. 또한 자신이 그러한 변화를 수행할 만한 역량을 갖고 있다고 생각할 때 건강행동을 하게 된다.

이와 유사한 이론으로 Ajzen과 Fishbein(1980)의 '합리적 행위론'(theory of reasoned action)이 있다. 이 이론은 행동이 그 행동을 수행할 의도(intention)에 의하여 예측될 수 있다고 본다. 의도는 행동에 대한 태도로부터 나오는 것이고, 태도는 행동의 결과에 대한 신념으로부터 나온다. 예를 들어 금연하면 어떤 긍정적인 결과가 기대되는지에 대한 신념이 있으면 금연하겠다는 신념이 만들어지고 이후 금연 실천의 의지(의도)가 형성된다는 것이다. 한 가지 특기할 만한 것은 대상(또는 사건)에 대한 태도와 그러한 대상을 지향하여 수행하는 행동에 대한 태도를 구분한다는 점이다. 운동 자체는 좋아하지만 실제로 운동하는 것에 관해서는 부정적인 태도를 보일 수 있다. 따라서 건강행동의 의도를 파악하려면 그것이 행동 자체에 대한 의도인지 아니면 행동 실천에 대한 의도인지를 정확하게 구분해야 한다. 또한 다른 사람이 어떻게 생각하는가 하는 점도 고려해야 한다. 가족이나 친구 등 주변 사람이 자신의 금연에 관해 어떻게 생각하는지가 실천 의도 형성에 중요한 요인이 된다. 타인의 태도는 규범적인 기준이 될 수 있기 때문이다.

합리적 행위론은 건강 신념 모형보다 설명력이 높은 이론으로 평가된다. 흡연의 해악은 이미 널리 알려졌으나 많은 사람이 흡연을 계속하는 것을 생각할 때 건강신념 모형처럼 단순히 흡연의 위험을 아는 것만으로 금연하게 될 것이라 가정하기는 어렵다. 금연이 좋다는 것을 아는 것과 금연을 실천하는 것은 다른 것임을 가정하는 합리적 행위론이 더욱 현실을 잘 반영하는 것 같다. 또한 금연 과정에서 주변 타인의 격려나 평가가 금연 실천에 중요한 요인이 될 수 있다는 점 또한 이 이론의 장점이다. 금연상담은 흡연이 초래할 건강위험에 대한 감수성과 심각성을 높이고, 금연 서비스 제공을 통하여 이득은 높이고 장애요인은 낮춤으로써 금연을 실천할 수 있도록 동기화하는 데 유효한 접근방법이 될 수 있다. 또한 공익광고 같은 홍보를 통하여 금연에 대한 주변의 인식을 높이고 금연 당사자의 인식에 규범적 기준의 역할을 하게 된다.

그런데 개인 중심적인 심리학적 모형의 공통적인 가정은 적절한 동기와 신념을 갖는 경우 건강행동을 실천할 것이고, 이러한 동기와 신념이 없거나 부족하면 건강행동 실천을 주저하게 될 것이라 본다. 신념이나 의지가 부족하면 보건교육을 통해서 이를 만들어 줘야 한다고 본다. 그러나 통계학적으로 생각할 때 이러한 요인들이 건강행동의 실천을 설명하는 설명력은 제한되며 큰 부분이 설명되지 않은 채 남아 있는 것이 보통이다. 즉 신념이나 동기의 개념적 유용성은 제한적이라고 할 수 있다. 자료가 회고적 방식으로 수집되거나 행동을 실천한 자만을 대상으로 수집하는 방법론적 문제도 있다. 또한 금연이나 절주 같은 건강행동이 사회적으로 바람직한 행동으로 여겨지는 상황에서 많은 사람이 자신이 나쁜 행동을 하는 사람으로 보이기를 원하지 않는 점도 모형의 오차를 크게 만든다.

아마도 가장 큰 개념적인 문제점은 사람들이 특정 건강행동이 건강을 증진하는 데 이바지할 것이기 때문에 이를 실천해야 한다고 단선적으로 가정하는 점으로 생각된다. 어떤 행동은 건강상의 이유가 아닌 다른 이유로 실천할 수도 있다. 이를 잘 닦는 것이 다른 사람을 만날 때 자기 자신을 준비하는 데 (예의 바르게 보이기 위한, 악취를 없애기 위한) 적합한 방식일 뿐이며, 치아가 부식하는 것을 방지하기 위한 것은 아닐 수도 있다. 또한 청소년 흡연의 경우 어울리는 친구 그룹에 소속되기 위한 징표로 흡연을 선택할 수도 있다. 이때 그 개인에게 흡연의 건강위험을 교육하는 것은 금연 동기화에 큰 도움이 되지 않을 수 있다.

어떤 행동이 건강에 관련된다는 인식의 형성은 복잡한 사회적 과정을 거쳐서 형성되는 것임에도 불구하고 이를 매우 단순화시켜 몇 시간 또는 몇 번의 교육으로 형성되는 것으로 가정하는 것은 인식의 주체적인 측면을 지나치게 단순화하는 것이다. 또한 건강의 개인적, 주체적인 성격을 생각할 때 각자가 건강위험에 대하여 느끼고 판단하는 것이 얼마나 공유될 수 있는지, 그리고 그것이 실제 생활상의 행동과 얼마나 일치될 수 있는지에 대하여도 면밀한 검토가 필요하다.

(3) 지역사회 중심의 접근방법

지역사회 중심 건강증진은 지역사회 참여 또는 지역사회 역량 형성과 유사한 의미를 지닌다. 건강증진은 지역사회 참여가 필요하고, 지역사회 참여를 위해서는 지역사회가 역량을 갖추고 있어야 한다. 참여가 있으려면 먼저 건강이 나의 문제이며 동시에 우리 지역사회의 문제라는 인식이 필요하다. 작업장에서의 금연이란 과제를 예로 들어보자. 흡연을 개인의 기호 문제로 생각하면 흡연자가 스스로 결심하여 금연할 때까지 옆 사람들이 할 일은 별로 없다. 그런데 간접흡연의 피해를 알게 되고, 또 자신의 건강할 권리에 대한 인식이 생기면서부터 동료에게 자기 주변에서 흡연하지 말도록 요구할 수 있게 된다. 나아가 작업장에서 같이 일하는 동료들과 모임을 만들어 작업장 내에서 흡연이 유발하는 위험에 대한 인식을 제고하고 금연할 수 있도록 자율규제 장치를 만들게 된다.

이 사례에서 개인은 간접흡연의 위험을 알고 집합적 대응이 필요하다는 인식의 전환을 할 수 있는 인지적 역량이 필요하고, 또 자신의 견해를 듣고 동조해 줄 동료를 규합하는 지도력이 필요하며, 작업장 금연에 반대하는 동료를 설득할 협상 능력도 필요하다. 작업장 조직 또는 회사조직은 작업장 내의 금연 환경조성에 필요한 민주적 의사결정이 이루어질 수 있도록 시간과 공간의 제공 등 근로자들의 자율적 추진을 도와야 하고, 금연 환경 유지와 관리를 위한 장치, 제도, 포상과 제재 등 제도적 환경을 만들어야 한다. 이렇게 개인과 조직의 역량을 합쳐서 작업장 금연을 위한 공동체 역량을 키울 수 있다. 작업장 금연은 개인과 조직의 역량이 개발될 때 가능한 것이며, 건강증진은 결국 건강할 수 있는 역량이 개발되는 과정으로 볼 수 있다. Chaskin(2001)은 지역사회 역량개발을 한 지역사회에 존재하는 인적 자본, 조직 자원, 사회자본이 상호작용하여 그 지역사회의 집합적 문제를 해결하거나 구성원의 웰빙을 개선 또는 유지하는 것으로 규정한 바 있다.

지역사회 중심 건강증진 사업이 되기 위해서는 단지 지역사회에 위치하는(placed) 것만으로는 부족하고 지역사회 주민의 참여에 의한 건강 문제 규정이 필요하다. 즉 자신과 가족만을 생각하던 관점에서 벗어나 지역사회와 자신을 관련지어 이해하는 혁신적인 인식의 전환이 필요하다(Freire, 1970, 1982). 건강증진 사업을 시작하려면 지역사회가 어떤 건강 문제를 가졌는지 파악해야 하고, 이를 위해 흔히 역학조사나 건강행태조사와 같은 조사를 시행한다. 통상 서베이 조사는 사전에 정해놓은 설문 항목들에 대한 정보만을 얻을 수 있고, 그 개별항목들에 대하여 주민 각자가 느끼는 정서나 숨겨진 가치를 찾아내기는 어렵다. 즉 주민들이 건강에 대하여 어떤 생각을 하는지, 무엇을 중요한 건강 문제로 바라보며, 왜 건강 문제가 생긴다고 느끼는지 그리고 건강 문제를 어떻게 극복해야 하는지 등에 관해서는 보통의 설문조사로는 불충분하다. 여기서 '사진으로 말하기'(photovoice)나 주민 참여적 우선순위선정 등의 방법이 필요하다. 사진으로 말하기란 주민 참가자에게 사진 찍기 취지와 요령을 교육한 후에 건강 문제와 관련된 장면을 사진 찍어 와서 그 의미를 말하도록 하고 이것을 질적 연구 방법으로 그 사진에 담긴 사람들의 심층적 가치와 인식을 분석해 내는 것이다. 칼슨 등(Carlson, 2006:836-852)에 의하면 사진으로 말하기는 저소득 주민들의 활발한 지역사회 참여를 유발할 수 있는 유용한 도구였다고 한다. 사진 찍는 과정을 통하여 자신과 가족 성원이 상당한 정도로 비판적 의식을 갖추게 되는 변화 과정을 경험하였다는 것이다. 주민들이 직접 지역에 산재하였거나 숨겨진 마을의 자산을 조사하게 되면 이 과정 자체가 지역사회를 새롭게 인식하는 계기가 되고 잠재된 자신들의 역량을 인식할 수 있다. 주민 참여적 우선순위 결정은 조사를 통해서 밝혀진 지역사회의 건강 문제들에 대하여 주민 회합을 통해서 어떤 문제가 더 시급하고 중요한 문제인지 의견을 모으는 방식이다. 이러한 의견수렴 과정은 일회적 모임으로는 달성하기 어렵고 상당한 시간 동안 여러 차례의 토론이나 길거리 게시판에 의견 표시하기 등 여러 가지 방식으로 진행될 수 있다. 이러한 주체적 의사결정 과정 자체가 주민의 관심을 불러일으키고 인식의 전환을 가져오는 계기가 된다. 이 과정에서 건강증진 전문가나 지역사회 개발 전문가들이 함께 참여하여 의사결정 과정이 효과적으로 진행되도록 도울 수 있다. 이것을 지역사회에 근거하는 참여적 연구라고 한다(Minkler and Wallerstein, 2003; Chopyak and Levesque, 2001; 유승현, 2012). 전문가와 함께하지만, 지역사회 구성원들이 건강증진 사업의 설계부터 평가까지 주된 역할을 하는 것이 원칙이다.

지역사회에는 개인도 있지만 그 개인들이 모여서 조직된 활동을 하기도 한다. 향우회, 봉사단체, 친목단체, 환경단체, 종교단체, 정치사회단체 등 여러 가지 다른 형태의 조직과 단체들이 많이 존재하고 있고 그들은 서로 다른 관심사로 지역주민들을 조직화하고 있다. 관계적 개념으로서의 지역사회가 성립하는 데 있어서 중요한 요소는 지역사회 인식(a sense of community)이다. 지역사회 인식이란 지역사회에 대한 소속감, 애착, 기여 같은 정서적 가치판단을 말한다. 지역사회 인식은 개인을 지역사회에 묶어 주는 역할을 하며 동시에 개인과 개인의 관계에 일정하게 질서를 만들어 예측이 가능한 사회생활이 될 수 있게 해준다. 친족이나 지역과 같은 연고를 중심으로 하는 전통적 사회적 관계망은 최근에는 그 영향력이 약화되었고 대신 인터넷 동호회와 같은 새로운 형태의 사회적 관계망들이 발전하고 있다. 이들 중에는 환경이나 교육, 또는 삶의 질 같은 공적인 이슈를 중심으로 구성된 시민사회단체(NGO)들도 있다. 이들은 다른 조직보다 사회적 영향력 또는 조직의 외연이 크다는 점에서 중요하다.

보건사업에서의 '지역사회'는 '지역성' 자체보다는 조직과 프로그램에 따라 수시로 형성되고 변화하는 가변적인 존재로 생각할 수 있다. 예를 들어 '걷기대회'와 같은 일회성 이벤트에 모이는 사람들도 하나의 지역사회이고 '절주 모임'도 하나의 지역사회이다. 같은 '걷기대회'일 경우에도 그것이 지역사회 여러 조직의 연대에 의하여 기획되고 추진된 경우라면 단순히 보건당국이 광고를 통해 동원한 경우보다 지역사회에 미치는 영향력의 강도는 더 클 것이다. 보건사업에서의 지역사회란 조직적 참여로 계속 만들어지고 재생산되는 가변적인 것으로 볼 수 있다. 앞서 언급한 지역사회 역량에는 개인을 의식화시키고 참여시키는 능력도 해당하지만, 동시에 기존의 조직들을 참여시키는 것도 포함된다. 지역사회 조직들은 구성원들의 복리와 지역사회 발전에 기여하는 목적에서 모인 경우가 많아서 의식화 과정이 별도로 필요 없을 수 있고, 이미 많은 회원을 확보하고 있어서 이들의 참여는 건강증진 사업의 실행 역량 확대에 크게 기여할 수 있다.

한 지역이 얼마나 지역사회 역량을 담보하고 있는가는 그 구성원들이 수평적으로 그리고 수직적으로 얼마나 연대에 기초한 참여를 하고 있는가에 달려 있다. 즉 지역사회 구성의 구조적 특성과 그 크기는 곧 지역사회 역량을 반영하는 것이다. 지역사회 중심 건강증진 사업은 건강증진 담론을 중심으로 지역사회를 재구성하거나 지역사회를 건설(community building)한다는 의미가 담겨있다. 건강증진의 이념과 철학을 실현할 수 있게 주민 스스로 각성하여, 자신들의 내재 역량을 재발견하고, 건강 문제를 주체적으로 규정하여, 자신들의 역량으로 이를 해결해 나감으로써 건강한 지역사회를 만드는 것을 말한다. 여기서 건강 향상과 지역사회 발전은 동시에 이루어지는 목표가 된다. 즉 지역사회 역량이 큰 지역이 주민의 건강 상태도 더 좋은 경향을 보인다(정민수·조병희, 2007, 2011).

지역사회 역량개발의 주된 목표는 일반 지역 구성원들을 포함한 취약 지역과 계층이 단지 외부에서 지원되는 서비스의 수혜자가 아닌 지역사회 개발을 주도하는 사람들로 역할을 설정하고, 다른 집단이나 경제주체들과 상호 교류·협력할 수 있는 능력을 키우도록 하는 것이다. 그런데 지역사회 역량 강화는 그 추진 과정이 수월하지는 않다. 지역사회 역량 강화는 원칙적으로 보건 분야와 다른 분야의 구분이 없이 지역사회의 포괄적 발전 전략으로 함께 진행될 필요가 있다. 보건만을 위한 사회자본의 배양이란 실제로는 거의 불가능하다. 일반 주민에게는 지역발전이라는 포괄적인 접근을 할 때 동조를 얻게 되는 것이지 단순히 건강향상만을 위한 사업이라고 한다면 관심을 기울일 사람들이 축소되어 사업의 추진 자체가 어려울 수 있다. 그런데 포괄적 지역발전과 함께 추진되는 보건사업은 범주적으로 예산을 책정하고 그 효과를 평가하는 기존의 관료제 구조에서는 실행이 쉽지 않은 요인이 된다. 보건 예산으로 사회자본 배양을 위한 단체 지원을 한다고 할 때 이를 관료들에게 이해시키기 쉽지 않을 것이다.

둘째로 지역사회 역량 강화는 지역사회 각 주체와 개인들의 평등한 참여를 통해서만 달성될 수 있다. 만일 지배-종속, 명령-수행의 관계가 나타나게 되면 조직연대는 추동력을 잃게 되고 자칫 정부나 지방자치단체에서 제공하는 각종 지원이나 유인책을 쟁탈하기 위한 각축장이 될 수도 있다. 그러나 지금까지 지역사회 단체들에 대한 관료제적 통제와 정부 주도의 사업성과 창출을 중시해 온 관행 때문에 평등한 참여나 동반자 관계 구축은 어려울 수도 있다. 또한 그동안 보건의료 분야를 주도해 온 의료전문가들이 일반주민을 사업의 대상으로만 생각하던 관행을 변화시키는 것도 쉬운 일이 아니다.

셋째로 일부 빈민층이나 자원이 빈곤한 지역에서는 자력 개발의 어려움을 감수하기보다는 정부 지원으로 욕구를 해결하는 데 더 익숙할 수 있다(Traverso-Yepez et al., 2012). 역으로 지역사회 역량 강화가 자칫 건강에 대한 정부의 책임을 감소시키는 방편이 될 수도 있다. 건강증진 전략에서 건강 문제를 개인 또는 지역사회가 자신의 책임으로 인식하는 과정이 꼭 필요하지만, 이것이 지나치게 강조되면 정부의 책임이 상대적으로 약해질 수도 있다.

넷째로 지역사회 역량 강화는 지역사회의 잠재적 역량을 발견하고 이를 개발하고 연계하는 과정 자체가 중요하다. 이 과정을 계획하고 조직하는 사람의 노력은 매우 중요하고 힘든 작업이지만 그 결과로 지역사회 조직 연계망이 확충되고 역량이 강화되었을 때 그 전면에서 드러나는 것은 각 조직의 책임자나 조직 성원(주민)들이고 정작 조직화를 담당했던 정부 관료나 조직가들은 뒷전으로 물러날 수밖에 없다. 즉 역량강화 사업을 추진하는 보건 당국자들의 업무성과 평가가 쉽지 않아 초기 조직화에 어려움이 예상된다. 동시에 지역사회 역량은 매력적이기는 하지만 그 개념이 모호하고 포괄적이어서 이를 측정하기 위한 도구가 아직 정교하게 개발되지 못한 점도 어려움을 초래한다.

(4) 시민 건강 운동

특정한 사회적 이념을 공유하는 집단이 건강을 목적으로 조직하여 시민 운동을 전개하는 것은 특수한 형태의 건강증진이라 할 수 있다. 미국 등 서구에서는 여성, 동성애자, 유색인종 같은 특정 집단에 의한 건강 운동의 역사가 깊다. 특히 여성 건강 운동은 단순한 건강 운동의 차원을 넘어서 정치 사회적 의미와 학문적 의미가 매우 컸다. 여성 건강 운동은 시발은 임신과 출산에 대한 여성의 권리를 주장하는 것이었다. 1970년대의 가부장제 가족제도에서 임신 출산은 가계의 계승에 중요한 수단이었고 반복되는 임신과 출산은 여성의 생애를 지배하는 큰 부담이었다. 초기 여성주의자들은 피임, 임신, 산전 관리, 출산에 이르는 전 과정에서 여성 스스로 자기 몸에 대한 통제력을 갖고 선택하고 관리할 수 있기를 소망하였고, 그 방법을 찾아서 실천하였다. 낙태가 불법인 상황에서 낙태를 원하는 여성들을 도와주고, 독자적인 산전 관리 방법들을 터득해 나갔으며, 남성 의사들의 조력을 받지 않고 독자적인 조산소를 개설하여 출산을 관리하였다. 임신을 선택할 수 있는 권리, 의학적으로 길든 산모의 역할을 거부하고 비임상적이고 자연 친화적인 출산 방법의 개발, 임상의학은 위급상황에만 제한적으로 적용, 아기 아빠의 적극적인 참여 등은 여성 건강 운동이 성취해 낸 성과물이었다(Doyal, 1995). 이러한 여성 건강 운동은 지역사회에서 만들어진 후 전국적으로 확산되었고 국제적 네트워크로까지 확대되었다. 1994년 카이로에서 개최된 국제인구 및 발전 회의에서는 '인구정책에 대한 여성의 권리' 선언을 하게 되었다. 이 권리 선언은 여성의 몸에 대한 여성 자신의 권리를 폭넓게 인정하자는 취지를 담고 있다.

여성 건강 운동에서 중요한 방법론은 소규모 자조 집단(self help group)을 구성하는 것이었다. 임신 이후 산전 관리를 하기 위하여 자조 집단들은 자기 몸을 탐색하는 방법을 개발하였다. 그때까지 감추어진 부분이었던 여성의 질을 관찰하기 위하여 플라스틱 자, 전등, 거울 등을 사용하면서 자기 몸의 정상적 변화와 비정상적 변화를 파악해 나갔다. 이들은 체험을 통하여 자기 몸에 대한 지식을 쌓아 나갔고 여성들끼리 서로의 경험과 지식과 느낌을 공유하였다. 이들은 기존 의학지식이나 의학 담론에서 남성주의적 편견으로 인하여 여성들의 니즈를 제대로 해결하지 못하는 점들을 밝혀 내었고 이것을 스스로 또는 협동적으로 해결해 나갔다. 여기서 '내 몸은 나의 것'이라는 유명한 여성 건강 모토가 만들어졌다. 마치 대체의학 운동그룹이 몸의 건강함을 통하여 신체, 정신, 영성의 합일과 조화를 체험하는 것처럼 여성주의 활동가들도 여성의 몸에 대한 통제, 몸의 건강성을 확보함으로써 여성의 존재감과 독자성을 확인할 수 있었다. 동시에 체화된 건강 문제(embodied health problems)를 스스로 느끼고 진단하고 해결책을 모색해 나가면서 전문가들의 지식체계에 대립하는 여성주의 지식을 만들어 나갔다. 여기서 만들어진 문제의식, 전략과 방법론들은 이후 갱년기 호르몬 치료 문제가 유방암 운동 등에서 재현된다. 문제의식에 대한 공감대가 넓어지면서 소규모 자조 집단은 전국적 네트워크로 확대되었다.

5. 건강증진을 보는 관점

(1) 계급, 신분, 생활양식

흡연이나 음주 같은 건강행동(health behavior)은 개인이 취하는 행위(action)로 직접적 또는 간접적으로 신체적 정신적 건강에 영향을 미치는 동작을 의미한다. 보건의료계에서는 건강행동을 순전히 개인의 선택으로 간주하는 경향이 있다. 이것은 개인의 행위능력(agency)을 크게 부풀리는 것이다. 개인은 합리적 행위자이고 필요한 행동을 취하는 존재이기는 하지만 구조적 요인의 영향을 받으면서 행동하기 마련이다. 건강 생활양식은 좀 더 포괄적인 개념으로 건강에 영향을 미칠 수 있는 행동, 태도, 신념 등을 아우르는 삶의 방식을 의미한다. 따라서 광범위한 문화적, 사회적, 경제적 맥락에 의하여 영향받은 개인의 가치관, 성향, 지식, 규범을 바탕으로 구성된 생활양식의 한 부분으로, 그리고 일상적 활동으로 건강행동이 수행되는 것으로 볼 수 있다. 즉, 사회학적으로 볼 때 건강행동은 생활습관 또는 생활양식의 한 부분이다. 따라서 생활양식의 선택은 궁극적으로 문화적 경제적 계급적 요인의 영향을 받는 것으로 볼 수 있다.

건강행동을 단순히 보건교육을 통한 태도 함양의 결과로 보기는 어렵다. 예를 들어 골프라는 운동은 한국 사회에서 경제적 여유와 사교적 목적이 강한 스포츠이다. 골프를 즐기는 사람들은 오로지 건강증진을 위해서 골프를 선택하지는 않는다. 건강증진은 부수적 산물에 불과하다. 사회적으로 건강 붐이 불고 있다고 했을 때 이것이 표면적으로는 '건강을 위해서' 운동하고 채식하는 것처럼 이야기할지 모르지만, 구조적으로는 건강이라는 문화상품을 소비한다는 사실이 중요하다. 건강증진은 새로운 문화상품이기 때문에 일부 계층에서는 그것을 소비함으로써 문화적으로 타 집단과 구분되는 삶을 살고자 하는 것이다. 역으로 그러한 문화상품을 구매하고 소비할 만한 지위나 집단정체성을 갖추지 못한 사람들은 새로운 문화 과정에서 소외될 수밖에 없다.

구조적 접근을 선호하는 사회학적 관점에서 볼 때 어떤 생활양식은 경제적 또는 계급적 지위에 걸맞게 주어지는 것으로 보게 된다. 조선시대 박지원의 소설 '양반전'을 보면 양반의 생활양식이 잘 묘사되어 있다.

> 양반은 새벽 네 시만 되면 자리에서 일어나 촛불을 켜고 눈은 콧날 끝을 슬며시 내려다보고 무릎을 꿇고서 얼음 위에 표주박을 굴리듯이 『동래박의(東萊博義)』를 술술 막힘없이 외워야 한다. 배가 고파도 참아야 하며 추운 것도 견디어내야 하며 입으로 가난하다는 말을 하지 말아야 한다. 머리에 쓰는 관은 반드시 소맷자락으로 쓸어서 바르게 쓴다. 손을 씻을 때 주먹을 쥐고 문지르지 말 것이며 양치질을 해서 입 내음이 나지 않도록 해야 한다. 하인을 부를 때는 긴 목소리로 부르며 걸음을 걸을 때는 느린 걸음으로 천천히 걷는 법이다. 『고문진보(古文眞寶)』와 『당시품휘(唐詩品彙)』를 베껴 쓰되, 글씨는 깨알처럼 잘게 써서 한 줄에 100자씩 써야 한다. 손으로는 돈을 만지지 말고 쌀값을 묻지 말아야 한다. 날씨가 아무리 더워도 버선을 벗지 말아야 하며 밥을 먹을 때에도 의관을 정중히 쓰고 먹어야 하며 국을 먼저 먹어서는 안 된다(국사편찬위원회, 2024).

이런 생활양식은 양반의 삶에 부합되게 주어진 것과 같다. 양반이 누리는 경제적 풍요나 한문에 대한 식견을 바탕으로 다른 양반과 시문을 써서 나눌 수 있는 지적 능력을 갖추어야 양반의 일상적인 생활양식을 유지할 수 있다. 양반이 부럽다고 하여 그러한 능력을 갖추지 못한 상민이나 노비가 쉽게 선택하고 모방할 수 있는 것이 아니었다. 양반의 생활양식은 양반과 다른 신분을 구분 짓는 계급적 표식 같은 것이었다.

생활양식을 처음 개념화한 사회학자는 20세기 초반에 독일에서 활동하던 Max Weber(1864-1920)이다. Marx는 사회적 불평등을 계급(class) 측면에서만 규정했는데 베버는 사회적 불평등을 계급(class)과 신분(status)의 두 차원에서 구분했다. 계급은 재산 또는 생산수단의 불평등 문제이고 신분은 소비 측면의 불평등으로 규정하였다. 토지나 기업을 소유한 자산가는 소비의 범주까지도 정할 수 있지만 그 특정 형태까지 결정하는 것은 아니다. 왜냐하면 소비란 소비자의 신분과 사회적 정체성(social identity)을 보여주는 것이기 때문이다. 즉 소비란 경제력에 의하여 이미 차이가 있는 집단 간의 신분적 경계를 더욱 확실하게 표현하는 수단이 된다. 고급 주택이나 고급 자동차 또는 오페라 관람 같은 소비생활은 그렇지 못한 타인과의 신분적 차이를 극명하게 나타내 준다. 그리고 이러한 소비생활은 완전히 개인적인 선택이라기보다는 다수 사람 또는 특정 집단에 의하여 규칙적으로 이루어지는 것이다. 앞서 언급한 조선시대 양반의 생활방식도 그들의 독특한 소비생활을 보여준 것으로 볼 수 있다.

생활양식 이론을 건강에 적용해 보자. 누군가 건강한 생활양식을 추구한다면 그는 자기의 동기와 노력, 역량에 합당한 좋은 건강을 만들어내려고 시도할 것이다. 그런데 베버가 제시한 대로 이러한 활동의 목적은 소비에 있다. 그는 노력을 통해 얻은 건강으로 더 긴 수명을 누릴 수도 있고, 일을 더 열심히 할 수도 있고, 성적 매력이나 신체적 즐거움을 누릴 수도 있다. 건강이 좋지 않다면 수명도, 일도, 성적 매력도 누릴 수 없다(Cockerham, 2017).

그런데 특정한 생활양식을 추구할 때 사회경제적 조건이 불가피하게 작용한다. 베버는 생활양식이 생활행위(life conduct)와 생활기회(life chances)로 구성된다고 보았다. 생활기회는 어떤 개인이 통제하기 어려운 주어진 조건에서 목표를 성취할 가능성을 의미한다. 예를 들어 한 사람의 교육 수준은 사실상 부모의 지위와 능력에 의해서 주어진 것이라 스스로 통제하기는 어렵다. 그는 그렇게 주어진 교육 수준을 근거로 목표를 세우고 성취하게 된다. 즉 자신의 사회경제적 또는 계급적 지위에 따라 그가 누릴 수 있는 생활기회의 기본 범위가 설정되고, 그 안에서 개인이 어떤 행위를 수행할 수도 있고 아닐 수도 있다. 즉 주어진 범위 내에서 선택하게 된다.

생활양식의 개념은 영국의 사회학자인 Anthony Giddens(1938-)에게 전수되었다. 그는 근대성(modernity)이 생활양식에 미친 영향을 탐구하였는데 근대는 매우 역동적이고 전통과의 단절이 큰 사회이기 때문에 전통이 사라질수록 사람들이 다양한 생활양식을 선택할 수 있게 된다고 보았다(Giddens, 1991). 그러나 이러한 선택 과정이 완전히 자유로운 것은 아니고 특정 집단에 속하기 위해서는 특정 생활양식을 선택하지 않을 수 없다고 보았다. 즉 생활양식이 곧 자신의 정체성과 같아서 자신이 어떤 집단에 속하면 그 집단이 공유하는 생활양식을 취하지 않을 수 없다는 것이다. 전근대사회에서는 신분적 지위는 흔히 제도적 법적으로 다른 신분으로 넘나드는 것이 금지되었다. 따라서 상위 신분의 생활양식은 그들에게만 배타적으로 귀속되었다. 그런데 근대사회에서는 이러한 제도적 금기가 사라졌기 때문에 사람들은 다양한 생활양식을 선택할 수 있는 자유가 주어졌다. 그러나 무한정한 선택의 자유는 아니고 어떤 집단에 속하기 위해서 그 집단의 생활양식을 '선택'해야 하는 제한이 있게 된다는 것이다. 그러나 집단의 배타적인 신분적 경계는 무너졌기 때문에 상위계급의 특정 생활양식이 다른 집단으로 전파될 가능성이 생겨났다. 그렇지만 하위계급은 자원 접근성 부족으로 인하여 생활기회가 제약되어 특정 생활양식을 수용하기 어려운 것도 현실이다.

프랑스 사회학자 Pierre Bourdieu(1930-2002)도 생활양식을 창출하고 재생산하는 과정에 관심을 기울였다. 그는 사회적 공간을 제도적 권력 수단인 다양한 자본의 소유로 위계 질서화된 공간으로 파악하였다. 여기서 자본은 경제 자본과 문화자본의 소유에 따라 나뉜다. 경제 자본은 계급에, 문화자본은 신분(Status)에 대응하는 것으로 볼 수 있다. 사회 계급화는 다양한 자본을 가진 행위자의 상징적 권력투쟁을 통해 무의식적이고 자발적인 행위 속에서 이루어지는 것으로, 계급화 행위는 서로를 구별하는(distinction) 행위로 나타난다고 보았다(Bourdieu, 1984). 예를 들어 과거에 사진찍기는 상류계급의 전유물이었다. 그러나 사진기의 보급이 보편화되면서 상류계급은 더 이상 사진찍기를 하지 않게 되었다. 중산계급은 가족 증명사진의 차원을 넘어서 독창적인 표현을 위하여 사진을 찍는다고 한다. 노동계급은 사진의 미학적 측면보다는 재현기능에 매료되어 사진을 찍는다고 한다. 이렇게 같은 행위도 계급에 따라서 다른 소비 수단으로 작용한다는 것이다. 부르디외는 구별짓기를 추구하는 계급적 성향을 아비투스(habitus)라고 명명하였다. 동일 계급은 유사한 사회화 과정을 겪으면서 양육되므로 동일 아비투스를 갖게 된다. 노동계급이 축구, 레슬링, 복싱을 좋아하는 것이나, 상위계급이 테니스와 요트 타기를 즐기는 것은 각 계급의 아비투스로 볼 수 있다. 음식 관련해서도 노동계급은 남성의 몸매보다는 힘을 유지하는 데 관심이 있었고, 따라서 값싸고, 영양분 많고, 양이 많은 음식을 선호하는 반면 상위계급은 몸매 또는 신체 이미지를 중요시하고 가볍고, 맛이 있고, 열량 낮은 음식을 선호한다. 몸에 대한 계급적 가치를 중심으로 음식과 신체활동 등 일련의 건강행동을 연결하는 것은 다른 이론가보다 우월한 분석틀을 제공해 준다.

경제적 필요에 얽매이지 않을수록(distance from necessity) 맛을 음미할 여유가 있고 문화 활동의 가치를 느낄 수 있는데 이것은 상위계급이나 가능한 일이다. 노동계급은 경제적 장벽뿐만 아니라 사회적 장벽에도 직면한다. 예를 들어 상위계급 가족 전통의 숨겨진 진입 요건이나 의무적인 복장, 조기 사회화 과정 같은 요건을 충족하기 어렵다. 이러한 사례는 경제적 지위가 생활양식 선택에 매우 중요한 요인임을 말해준다. 그런데 경제적 요인만이 생활양식 선택에 작용하는 것은 아니다. 특히 건강생활양식의 경우가 그러하다(Cockerham, 2017). 상위계급에서는 건강이 활력을 높이고 삶의 즐거움을 느끼게 하는 요인으로 인식되지만, 노동계급에서는 노동할 수 있는 조건을 의미한다. 건강이 악화되면 상위계급은 삶의 즐거움을 덜 느끼는 정도가 되지만 노동계급은 생계의 위협을 받게 된다. 상위계급은 건강이 목적(활력)이지만 노동계급은 건강이 수단이 된다(Cockerham, 2021). 상위계급은 건강이 거의 자본과도 같다. 건강 자본 덕분에 삶의 활력과 재미를 느낄 수 있지만 건강 자본이 없는 노동계급은 그러한 활력도 누릴 수 없게 된다(Huppatz, 2015).

(2) 건강 생활양식 이론

Cockerham(2017)은 베버와 부르디외 이론을 종합하여 [그림 8.2]와 같은 건강 생활양식 이론을 제시하였다. 첫째 요인은 계급 상황이다. 베버의 설명처럼 특정 집단에 속하기 위하여 특정 행동을 수행하는 점이나 부르디외의 설명처럼 상위계급과 노동계급의 경제적 사회적 여건의 차이가 건강행동 선택에 절대적인 영향을 미치는 점이 집단 간 건강 생활양식 차이의 시작이 된다. 계급 상황의 차이는 생활기회의 차이와 생활양식 선택의 차이를 만들게 된다. 건강행동을 선택하되 계급적 영향을 받으면서 하게 된다. 이것이 계급적 행동 성향인 아비투스를 만들고, 그에 따라 음주와 흡연 또는 절주와 금연 등 특정한 건강행동을 수행하게 된다. 이러한 행동은 계급적 생활양식을 재생산한다.

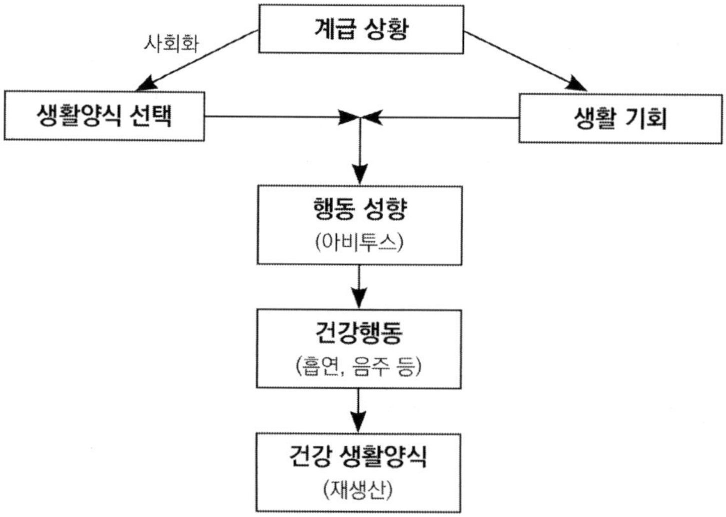

자료: Cockerham, 2017.

[그림 8.2] 건강 생활양식 이론

몇몇 관련 연구 사례를 살펴보자. 2010년과 2017년에 이스라엘 주민을 대상으로 수행된 사회조사 자료를 대상으로 잠재 집단 분석(latent class analysis)을 한 결과 '건강집단', '불건강 집단', '혼합집단'으로 구분되었다. 즉 건강행동을 하는 사람은 한 가지 행동만 하기보다는 여러 행동을 동시에 수행하는 경향이 있다는 것이다. 이 연구에서는 채소와 과일 섭취, 규칙적 신체활동, 흡연, 수면, 독감 백신 접종 등 5가지 건강행동을 모두 수행하는 집단을 건강집단으로, 수행하지 않는 집단을 불건강 집단으로, 부분적으로 수행하는 집단을 혼합집단으로 분류하였다. 분석 결과 나이 들고, 유대인이며, 학력이 높은 사람일수록 건강집단에 속했다. 젊고, 비유대인이고, 학력이 낮을수록 불건강 집단에 속했다. 혼합집단은 채소와 과일 섭취 및 충분한 수면을 지켰으나 흡연을 했고 독감 예방주사 접종률은 낮은 특성을 보였다. 불건강 집단은 채소와 과일 섭취는 웬만큼 수행하고 있었으나 신체활동은 전혀 안 했고, 흡연량이 많았으며, 수면 부족 상태였다. 이 연구를 통해서 흡연과 신체활동이 계급적 특성을 보다 두드러지게 나타냄을 알 수 있다(Nudelman and Yakubovich, 2022).

Li 등(2023)은 국가적 차원의 건강증진 노력이 건강행동의 변화에 기여했는가를 파악하기 위해 미국의 국민건강영양조사(National Health and Nutritional Examination Survey)를 활용하였다. 1999년에서 2020년까지 47,852명의 자료를 분석한 결과 평생 금연율은 49.4%에서 57.5%로 증가하였다. 건강식이 수행률은 19.3%에서 24.5%로 증가하였다. 충분한 신체활동 수행률은 55.7%에서 69.1%로 증가하였다. 건강 음주율은 91%에서 92.4%로 증가하였다. 이 네 가지 건강행동 실천율은 15.7%에서 20.3%로 증가하였다. 반면 건강 BMI 유지율은 33.1%에서 24.6%로 감소하였다. 그런데 인구학적 속성별 건강행동 실천율을 살펴보면 성별로는 여자가 높았고, 인종별로는 백인이 높았고, 교육 수준별로는 대학 졸업자가 높았다. 남성과 여성의 실천율 차이나 교육 수준별 실천율의 차이는 20년 내내 유지되었다. 즉 인구 전체 평균적으로는 20년간 건강행동 실천율이 높아졌으나 젠더별, 교육 수준별, 소득 수준별 차이 자체는 계속 유지되었다. 여기서 알 수 있는 것은 하위계층은 건강행동 실천과 관련된 태도와 신념, 또는 장애요인이 건강행동 수행에 부정적 영향을 지속해서 미치고 있을 것이라는 점이다. 그것은 금연, 절주, 운동을 추동하는 계급적 아비투스가 미약해서일 수도 있고, 낮은 사회경제적 지위로 인하여 먹고 사는 일에 바빠서일 수도 있다.

계급적 상황이 건강행동 아비투스로 이어지는 것은 구체적으로는 가족 내에서 사회화 과정을 통해 어린이들에게 올바른 건강행동 방법을 전수하기 때문이다. 가족의 건강증진 역할을 다룬 논문을 체계적 검토하여 240개 논문을 분석한 결과 가족은 어린이의 신체활동, 식이조절, 음식 선택, 과일-채소 섭취 등을 지원했고, 신체활동에 부모가 직접 참석하기도 하고, 교통편을 지원하며, 정서적 지원도 하였다. 때로는 권위적으로 감시 감독하고 규제하며 건강행동 수행을 위한 규칙과 규범을 정하고 훈육과 보상을 진행하였다. 부모는 건강한 식이와 신체활동의 모델로서 역할을 하기도 하였다. 부모의 건강 지식은 아이들에게 전수되며, 다른 한편 건강위험을 인지하도록 만들었다(Ho, 2022). 중산층 부모는 패스트푸드를 거부하고 손수 요리하여 식사를 만들고, 그런 가정식 음식이 건강에 좋다고 생각하며, 가정식 음식으로 온 가족이 함께 식사한다. 가족이 함께 식사하는 자리는 어린이의 식사량과 채소 섭취를 관찰하는 기회가 된다. 또한 부모는 아이의 간식 섭취도 통제한다. 이러한 부모 규제는 아이에게 건강한 식습관을 만들어 주고 음식 맛을 배양한다. 이러한 식사 예절이 가족의 아비투스가 되고 무의식적으로 실천하면서 일상 행동의 근거가 된다(Huppatz, 2015).

(3) 건강의 개인 책임과 환경 책임

건강증진 담론에는 여러 가지 이론적 요소들이 포함되어 있다. 우선 모든 인류에게 건강권을 보장한다는 인권 개념에 기초하고 있다. 또한 위험이론에 근거하여 개인의 건강위험 요소들을 파악하고 있으며, 역량배양을 중요시하는 조직심리학 이론이 포함되어 있고, 건강 지향적 환경조건의 구축을 역설하는 조직환경론을 내포하고 있다. 증거에 기초한(evidence-based) 건강증진 정책설정을 권고하고 있고, 건강증진 활동은 주위의 지원과 협력이 필요하다는 사회적 지지이론(social support)도 포함하고 있다. 이렇게 건강증진 담론은 보건학과 사회과학 제반 이론에 기초하여 만들어진 거대한 담론체계임을 알 수 있다. 그러나 건강증진 담론에 이러한 여러 이론적 관점이 정교한 하나의 틀로 구성되었다기보다는 건강증진의 세부 주제별로 적절한 이론을 원용하는 식으로 '짜맞추어진' 모습을 보인다.

Beattie(1991)는 건강증진 이론들을 개입 양식과 개입 수준이란 두 축에 의하여 구분한다. 개입 양식은 권위주의 양식과 협상 양식으로 구분되고 개입 차원은 개인과 집단으로 구분된다. 현실에서 많이 사용되는 음주·흡연 프로그램들은 대체로 개인을 대상으로 설득하여 생활 습관 개선에 동기화되도록 하는 권위주의 개입 양식이라고 할 수 있다. 정부가 건강증진법에 따라 금연 구역을 정하거나, 주류 소비 나이를 규제하는 것은 집단을 대상으로 하는 권위주의 개입 양식이라고 할 수 있다. 반면 지역사회 발전을 지향하는 것이나 모두의 건강을 추진하는 전략은 집단 수준의 협상 개입이라고 할 수 있다.

건강증진 담론에는 보수적 관념과 진보적 관념이 교차하고 있다. 보수적인 관념에서의 건강증진은 개인이 자기 건강에 책임지게 만들고 그럼으로써 의료서비스 제공에 필요한 재정 부담을 경감시킬 수 있게 된다. 또한 개인을 대상으로 삼고, 개인에 대한 설득기법을 강조한다는 점에서 가부장제 이데올로기를 포함하고 있다. 반면 진보적 관념에서 건강증진은 환경조건의 개선과 시민 스스로 주체적인 역량 강화를 통한 건강증진을 강조한다. 이것은 근본적으로 국가와 시민사회의 관계를 변화시키는 것으로 볼 수도 있고, 지역사회의 발전을 지향하는 집합적 노력을 강조한다는 점에서 참여 이데올로기를 갖고 있다고 할 수 있다. 이처럼 건강증진 개념에는 정치적 이데올로기를 달리하는 관점들이 대립하고 있고 이를 둘러싼 논란은 오랫동안 지속되었다(Bunton and Macdonald, 1992).

이와 관련된 고전적인 논쟁은 건강의 책임이 개인에게 있는가 아니면 사회 또는 국가에 있는가 하는 점이다. 개인에게 있다면 생활 습관을 바꾸도록 설득하는 일이 중요한 보건정책 과제가 될 것이지만 사회에 책임이 있다면 제도나 정책을 바꿀 필요가 있다. 의사 출신인 Knowles(1977)는 개인은 건강하게 태어나지만 나쁜 습관 때문에 불건강하게 된다고 보았다. 그는 환경이 질병을 초래하는 측면을 인정하지만, 나쁜 습관을 더 강조한다. 현대사회 불건강의 많은 부분은 개인들이 너무 많이 먹거나, 너무 많이 술을 마시거나, 밤늦게까지 자지 않고, 방탕한 성생활을 즐기며, 너무 빨리 운전하고, 담배를 피우기 때문에 생긴다고 보았다. 그는 이런 현상이 우리 사회가 개인의 책임보다 '개인의 권리'를 강조해서 발생한다고 주장하였다. 따라서 건강 문제 해결은 습관을 바꾸는 데에 있으며, 이들은 그런 분위기의 희생자이기도 하지만 동시에 가해자이기 때문에 교육도 받고 습관도 바꾸어야 할 책임이 있으며, 아울러 그러한 결단에 보상을 줄 필요도 있다는 것이다. 또한 인간성 죄악의 측면에 대하여 사회의 책임이라고 보는 것은 개인의 책임을 부정하는 잘못된 이데올로기라고 판단한다.

반면에 사회학자 Crawford(1979, 1986)는 개인 책임론을 '희생자 탓하기'의 이데올로기로 파악한다. 환경오염이나 스트레스성 알코올 중독, 담배 중독 같은 문제에서 당사자 개인에게 초점을 맞추는 것은 이를 추동하는 사회구조를 외면하고 감추는 것으로 본다. 사회구조가 질병을 초래할 수 있는데 개인이 그것을 예방하거나 치료할 수 있는 능력은 없다는 것이다. 개인 책임론은 사회구조의 희생자들에게 불건강의 비용까지 전가한다. 개인 책임론이란 일종의 도덕주의로서 이 사회에서 가장 힘이 없고 더 나은 삶을 위해 사용할 수 있는 자원도 없는 사람들에게 불건강의 책임을 돌리는 것이다. 그러나 작업조건에 대한 통제력이 없는 노동자들에게 산업재해와 직업병에 노출된 것을 단지 그들의 무지나 주의 부족의 탓으로 돌릴 수 없다. 이 관점에서 보면 개인 책임론이란 불건강을 초래하는 사회구조 또는 기득권 체계를 변화시키기보다는 개인에게 책임을 돌림으로써 기존 체제를 유지하고자 하는 보수성이 작용하는 것으로 파악된다.

정치적으로 대립적인 두 측면이 있음에도 불구하고 대개의 건강증진 문헌이나 정책에서는 개인의 생활 습관 개선과 지역사회 발전의 두 측면을 모두 포함되고 있다. 생활 습관 개선을 위해서도 지역사회에 지지적인 환경이 만들어져야 한다는 인식이 생겨났기 때문이다. 예를 들어 음주 문제는 단순히 개인의 태도와 습관을 바꾸도록 교육하고 설득해 해결할 수 있는 문제가 아니라 '술 권하는 사회적 분위기'를 바꾸어야 제대로 해결될 수 있는 문제라는 것이다. 그렇지만 동시에 개인도 자기 역량을 길러 스스로 자기 몸을 통제하는 법을 배울 필요가 있다. 자조 운동(self help)은 개인의 신체 통제력을 증진한다는 점에서는 개인 책임론의 연장이지만 그것이 보통 혼자서 하는 것이 아니라 그룹으로 실천하며 기존의 의학적 모형으로부터 철학적으로 벗어나고자 하는 점에서 볼 때는 사회 책임론의 요소를 포함하고 있다.

(4) 권력, 위험, 감시

구조적 요인을 강조하는 관점에서 보면 건강증진론은 사람들의 삶을 규정하는 물질적 요소의 중요성을 과소평가하는 것처럼 보인다. 따라서 진정한 건강증진을 위해서는 빈곤과 위험한 작업조건, 열악한 주거상태 같은 물질적 요소의 개선이 우선적으로 이루어져야 한다고 보게 된다. 그런데 오타와 헌장에서 규정한 건강증진 개념을 살펴보면 개인의 생활 습관의 개선과 함께 환경개선을 동시에 추구해야 한다고 규정함으로써 개인 책임론에서 벗어나는 것을 볼 수 있다. 또한 지역사회 참여의 개념에서도 참여를 순수하게 개인의 결단에만 맡기지 않고 역량 강화(empowerment)가 선행되어야 함을 지적하고 있다. 그런데 구조론자들의 관점에서 보면 이러한 개념 규정들이 불충분할 수 있다. 건강증진 담론에서 지지적 환경 구축을 주장하지만 실제로는 개인의 습관 변화에 더 초점을 두고 있고, 개인의 역량 강화를 말하지만, 지역사회가 실제로 그럴 만한 권력을 가지고 있지 못하다는 것이다. 즉 구조론자들은 진정한 건강증진은 권력이 있거나 기존 권력을 변화시킬 수 있을 때 가능하다고 생각한다.

권력 변화가 없이 건강증진이 추진될 때 필연적으로 나타나는 현상이 건강위험이 큰 특정 집단을 과녁(target)으로 삼거나 일탈적 집단으로 간주하는 것이다. 예를 들어 안전띠 착용을 강조하는 포스터에 있는 "만일 당신이 안전띠가 불편하다고 생각한다면, 휠체어를 생각하세요."라는 문구는 안전띠를 착용하지 않으면 사고를 당해서 장애가 생겨 휠체어를 타고 생활하게 될 것을 연상시킨다. 그런데 이것은 안전띠 미착용은 곧 일탈행위이고, 일탈행위는 사고를 부르며, 사고를 당하면 장애인이 될 수 있다는 공포심을 조장하면서 동시에 장애에 대한 낙인을 강화한다는 지적을 받았나. 또한 건강증진론이 강화될수록 불건강은 나쁜 것이란 생각이 커지면서 '어떤 대가를 치르더라도' 이를 극복해야 한다는 식의 건강 지상주의(healthism)를 조장하여 결국에는 자원의 왜곡을 불러일으킬 수도 있다는 것이다(Crawford, 1980; Nettleton and Bunton, 1995).

권력의 상호작용론적 측면에서의 비판도 가능하다. 건강증진은 건강위험을 파악하기 위하여 위험 행동에 대한 체계적인 관찰과 사정(assessment)과 같은 양적인 방법은 물론 상담 과정을 통하여 건강행동의 위험 요소를 깊이 있게 이해하는 질적인 방법까지 사용하고 있다. 상담과 교육은 피교육자의 특성과 장소, 인권과 프라이버시에 대해 고려하여 충분한 이해와 동의를 구하면서 이루어지도록 하고 있다. 이러한 측면들을 생각할 때 건강증진 프로그램들은 매우 인도주의적이고 진보적인 것으로 생각할 수도 있다. 그런데 이러한 실천 방법들은 개인의 세세한 측면들을 관찰하고 기록하고 감시하는 것으로 볼 수 있고, 그것이 개인의 건강증진을 도모한다는 명분을 내세워 거의 선택의 여지 없이 당위적으로 주어지므로 건강증진론은 일종의 전체주의적 지배체제가 되고 있다고 할 수 있다. 이것은 마치 근대 치의학이 충치 예방을 위하여 학교 구강검진 사업을 벌이면서 집단으로 치아를 관리하는 것이나 치아 예방의 관념이 보편화되면서 아이의 치아를 제대로 관리해 주지 않은 어머니는 도덕적인 책임을 져야 하는 것으로까지 여겨지게 된 상황과도 유사하다(Nettleton, 2000). 건강증진론은 음주나 흡연, 운동, 수면, 영양 등 개인의 생활 습관 전반에서 필요한 정보를 모으고 관리하며, 그러한 일상적인 습관이나 행동들을 위험으로 간주하면서 감시한다는 점에서 단순히 신체적 질환을 관리하는 의료체계보다 더욱 거대한 영향을 미치는 '건강 레짐'(health regime)으로 발전할 수도 있는 것이다.

20세기 초반 각국은 감염병 유행에 대응하여 공중보건 체계를 확립하여 해결해 나갔다. 20세기 후반 만성병이 유행하면서 각국은 건강행동의 활성화로 대응하였다. 건강증진을 하려면 개인의 노력과 지역사회의 지원, 그리고 정부의 환경개선이 함께 이루어져야 한다. 불건강한 환경과 시장구조에 내재한 이해관계를 조정하기 어려운 상황이 건강증진 시도를 어렵게 만든다. 사회의 주류 세력과 대립하는 가치관을 가진 사람 중에는 그룹화하여 독자적인 방식으로 건강관리 방법을 찾아 시민 건강 운동을 전개하는 예도 있다.

9장: 질병 행동과 질병 경험

- 파슨스의 병 역할 개념은 질병을 사회적 상태로 분석할 수 있는 토대를 마련했다.
- 증상 발현에서 병원 이용까지는 복잡한 의사 결정 과정이 있으며 사회심리적, 제도적 요인이 두루 작용한다. 특히 질병 상태에 대한 사회적 동의가 필요하다.
- 만성질환은 삶에 미치는 파괴적 영향이 크지만, 개인의 노력과 적응으로 어느 정도 극복할 수도 있다.

1. 병 역할

(1) 사회적 일탈로서의 질병

사회학에서 질병을 연구할 때 개념적으로 필요한 작업은 질병을 사회적 상태로 규정하는 것이다. 이 작업을 처음으로 실행한 사람이 1950년대 구조기능론을 집대성했던 Talcott Parsons이다. 구조기능론에서는 사회를 여러 구성요소가 유기적으로 연결되어 하나로 통합된 전체로 파악한다. 사회 각 부문은 각각 고유한 기능을 수행하여 전체사회의 통합에 기여한다. 경제 부문은 사회 유지에 필요한 물자를 만들어 배분하는 기능을 수행하고 정치는 구성원들의 의견을 모으고 목표를 제시하여 사회구성원들을 통합하는 기능을 수행한다. 의료 부문도 질병 치료를 통하여 사회구성원들이 건강한 신체 조건을 유지하여 각자의 역할을 제대로 수행하게 함으로써 사회통합에 기여한다. 사회가 이렇게 유기적으로 맞물려 돌아가는 것은 사회의 구성원이 사회의 기본가치에 합의했기 때문이다(Parsons, 1951). 만일 이런 가치 합의를 위반해서 제 역할을 수행하지 못하는 일탈적 상황이 온다면 처벌 혹은 사회적 제재가 필요하다. 건강과 질병 역시 이러한 가치 합의에 근거하고 있다. 우리가 사회적 역할을 수행하려면 신체가 건강해야 하는데 몸이 아프면 역할 수행을 못하게 된다. 이것은 일종의 일탈 상태로 볼 수 있고 치료를 통해서 사회적 역할로 복귀해야 한다. 이러한 구도에서 의학은 일탈 상태(질병)를 제재하는(치료) 사회통제 기능을 수행하는 것으로 볼 수 있다.

범죄에 대한 사회통제는 고대사회로부터 존재하였다. 질병도 과거부터 존재하였으나 질병에 대한 사회통제가 사회적으로 중요하게 된 것은 최근의 일이다. 이것은 산업사회의 특수한 사회구조에서 비롯된다. 산업사회가 이전의 농경사회보다 질병이 절대적으로 더 많거나 치명력이 더 높은 것은 아니다. 오히려 질병에 대한 의학의 치료 역량은 획기적으로 높아졌다. 문제는 사회가 분업화되고 유기적으로 통합되었다는 점에서 비롯된다. 농경사회에서는 분업화의 정도가 낮아 사람마다 하는 일이 크게 다르지 않았고 따라서 한 사람이 아프면 그의 일을 다른 사람으로 대체하는 것이 수월했다. 그러나 산업사회에서는 분업화로 그러한 업무의 대체가 어려워졌고 질병이 가족이나 직장에 미치는 경제적 영향이 매우 커졌다. 따라서 질병에 대한 체계적인 대처가 필요해졌고 전 국민을 대상으로 하는 의료제도의 발전이 필수조건으로 등장하였다. 역으로 농경사회에서 이러한 의료제도가 없었던 것은 의학이 발전하지 않았기 때문이라기보다는 그것이 사회적으로 그다지 중요하지 않았기 때문으로 볼 수 있다.

질병 과정을 사회학적 개념으로 규정하자면, 건강을 사회적 관계를 유지할 수 있는 역량으로 보고 그러한 역량이 소진되어 관계를 정상적으로 유지할 수 없는 상태를 질병으로 파악하는 것이다(Gerhardt, 1989). 시장경제가 지배적인 사회에서 중시되는 가치는 경제적 성취이다. 사람들은 성취 지향적 가치관을 지니고 이를 달성하기 위하여 주어진 사회관계 속에서 역할 수행에 임한다. 상사와 부하 간의 관계처럼 상보적인 관계(reciprocity) 속에서 그 지위와 역할이 규정된다. 회사의 조직원으로서 역할을 성공적으로 수행함으로써 그는 상사로부터 그에 합당한 보상을 얻게 된다. 이러한 상황에서 질병은 사회적으로 가치 있는 업무와 역할 수행을 못 하도록 만드는 장애요인이 된다. 성취가 중요한 만큼 이를 달성할 수 있게 해주는 기본적인 역량으로서의 건강 역시 중요할 수밖에 없다.

그러면 건강이라는 중요한 자원을 소진하여 질병을 초래하는 원인은 무엇인가? 그것은 교환관계에서의 긴장(strain)에서 발생한다. 교환관계의 상보성이란 투자와 보상이 균형을 이루거나 적어도 투자보다 보상이 더 크다고 느낄 때 유지될 수 있다. 그러나 투자에 비하여 보상이 적다고 판단될 때 그 역할을 능동적으로 수행할 의사를 상실하게 될 것이다. 즉 제한된 자원을 과다하게 사용함으로써 인간유기체가 환경조건에 잘 적응하고 대응할 능력을 상실한 상태가 질병이다. 일례로 좋은 성적을 얻기 위하여 밤샘 공부하여 신체적 에너지를 과도하게 투자하면 결국 저항력의 상실로 감기에 걸릴 수 있다. 그리고 질병 상태는 건강의 능동적 행동과 대비하여 역할 수행하기에는 수동적이고 무기력한 것으로 비유된다. 건강이라는 역량을 회복하기 위해서는 그에게 병 역할(sick role)을 분명하게 인지시키고 의사-환자 관계를 작동시켜 달성할 수 있다고 보았다. 즉 환자로서 책임과 의무를 분명하게 하여 가능한 한 빨리 회복하도록 동기화시키고 진문가인 의사에게 의존하여 치료행위에 순종하도록 함으로써 질병 상태를 종식할 수 있다는 것이다. 의사-환자 관계는 상보적이다. 환자가 복종하는 대가로 의사는 권위를 세울 수 있고, 환자에게 치료와 건강 회복이란 보상을 제공하는 것이다.

역량모형에 근거하여 건강을 측정할 수 있는 구체적인 기준도 다음과 같이 제시되었다(Reynolds et al., 1974). ①은 질병 상태, ②는 부분적 질병, ③은 부분적 건강, ④는 건강한 상태이다. 이러한 건강과 질병 개념은 각 개인의 기능 제한의 구체적 내용과 원인을 파악하지 못하는 단점이 있으나 1970년대 이후 건강 관련 연구에서 응용되었다(Wolinsky 1988:84).

① 자신을 돌보는 활동에도 타인의 도움이 있어야 한다.
② 다른 활동은 못 하지만 자신을 돌볼 수는 있다.
③ 제한적이지만 주요한 활동을 할 수 있다.
④ 제한 없이 활동할 수 있다.

파슨스가 제시하는 다른 하나의 모형은 일탈 모형이다. 여기서 일탈은 초자아(superego)에 의한 행동 통제력이 무너지고 무의식적으로 동기화되어 의존성이 증대되는 상태를 의미한다. 역량모형에서는 사회적 관계의 적응 실패로 의도하지 않게 일탈적 상황이 되지만 일탈 모형에서는 '능동적으로' 일탈 상황에 진입하는 차이가 있다. 왜 사람들은 스스로 일탈하는가? 그것은 사람들이 변화하는 사회 속에서 개인에게 요구하는 행동규범의 기준이 높아져서 그것을 감당하기 어렵다고 생각하는 사람들이 이에 도전하기보다는 오히려 후퇴하려 하기 때문이다. 사회가 산업화, 도시화, 기계화, 정보화됨에 따라 개인이 수행하는 직무의 지식수준도 높아지고 책임 수준도 강화되었다. 그러나 개인의 능력이 이에 충분히 따라갈 만큼 변화하지 못한 것이다. 확대가족보다는 핵가족이, 그리고 도제식 공장보다는 현대의 공장이 개인의 정상적 역할수행이 만족스럽고 가치 있도록 할 수 있는 충분한 소질과 참여기회를 제공해 주지 못하는 것이다. 이러한 상황변화에 적응하지 못한 사람들은 정신장애가 되어 사회가 더 이상 자신에게 역할수행을 요구하지 못하도록 만든다는 것이다. 프로이트의 논지를 따르자면 이들은 어린 시절 사회화 과정에서 상실을 경험하여 상대적으로 정서적 충동은 강하고 초자아에 대한 통제력은 취약한 특성을 갖게 된다는 것이다. 정신분석학적으로 이는 신경증에 해당한다. 따라서 이들에게는 정신과 치료가 필요한데, 초자아에 대한 통제력을 회복하여 반사회적인 성향을 억제하는 것이 필요하다(Parsons, 1964).

이러한 정신과적 치료관계에 대하여 파슨스는 사회통제의 의미를 부여하였다. 즉 이들에게 치료는 신체적 질병의 경우에서처럼 역할수행 역량을 회복하는 것이기보다는 정신적으로 '반사회적인' 성향을 억제하는 것으로 이는 사회통제의 한 형태가 된다. 이러한 정신적 일탈은 무의식적이기는 하지만 의도성이 있는 것이기 때문에 범죄의 경우와 마찬가지로 적절한 사회통제가 필요하게 된다. 교도소에서 범죄자를 교화시켜 올바른 가치관과 규범을 내면화시키듯이 정신적 일탈자에게도 정신과 치료를 통하여 반사회적 성향을 억제할 필요가 있는 것이다. 산업화가 진전될수록 사회변화의 속도는 빠르고 사회구조가 복잡화되면서 개인이 이에 쉽게 적응하기 어렵게 됨으로써 정신적으로 자아를 발전시켜 변화하는 상황에 적응하기보다는 정신적으로 퇴행하여 사회를 거부하는 정신장애 현상이 나타날 수 있다.

(2) 병 역할 개념

구조기능론에 의하면 모든 사회적 관계는 지위와 역할체계로 구성된다. 일탈적 상황도 예외가 아니다. 질병 상태에서도 그에 걸맞은 환자의 지위와 역할이 규정된다. 물론 이것은 그 상태를 성공적으로 벗어나 사회 통합에 기여하게 구성되어 있다. 파슨스(1951)는 아픈 사람에게 사회적으로 부과되는 이념형적 모형으로 병 역할(sick role)을 제시하였다. 병 역할은 두 가지의 특권과 두 가지의 의무로 구성된다.

① 환자는 정상적인 사회적 역할을 수행할 책임을 면제받는다.

물론 이것은 질병의 성격이나 심각성에 따라 달라질 것이다. 독감이면 하루 결근이 인정되지만 암 수술을 하게 되면 몇 달 동안 휴직하는 사유가 된다. 질병으로 인한 책임면제는 주변 사람들로부터 그 정당성을 인정받아야 한다. 의사의 진단이 정당성 부여에 핵심 역할을 하는 경우가 많다.

② 환자는 그 자신의 상태에 대한 책임이 없다.

건강하거나 병에 걸린다는 것이 자신의 선택과 결정에 따른 것은 아니기 때문에 그에게 건강하지 못한 것을 탓할 수 없다.

③ 환자는 가능한 한 빨리 회복하도록 노력해야 한다.

병에 걸린 것이 자신의 책임이 아니더라도 그것은 바람직하지 못한 일탈 상태이고 빨리 벗어나는 것이 그에게 부과되는 새로운 책임이다. 또한 병으로 인한 특권도 조건적으로 부여된 것이기 때문에 이를 남용해서는 안 된다.

④ 환자는 전문가의 도움을 얻고 그들에게 협력해야 한다.

환자는 자신의 상태를 스스로 치유할 수 없으므로 의사와 같이 기술적 능력을 갖춘 사람에게 치료를 위임하고 협력할 책임을 갖는다.

병 역할은 앞서 지적한 대로 사회에서 질병의 파괴적 효과를 통제하기 위한 목적을 갖는다. 이것은 환자가 병 역할에서 규정한 책임을 준수함으로써 달성된다. 여기서 한 가지 문제는 병 역할에 부수되는 환자의 특권에 대한 것인데, 병 역할을 갖게 되면서 일상적 업무수행을 면제받는 특권이 남용되는 경우이다. 여러 가지 어려운 업무수행을 요구하는 학교나 직장에 가기 싫어서 병을 위장하거나 증세를 과장하면서 과업을 소홀히 하는 상황이 만연하면 학교나 직장의 정상적인 운용에 큰 지장을 받게 된다. 따라서 병 역할의 남용은 적절하게 통제할 필요가 있는데 파슨스는 의사가 이 임무를 수행해야 한다고 본다. 즉 의사는 의료체계의 문지기(gatekeeper)로서 누가 '정당한' 환자인가를 공식적으로 규정하는 임무를 수행한다. 따라서 의사는 사회통제의 주체가 되는 것으로 볼 수 있다.

시장경제 체제는 경쟁을 통해 능력 있는 자가 더 많은 자원을 갖도록 하므로 기본적으로 불평등이 존재한다. 사회학자인 파슨스는 누구나 경쟁에 나설 수 있도록 기회의 평등이 필요하다고 생각하였다. 그는 교육과 건강이 기회의 평등을 보장할 수 있는 전제조건이라고 본다. 즉 국민의 건강 유지는 시장 상황에서의 불평등과는 달리 평등을 원리로 하는 공공성을 갖는 과제이다. 따라서 국민의 건강 유지라는 중요한 임무를 수행하는 의사는 경제적 이해관계에 얽매이지 않고 환자의 복지를 위하여 사심 없이 직무를 수행해야 할 필요성을 제기한다. 파슨스는 명시적으로 자본주의의 모순과 같은 경제요인을 그의 저술에 포함하지는 않았으나 그의 이론은 자본주의 시장경제의 모순인 불평등을 보완할 수 있는 장치로 자본주의 이해관계에 얽매이지 않는 의료전문직의 사회적 역할에 큰 기대를 걸었던 것으로 보인다.

그러나 이를 비판적으로 보는 학자들은 병 역할이 사회적 분란을 감소시키고 기존 제도의 틀을 보존하면서 기존 질서를 유지하는 숨은 기능을 동시에 갖고 있다고 지적한다(Waitzkin, 1971). 일례로 가족 성원 간에 갈등이 심한 경우 한 성원이 병을 앓게 되면 그것은 갈등으로부터 그를 탈출시키는 안전판이 되며 또 가족 내의 갈등도 중단시켜 가족 체계를 유지하게 된다. 만일 환자 발생이 없었다면 가족은 계속 갈등을 겪다가 가족해체의 운명을 맞을 수도 있다. 이러한 상황은 군대, 교도소, 정신병원 등에서도 적용될 수 있다. 내부적으로 갈등이 심각하거나 강제적으로 질서를 유지하는 집단 내에서 탈출구로서의 병 역할을 허용하지 않는다면 내부로부터 강력한 반발을 불러서 조직 자체가 심각한 위기를 맞을 수도 있는 것이다. 물론 이 경우에 병 역할은 무제한으로 허용되지 않고 내부 조직의 질서를 유지할 수 있는 최소한에 그치게 된다. 파슨스는 사회가 안정되고 통합되어 있다는 가정하에 병 역할을 일시적이고 일탈적인 상황으로 파악하였다. 따라서 그에게 병 역할이란 남용되어서는 안 되는, 어쩌면 없으면 더 좋은 것으로 간주된다. 그러나 사회나 집단 자체가 구조적 갈등상태에 있을 때 병 역할이란 궁극적으로 체제를 유지하는 기능을 수행하게 된다. 이 경우 병 역할이 없다면 오히려 체제가 붕괴할 수도 있으므로 병 역할은 체제 유지에 적극적인 수단이 될 수도 있는 것이다.

(3) 병 역할 개념의 현실 적합성

파슨스의 병 역할 개념이 갖는 중요한 의의는 의학적 관점과는 다른 차원에서 병의 개념을 정립하여 병에 대한 사회학적 연구의 지평을 열었다는 점에 있다. 질병을 사회현상으로 생각할 수 있게 된 것은 그의 업적에 기원한다. 물론 이전에도 엥겔스 등 여러 학자가 사회문제로서 질병 현상에 관해 관심을 가졌으나 질병 그 자체를 사회학적으로 개념화하지는 못했다. 또한 미시적 측면에서 볼 때 일상에서 질병 상태로 진입하면 환자라는 새로운 역할이 주어지고 있고, 거시적 측면에서 의사가 질병 치료를 잘함으로써 사회적 통합에 기여하는 것도 사실이다. 또한 의사-환자 관계라는 신뢰에 기초하는 사회적 관계의 전형을 개념화한 것도 중요한 공헌이라고 할 수 있다.

그런데 파슨스의 병 역할 개념은 경험적 타당성이 부족하다는 지적이 많다. 먼저, 병 역할 모형이 너무 단순한 것이 아닌가 하는 지적이다. 어떤 증상이 발현되어 환자라는 사회적 지위를 얻기까지는 상당히 복잡한 과정이 있을 수 있다. 증상의 심각성, 친숙성, 치료와 회복 가능성 등 질병의 특성도 고려되어야 할 것이고 환자 자신의 직업, 성별과 나이, 문화적 인식, 가족관계 등 여러 요인이 복합적으로 작용하여 더 빨리 병원을 찾고 환자로서 역할을 자임할 수도 있고 아니면 상당히 지체될 수도 있다. 그런데 병 역할 모형에서는 이러한 복잡성이 생략되어 있다.

질병의 특성에 따라서 병 역할에 적합한 질병과 그렇지 않은 질병이 있다. 병 역할은 주로 증상이 심각하고 단기간에 치료가 가능한 질환(맹장염 등)에 한정되는 경향이 있고 증상이 사소하거나 만성이면 병 역할 개념을 그대로 적용하기 어렵다는 것이다. 사소한 증상의 경우에는 당사자들이 병으로 생각하지 않는 경향이 있다. 그리고 당뇨병과 같은 만성질환의 경우에는 의학적 치료법이 완치 효과가 나타나지 않거나 신체적 이상이나 기능 저하 상태를 그대로 유지하면서 살아야 한다. 따라서 질병을 일시적 일탈 상태로 보고 그에 따른 권리와 의무를 규정하는 병 역할 개념이 적합하지 않다.

병 역할은 병의 치료 과정에서 환자의 책임을 강조한다. 병에 걸린 것 자체는 환자의 책임이 아니지만 그러한 일탈 상태를 그대로 두면 안 되고 치료에 적극적으로 나서야 한다는 것을 분명히 하고 있다. 기능론의 관점에서는 질병 상태를 일탈적인 것으로 보기 때문에 질병 상태에서의 회복을 강조하게 된다. 반면 갈등론의 관점에서 보면 그러한 질병 상태를 초래한 사회구조적 모순이 잘못된 것이기 때문에 사회개혁이 더 중요하다고 판단한다. 의사가 치료에 성공하여 환자를 집이나 일터로 되돌려 보내더라도 불건강의 원천인 '병든 사회'가 그대로 있다면 병의 발생이 끊임없이 계속될 수밖에 없고 결국 의학적 치료에는 성공하였으나 사회를 건강하게 만드는 데는 실패하는 상황이 나타난다.

파슨스는 병 역할의 수행을 환자 본인의 책무로 파악하고 있다. 질병 상태의 위중함을 인식하고 건강 회복의 동기화를 가져서 증상이 발현되면 곧 의사를 찾고 적절한 치료를 받는 것이 사회인으로서 의무로 보았다. 그런데 어떤 사람들은 질병 상태로 인하여 초래될 사회적 지위의 하락에 대한 불안이나 치료비 걱정 등의 이유로 증상 발현에도 불구하고 병 역할을 거부할 수도 있다. 또한 병 역할의 취득 과정에서 일종의 협상이 있는 때도 있다. 학교 간호사나 회사 소속 의사는 '합법적인 환자'를 판단한다. 그 판단에 따라 학생이나 회사원이 병 역할을 가질 수도 있고, 병 역할이 부정되기도 한다. 어떤 경우에는 비공식적인 협상이 이루어진다. 산재보상을 둘러싸고 근로자, 의사, 근로복지공단으로 대표되는 정부와의 갈등을 생각해 보라. 또 어떤 필요 때문에 가족이나 타인에게 자신의 병을 확인시키고 정당성을 인정받으려고 한다. 즉 병 역할이 증상 발현에 따라 자동으로 주어지는 것이 아니라 정치적, 사회적인 과정의 결과로 얻어지는 것으로 볼 수 있다.

병 역할 모형에 대한 주요 비판의 하나는 증상 발현을 곧바로 병 역할로 연결하는 병 역할 개념의 단순성과 보편성에 대한 가정이 현실에 적합하지 못하다는 점이다. 이와 관련하여 증상이 존재한다고 해도 병 역할을 자임하지 않는 사례에 관한 연구들이 많이 진행되었다(Siegler and Osmond, 1973). 첫째는 병 역할을 거부하는 경우이다. 증상의 존재를 인지하면서도 환자 역할이 초래할 수동성에 대한 거부감이나 환자라는 상태로 인하여 주변 사람들의 자신에 대한 인식변화에 대한 불안감, 사회경제적 지위 상실과 치료비에 대한 걱정 때문에 병 역할을 수용하기를 꺼릴 수도 있다. 둘째는 병 역할에 낙인과 오명이 붙여져 있는 경우에는 병으로 인하여 추가적인 손실을 얻게 된다. 매독 같은 성병이나 조현병 같은 정신병에 걸린 사람들은 주변의 따돌림을 두려워하여 그 병을 가졌다는 사실의 노출을 꺼리게 된다. 증상 발현에도 불구하고 병 역할을 자임하지 못하는 것은 질병이라는 일탈적 상황이 주변 사람들에 의하여 적절한 것으로 받아들여지지 않기 때문이다. 즉 어떤 질병 증상은 사람들에게 아파도 될 만한 합법성(legitimacy)을 갖고 있지만 그러한 합법성이 결여된 증상도 있다. 여기서 질병 상태의 합법성은 증상을 가진 당사자가 아니라 주변 사람들에 의하여 판단된다. 갈등이론 계열의 사회학자 Eliot Freidson(1970a)은 병 역할을 합법성의 종류에 따라 3가지로 구분하였다. 첫째, 조건적 합법성(conditional legitimacy)의 경우로 일시적인 질병 때문에 일상의 의무를 면제받고, 약간의 특권도 갖게 되지만 일탈(질병) 상태에서 벗어나도록 노력해야 하는데 독감 환자가 여기에 속할 수 있다. 둘째, 무조건적 합법성(unconditional legitimacy)의 경우로 말기 암 환자처럼 질병 상태로부터 회복이 불능한 상황에서 일상의 책무로부터 영구히 면제받고 부가적인 특권도 얻는 경우이다. 셋째, 비합법성(illegitimacy)의 경우로 말더듬이나 간질 환자처럼 질병 특성 때문에 일상의 사회적 책무를 면제받을 수는 있지만 환자로서의 특권은 거의 없고 낙인을 초래할 수 있다.

병 역할에 부여되는 사회적 책임의 면제는 일률적인 것이 아니고 젠더, 사회계급, 하위문화에 따라서 달라진다. 영세업체에 근무하는 비숙련 기능공은 유급병가를 얻기 어렵다. 반면 대기업의 화이트칼라 회사원은 그의 지위나 근속연수에 비례하여 더 많은 유급병가를 얻을 수 있다. 같은 병도 젠더와 계급에 따라서 의미가 달라질 수도 있다. 19세기에 병 역할은 여성들에게 더 어울리는 것으로 생각되었다. 빅토리아 시대의 상류층 여성들은 신경질환으로 지적인 여성에게만 나타난다고 생각되던 히스테리 병을 칭하며 일상 업무를 면제받았다.

병 역할 개념의 문제점은 경험적 타당성보다는 개념 도식 자체의 문제점을 찾아보는 것이 더 의미가 있다. 파슨스는 의료체계가 전체사회에 기능적으로 작용한다고 주장하였다. 즉 의학을 순기능적으로만 파악하고 있다. 또한 병 역할과 환자 역할이 개념적으로 구분되지 않는다(Morgan 1985:51). 환자를 질병에 대한 무능력자로 규정하여 무조건 의사의 도움을 받도록 했는데 이것은 일반적 지식수준이 낮았던 1950년대 상황을 배경으로 한 것이다. 지식수준이 높아진 현재 환자가 의학의 전문가는 아닐지라도 일반적인 의학상식과 의학이론을 이해할 수 있는 상황에서 병 역할을 곧바로 환자 역할로 상정하는 것은 무리이다. 특히 환자들의 소비자로서 지위가 강화되고 있는 현실에서 수동성이 전제되는 환자 역할 개념은 제한적으로만 타당성을 갖는다고 할 수 있다.

현실에서 의사들은 환자가 그들의 권위를 존경하고, 의사의 지시에 순종하기를 바라며, 의사와 환자 간에는 기본적으로 갈등을 전제하지 않는다. 또한 의사들은 증상의 발현을 일단 질병으로 의심하는 경향이 있고, 증상이 나타나면 곧바로 병원에 와서 진찰받을 것을 기대한다. 이러한 의사들의 기대는 파슨스의 병 역할 개념에 그대로 담겨있다. 그러나 사회학자들은 어떤 증상이 발현되고 그것이 발전하여 의사에게 진단받기까지는 상당히 복잡한 의사결정 및 자가 치료의 과정이 있게 되며 사람들이 증상을 가진다고 곧바로 병 역할을 수임하는 것은 아님을 밝혀내고 있다. 또한 의사와 환자의 관계가 상보적이기보다는 때로는 갈등적일 수도 있고, 아니면 전략적으로 복종적 자세를 취하기도 하는 것으로 파악한다.

의학이 질병 치료를 통하여 사회의 안정에 기여하는 것은 분명하다. 또한 의사의 지시에 잘 순종할 때 치료 효과가 높다는 보고들도 있다. 그런데 파슨스는 의료를 공공적인 것으로 파악하였고 그 업무를 담당하는 의사들을 사심 없는 의료체계의 문지기로서 개념 규정을 했으나 과연 현실에서 의사의 사적 이해관계가 배제된 채 의료체계가 공적으로만 작동하는 것이 가능한지 의문시될 수 있다. 특히 한국처럼 대부분 의료기관이 민간 소유인 상황에서 의사들이 이윤추구를 위한 행동을 배제하기는 현실적으로 어렵다. 만일 사심 없는 의료전문가의 역할 모형이 현실적으로 성립되기 어렵다면 그의 이론의 중심축인 사회에서 의료의 사회통제 기능의 개념설정은 개념적으로 취약한 것이라고 할 수 있다.

2. 질병 행동과 의료 이용

사람들은 어떤 상황을 '병'이라고 판단하는가? 그리고 '병'이라고 인식되면 어떤 행동을 하는가? 증상 인식과 그에 따른 대처방식을 질병 행동(illness behavior)이라고 한다. 의학 모형에서는 매우 단순하고 단선적인 질병 행동을 가정한다. '아프면 곧 의사를 찾아야 한다'는 것이다. 그런데 사람들이 어떤 경우에 아프다고 판단하는지부터가 간단하지 않다. 사람들은 증상의 존재 자체만으로는 곧바로 병이라고 생각하지 않는다. 또한 증상에 관한 판단을 혼자서 할 수도 있지만 보통 주변의 다른 사람들과 논의하는 과정이 존재한다. '병'으로 판단된 이후에도 의사에게 갈 수도 있고 그렇지 않을 수도 있다. 이러한 질병 행동 과정에서 중요한 것은 당사자인 개인에게 질병이 어떤 의미로 다가오는가 하는 점이다. 의학 모형에서는 의학적 처방과 환자의 순응에 주로 관심을 두었다. 그러나 사회학에서는 질병의 진단과 치료가 그 사람의 삶에 어떤 영향을 주는지에 관심을 둔다. 현대의 질병은 만성질환이 많고 만성질환은 장기간에 걸쳐 진행되기 때문에 병을 앓으면서 동시에 사회적 역할도 수행해야 한다. 병으로 인하여 상당한 활동의 제한을 받기 때문에 환자는 자신의 생애를 재조정할 필요가 있고 심할 경우 자아 정체성의 변화까지도 감수해야 한다. 질병은 그 사람의 인생을 재구성하게 만들 수도 있고, 질병에 어떤 의미가 부여되는가에 따라 의료 이용 행동에도 큰 영향을 미칠 수 있다.

(1) 증상의 빙산과 자가 치료

생의학이 발전하고, 파슨스의 병 역할 개념이 정립되면서 '아프면 병원에 가는' 것이 점차 규범화되었으나 실제로는 아픈데도 불구하고 병원에 가지 않는 경우들이 적지 않다는 것이 알려졌고 그 원인을 두고 논란이 있었다. 1950년대가 되면 항생제 개발 등 의학적 성취가 고조되었고 의료계에서는 '질병 박멸'이 가까워진 것으로까지 생각하였다. 따라서 의료를 잘 보급하여 사람들이 쉽게 이용할 수 있게 만들기만 하면 건강 문제는 해결된다고 생각하였다. 의료 이용의 걸림돌이었던 경제적 부담도 의료보장제도가 만들어지면서 거의 해소되었다. 그런데 의학적 도움이 필요해 보이는 사람들이 의료 이용을 제대로 하지 않는 경우가 많이 발견되었다. 그래서 사람들이 증상 발현에도 불구하고 의료 이용을 왜 안 하는지에 대하여 사회학자들이 관심을 두게 되면서 단순히 증상의 존재만으로 병원에 가는 것이 아니라 여러 가지 사회적 요인의 영향을 받으면서 의료 이용이 이루어진다는 것을 발견했고, 이를 질병 행동이란 개념으로 정리하였다.

의료 이용이 지체되는 중요한 이유는 증상이 매우 많고 사람들이 생각하기에 '사소한 증상'은 참고 견디거나 자가 치료의 방법으로 대응하였다. 즉 증상이 나타나면 전문가의 도움을 받아야 한다는 병 역할 개념과는 달리 사람들은 전문가의 도움 없이 스스로 문제를 해결하였다. 영국 런던에서 시행한 연구에 의하면 3,153명의 응답자 중 5%만이 건강상의 문제가 없었고 95%는 조사 시점 기준으로 지난 2주간에 한 가지 이상의 증상을 지니고 있었다. 이들 중 19%는 어떤 치료도 받지 않았고, 60%는 자가 치료를 수행했다(Wadsworth, 1971). 이 연구로부터 알 수 있는 사실은 '증상의 빙산'이 있어 전체 증상 중에서 일부만이 실제로 의학적 상담이나 치료의 대상이 되고 있다는 점이다.

증상의 빙산은 최근의 연구에서도 확인된다. 2007년에 영국에서 2,474명의 성인을 대상으로 면접조사 방식으로 수집된 건강행태조사 자료에 의하면 지난 2주 사이에 응답자의 3/4이 적어도 한 개 이상의 증상을 경험하였고, 평균적으로 3.66개의 증상을 경험하였으며, 가장 흔한 증상은 피로, 두통, 무릎 통증, 허리통증, 수면장애, 상기도 통증 등이었다(McAteer, 2011). 그리고 증상을 지닌 사람의 약 절반은 아무런 행동을 취하지 않았고, 35%는 비처방 약(OTC drug)을 먹었으며, 의사를 찾은 경우는 12%에 불과하였다(Elliott, McAteer, Hannaford, 2011).

우리나라의 경우에는 2022년 통계청 사회조사 자료에 의하면 최근 2주간 만성, 급성 질환 및 사고 중독으로 몸이 아프거나 불편을 느꼈던 사람이 전체의 26.5%였다. 영국의 조사연구 자료와 유병률에서 크게 차이가 나는 것은 조사 방법의 차이에 기인하는 것으로 생각된다. 영국조사에서는 흔한 증상 25개를 나열하고 각 증상을 경험했는지 질문했으나 우리나라 조사에서는 한 문장으로 아팠는지를 질문했기 때문에 '사소한 증상'에 대한 경험이 보고되지 않았을 가능성이 있다.

증상이 나타날 때 가장 흔한 대응 방식은 자가 치료와 활동 제한이다. 자가 치료는 보통 진통제나 감기약 같은 비처방 약을 먹거나 그냥 참고 지낸다. 아니면 자신만의 처방을 사용할 수도 있다. 특별한 음식(예를 들어 닭고기 스프)을 먹거나 찜질하고 땀을 흘리기도 한다. 또 다른 방법은 스스로 정한 활동 제한이다. 추운 날씨에 밖에 나가지 않는다든가 옷을 두껍게 입거나 집에서 휴식을 취하는 행동이 해당한다(Taylor, Netteton, Harding, 2003:43). 이 과정에서 주변 사람에게 자문을 받는 경우도 많다.

어떤 치료 방식을 선택하는가에는 그 사람의 신념 또는 가치체계가 작용한다. 건강 문제의 원인을 정서적 또는 영적인 것으로 생각하면 그 해결책은 자연스럽게 비의학적 치료법이 된다. 만일 외로울 때 병에 잘 걸린다고 생각한다면 생활 분위기를 바꾸거나 친구를 찾는 것으로 상황을 해소한다. 그러나 이와 같은 대중적인 대응요법이 있다고 해도 전문적인 치료를 부정하는 것은 아니다. 두 가지의 미묘한 혼합이 이루어진다. 예를 들어 서양 사람들은 감기에 걸렸을 때 닭고기 수프(chicken soup)를 먹는데 그것이 단지 그 속에 있을 수 있는 치료성분을 먹는 것일 수도 있고 아니면 음식에 내포된 정서적 안정감에 위안받는 것일 수도 있다.

자가 치료의 다음 단계는 친구나 가족에게 얘기하고 도움을 얻는 것이다. 사람들은 질병 문제를 의논하는 각자의 사회관계망이 있다. 전문가의 도움을 추구할 때도 주위 사람들의 의견을 먼저 듣는데 보통 가족, 친구, 이웃, 동료가 자문 대상이 된다. 최근에는 인터넷도 중요한 자문 대상이 된다. 증상의 종류에 따라 의뢰하는 관계망이 달라진다. 소화불량에는 할머니의 전통 요법을 따른다. 편두통에 대해서는 친구들에게 자문받는다. Freidson(1970a)은 일찍이 일반인 자문 망(lay referral network)이란 개념을 사용하였는데 여기에는 단골 의사, 전문의, 치료사, 자조 집단, 대안적 치료 집단(영적 치료가, 기도 명상) 등 공식 비공식 치료자와 일반인이 모두 포함된다. 즉 자가 치료가 혼자서 하는 것이 아니라 사회적 연결망 속에서 이루어진다.

증상이 있어도 병원에 가지 않고 자가 치료하는 이유는 증상이 사소하다는 이유가 크지만, 다른 이유가 작용할 수도 있다. 이전에 유사한 증상으로 의사를 방문했으나 치료 효과를 얻지 못했을 수도 있고, 치료비가 너무 비싸다고 생각했을 수도 있고, 치료 방식에 불만족했을 수도 있다. 생활 습관병으로 판단하고 스스로 생활 개선을 하면서 대응하는 것일 수도 있다. 특히 증상이 친숙하고, 이 경우 치료받으면 결과가 어떨 것인지 짐작되는 상황에는 병원에 가지 않을 가능성이 크다(Cockerham, 2017: 188).

자가 치료에서 보통 여성이 중요한 지식보유자로 역할을 한다. 이것은 가정 내 여성의 성역할 분담이 관련된다. 아이가 아플 때 보통 엄마가 간호를 맡는다. 가족 중에 만성적으로 장애가 있는 환자가 존재하면 여성의 역할 부담은 더욱 증가한다. 여성의 이러한 역할 때문에 보건교육 전문가들은 여성을 보건교육의 주요 대상자로 삼는 경우가 많고, 정부는 의료비 절감을 위한 지역사회 간호나 가정간호 프로그램을 강조함으로써 가정치료의 비중이 높아지고 그에 따라 여성의 역할은 더욱 과중해지는 경향도 나타난다. 영국의 보건 사회학자 Margaret Stacy(1988)는 건강을 만들고, 유지하고, 회복하는 데 필요한 모든 활동이 일(work)이며, 공식적인 보건의료체계에서 법적 자격을 갖고 일하며 월급을 받는 사람만 의료인이 아니며, 환자도 자기 몸을 돌보는 의료인(health worker)으로 볼 수 있다는 독특한 주장을 펼쳤다. 전근대사회에서는 가정이란 공간(domestic space)에서 주로 환자를 치료했고, 가족 내 간호 또는 돌봄 기능이 절대적으로 컸다. 근대사회에서 병원이 발전하면서 간호(nursing)가 전문화되어 병원에 포함되었으나 가정의 간호와 돌봄 기능이 완전히 사라지지 않고 존속하고 있다. 한국의 경우 입원환자를 돌보기 위해 가족 1인이 병상을 지키는 관행이 있고, 중환자의 경우 퇴원 후에도 상당 기간 자가 치료를 수행하는 경우를 생각할 때 자가 치료의 의미가 상당히 저평가된 측면이 있다고 할 수 있다.

특별한 경우에는 기존의 자문가가 아닌 다른 자문가에게서 도움을 얻는다. 당뇨병 환자의 경우 같은 질환을 겪은 다른 환자에게서 도움을 얻는다. 인터넷을 이용한 가상공간을 활용하여 새로운 건강 동호회 활동이 활발하게 전개되고 있고 환자들은 여기서 타인의 경험을 공유하는 새로운 자문 망이 형성되고 있다. 일반인 자문 망이 중요한 이유는 환자가 단지 증상의 악화만으로 병원을 찾지는 않고 타인과의 상호작용의 결과로 의사를 찾는 경우가 많기 때문이다. 일례로 어떤 증상이 현재 더 악화하는 것은 아니어도 친구가 그런 증상이 악화할 수 있고 그로 인해 나중에 심각한 병에 걸릴 수도 있다고 경고하면 그는 병원에 가게 된다. 사회적 상호작용에 의한 동기화는 때에 따라서는 환자가 비의학적 요법을 찾게 만들 수도 있고 또 의학적 도움을 찾는 것을 지체 내지는 중단하게 만들 수도 있다.

자가 치료 단계에서도 의사나 약사에게 자문할 수도 있다. 주치의 제도가 보편화된 서구에서는 주치의에게 건강 상담을 하는 것은 흔한 일이다. 주로 일반의(general practitioner, GP)들이 그 대상이 된다. 인터넷이 발전하면서 사람들이 건강 정보를 온라인에 찾는 것이 보편화되었으나 신뢰성의 문제나 개인에게 필요에 부합하는 정보를 얻는 것이 쉽지 않을 수 있어서 의사는 여전히 중요한 건강 상담 또는 건강 정보의 원천이 된다. 주치의 제도가 없고, 의사의 진료 시간이 매우 짧은 국내에서는 건강 정보를 의사에게 의존하는 경우가 오히려 드문 편이다. 약국 약사는 건강 정보를 얻거나 상담할 때 의사보다 수월하게 접근할 수 있다. 약국은 사전 예약이 필요 없고, 의사만큼 사회적 거리가 멀지 않아서 질문하기가 편하며, 또 상담 비용을 내지도 않는다. 따라서 자가 치료 수준에서 가벼운 증상에 대하여 질문하거나 적합한 약을 추천받을 수도 있고, 기존 복용하는 약과의 상호작용 같은 전문적인 조언도 받을 수 있다. 약사는 공식 의료체계에서 인증된 약품 이외에도 건강식품, 비타민, 한약, 보완대체의학 제품도 다룬다. 이것은 상업적 목적으로 취급하는 것이기에 이윤추구가 내포될 수 있다(Taylor, Netteton, Harding, 2003).

'아프면 병원 간다'라는 명제에서 '아프면'의 정의를 두고 의학 전문가와 일반인 사이에 차이가 있을 수 있다. 의학은 가능한 한 모든 증상을 의학의 관리 대상으로 삼으려고 하지만 일반인은 '병원에 갈 만큼 아픈 것'과 '아프지만 병원에 갈 정도는 아닌 상태'를 구분한다. 이것은 어쩌면 사소하고 당연한 일로 생각될 수도 있지만 적어도 개념적으로는 상당히 중요한 의미가 있다. 의학 담론이 지배하는 상황에서는 질병 여부는 오로지 전문가인 의사만이 할 수 있는 것으로 가정한다. 그런데 의사에게 갈 만큼 아픈지에 관한 규정을 일차적으로 일반인들이 하고 있다는 것은 사회에서 의학적 규범이 제한적으로 받아들여짐을 말해준다. 역으로 의학 담론이 지배하고 있음에도 불구하고 사람들은 그 담론에 완전하게 예속되지 않고 자신의 증상을 스스로 판단하는 것이다. 사람들은 자신의 지식과 경험에 기초하여 자신의 신체적 변화를 판단한다. 건강에 관련된 일반인의 인식은 심사숙고한 후에 이루어진 결정이며 그들의 질병 이해에 기초한 의사 결정으로 볼 수 있다. 결과적으로 증상 인식과 의료 이용에 있어서 의사와 환자 간에는 상당한 기대의 차이가 있을 수 있다.

1980년대 이후 발전한 현상학적 관점에서는 환자의 주체성을 강조하면서 환자가 신체 이상을 느끼고 해석하며, 의미를 부여하는 과정을 중시하고 그러한 의미 부여에 따라 의료 이용이 이루어질 수도 있고 그렇지 않을 수도 있음을 보여준다. 즉 파슨스의 병 역할 및 환자의 개념에 내포된 수동성(patiency)에서 벗어나 환자를 주체적으로 행동하는 사람(agency)으로 파악하기 시작하였다. 환자는 무조건 수동적이지 않으며, 질병이란 위협적인 상황에서 인간성(personhood)을 유지하려고 다각적으로 노력한다. 다음 절에서 이에 대하여 알아볼 것이다.

(2) 질병 행동과 의료 이용

Mechanic(1978)은 스트레스를 받는 사람들은 그것을 극복하기 위한 일련의 방책들을 갖고 있다고 보았다. 그중 하나가 병 역할을 취득하고 의료전문가의 도움을 얻는 것이다. 그런데 모든 사람이 똑같이 의료 이용을 하는 것은 아니다. 의료 이용의 차이는 스트레스를 경험하는 정도와 이후 병 역할을 가정하는 정도가 달라서 나타나는 것으로 보았다. 따라서 병 역할을 갖기를 싫어하는 사람은 아주 위중한 증상이 나타날 때만 의료를 이용하게 될 것이다. 미캐닉은 개인의 증상 발현이라는 상황에 대한 인식과 그것을 극복할 수 있는 능력이라는 두 요인에 관심을 가졌다. 이 두 요인은 개인별 차이가 있어서 질병 행동은 다양하게 나타난다. 미캐닉은 질병 행동에 영향을 미치는 10가지 요인을 다음과 같이 제시하였다.

① 이상 증상의 인지 여부

② 증상이 위중하다고 생각되는 정도

③ 증상이 가족, 직장, 및 다른 사회활동에 지장을 주는 장도

④ 그 증상이 발현되는 횟수, 지속 기간

⑤ 그 증상을 지닌 사람의 인내력

⑥ 이용할 수 있는 정보와 지식, 문화적 배경과 이해도

⑦ 증상을 부정할 수 있는 인지적 욕구(예를 들어 증상에 대한 두려움이 너무 크거나 너무 작으면 의료 이용이 일어나지 않는다)

⑧ 증상에 대한 반응보다 더 중요한 다른 조건(욕구)의 존재 여부 (예를 들어 경제적 고려)

⑨ 증상이 인지되었을 때 그 증상을 달리 해석할 수 있는가 여부

⑩ 병원 약국 등 치료자원의 이용가능성

이 요인들은 증상의 인지(1, 2, 6), 증상의 심각성(3, 4, 5), 다른 욕구와 비교할 때의 중요도(7, 8, 9), 제도적 요인(10)으로 요약될 수 있다(Wolinsky, 1988:119). 이 요인들을 종합하면 어떤 개인이 증상을 인지하고, 그것을 심각하게 느끼며, 그것이 병이 아닌 다른 현상으로 설명하기도 어렵고 또 일상생활에 지장을 줄 때 그는 의료를 이용하게 된다. 이 이론은 주로 의료 이용의 동기화 과정을 설명하는 데 초점이 있다. 그런데 동기화가 되었더라도 병원이 얼마나 먼 곳에 있는지, 비용은 얼마나 많이 드는지, 시간적 여유는 있는지 등 여러 제도적 요인에 의하여 의료 이용이 이루어지지 않을 수도 있다. 모든 요인이 의료 이용에 같은 효과를 미치는 것은 아닐 것이고 이 요인들 간에 어떤 상호작용이 일어나서 의료 이용에 영향을 미치는가에 대하여는 특별히 고찰하고 있지 않다.

미캐닉의 이론이 중요한 것은 그의 스승인 파슨스의 병 역할 개념을 보완하기 때문이다. 파슨스는 증상 인식 과정에 대해서는 별다른 언급을 하지 않았기 때문에 증상의 발현은 곧 발병이 되고 병 역할이 가정된다. 증상 발현에서 의료 이용까지 매우 단순하고 단선적인 과정으로 간주했다. 미캐닉의 공헌은 증상 인식 과정이 단순하지 않음을 처음으로 개념화한 점이다. 그러나 그의 논리는 파슨스의 그것과 질적으로 다르지는 않다. 그가 개인의 심리적 역량에 따른 증상 인식에서의 차이를 설정하고는 있지만 그것은 의료 이용을 지체시킨다는 점에서 의미가 있을 뿐이고, 질병 행동은 궁

극적으로 의료 이용으로 귀결되는 것으로 개념을 정립하고 있다. 즉 '아프다'는 규정을 둘러싼 미시정치적 상호작용이나 주체적인 상황설정은 이루어지지 않았다.

우리는 언제 어떤 상황에서 병을 인식하는가? 아마도 '많이' 아프면 병으로 판단할 것이다. 교통사고를 당했거나 뇌졸중으로 쓰러진 경우라면 즉시 병원으로 이송해야 하는 위중한 상태로 파악할 것이다. 그런데 이러한 응급상황은 흔한 일은 아니다. 증상 발현은 몇몇 신체 증상이 나타나면서 일정한 시간 간격을 두고 점차 악화하거나 지속되는 것이 보통이다. 그런데 증상의 발현은 그것을 병으로 인지하게 만드는 필요조건이지만 충분조건은 되지 못한다. 아픈데도 불구하고 참거나 무시해 버리는 경우도 많기 때문이다. Zola(1973)의 연구에 의하면 사람들은 신체적으로 가장 아플 때 병원을 찾는 것이 아니라 증상에 대한 적응의 실패가 있을 때 병원을 찾는다고 한다. 사람들은 자기 몸에 어떤 증상이 나타날 때 일정 기간 두고 보면서 관찰한다. 그러면서 그 증상이 얼마나 위협적인지 또는 통증을 유발하는지를 파악한다. 또한 증상이 친숙한 것인지 또는 예측할 수 있는 증상인지도 살펴본다. 만일 현재 두통이 심한 것이 지난밤에 술을 먹고 난 것 때문이라고 생각되면 두통을 병으로 생각하지는 않을 것이다. 이와 같은 합리적 원인이 없이 두통이 지속된다면 그는 병이 아닌가 하고 의심하게 될 것이다. 그런데 일단 증상 자체가 비일상적이고 위협적이라고 판단될 때도 곧바로 병으로 판단하지는 않는다고 한다. 다음과 같은 촉발 요인(triggers)이 존재해야 한다. 맺고 있는 사회적 관계나 사회활동이 방해받거나, 일상 활동을 하기 어렵거나, 주변의 권유가 있거나, 증상을 참기 어려울 때 병원에 가게 된다.

- 가족 위기/인간관계 위기가 발생할 때(주변 사람이 암으로 죽는 경우)
- 사회활동이 방해받을 때(신체 증상 때문에 회사 업무를 수행하기 어려울 때)
- 신체활동이 어려울 때(걷기가 불편하거나 팔을 들기 어려울 때)
- 타인의 권유(가족의 권유나 동반으로 병원에 가게 되는 경우)
- 인내의 한계(통증이 5일 동안 계속되면 병원에 가기로 할 때)

Zola의 연구는 단순히 신체 증상만으로 의료 이용이 되기보다는 사회적 관계 속에서 증상이 병으로 판단될 수 있음을 말해준다. 우리는 일상적으로 타인과 상호작용하면서 살고 있는데 신체증상 때문에 그러한 상호작용이 제대로 이루어지지 못할 때 병으로 판단하게 된다는 것이다. 고열이나 통증 때문에 거래처와의 상담에서 신속한 판단을 하지 못하게 되거나 직장 내에서 자신의 업무수행에 지장을 받는 상태가 지속되면 병으로 판단하게 된다. 이것은 신체적 불편함 자체보다 사회적 관계를 방해받는 것이 병으로 판단하는 데 중요한 기준이 됨을 뜻한다.

또한 본인 스스로 병으로 판단하기보다는 주변 사람들의 판단이나 권유가 중요한 역할을 한다. 예를 들어 남성성이 강한 남편들은 스스로 병원에 가기를 꺼리는 경향이 있는데 이때 부인이 주도적으로 결정을 내리고 강력하게 권유하면 마지못해 병원에 간다. 즉 타인의 결정이 중요한 것이다. 사람들은 타인의 건강 상태를 보통 안색이나 외적 모습으로 판단한다. 그가 평소와는 다른 모습을 보일 때, 예를 들어 안색이 피곤해 보이거나, 업무추진 속도가 떨어지고 책상에 엎드려 있으면 건강 문제가 있다고 판단한다. 이때 주변 사람이 '그만 일하고 쉬라'든지 '병원에 가보라'고 말해주면 이에 수긍하는 형식으로 자신이 병에 걸렸음을 인정하게 된다.

주변 사람들의 역할은 일반인 자문 망의 개념으로 설명할 수 있다. 어떤 증상이 나타났을 때 어떻게 대처하는 것이 좋은지 가족, 친구, 동료에게 자문을 구하는 것이 일반적인 현상인데 이때 자문의 범위에 속하는 그룹을 일반인 자문 망이라 한다. 자문가의 특성에 따라 의료 이용이 빨라질 수도 있고 늦어질 수도 있다. 여기서 자문은 단순히 의료 이용에 관련된 기술적 정보의 제공에 한정되는 것은 아니고 발현된 증상이 전문적 치료가 필요한지 적합성을 판정하는 기능도 수행한다. 병 역할은 사회적 역할 수행을 면제받는 것이기 때문에 가족과 친구는 물론 업무와 관련 있는 동료들로부터 그 정당성을 인정받는 것이 중요할 수 있다. 만일 질병 상태에 대한 정당성을 얻지 못하면 아픈데도 불구하고 의료 이용이 지체될 수 있다. 다음은 40대 독신 여성의 사례이다.

> 자궁판막증으로 입원하여 자궁적출 수술까지 하게 되었다. 지난 몇 달 동안 몸이 아파서 회사 동료들에게 아프다고 호소하였다. 회사 내에서 내 위치가 중견 관리자이다 보니까 부서원들과의 일상적인 업무협의가 많았는데 몸이 아파서 일 처리가 생각처럼 수월하게 되지 않았다. 그래서 도움을 얻고자 아프다고 얘기하면 겉보기에 멀쩡한데 꾀병 부린다는 식으로 반응하였다. 결국 입원하여 수술한 후에 동료들이 문병을 와서 하는 말이 그렇게 아프면 진작 말을 하지 그랬냐는 것이었다.

이 사례는 수술할 만큼 큰 병으로 발전한 상태임에도 불구하고 동료들로부터 아픈 사람으로 인정받지 못하여 상황이 악화할 때까지 병원 입원이 미루어진 경우이다. 조직에서 자신의 업무를 대신할 사람이 마땅치 않거나 동료들에게 업무를 나누어 주기 어려운 상황에 직면하면 병 역할의 정당성 획득이 어려울 수 있다. 궁극적으로는 병원을 방문하여 의사로부터 00병에 걸렸다고 진단받아야 정당한 병 역할을 수행할 수 있게 된다.

질병 행동은 신체 증상의 발현과 인지 → 일상 행동과 모습의 변화 → 주변 사람들의 동의 → 병 역할 수행이라는 단계를 밟게 된다. 그런데 이 과정은 일종의 협상으로 볼 수도 있다. 아내와 저녁 식사 약속으로 외출하기로 한 날 감기로 몸이 괴로울 때 병원 방문을 연기하고 외출한다면 남편은 아내에게 선물한 것이 된다. 반면 아내가 집에서 쉬도록 제안하면 아내는 남편에게 병 역할을 선물한 것이 된다(Radley, 2004). 당사자의 아프다는 주장은 그 자체로 당연하게 인정되는 것이 아니며 사회적으로 그 정당성을 인정받는 과정이 있게 되고 이 과정은 주변 사람들과 일종의 협상을 통하여 이루어지게 된다. 인지된 증상은 최종적으로 병원을 방문하여 의사의 진단을 받은 후에 제도적으로 환자로 인정된다. 자신이 아픈 것으로 결론짓게 되면 사람들은 본격적으로 증상에 대처하고 치료할 수 있는 방법을 찾게 된다. 이것을 '도움 추구'(help seeking)라 한다. 그런데 한국에서는 다양한 치료자가 존재하지 않고 오로지 의사와 병원만이 존재하기 때문에 도움 추구는 곧 의료 이용을 의미한다.

의료 이용을 설명하는 또 다른 이론적 모형으로는 미시적·개인적 동기에 초점을 맞춘 Suchman(1965)의 의료 이용 모형이 있다. 이 모형은 증상 경험부터 병 역할 가정, 병원 방문, 환자 역할 수용, 회복과 재활의 다섯 단계로 나누고 각 단계의 주요 행동을 설정한다. 증상 경험은 신체적 이상을 감지하는 단계로 민속 요법이나 자가투약을 하는 단계이다. 증상이 있다고 하여도 심각하지 않다고 인지하면 자가투약도 부정하고 건강 단계에 머물거나 아니면 증상이 악화한 후에 다시 증상 경험 단계로 나아갈 수도 있다. 병 역할 가정단계는 정상적 역할 수행이 어려워서 주변 사람들로부터 병 역할을 인정받는 단계이다. 병 역할을 부정하고 단순한 증상으로 생각할 수도 있고 결국에는 수용할 수도 있다. 의료 이용 단계는 병 역할에 대한 전문가의 확인을 받고 치료 과정을 협의하는 단계이다. 이 단계에서도 의사의 진단을 수용하지 않고 여러 병원이나 의사를 찾아 재확인하는 과정을 거친 후에야 이를 수용할 수도 있다. 환자 역할 단계는 본격적인 치료를 받으면서 의사의 처방대로 약을 먹거나 수술 등 다른 치료를 받는 단계이다. 치료를 중단하고 다시 의사 쇼핑을 할 수도 있고, 아니면 진단/치료와 관련된 휴가나 다른 보상을 기대하면서 역할을 수용할 수도 있다. 최종 단계는 모든 치료를 마치고 회복하여 정상적인 역할을 다시 수행하게 되는 단계이다. 여기서도 꾀병을 지속하면서 환자 역할을 유지하려는 경우가 발생할 수 있다(그림 9.1). Suchman의 모형은 주로 급성기 질환의 경우에 증상이 점차 악화하여 의료 이용을 한 이후에 회복되는 일반적인 과정을 설명하는 데 적합하다. 그리고 행동유형이 진화론적으로 계속 다음 단계로 넘어가기보다는 때로는 이전 단계로 내려가는 역진의 가능성도 포함하고 있다는 점에서 현실 적합성을 높이고 있다. 치료의 가능성이 없는 질병의 경우에는 만성적인 병 역할을 갖게 될 것이다.

[표 9.1] Suchman의 의료 이용 모형

단계	증상 경험	병 역할 가정	의료 이용	환자 역할	회복과 재활
결정	어딘가 잘못됨	정상적 역할 수행 어려움	전문적 치료처 찾음	투약, 처치 수용	병 역할 종료
행동	민속요법/ 자가투약	주변 사람에게서 잠정적 병 역할 인정받음/ 자가치료 지속	병 역할에 대한 전문가 확인/ 치료과정 협의	치료받음/ 처방대로 따름	정상적 역할 재개
결과	←부정(건강으로) ↓ 지연 ↓ 수용	←부정 ↓ ↓ 수용	← 부정 ↓ 의사 쇼핑 ↓ 수용	← 거부 ↓ 이차적 이득 ↓ 수용	← 거부 ↓ 꾀병 ↓ 수용

Rosenstock(1974)의 건강신념모형(Health belief model)은 네 가지 요인으로 구성되는데, 주로 예방 서비스 이용 여부를 설명하는 데 활용된다. 첫째, 개인의 질병에 대한 민감도(인지된 감수성)인데 자신이 병에 약하다거나 감염될 것 같다고 생각하면 예방 검진을 수용하게 된다는 것이다. 둘째, 질병의 심각성에 대한 인식인데 질병이 심각한 것으로 인식하면 예방 서비스를 이용할 것으로 볼 수 있다. 셋째, 비용(인지된 비용)과 이득(인지된 편익)에 대한 계산인데 지출해야 할 비용보다 이득이 많다고 생각하면 예방 서비스를 이용할 것으로 예상된다. 넷째, 행동 촉발 요인으로서 미디어, 친구, 가족, 유명 인사 등이 예방 서비스 이용을 권고하면 예방 검진을 받게 될 가능성이 커진다.

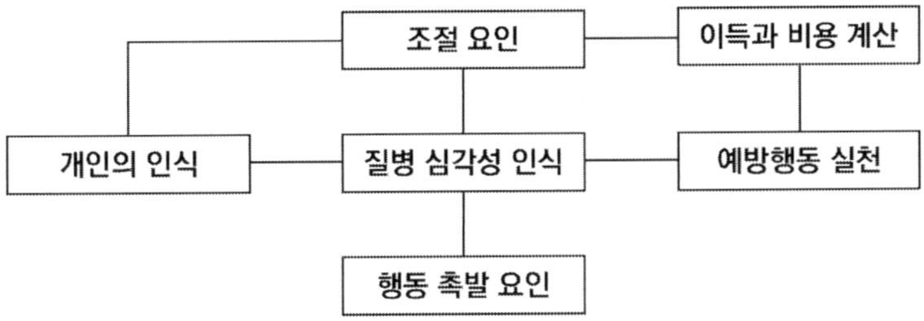

[그림 9.1] Rosenstock의 건강신념모형

다음으로 Ronald Andersen의 의료 이용 모형이 유명하다. 앤더슨의 초기 모형(Andersen, 1968)은 선행요인, 가능 요인, 건강 욕구 등 세 요인으로 구성된다. 선행요인은 의료서비스 이용에 대한 성향을 나타내는 요인으로 인구학적 특성, 사회구조적 지위, 건강 신념 등이 포함된다. 가능 요인(enabling factor)은 가정이나 지역사회의 자원을 의미한다. 가족 자원으로는 경제 상태와 거주지가 포함되고, 지역사회 자원으로는 의료기관 접근성과 도움 제공자 등이 포함된다. 건강 욕구 요인은 개인의 의료 이용 욕구와 임상적으로 평가된 건강 욕구가 포함된다. 즉 의료 이용에 긍정적인 성향이 지닌 사람이(선행요인) 필요한 자원을 확보하고(가능 요인) 건강 문제가 발생하면(욕구 요인) 의료 이용이 일어난다는 것이다.

앤더슨 모형은 1970년대에 확대되어 의료시스템이 추가된다. 기존의 인구특성 요인(선행, 가능, 욕구 요인)과는 별도로 의료체계 요인을 설정하고 여기에 정책, 자원, 조직 등의 요인을 포함하였다. 정책은 보건정책을 의미하는 것으로 건강보험제도의 설립과 유지 등이 해당한다. 자원은 의료인력과 의료시설의 규모 및 분포를 의미한다. 조직은 의료전달체계처럼 의료인력과 시설을 어떻게 배치하고 진료권을 구성하며 환자 의뢰 체계를 구축할 것인지의 문제이다.

종속변수에 해당하는 의료 이용도 단순히 이용 여부를 파악하는 차원을 넘어서 어떤 서비스 유형을 이용하였는지(종합병원, 치과, 약국 등)와 서비스의 목적이 일차 의료인지 2차 의료 이상의 전문적 의료인지를 구분하였다. 또한 의료 이용의 간격도 포함하였다. 그리고 의료 이용의 결과로 소비자 만족요인도 추가되었다. 소비자 만족은 편의성, 질, 이용가능성, 재정, 공급자 특성 등으로 구성되었다(Andersen, 1995; Andersen and Newman, 2005).

1990년대에 앤더슨은 모형은 다시 개정되었다. 새 모형은 일차적 결정인자, 건강행동, 건강성과로 구성되며 세 요인은 선형관계(linear relationship)를 갖는 것으로 가정된다. 일차적 결정인자는 건강행동의 직접적 원인으로 규정되며, 인구의 특성, 의료체계, 외부 환경(정치적, 경제적 조건) 등이 포괄된다. 건강행동은 개인의 건강 습관이나 의료 이용 등이 포함된다. 건강행동은 최종 건강성과의 원인으로 규정된다. 건강성과에는 주관적 건강 상태, 객관적 건강 상태, 소비자 만족이 포함된다(Anderson, 1995). 앤더슨 모형은 거시 수준(보건정책), 중간 수준(의료전달체계), 미시 수준(개인 특성, 만족도)을 포괄하는 모형으로 개인 수준의 이용보다는 체계 수준의 접근성이라는 관점에서 접근하고 있다.

앤더슨 모형은 매우 포괄적이어서 대부분 연구가 앤더슨 모형이 제시한 요인과 변수를 모두 포함하지는 못하는 경향이 있다. 따라서 연구마다 실제 포함된 변수들이 차이가 나는 경우가 많았고 공통적인 변수가 적었다. 특히 대규모 건강조사 데이터를 2차 자료로 사용할 때 이런 경향이 나타났다(Babitsch, 2012). 앤더슨 모형은 복잡하나 단순화하여 인구특성에 따른 의료 이용의 차이를 분석한 사례도 있다. 포르투갈의 80세 이상 노인 270명을 대상으로 조사한 결과를 보면 상대적으로 젊고, 복합증상을 지닌 노인은 일반의(GP) 방문 가능성이 컸다. 젊고, 하루에 먹는 약의 개수가 많으면 전문의를 찾을 가능성이 컸다. 남자이며, 공식적인 사회적 부조를 받고, 하루에 먹는 약의 개수가 많으면 응급실을 찾을 가능성이 컸다. 젊고, 남자이며, 복합증상을 가진 경우 입원 가능성이 컸다(Brandao, 2022). 어린이 치과 검진 영향요인 분석 연구에서 인구학적 특성, 구강검진 이용 여부, 치과 의원까지 거리, 어린이 구강 건강행동, 부모의 태도 요인 변수들만 설문 조사하여 분석한 사례도 있다(Nagdev, 2023). 이민자들의 정신보건 서비스 이용 연구의 경우 맥락요인보다 개인적 특성(인구학적 특성, 가능 요인, 건강 욕구)이 의료 이용에 중요한 요인이었다(Krzy, 2023). 결국 인구특성과 의료 이용의 관계가 앤더슨 모형의 핵심이고, 여기에 필요에 따라 맥락요인을 추가해서 연구할 수 있다.

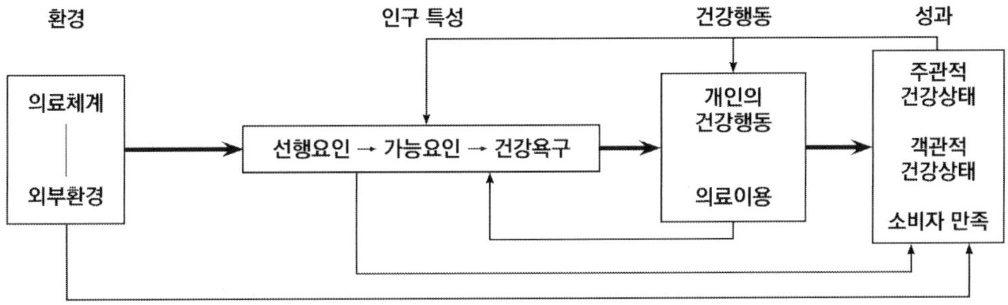

[그림 9.3] Andersen의 의료 이용 모형

이상의 여러 이론적 모형을 종합하면 의료 이용에 영향을 미치는 요인들은 건강 상태 요인 이외에도 의료제도, 특히 접근성 요인, 건강 가치와 신념 등 문화적 요인, 그리고 자문과 상담 및 소통 요인으로 요약될 수 있다. 병 역할 이론은 건강 상태 요인에만 관심을 두었다. 앤더슨 모형은 의료체계 요인을 폭넓게 반영하는 특징이 있다. Mechanic의 질병 행동 이론과 건강 신념 모형은 건강 가치 등 문화적 요인에 관심을 둔다. Freidson이 제시한 일반인 자문 개념 및 Suchman 모형에서 제시하는 의료전문가와의 소통과 협상 등은 의료 이용을 일종의 사회적 연결망으로 파악하는 것으로 볼 수 있다.

지금까지 설명한 여러 모형을 종합하면 [그림 9.4]와 같다(Taylor, 2003). 일단 증상을 인지하면 다음으로 증상의 심각성 등을 해석하는 단계가 있다. 여기에서 과거에 유사 증상을 겪었는지, 또는 가족과 친구가 어떤 조언을 하는지에 따라 무시할 수도 있고, 자가 치료를 할 수도 있고, 곧바로 병원을 찾을 수도 있다. 일단 병원에 가야겠다고 생각할 때도 과거에 병원 이용 시 불편했던 기억이 있거나, 비용 부담이 걱정되거나, 너무 멀거나, 육아나 직장 일 관계로 시간을 낼 수 없으면 이용이 지체된다. 이러한 장애요인을 넘어설 정도로 증상이 위급해지면 병원을 방문하게 된다. 만일 병원에 아는 의사가 있다면 병원 방문은 더 빨리 이루어질 수 있다.

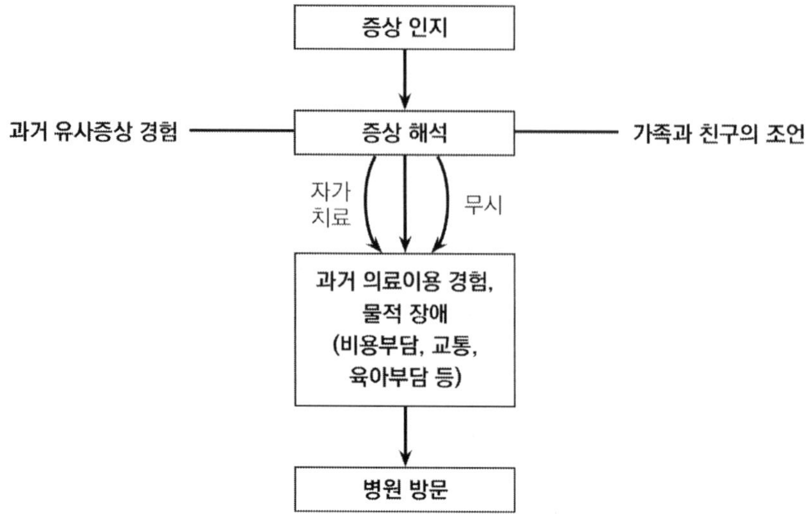

자료: Taylor, 2003.

[그림 9.4] 의료 이용까지 경로

의료 이용 모형의 변화는 이론적 패러다임의 변화를 함축하고 있다. 1960년대에는 구조기능론에 근거해서 환자가 왜 의료 이용을 안 하는가를 설명하기 위하여 사회심리적 모형을 사용하였다. 1970년대에는 미국의 국가정책으로 의료의 형평성을 강조하게 되면서 거시적 차원에서 자원배분의 형평성이 강조되었고 이에 따라 의료 이용 모형도 앤더슨 모형처럼 거시적 지표들을 사용한 연구가 진행되었다. 1990년대 이후에는 환자의 주체성과 자조 운동이 진행되면서 의료 이용도 현상학적 관점에 근거한 질병 경험에 대한 질적 연구가 많아졌다.

보건정책 측면에서 생각할 때는 의료서비스 접근성(accessibility)의 문제가 가장 중요한 관심사이다. 근대사회가 만들어지면서 국민의료제도가 형성되었고 의료서비스의 접근을 통하여 국민의 건강을 보호, 유지, 증진한다는 정책적 이념이 실천되었다. 의료를 통하여 건강 문제를 해결한다는 인식은 20세기 들어와 거의 규범적인 것이 되었기 때문에 의료욕구를 충족하는 데 있어서 장애요인이 무엇인지를 밝히는 차원에서 의료 이용 연구가 진행되었다. 의료 접근에서의 장애는 한편으로는 계층 간 불평등으로 인식되었고 다른 한편으로는 인식이나 문화의 차이로 인한 문제로 간주하였다. 유럽에서는 전후에 복지국가를 만들면서 의료 이용의 보장이 중요한 국가적 과제였고, 미국에서는 1960년대에 병원의 설립과 노인 의료보험제도(Medicare)의 실시 등 접근성 향상이 중요한 관심사가 되었다. 우리나라도 1980년대와 1990년대에 지속해서 의료 공급을 확대하고 국민건강보험제도 실시로 의료접근성을 높였다. 지금은 비급여 서비스의 축소 및 계층 간 의료 이용의 형평성 제고가 새로운 접근성의 문제로 등장하였다.

이러한 과제가 국가 정책적으로 중요한 이슈임에는 분명하나 사회학적으로 생각할 때 의료 이용 관련해서 중요한 이슈는 사회적 요인들이 의료 이용에 어떻게 영향을 미치는지 분석하는 것이다. 예를 들어 우리나라의 2022년 국민 1인당 연간 의료 이용 횟수는 17.5회에 이를 정도로 많고 이것은 OECD 평균 6.3회의 두 배에 달한다(보건복지부, 2024). 따라서 우리나라 상황에서 의료 이용에 대한 일차적 질문은 "왜 의료 이용을 많이 하는가?"가 될 수 있다. 이 현상을 설명하기 위하여 건강 불안감 같은 정서적 문화적 요인의 영향을 분석할 수도 있고, 민간병원 또는 의료공급자들의 마케팅 실태와 같은 의료제도 요인을 분석할 수도 있으며, 나아가 사회적 결속과 협력에 기초하는 일반인 자문 망의 역할이나 의료체계 내에서의 소통구조 기능의 약화가 의료 이용에 미치는 영향을 분석할 수도 있다. 의료 이용이 단지 의료 욕구와 의료 공급 및 재정의 문제로 환원되는 것은 아니며 거기에 내포되는 사회적 의미를 제대로 밝히는 것이 중요하다.

환자들의 대형병원 집중 현상에 대해서도 그것의 사회적 의미를 밝혀볼 수 있다. 이 문제에 대하여 의료전문가들은 가벼운 질환으로 대형병원에서 진료받는 것은 환자들의 자기 상태에 대한 과도한 걱정이나 1, 2차 의료기관의 진료 수준에 대한 불신에 기인하는 비합리적인 행동으로 여겨진다. 그러나 환자 처지에서 생각하면 동네의원에서 환자의 건강 불안감을 낮추어줄 수 있는 상담과 소통 기능이 아주 약하고, 중소 병원도 많은 진료 장비를 갖추는 상황에서 큰 병원과 작은 병원의 기능상 차이가 잘 구분되지 않으며, 주말과 야간에 진료받기 어렵고, 어느 병원이 잘 치료하는지 파악하기 어려우며, 어떤 병원에서도 자신의 건강 문제의 이력을 총괄적으로 관리하면서 문지기 역할을 해주지 못하는 불확실한 상황에서 가장 안전할 것 같은 대형병원을 찾는 것이 일반인 처지에서는 합리적 선택일 수 있다. 의사와 병원이 동네에서 주민과 사회적 교류와 협력의 유대관계로 묶여 있지 않은 점도 환자가 동네병원 이용을 손쉽게 거절할 수 있는 원인이 된다.

3. 만성질환의 경험

(1) 만성질환의 특성

질병 구조가 급성 감염병 시대에서 만성병 시대로 변화하면서 급성 질환에 적합한 병 역할 개념을 적용하기 어려워졌다. 만성병은 급성 감염병과는 특성의 차이가 크다. 만성병은 질병의 최초 발현이 잘 드러나지 않는다. 암의 경우처럼 질병이 상당히 진행된 이후에야 신체적 이상을 감지하게 되는 경우가 많다. 더욱이 초기 증상을 인지하여도 일상생활을 수행하는 데 별 지장이 없는 경우가 많아서 이를 비정상적인 신체 증상으로 구분해 내기가 어렵다. 대표적인 만성질환 증상으로는 고혈압, 당뇨, 심장병, 천식, 난청, 관절염 등이 있다.

만성병의 질병으로서의 진행 과정도 불규칙할 경우가 많다. 증상이 드러났다 다시 사라지기도 하고, 호전되었다 악화하는 등 불규칙한 순환과정을 보이기도 한다. 따라서 질병에 대응하여 자신의 생활을 계획하거나 사회적 역할을 원만하게 수행하는 데 있어서 상당한 불확실성이 초래된다. 언제 증상이 다시 악화할지 모르는 상황에서 증상이 호전된 상태에 맞추어 생활을 계획하기는 어려울 수밖에 없다. 만성질환은 궁극적으로는 증상이 악화하고 일시적 또는 영구적 장애를 유발할 수도 있고, 병리적 상태가 원상회복되기도 어렵다. 따라서 특별한 재활 요법이 필요할 수도 있고, 장기간에 걸쳐 의학적 치료와 요양 서비스를 받기도 한다.

또한 만성질환은 예후를 판단하기가 어렵다. 몇 개월 또는 몇 년을 치료받으면 낫게 된다는 확실한 기대를 하기도 어렵다. 감염병의 경우에는 잠복기부터 증상의 발현과 진행 및 종료에 이르는 질병의 자연사(natural history of disease)가 비교적 짧고 분명하다. 반면 만성병의 경우에는 수십 년간 질병 상태가 계속될 수도 있다. 따라서 이 기간에 환자로만 있을 수는 없고 동시에 '정상인'으로 살아가지 않을 수 없다. 즉 질병을 안고 살아가야 하는 새로운 삶이 시작된다.

사회학은 질병의 특성에 우리가 어떻게 반응하고 질병을 중심으로 우리의 사회적 관계가 어떻게 변화하고 재구성되는지에 관심을 둔다. 초기의 질병 행동 이론은 증상을 인지하고 평가하고 결과를 예측하면서도 결국에는 의료 이용을 통하여 환자가 되는 과정(즉 의료전문가에게 종속되는 과정)을 밝히고 있다. 그런데 Kleinman(1988)의 지적처럼 이것은 치료과정에의 입문을 말해 줄 뿐이고 질병 과정 전체에서 환자가 어떤 경험을 하고 있는지를 말해주지는 않는다. 만성질환의 경우 수십 년을 병과 함께 살아가는 것이 보통이기 때문에 단편적인 질병 에피소드에 초점을 맞추면 전체적인 모습을 파악하기 어려울 수밖에 없다. 또한 만성병은 환자가 상시로 의사의 치료에 의존하지는 않는 경우가 많아서 환자가 일상적으로 질병 상태에 어떻게 대응하는지 밝혀야 할 필요성이 커진다. 이 때문에 질병 경험은 단편적인 양적 연구로 밝혀지기 어렵고 담화 분석(narrative analysis)과 같은 질적 연구 방법을 사용하게 된다.

만성질환의 또 다른 특성은 질병 경험의 의미에서 찾을 수 있다. 질병 행동 이론은 개인의 건강에 대한 태도와 인식에 주목한다. 반면 질병 경험에서는 거시적이고 종단적인 상황 속에 질병을 위치시켜 이해한다. 우리는 살면서 여러 가지 개인적, 사회적인 경험을 한다. 결혼이나 군대 입대와 같은 사적 경험에서부터 70년대의 산업화, 80년대의 민주화운동, 90년대의 경제위기와 같은 세대 경험도 한다. 감기나 배탈 설사와 같이 그 예후가 비교적 분명한 단기적인 신체적 이상이 아닌 암이나 당뇨병처럼 중대한 질환에 걸리면 이것은 개인의 인생사에 있어서 전환점이 될 만큼의 큰 경험이 된다.

인류학자 Arthur Kleinman은 질병 경험을 문화와 사회구조가 정신 신체적 과정과 상호작용하면서 만들어낸 결과로 파악한다. 그는 청년 중국인 노동자를 면담하고서 그가 앓고 있는 만성 두통과 현기증이 어린 시절 겪은 문화혁명 당시 사소한 일로 체포되어 자기비판을 했던 경험과 긴밀하게 연관되어 있다는 것을 밝혀냈다. 이것은 질병이 사회적 문화적인 요인과 정신신체적 과정이 상호작용하며 발생하며, 또한 그것이 당사자 개인의 경험이면서 동시에 가족과 지역사회의 집단적인 경험으로 나타날 수 있음을 말해준다(Kleinman, 1994). 질병 경험은 개인의 인생사에 있어서 경험이며 동시에 사회문화적으로 구조화되어 있는 한 시대의 경험으로서 의미가 있다.

예를 들어 현재 우리나라의 암은 사인 1위의 질병이다. 중년의 사람들에게 이제 예방적인 암 검진은 일상의 과정이 되고 있고, 민간 보험회사가 판매하는 '암보험'을 구매하여 암의 위험에 대응하고 있다. 전국의 대형병원에는 별도의 암 센터가 설립되어 있다. 서점에는 암 투병기나 암 예방법에 관한 책이 넘쳐 나고, 암 환자동호회도 활발하게 활동하고 있다. 암에 대한 국민의 공포감으로 고질적인 사회병리 현상을 '암적인 존재'라고 표현하게 되었다. 암은 공포의 대상이지만 동시에 보건 산업의 한 축을 형성하였고, 새로운 사회적 연결망도 만들어내었다. 암은 21세기 한국의 시대적 질병이 되었다.

어떤 만성질환과 장애는 수치심, 낙인, 차별, 배제와 같은 도덕적 반응이 관련된다. 정신병 낙인은 잘 알려져 있다. 신체 변형을 초래하는 병일수록 낙인과 수치심이 커진다. 암, 치매, 파킨슨병 등이 그런 범주에 속한다. Goffman(1963)은 정신병원 입원 환자들의 '훼손된 정체성'(spoiled identity)을 연구했다. 한 가지 신체적 행동적 특성만 보통 사람과 달라도 '이상한' 사람으로 낙인이 찍히고, 하나의 부족함은 점차 그 사람의 여타 모습에서도 부족한 사람으로 여겨지고, 결국에는 환자 본인도 이러한 주변의 기대를 수용하여 스스로 자신의 훼손된 정체성을 받아들인다는 것이다. 이렇게 낙인을 스스로 내면화하는 사례는 간질, 다발적 경화증, 파킨슨병 등에서 나타난다. 특히 증상 발현이 개인의 비도덕적 행동과 관련이 있으면 낙인과 차별은 더욱 극심해진다. 동성애를 도덕적 문란 행위로 간주하는 사회에서는 HIV 감염인에 대한 극도의 혐오와 낙인이 가해진다. 이런 경우는 보통 질병에서 나타나는 질병 행동과는 상당히 다른 모습이 나타날 수 있다. 적극적으로 감추고 접촉을 피하거나, 비난하는 사람에게 공격적으로 대응하는 극단적 반응이 나타날 수 있다.

(2) 만성병 대응 전략

만성병은 장기간에 걸쳐 질병이 진행되고 그 결과 신체적 기능이 취약해질 수 있고, 자아 정체성이 훼손될 수도 있으며, 나아가 사회생활이나 사회적 관계에도 부정적 영향을 줄 수 있다. 만성병이 주는 영향의 강도는 방해, 침입, 몰두의 세 유형이 있다(Charmaz, 1991). 방해(interruption)는 질병으로 인하여 생활의 부분적인 지장만 받는 정도이다. 침입(intrusion)은 질병이 진행하여 상당한 시간을 소요하고, 적응을 요구하며, 주의가 필요한 상태이다. 그래서 하루하루를 잘 꾸리는 것이 중요해진다. 몰두(immersion)는 질병이 더욱 악화하여 삶의 완전한 재구성이 필요한 단계가 되었음을 의미한다. 예를 들어 신장 기능이 망가져서 신장 투석을 받으려면 이틀마다 네 시간이 필요하고 병원에 왕복하고 준비하는 등 거의 종일 매달려야 한다. 그러면 정상적인 직장 생활이 어렵고, 사회생활이 중단되는 등 삶에 중대한 전환점이 된다.

따라서 만성병에 어떻게 대응하는가의 문제는 중요한 사회학적 관심사가 된다. 만성병에 대한 대응 방식에는 부인, 정상화, 후퇴, 적응이 있다(Kelly, 1991, 1992). 첫째, 부인(denial)은 병 자체를 인정하지 않는 것이다. 가족이나 친구 등 주변 사람들은 환자의 신체적 변화를 감지하는 데도 정작 본인은 그러한 변화를 인정하지 않는 것이다. 그런데 증상의 부인이 영구적이 아니라 위중한 병이라는 위기 상황을 수용하기 위한 시간이 필요함을 의미할 수 있다.

둘째 대응 전략은 정상화(normalization)이다. 위중한 만성병 증상을 인정하기는 하되 이를 정상적인 현상으로 파악하는 것이다. 예를 들어 류머티즘과 관련된 통증을 노화로 인한 자연스러운 과정으로 간주하거나 혈압약을 복용하는 환자가 고혈압을 병이라 생각하지 않는 경우를 생각할 수 있다. 셋째 전략은 정상 역할에서 사퇴하고 병 역할로의 후퇴이다. 질병이 그의 생활 전체를 압도하고 환자는 전적으로 병 역할을 자임하는 것이다. 넷째 전략은 적응(accommodation)으로 질병을 인정하나 부분적으로만 병 역할을 자임하고 다른 부분에서는 정상적 역할을 수행하는 전략이다.

그런데 이 네 가지 전략은 고정된 것은 아니며 환자는 시점과 상황에 따라 적합한 전략을 유연하게 선택할 수 있다. Anselm Strauss는 민속지적 방법론을 적용하여 환자의 대응 과정을 추적하였다. 그에 의하면 만성질환 환자들은 신체기능을 유지하고 악화를 방지하기 위하여 투약, 운동, 치료법 등 일상적인 처방에 집착하고 거기에 시간과 에너지를 투입하는 것이 인생의 주요 과업이 되고 있었다. 환자들은 가능한 한 자기 삶을 정상적인 모습으로(normalize) 유지하고자 하였다(Strauss and Glaser, 1975). Charmaz(1991)는 환자들이 질병으로 인한 한계에 순응하는 것과 질병 이전의 삶을 유지하려고 하는 것 사이에서 일종의 타협 내지 줄다리기하는 것으로 보았다. 또한 평소에는 자신의 상태를 감추려고 하면서도 특정한 시점과 상황에서는 자신의 상태를 드러내 보이려 한다는 점을 밝혀냈다.

만성병 대응 과정에서 나타나는 이러한 두 측면을 Gerhardt(1989)는 '위기 모형'과 '협상 모형'으로 구분하였다. 위기 모형은 만성병이 때로는 낙인 때문에 어려움을 겪을 수도 있지만 보통은 사회적 지위의 변화가 초래되는 위기에 직면하게 됨을 보여준다. 다른 한편 만성병은 자아의 상실(Charmaz, 1983)을 초래할 수도 있고, 퇴행적인 질병으로 인한 불확실성에 직면하여 환자가 정상성을 유지하기 위한 노력이 이루어지는데 이것은 환자의 정체성을 일순간에 채택하는 것이 아니라 서서히 환자 상태로 적응해 가는 것을 말하며 이를 협상 모형이라고 한다. 물론 이 두 측면이 별개의 것이 아니라 서로 관련되어 있다.

환자는 자기 몸에 대한 자신감이 점차 상실될 수 있고, 그에 따라 자아 정체성을 바꾸어야 하거나 사회적 활동과 상호작용을 재조정하게 된다. Mike Bury(1982)는 이것을 '생애의 붕괴'(biographical disruption)라고 표현했다. 그런데 Bury는 질병으로 일상사가 무너지는 측면만을 조명한 것이 아니라 이에 대응하고 극복하는 과정에도 관심을 가졌다. 만성질환은 마치 전쟁과도 같다. 전쟁이 당연한 일상사를 모두 무너뜨리는 것처럼 만성질환 또한 당사자들을 심각한 위기 상황에 부닥치게 만든다. Bury가 연구한 류머티즘성 관절염 환자들의 경우에서 볼 수 있듯이 지속적인 통증과 불편함이 있을 때 사람들은 자신의 생애와 자아를 다시 생각하지 않을 수 없게 된다. 그 이전까지 죽음은 남들의 문제였다. 그러나 만성적 통증에 시달리게 되면서 죽음을 자신의 문제로 생각하게 된다. 만성신부전의 경우처럼 매주 정기적으로 신장 투석을 해야 하는 처지라면 정상적인 사회적 역할 수행이 어렵게 되고 미래에 대한 희망이나 계획도 포기하거나 대폭 수정하지 않을 수 없게 된다. 관절염이 악화하면 거동이 어렵게 되어 다른 사람들에게 의존하게 된다. 이 경우 정상적인 사회적 관계에서 나타나는 '주고받기'의 호혜적 평등의 관계에서 벗어나 일방적 의존의 관계로 들어가기 때문에 자아의 훼손이 불가피하게 발생하게 된다. 이러한 만성질환의 특성을 불확실성(uncertainty)으로 표현할 수 있다.

만성질환의 진단과 함께 지금까지 정상적이었던 삶이 무질서해지고, 통제되던 것이 통제 불가능해진다(Charmaz, 2000). 이 때문에 사람들은 만성병에 직면하여 세 가지 질문을 하게 된다. 첫째, 병의 원인에 대하여 이 병이 "왜 나에게?", "왜 지금 나타났는가?", 둘째, 정상적인 사회생활을 하기 어렵게 된 점에 대하여 "이제 무엇을 해야 하는가?", 셋째, 예후의 불확실성에 대하여 "앞으로 나에게 무슨 일이 닥칠 것인가?"이다.

발병 원인에 대해 흔히 나오는 반응은 운명, 신, 과로, 스트레스 같은 것들이다. 기독교 전통에서는 질병이 신과의 관계에서 잘못과 형벌로 유추되면서 질병은 인생의 실패로 받아들여지기도 한다(Bradby, 2009). 그런데 원인의 유추는 발병 시점과도 연관되어 있다. 만성질환은 발생 시점이 중요한 의미가 있다. 만일 관절염이 정년퇴직 이후의 노년기에 발생하였다면 이것을 노년기의 '자연스러운' 퇴화 과정으로 간주할 수도 있고, 퇴직과 함께 사회활동도 위축되었으므로 관절염으로 인한 활동 제한이 크게 의식되지 않을 수도 있다. 그러나 에이즈 감염의 경우처럼 30~40대에 만성질환이 나타난다면 이것은 자아에 매우 파괴적인 영향을 미치고 인생사를 완전히 뒤

바꾸는 효과를 미치게 될 것이다. 만일 질병의 발생을 어느 정도 예측하는 상황이라면 그 충격은 작을 수도 있다. 필자가 2004년에 면접한 40대 초반의 에이즈 감염자는 감염 사실을 통보받았을 때 드디어 "올 것이 왔구나" 하는 생각이 들었다고 했다. 그러나 며칠 안 되어 마음이 평온해졌다고 진술했다. 이 감염자는 자신의 성생활 방식이 HIV 감염을 초래할 수도 있다는 점을 오래전부터 인식하고 있었기 때문에 감염 사실을 담담하게 받아들일 수 있었던 것 같다. 예기치 않게 큰 병에 걸리면 사람들은 나름대로 그 원인을 찾고, 자신의 과거 행적에 연관시켜서 질병의 의미를 이해하려(making sense of illness) 한다.

이러한 강력한 자아를 가진 '소신파'에게 에이즈는 생애의 붕괴이기보다는 '생애적 강화'(biographical reinforcement)로 경험될 수도 있다(Lawton, 2003). 이것은 Williams(1984)가 '이야기 재구성'(narrative reconstruction)이라고 표현한 생애사의 인과적 재구성의 개념과도 서로 의미가 통한다. 만성질환이 발생 초기에 생애적 붕괴로 다가오지만 일정 기간 후에 사람들은 통일성(coherence), 안정성, 질서를 되찾으려고 노력하게 된다고 한다.

어렵고 고통스러운 순간을 이야기로 풀어보려는 것은 거의 인간의 본능과도 같다. 의학에서는 내가 왜 이런 고통을 지금에 겪어야 하는지에 대하여 답하지 못한다. Arther Kleinman(1988)은 질병 이야기 분석의 선구자이며, 질병 이야기의 사회적 요소들이 무너진 삶에 새로운 의미를 부여해 준다고 지적하였다. 예를 들어 '군대 경험'은 젊은 남성에게 매우 고통스러운 시기로 다가온다. 그러나 제대 후 '군대 이야기'를 하면서 사람들은 자신이 주인공이 되는 무용담을 말한다. 여기서 고통은 어느덧 미화되고 재해석되면서 자신의 자아를 긍정적으로 바꾸는 역할을 하게 된다. 질병 경험 역시 이와 유사하다. 심장마비에 걸렸을 때 그것이 갑자기 생긴 것이 아니라 과거 사건이나 경험의 결과로 보게 되는 것이다. 과거에 작업환경이 좋지 않아서 병에 걸렸다는 식이다. 이러한 상황해석을 함으로써 자신은 열심히 살았으나 주변 상황이 안 좋아서 자신이 어려움을 겪게 되었다는 면피성 원인 규정과 함께 원인을 분명히 규정함으로써 그에 대응할 수 있는 전략을 마련하는 실마리가 되기도 한다.

Bury(2001)에 의하면 질병 담화(narrative)에는 세 가지 형태가 있다. 첫째는 '상황적 담화'(contingent narratives)로 현재를 기술하는 형태이다. 이것은 생애 붕괴의 시작과 초기 과정에 관한 기술이다. 사별이나 상실 같은 생활사건이나 어려운 직업적 상태와 같은 외부적인 조건들을 다룬다. 또한 의학적 치료 담론에 어떻게 동화되어

가는지도 다룬다. 즉 상황적 이야기는 질병의 가장 직접적인 원인과 직접적인 효과, 그리고 그것을 관리하는 전략들을 다룬다.

둘째는 '도덕적 담화'인데 사람들이 단순히 현재 상황을 기술하기보다는 상황을 평가하는 형태이다. 평가는 기본적으로 자신을 능력 있는 존재로 돋보이려는 목적에서 비롯된다. 자기 이전의 자아와 현재의 붕괴한 자아 사이의 거리를 최대한 좁히기 위하여 나름대로 변명할 수도 있고, 자신을 매우 능동적이고 사회적으로도 활동적인 인물로 묘사하여 자신과 타인과의 관계를 역동적인 것으로 재구성하는 내용도 포함될 수 있다. 그런데 자신을 치켜세우다 보면 불가피하게 관련된 타인을 깎아내릴 수밖에 없게 되기도 한다.

셋째는 '핵심적 담화'인데 여기서는 극적인 표현을 통하여 질병을 규정한다. 영웅으로, 비극으로, 코믹하거나 교훈적인 모습으로 상황이 연출된다. 예를 들어 투병 과정이 질병과 용감하게 싸우거나, 또는 비극적인 종말로 묘사되기도 한다.

여기서 알 수 있는 것은 만성질환에 대한 대응이 일방적으로 생애 붕괴로만 나타나는 것은 아니고 보다 다양한 형태로 귀결될 수 있다는 점이다. Radley(2004)에 의하면 질병으로 인하여 사회참여가 유지 또는 상실되는지, 그리고 질병이 자아를 보완하는지 대립하는지에 따라 네 가지 형태의 적응 양식이 만들어진다. 질병이 자아에 보완적이라 것은 질병으로 인한 제약을 받아들이면서 그러한 새로운 상황에 적극적으로 적응하는 것으로서, 사회활동을 적극적으로 하면서 질병을 보완적 자아로 인정하는 경우가 '적응' 유형에 해당한다. 반면에 사회참여는 적극적으로 하면서 질병 관련 부분을 최소화하는 경우가 '적극 부인'이다. 병을 중요하게 생각하지 않거나 이야기하기 싫어하는 사람들이 보이는 반응이다. 질병으로 인하여 사회참여를 제대로 할 수 없게 되면 반응 양식 또한 달라질 수밖에 없다. 질병으로 자신감을 상실하고 활동을 제한하면 '포기'의 형태가 나타난다. 반면 사회참여를 못 하게 되었으나 질병으로 인하여 어떤 이득을 얻었을 경우 '이차적 이득'의 반응 양식이 나타난다. 산업재해로 요양 판정을 받고 보상을 얻게 되었을 경우가 해당한다.

[표 9.2] 4가지 질병 적응 양식

<table>
<tr><td></td><td colspan="2">질병에 보완적인 자아</td><td></td></tr>
<tr><td rowspan="2">사회참여 유지</td><td>적응</td><td>이차적 이득</td><td rowspan="2">사회참여 상실</td></tr>
<tr><td>적극적 부인</td><td>포기, 사퇴</td></tr>
<tr><td></td><td colspan="2">질병에 대립적인 자아</td><td></td></tr>
</table>

출처: Radley, 2004.

이러한 적응 과정에서 질병의 파괴적 영향이 얼마나 큰지가 중요하게 작용하겠지만 동시에 개인을 둘러싼 사회적 연결망도 중요하게 작동한다. 가족, 동료, 상급자 등의 지지가 있는 경우 '적응'이나 '적극적 부인'으로 비교적 발전적으로 적응해 나갈 수 있을 것이다. 그러나 그러한 지지 자원이 없는 경우에는 '포기와 사퇴' 또는 '이차적 이득'을 추구할 수 있다. 에이즈 감염자의 상당수는 가족으로부터도 지원을 얻지 못하고 가족과의 관계를 단절하는 경우가 많다. 감염 사실이 알려지면 직장을 구하기도 어렵다. 따라서 이들은 모든 사회적 관계를 단절하고 숨어 지내거나 때로는 정부의 구호를 '당연시하는' 모습을 보이기도 한다.

Bury의 생애적 붕괴 개념은 만성질환의 파괴적 영향을 극적으로 표현한 이정표적 업적으로 볼 수 있다. 만성질환의 부정적 영향이 큰 것은 사실이나 이 측면에만 집중하면 만성질환에서 얻을 수 있는 이득의 가능성을 놓치게 된다. 즉 고통받는 환자들이 노력하여 자신의 상황을 극적으로 개선할 가능성이 있다(Fox, 1999). 다음 사례는 이러한 예에 해당한다.

(3) 담화 분석의 사례

사례: 환자는 58세 여성으로 직장암 진단 후 치료받고 있고 현재 장루(colostomy)를 갖고 있음.

[1]...나는 다른 사람들이 암, 암 그러는데 정말 딴 나라 얘긴 줄 알았다니까. 아무리 암이 흔해도 나 같은 사람한테까지 걸릴까 싶었으니까...난 정말 평범한 사람인데 말

야. 시골서 농사짓고 살다가...작년쯤인가 올라왔지...

[2] 내가 처음에 직장암이다 라는 말을 들었을 때 가장 먼저 떠오른 생각이 뭐였는지 알아? 내가 우리 며느리 못되게 굴어서 그렇게 된 것 아닌가 싶은 생각이 덜컥 들더라니까.. 지금이야 그냥 웃으면서 지내고 내가 거의 뭐 얹혀 지내는 꼴이 되었지만 그래도 아 처음 결혼할 때부터 얼마나 나랑 이러쿵 저러쿵 말이 많았는데...(며느리 결혼할 때) 반대정도가 아니라 내가 거의 앓아 누웠으니까...내가 우리 아들을 어떻게 키웠는데 말야 그런 아를 데리고 왔는지...(한참 구박한 이야기 하다가)

[3] 내가 원래 촌에 살면서 똥 하나는 정말 잘 누고 살았거든. 헌데 언제부터인가 배도 가끔씩 아프고 똥 쌀 때 되게 기분 나쁜 거 있지? 그러면서 설사하고 변비하고 하여간 그렇게 난리 굿을 하더라고. 첨에는 내가 애들 결혼 때문에 너무 스트레스 받아서 그러나보다 하고 지냈는데 갈수록 배가 점점 아파지데. 그래서 안되겠다 싶어 우리 바깥 양반한테 얘길했지. 그랬더니 동네 보건소 가보자 그래서 보건소 갔더니만 약좀 먹으라 그러면서 아무래도 큰병원 가서 뭐.. 내시경인가 그걸 해보라고 그러더라고...

[4] 난 약먹고 괜찮아지면 무슨 내시경인가 싫어서 안 하려고 했는데, 약을 먹어도 이거 배가 계속 아픈 것이 영...기분이 안 좋더라고. 그래서 화장실을 하루에 열두번씩 왔다 갔다 하면서 다니니까 밭에도 못 나가겠고.. 동네 아줌마들이 아무래도 요즘 많다는 암이 아니냐고 하도 그러기에 처음에는 웃고 말았지만 나중에는 겁이 덜컥 나더라니까... 아무래도 이상타 싶어 며늘애한테 서울에 병원 좀 가야쓰것다고 연락했지. 그래서 내시경하는 병원에 갔더니 검사해보고는 아무래도 큰 병원 가라고 그래서 서울대 병원에 왔어...

[5] 와서 순식간에 검사하고 그러니까 수술하라 그러고..그제서야 직장암이라는 거 알았지. 근데 암이라는 게 걸리면 다 죽는다고 그러잖아. 그래서 처음에 새파랗게 젊은 의사가 (암이라고) 그러는데 하늘이 무너지더라구. 이게 무슨 날벼락인가 하고. 같이 듣던 며느리는 울고, 아들이 뭐라뭐라 물으면서 싸인하고 그러더니만 며칠있다가 수술이라고 그러더라고. 근데 너무 빨리 그러니까 정신이 하나도 없더구만...하여간 수술받고 여기다 이렇게 똥주머니 만들고 그랬지.

[6] 근데 그러고 나서 며느리가 회사 일년인가 쉬고 옆에서 내 병수발 다했지. 그러면서 하나하나 들기 시작한 생각이 뭔지 알아? 내가 우리 시엄니한테 시집살이 당하면서 절대 나중에 내가 며느리 보면 시집살이의 시자도 모르게 하고 데리고 살아야지 했는데 결혼 시작할 때부터 반대해서 결혼하고 나서도 얼마나 내가 모질게 굴었는데... 그래도 요즘애들 같지않게 곰같은 맛이 있어서 옆에서 내 병수발 다하고 그랬지... 문득 옆에서 자고 있는 며느리를 보는데 내가 우리 며느리한테 모질게 그래서 이렇게 몹쓸 병을 걸렸나 싶은 생각이 드는 거야. 되게 미안했지. 그래도 그렇게 쉽게 맘이 풀리나? 허허.

[7] 며늘애한테 하는 건 둘째치고 수술을 하고 나서 이놈의 똥주머니 때문에 냄새가 나서 어딜 못다녔어. 난 이 장루라는 걸 생전 들어보지도 못하고 살았는데 갑자기 이렇게 생긴대로 똥이 나오니 이걸 어떻게 받아들여야 하는지. 그리고 이게 첨에는 얼마나 아프던지.정말 처음에는 집에 가서 밖을 나다니지 못했다니까...

[8] 한 6개월쯤 지나니까 이거 집에만 있으면서 살려니 일하던 사람이 몸이 좀이 쑤셔서 못살겠더라고... 그러던 중 울 바깥양반이 애들하고 집 합치자고 그래서 밭데기랑 논이랑 다 팔고 서울로 와서 아파트엔가 사는데 정말 처음에는 아는 사람도 없고 어찌나 삭막하던지... 지금에야 아파트 안에 있는 노인정이라도 다니지만 그 때는 이놈의 똥주머니 때문에 아무데도 못 다니고 집지키는 세빠뜨 마냥 그러고 살았다니까... 그러다가 내가 이 똥주머니 관리도 할 수 있게 되고 음식도 조절하면서 요즘엔 잘 돌아다녀. 마늘과 양파를 먹으면 냄새가 지독하더라구. 처음에는 내가 암에 걸린다거나 똥주머니 차고 다니는 거 알까봐 얼마나 그랬는지.. 근데 지금은 뭐 다 알기도 알거니와 하고 암 걸렸다는 사람을 많이 보니까 다들 알고 있는 것 같아서 신경도 안쓰고 다녀. 일은 안하니까 산에랑 다니고 그러지. 아침에 일찍 산에 가서 할머니들하고 얘기하다보면 나처럼 암 걸린 사람들 얼마나 많은지 알아? 뭐 자궁암이네 위암이네 하여간 많더라구...그래서 그렇게 사람들하고 얘기하고 그러다보니까 나도 이제 많이 맘이 편해졌지. 그렇게 운동도 다니고 손녀 데리고 놀이터도 다니고, 회사 다니는 며느리 때문에 지금은 살림도 하고 그래. 근데 항암 치료가 점점 독해지면서 이제는 집안일 많이 못하겠더라고. 어찌나 피곤하던지 집에 가면 쓰러져서 하루종일 자는 게 일이야...

[9] 이 항암치료가 얼마나 돈이 많이 들어? 맨날 와서 이렇게 입원하고 비싼 주사

맞고.. 글치..그래도 우리 땅떼기 판게 있긴 하지만 그래도 우리 애들이 돈 많이 쓰지. 인제 미안해서 큰일이야. 얼른 죽지도 않고... 나만큼도 안되서 치료 못받고 그러는 사람이 한둘이야? 입원해서 얘기 들어보면 불쌍한 사람들 많다고..그나마 치료받을 돈 있고 잘하는 애들 있고 하니까 이렇게 나도 살고 있는거지...

[10] 사실 암에 걸리면 언젠가 죽게 되어 있잖아. 이번에 CT 찍은 거 보고 교수님이 안좋아졌다면서 걱정하시더라고.. 사실 내가 느끼는 건 별로 달라지지 않았는데 그런 얘기 들으니까 좀 기운도 빠지는게 사실이야. 그래도 이제는 그런 걱정은 잘 안하지. 앞으로 얼마 안남았을 거 같으니까 그냥 지금 사는대로 잘 살고 우리 손녀 이쁘게 크는 거 보고 그러면 좋지...나중에 간호사님 시간 내서 우리 바깥 양반이랑 같이 밥이나 한번 먹으면 좋겠구만... 안 그래?

이 이야기는 초반에 암으로 판정받고 당혹해하면서 그에 대한 원인으로 시집살이를 시킨 데 대한 죄의식을 노출하고 있다. 중반에는 질병이 초래한 신체적 불편으로 인한 고통과 활동 제한에 대하여 말하고 있고, 종반에는 질병 상황에 대한 비교적 성공적인 적응 과정을 이야기한다. 직장암은 이 여성에게 생애의 파국을 초래하였다. 노동능력을 상실케 하였고, 장루 때문에 거동이 어려워진 것은 물론 자존심의 심각한 훼손을 초래하였다. 또한 며느리와의 관계에서도 그 이전에는 권력관계의 우위를 점하고 있었으나 이러한 지위를 상실하고 며느리에게 의존하지 않을 수 없게 되었다.

이러한 파국적 결과를 가져온 직장암이 자신에게서 발현된 원인에 대하여 이 여성은 며느리와의 불화나 시집살이시킨 데서 찾고 있다. 자신은 너무나 평범한 삶을 살았고 건강했기 때문에 다른 원인을 찾기 어려웠을 것이고, 이러한 불확실한 상황에서 자신이 며느리한테 저지른 행동에 대한 죄책감이 원인으로 규정되고 있다. 자신의 생애에 대한 도덕적인 재평가가 이루어진다. 이러한 원인 규정은 이후 며느리와의 화해를 통하여 관계를 재구성함으로써 삶의 의미를 되찾게 만드는 중요한 계기가 된다. 며느리가 자신의 상태를 간호하는 실질적인 도움을 줄 뿐만 아니라 자신이 너무 심했다는 자책감이 며느리와 화해하게 만드는 중요한 계기로서 작용한다. 더욱이 며느리 대신 집안 살림과 양육을 일정하게 수행하게 되는 등 자신의 역할을 새롭게 찾음으로써 인생사의 긍정적 전환(biographical reinforcement)을 이룩하였다.

장루는 그 자체로 생활의 큰 불편과 수치심을 초래한다. 이 여성은 스스로 장루를 다루는 기법을 터득하여 배변 처리 능력을 갖추게 됨에 따라 바깥출입과 운동이 가능해지면서 자기 정체성을 다시 세울 수 있었고, 이와 함께 친구를 새로 만나고 사회활동을 재개하면서 붕괴한 삶을 회복할 수 있게 되었다. 또한 질병과 함께 살기가 가능해지면서 질병에 대한 공포로부터도 벗어났다.

결론적으로는 이 여성의 의학적 전망은 밝지 못하다. 그런데도 이 여성이 상황에 대처하는 역량은 초기 암 진단 과정과는 매우 다르다. 암이 더 이상 파괴적인 질환으로 다가오지는 않는 것이다. 이 여성이 성공적으로 적응할 수 있었던 것은 주변 사람, 특히 며느리와 관계가 변화하면서 가능하였다. 암이 아니었다면 이 여성은 며느리와의 불화를 끝내 해결하지 못하였을 가능성이 크다. 그리고 이 여성이 치료를 감당할 만한 경제적 능력이 있었던 점, 그리고 자신의 상태(장루)에 실망하지 않고 스스로 자조 관리를 시행하는 방법을 찾아낼 만큼 삶의 지혜가 있었던 점도 중요하게 작용한 것으로 보인다. 그런데 이 여성의 경우는 이미 경제활동에서 은퇴할 나이가 되어서 발병한 경우이지만 만일 40대 남성에게 발병하였다면 그는 정상적인 경제활동을 하기 어려웠을 것이고 따라서 가족들의 도움이 있다고 하더라도 사회적 역할의 상실로 인한 생애사의 파괴는 이 여성의 경우보다 훨씬 컸을 것으로 예상할 수 있다. 즉 자기 인생사의 어떤 시점에서 어떤 병에 걸리는가에 따라 담화구조는 달라질 수밖에 없다. 이 사례에서는 당사자 혼자서 생애 붕괴를 재건한 것처럼 보인다. 그런데 많은 경우에 생애의 재건이 혼자 힘으로 이룩하기 어렵다. 그래서 환자동호회나 자조 집단의 도움을 받는다(Senior, 1998).

4. 고통받는 몸

질병 경험을 바라보는 새로운 관점은 몸의 측면에서 질병의 의미를 생각해보는 것이다. 사회학은 몸에 관심을 두지 않았다. 데카르트 철학에서 마음과 몸이 개념적으로 분리된 후에 생물학과 의학은 몸을 마치 기계와도 같은 것으로 여겨 관찰의 대상으로 삼았고 기계를 수리하듯이 몸을 수리하였다. 파슨스의 병 역할이나 이후 제시된 질병 행동 이론들은 대부분 의학적으로 규정한 몸의 개념을 그대로 수용하였다. 내 몸에 병이 난 것이지만 몸은 제외하고 병만 사회적 의미를 부여했다.

그런데 몸을 중요하게 생각하는 4가지 사회적 운동이 발생했다(Turner, 2012:5). 변화의 시작은 1970년대 발생한 동성애자 권리 운동이었다. 남다른 몸짓과 몸치장을 하고 몸 정체성을 보여주던 이들이 자신들은 변태나 음란한 것이 아니며, 남다른 모습을 다양성으로 받아들이고 성적 시민권(sexual citizenship)을 인정하라고 요구했다. 두 번째 변화는 페미니즘이었다. 일군의 여성들이 낙태 금지라는 규범에 저항하면서 '내 몸은 나의 것'이라는 구호를 외쳤다. 그때까지 남성의 권한이었던 낙태의 권리를 부정하고 여성 스스로 임신과 출산을 결정할 수 있다는 몸에 대한 통제권을 인정하라고 요구하였다. 세 번째 변화는 장애인 운동이었다. 장애인들이 신체적 장애를 이유로 사회적 권리가 제약되지 않도록 요구했다. 네 번째는 노인 차별(ageism)에 대한 반대이다. 신체 노화를 이유로 사회적으로 쓸모없는 인간으로 대접받지 않도록 해야 한다는 것이다. 이 네 가지 사회운동은 몸이 단순히 생물학적 물체가 아니라 사회적 권력에 의하여 차별받고 고통받는다는 점을 분명하게 드러냈다. 생물학적 몸과 구분되는 사회적 몸이 규정되면서 사회학은 몸을 새롭게 바라보게 되었다.

이제 질병도 몸의 관점에서 바라보게 되었다. 질병으로 인한 몸의 통증(pain)과 고통(suffering)을 느끼거나, 불안(anxiety)과 공포(fear)를 느낀다. 또 슬프거나(sad) 수치스럽고(shame), 권태롭고(boredom) 무기력하다(helplessness). 의학적으로 에이즈라고 진단되나 사회학적으로는 공포와 수치의 병으로 체화(embodiment)된다. 파킨슨병은 수치스럽고 무기력한 병으로 체화된다. 전통사회에서는 천민의 몸을 문화적으로 더럽다고 인식하고 접촉을 금하였다. 질병도 일종의 신분과 같고, 여러 가지 부정적 가치가 체화되는 경우가 많다. 중증일수록 환자는 개별화되고, 왜소해지고, 연약해지는 자신을 몸으로 느끼게 된다. 따라서 환자들은 가능한 한 자기 몸을 정상적인 것처럼 보이게 만들고, 붕괴하는 삶을 재구성하려고 애쓴다. 아픈 사람은 소리치고, 토하고, 침을 흘릴 수 있다. 이러한 모습은 질병의 증상으로 이해되기는 하지만 불가피하게 낙인화된다. 문명사회에서 감염이 됐거나 장애가 있더라도 올바른 몸가짐을 유지하는 것은 규범이고 예의이다. 만일 그렇게 하지 못하면 도덕적으로 흠결이 있는 사람으로 취급받는다. 아픈 사람에게도 이런 문명사회의 규범이 적용된다. 낙인을 피하려면 환자는 질병 증상에 대하여 매우 엄격한 감시와 관리를 하게 된다. HIV에 걸린 어떤 사람은 매일 아침 자기 몸을 살피면서 육종(Kaposi sarcoma)이 생겼는지를 강박적으로 확인했다고 한다(Bradby, 2009). 질병으로 깊은 좌절 상태에서 질병 담화를 만드는 것은 한편 자신의 고통을 세상에 알리는 의미도 있지만 다른 한편 체화된 낙인과 억압에서 벗어남(disembodiment)을 의미한다.

질병 행동의 다양성은 사회적 특성에 따라 질병 대응 양상이 상당히 달라서 생긴다. 물론 건강 상태를 의료 이용에 가장 중요한 요인으로 볼 수 있지만 환자 처지에서는 의료 이용에 이르기까지 여러 단계에서 고민하고 결정해야만 한다. 대부분은 아픈 사람이 병원을 찾지만, 어떤 경우에는 의학적으로 아프지 않은 사람도 걱정하느라 병원에 갈 수 있다. 아프다는 것은 매우 사적인 일이지만 질병 행동에서 주변 사람 다수가 의사결정에 참여하여 사회적 상호작용을 진행할 뿐만 아니라 공적인 의료제도와 비공식적인 여러 행동이 뒤섞여 있는 복잡성도 내포한다. 또 질병 과정에서 암암리에 또는 명백하게 수치심을 겪거나 낙인과 차별 때문에 어려움을 겪을 수도 있다. 의료 이용이 단순한 검진에서 끝나기도 하지만 인생행로의 붕괴를 초래할 수도 있어서 질병에 내포된 잠재적 위험은 간과하기 어렵다. 그래서 질병 행동은 매우 다양하고 복잡하고 동적일 수밖에 없다.

고통받는 몸은 치유의 길보다는 의료화된 몸으로 전환될 가능성이 높다. 우리가 의료를 이용하여 고통에서 해방되기를 원하기 때문이다. 프랑스 철학자 Deleuze와 정신의학자 Guarttari(2014)는 1972년에 쓴 저서 Anti-Oedipus에서 '욕망 기계'라는 개념을 사용하여 자본주의 사회에서 욕망을 추구하는 인간을 묘사하였다. 프로이트의 성욕 수준을 넘어서 우리 삶에 필요한 모든 것은 '욕망하는' 인간이 되었다. 생리적으로 제한된 몇몇 욕망을 채워나가는 수준을 넘어서 자본주의 사회에서는 새로운 욕망을 끊임없이 만들어내고 있다. 그는 눈 코 입 등 오감이 제거된 원형적인 기계와도 같은 몸(body-without-organs)의 개념을 정립하였고, 여기에 외부적 도구나 기관이 연결되면서 새로운 몸이 만들어진다고 보았다. 고통에서 해방, 더 건강해지고 싶은 욕망이 의료와 접목하여 의료화된 몸이 만들어진다. 의료는 우리 몸을 '영토화'하였다. 상업화된 의료는 최소한의 필요 충족의 차원을 넘어서 계속 새로운 의료 서비스를 만들어내고 이용하도록 욕망을 부추긴다. 우리는 매일 새롭게 의료적으로 인코딩된다. 의료 이전에 미약하게나마 존재했던 몸의 성찰적 자기관리는 사라져 버린다. 의료화 또는 의료 이용은 일종의 흐름이다. 밀려 들어오는 의료 이용의 흐름을 적당하게 '절단하고 끊어주는' 것이 제대로 된 의사의 역할이다. 그런데 대학병원에 비응급 비중증 환자가 너무 많이 몰리는 것이나 실손보험을 낭비하여 매일 같이 도수 치료를 받는 환자들을 의사가 제어하지 못하고 있으며, 오히려 그런 욕망을 부추기는 듯한 모습이 보이기도 한다(조병희, 2024).

성찰성 부족한 나는 근로 강도가 높은 회사에 근무하고 반복되는 회식, 고열량 고지방 식단, 경쟁적 동료, 갈등 속의 가족으로 둘러싸여 있다. 이런 환경(연결망) 속에서 건강해지고 싶은 욕망의 실현은 실천이 어려운 신체 단련과 절제보다는 단기적 즉효적 처방을 제공하는 의료에 기댈 가능성이 높아진다. 상업화된 의료는 건강 욕망을 의료적으로 해석하여 성찰과 절제와 단련이라는 기존 가치를 '탈코드화' 해버리고 의료적으로 '인코딩'을 가한다. 이렇게 우리 몸이 의료화되면 벗어나기 매우 어렵다. 식민화된 우리 몸을 탈영토화 시키려면 생활구조 전반을 바꾸어서 의식주 전체와 사회생활 전반을 건강 네트워크로 재구성해야만 한다. 혁명적인 변화가 필요하게 된다.

파슨스의 병 역할 개념은 사회학적 질병 연구의 시금석과도 같았다. 병 역할의 개념적 부족함은 이후 질병 행동 개념으로 보완되었다. 즉 증상 존재만으로 병원에 가기보다는 주변의 인정 과정과 증상 적응의 실패를 겪은 뒤에 의료 이용이 이루어진다. 의료 이용을 설명하는 이론 틀로는 Suchman 모형, 건강신념모형, Andersen 모형 등이 있다. 장기적으로 심각한 건강위험을 초래하는 만성질환의 경우에는 생애의 붕괴나 재구성 같은 새로운 개념으로 조명되고 있다. 최근에는 몸에 관한 사회학적 관심이 커졌고, 고통받는 몸이라는 새로운 담론이 만들어지고 있다.

10장: 의사와 의료 지배

- 의료의 과학화와 전문화로 의사는 권위를 획득하고 의료 지배 구조를 확립할 수 있었다.
- 의료 지배는 사회통합의 기능적 필요와 의료시장 독점에 근거해서 만들어진다.
- 탈전문화, 관리형 의료와 의료통제 강화, 상쇄 권력의 등 여러 기전으로 의료 지배를 약화하는 제도 변화가 있었으나 의사의 영향력이 근본적으로 감소한 것은 아니다.
- 의사들은 신 전문직업성을 제창하고 환자 중심 의료를 전개하여 권위에의 도전에 대응하고 있다.

1. 의료의 전문화

(1) 전문직의 개념

의사는 병든 사람을 치료하는 직업을 말한다. 고대 그리스에 히포크라테스라는 의사가 있었고, 그의 '의사 선서'는 의사의 직업윤리를 제시하였다. 그리스 신화에도 Asclepius라는 의술의 신이 존재했다. 즉 고대부터 이미 의사라는 직업이 존재했다. 의사를 다른 한편 의료전문직(profession of medicine)이라 부르기도 한다. 전문직으로서의 의사는 19세기 말부터 만들어졌다. 전문직은 전문지식에 근거해서 활동하는 직업군을 의미한다. 의사, 변호사, 교수, 공학 엔지니어 등을 전문직이라 할 수 있다. 근대 이전에도 지식은 존재했다. 법학, 철학, 신학, 의학은 중세 때에도 고급 학문으로 일컬어졌다. 그런데 지식은 대체로 지배계급 성원이 교양으로 배웠다. 지식은 미분화된 상태였고, 지식인들은 '백과사전'처럼 다방면 지식을 배웠다.

서양에서 근대 이전에 의사(physician)는 대학에서 의학을 공부하고 학위를 얻은 전문가였다. 이들은 Hippocrates와 Gallen의 의학이론과 표준치료법 및 사례집을 공부하였다. 다분히 현학적인 교육이었으나 실용적 지식도 배웠다. 의사는 엘리트 신분의 징표로서 대학 학위를 얻었다. 면허제도가 없었던 관계로 학위를 받지 않고도 시술할 수는 있었다. 대학을 졸업한 의사는 극소수였다. 주류의 의료시술자는 길드(guild)에 속한 약제사(apothecary)와 외과의사(surgeon)였다. 약제사는 약품을 주로 취급하여 약사의 직능을 수행했지만 동시에 일차 진료 의사(primary practitioner)이기도 했다. 이들은 먹는 약, 시럽, 고약, 찜질 약 등 여러 종류의 약을 제조하고 판매하였다. Surgeon은 이발사에서 분화된 직종으로 외과의사 직능을 수행했다. 약제사와 외과의사는 길드 체제 내에서 제자가 스승의 치료 방식을 보조하면서 배우는 도제식 훈련을 받았다. 훈련기간은 대략 3년이었고, 시험을 통과해야 시술 자격을 얻었다. 약제사와 외과의사는 비록 도제식 훈련을 받았으나 약학과 화학 지식, 라틴어 지식을 습득하여 상당한 지식을 갖춘 의료인이었다. 길드는 정부로부터 직업 독점권을 인정받았고, 세금을 납부하였다. 따라서 길드 소속 자격이 없으면 그 분야에 종사할 수 없었다. 이들 이외에 아이 출산업무를 담당하던 조산사(midwife)가 있었다. 그리고 일반 가정에서 의료 상식이 구전되어 주로 주부들이 가정치료의 임무를 담당했다(Lindemann, 2010). 중세 역사가 부재했던 미국에서는 길드가 없었다. 누구나 의료 시술을 할 수 있었으나 그들의 지위는 아주 낮았다.

19세기에 전문직이 등장하는 것은 농경사회에서 산업사회로 변화했고, 과학기술의 발전과 산업에 응용하여 새로운 생산 체계를 만들어 내면서 시작되었다. 전문직은 개념적으로 자본과 노동의 중간적 지위를 차지한다. 과거에는 토지나 재산 또는 정치적 권위 같은 것이 권력과 영향력의 근거였다. 토지나 재산을 가진 지주나 자산가는 사회적 권력을 행사할 수 있었다. 그런데 산업사회가 되면서 지식을 가진 집단이 자산가의 지배나 통제에서 상대적으로 자유로울 수 있게 되었다. 사회학에서 중요시하는 것은 자기 일의 수행 기준, 성과에 대한 평가, 보상을 누가 정하는가이다. 노동자의 경우 자본가가 정한 기준대로 일하므로 통제와 착취에 예속된다. 그런데 전문직은 매우 높은 수준의 지식을 갖고 일을 하게 되므로 그 일의 기준이나 수행 방법을 스스로 정할 수밖에 없다. 즉 전문직은 일의 자율성을 갖게 된다. 이렇게 지식이 발전하고 중요해지는 사회가 되면서 전문직의 사회적 영향력이 커지게 되었다.

20세기 들어서 여러 전문직이 만들어졌고, 그래서 전문직의 시대라고까지 하게 되었다. 그중에서도 의사는 가장 성공적으로 사회적 지위를 상승시켰던 사례이다. 특히 미국 의사는 수십 년이란 비교적 짧은 동안에 사회적 보호를 전혀 받지 못하던 낮은 지위에서 직업 지위가 가장 높은 대표적인 전문직으로 발전하였기 때문에 사회학에서 주목의 대상이 되었다. 1960년대부터 1980년대까지 의료전문직의 사회적 지위 상승 또는 사회이동의 성공 사례를 사회학적으로 분석하는 수많은 연구가 진행되었다.

(2) 의료전문직의 특징

파슨스는 1950년대 초에 병 역할 개념을 제시하여 환자가 의사에게 복종해야 할 근거를 제시하였고, 이것은 의사의 권위와 영향력의 근거가 의학의 전문지식에 있음을 보여주었다. 그런데 이후 사회학자들은 의사의 직업적 특성을 밝히는 데 주력하였다. 사회학자 Goode(1957, 1960)는 전문직의 대표적인 특징으로 전문지식을 습득하기 위한 장기간의 교육 훈련과 서비스 정신을 제시했다. 의학지식은 매우 방대하고 수준이 높아서 이를 습득하려면 의대 입학부터 최소 10년의 교육 훈련을 받아야 의사로서 활동하게 된다. 서비스 정신은 사적 이익이 아닌 공적 책무로서의 직업의식을 의미한다. 미국 의과대학 협회(Association of American Medical College)는 서비스 정신을 "타인을 돕고자 하는 의지와 타인의 필요와 느낌을 살피는 것이며, 타인의 고통을 경감하는 것이고, 사회적 책임을 인지하는 것"이라 정의하였다(AAMC, 2024). 오랜 시간 교육 훈련을 받아서 높은 수준의 지식을 갖추고 이를 필요한 사람에게 베푸는 공적 책무를 가진 직업인을 전문직이라 할 수 있다. 그런데 이러한 서비스 정신이 선언적 의미 이상으로 실제로 사적 이익을 배제한다고 보기는 어렵다. 의료전문직은 이타주의적 봉사단체가 아니며, 주고받는(quid pro quo) 사회적 계약 관계로 보아야 한다(Wasserman and Hinote, 2021). 전문화 과정에 경제적 이해관계가 내포되지 않았다고 하기는 어렵다. 전문직을 순전히 이타주의적 사회통제 주체로 설정했던 파슨스의 도식은 비현실적인 것으로 보인다.

Goode는 전문직의 추가적 특징을 다음과 같이 제시했다.

- 전문직은 교육 훈련의 기준을 스스로 정한다.
- 전문직 훈련생은 다른 직업보다 더욱 엄격한 성인 사회화 과정을 겪는다.

- 전문직의 업무수행은 면허제도의 형태로 법적으로 보호받는다.
- 면허 시험과 자격 관리를 전문직 성원이 주관한다.
- 전문직에 관련된 입법은 전문직의 영향 아래 이루어진다.
- 전문직이 수입, 권력, 위세를 얻게 되면서, 아주 우수한 학생을 받아들인다.
- 전문직은 비전문가의 평가를 받지 않는다.
- 전문직 성원은 전문직에 대한 소속감이 크다.

전문직 성원의 교육과정에서 사회화 과정을 겪으면서 의사라는 직업에 대한 정체성이 강하게 형성되고, 의사라는 직업에 대한 소속감이 크다는 것은 전문직이 일종의 공동체(community)라는 의미이다(Goode, 1957). 즉 전문직은 개념적으로는 질병치료라는 공익적 목적에 종사하는 전문직 공동체라고 볼 수 있다. 의사는 앞서 제시한 전문직의 특성을 모두 갖추고 있다. 의사의 교육 훈련 기간은 매우 길다. 의과대학 교과과정은 의사들이 정한다. 의사면허 시험은 의사가 출제하고 관리한다. 의사면허는 법적인 근거로 발급되고, 의사면허 없이 의료행위를 하면 형사처벌 받는다. 의료법과 의료관계법은 의사회가 반대하면 입법이 어렵다. 의사의 명망이 높고 수입이 많을수록 최고 수준의 고교생이 의대에 지원한다. 의사의 치료행위는 대부분 사법적으로 용인된다. 의료소송에서도 의사의 잘못을 환자가 입증해야 하므로 환자는 승소하기 어렵다. 의사는 의사라는 자부심이 크고 의사끼리의 동질감이 강하다. 환자치료에 대한 책무성은 법적 의무로 규정되어 있다.

(3) 의학의 과학화

의료전문직이 만들어지는 과정에서 과학적 의학의 발전과 의학교육 혁신이 중요한 역할을 했다. 근대의학이 발전하기 이전까지 서양의학은 물론 동양의학도 공히 '자연은 스스로 치유한다'는 명제 아래 조화와 균형을 중시하였고, 조화와 균형이 깨어진 상태를 질병으로 생각했다. 또한 인간의 몸은 고립적이지 않고 환경과 계속 상호작용을 하여 동적 균형을 추구하는 실체로 보았다. 의사의 역할은 치료 과정에서 자연에 적극적으로 개입하기보다는 자연에 무리를 가하지 않고 자연의 조화를 돕는 것이었다. 따라서 식이요법이나 운동과 같은 양생(養生)으로 건강을 증진하려는 관점을 유지하였다(반덕진, 2004). 서양에서는 19세기 초까지도 이러한 전통에 근거를 둔 체액 이론(humoral theory)이 영향력을 발휘하였고 체액의 조화를 깨뜨리는 상태를 사혈, 구토, 설사를 유도하여 몸에 충격을 줘서 체액의 균형을 회복하려는 '영웅적 치료법'이 유행하였다.

그런데 새로운 관점의 의학이 19세기 중엽부터 발전하였다. 변화는 일차적으로 진단 도구의 발전에서 이루어졌다. 전통 의학은 다분히 사변적이었기 때문에 별다른 진단 도구를 사용하지 않았다. 그런데 인체를 해부학적으로 바라보는 새로운 관점이 생기면서(Foucault, 1993) 인체 관찰에 필요한 진단기기들이 발명되어 의학에 활용되었다. 청진기(1816년), 검안경(1851년), 후두경(1855년), 위장관(1867년, stomach tube), 맥압계(1887년), X선 장치(1895년), 방광경(1898년) 등이다. 의사들은 이러한 기구의 사용법을 숙지하고 관찰 결과를 해석하기 위한 이론과 지식을 갖추어야 했다. 또한 관찰에 부합하는 적절한 치료법을 선택 적용하는 새로운 진료방식이 정립되었다. 이러한 일련의 과정은 의학을 과학화시키는 중요한 요인이 되었다(Stern, 1941).

의학의 과학화는 생물학의 발전과 궤를 같이한다. 유기체를 다루던 생물학은 점차 세포 수준의 생리 현상에 주목하였다. 독일의 Rudolf Virchow(1821-1902)는 현미경을 사용하여 세포를 관찰하여 세포 단위의 병리 현상에서 질병의 원인을 찾는 근대 병리학의 과학적 방법론을 발전시켰다. Bernard는 실험적 방법과 내분비학을 발전시켰다. 프랑스의 Pasteur는 열이 박테리아에 미치는 효과를 실험하여 살균법을 발명하였으며, 질병의 세균 원인론(Germ theory of disease)을 전개하였다. Koch는 세균 배양법을 개발하였고 특정 병인론을 주장하였다. 또한 결핵균을 비롯한 각종 세균을 발견해 낸 것으로도 유명하다. 이러한 병리학의 발전과 함께 멸균법과 마취법이 발명되어 감염을 방지하면서 외과수술을 안전하게 할 수 있는 기술적 기반이 마련되었다. 이전까지 외과수술은 세균감염에 대한 관념이 없이 진행되어 매우 위험한 과정이었다. 그리고 예방접종의 방법까지 개발되어 감염병의 예방에 기여하였다(Coe, 1970:177-180). 이처럼 근대의학은 그 기초를 실험적 과학에 두게 됨으로써 의학적 사고와 훈련방식은 크게 변화하게 되었다.

19세기 중엽까지도 미국의 의학교육은 대학 과정이 아니라 학원식 강의와 도제식 실습으로 이루어졌다. 이론교육과 실습은 서로 체계적으로 연관되어 있지 않았고 수강생들은 기존 임상 의사 옆에서 조수 노릇을 하면서 보고 배웠다. 그런데 19세기 후반기에 상당수 미국 학생이 독일에 유학하여 실험실 기반의 임상의학을 배워왔고 이들을 중심으로 의학교육의 혁신이 일어났다. 첫째로 의학교육이 학원식 강좌를 벗어나 정규대학 교육이 되었고 그에 따라 교육 기간이 4~6년으로 연장되었다. 둘째로 기초 과학 및 교양교육이 포함되었다. 따라서 생물학이나 화학 같은 기초 과학 과목들과 생리학과 병리학 같은 기초의학 과정을 필수적으로 이수하게 되었으며 라틴어와 같은 인문 과목도 이수하게 되었다. 종합대학에 소속되어 보다 광범위한 학문적 성취와 임상경험을 필수적으로 부과했던 Johns-Hopkins 의과대학의 사례는 미국 의학교육의 전형이 되었다. 셋째로 임상실습이 정규 교과과정에 포함되었다. 의대생들은 더 이상 도제식이 아닌 정규교육의 하나로 의학실습을 받게 되었다. 의학은 단순히 대증요법의 집합체가 아니라 체계적 이론에 의하여 시술하는 체제가 만들어지면서 의학의 지위 향상에 기여했다. 대학이라는 사회적 후광효과도 무시할 수 없었다(Larson, 1977; Starr, 1982; Collins, 1979).

19세기 말 미국에는 다양한 수준의 의학교가 난립했다. Johns-Hopkins나 Harvard 같은 선진적인 교육 체계를 갖춘 의과대학도 있었으나 사설학원이나 다름없는 의과대학도 많이 존재하였다. 20세기 초에 이런 상황에 근본적인 변화가 발생하였다. 1904년에 카네기 재단의 지원을 받은 Abraham Flexner가 162개 의과대학 평가 작업을 실시하여 유명한 Flexner Report를 발표하였다. 이에 따라 오직 31개 의과대학만 살아남을 수 있었고 다른 의대는 퇴출당하였다(Flexner, 2005). 자본가들이 설립한 카네기 재단이나 록펠러 재단 등이 선정된 의과대학에 대규모 연구지원을 하여 의학교육 혁신을 도왔다. 퇴출당한 의과대학에는 흑인, 여성 등을 위한 학교들이 많았다. 그런데 대학 교육은 엘리트 교육이기 때문에 의학교육이 '소수정예'에 대한 집중적인 교육의 형태로 이루어지면서 의사의 사회적 지위는 그만큼 향상되었지만 동시에 흑인과 여성 등이 의학교육을 받을 수 있는 기회가 축소되어 의학교육에 있어서 계층 간 불평등은 심화하였다(Brown, 1979). 계층별로 다양한 치료자가 존재하다가 의학교육의 혁신 이후에는 단일적 엘리트 집단(의사)으로 일원화되었다.

(4) 과학과 비과학

19세기 중엽 미국 의료계는 다수의 '약장수'와 소수의 '정통 의사'(allopathy)로 구성되어 있었다(Starr, 1982). 의학의 과학화는 약장수 또는 돌팔이를 시장에서 몰아내는 효과가 있었다. 과학적 의학과 '돌팔이'(quack)는 특성이 극단적으로 대비된다. 돌팔이는 인간의 질병과 죽음에 대한 공포심을 최대로 이용한다. 그러면서 자신의 치료법이 고통 없는 치료와 좋은 결과를 가져올 것이라 약속한다. 자신의 치료법은 기적 같은 과학적 발견이라고 주장한다. 그리고 그 치료법은 특정 증상을 100% 완치할 것이라 약속한다. 돌팔이는 과학자들이 위신추락 우려 때문에 자신들을 박해한다고 주장한다. 돌팔이는 환경변화에 따라 잘 적응한다. 과거에는 화학요법이 유행하면 자기 제품을 화학요법제의 일종으로 설명하다가 비타민의 효과가 밝혀지면 비타민의 일종으로 포장한다. 돌팔이는 단편적 성공 사례만을 제시하면서 치료법이 효과가 있다는 증거로 사용한다. 치료 효과를 얻지 못한 다수 사례에 대해서는 언급하지 않는다. 아울러 안전성과 효능에 대한 증명 없이 소비자 선택의 자유만을 강조한다. 가장 핵심적인 요소는 돌팔이의 치료법이나 약이 많은 돈이 관련된다는 점이다. 치료법의 개발 과정에 많은 돈이 소요되지는 않으며 상품의 판매로 인한 이득에 관심을 집중한다(Young, 1967).

이에 대비하여 과학화된 의료는 다음과 같은 특성을 갖는다. 과학적 의학은 인간의 감정에서 벗어나서 독립적으로 질병에 접근한다. 인간의 고통 감소를 고려하나 근본적으로는 인간적 감정이나 사회적 가치를 배제하고 오로지 생물학적 질병 기전을 밝히고자 한다. 간혹 기적이 생기기도 하지만 대부분의 치료법은 오랜 연구와 실험의 결과물일 뿐이다. 특정 증상에 대한 치료보다는 증상군 또는 질병에 대한 근원적 치료를 지향한다. 또한 다양한 치료법이 존재할 수 있다는 것을 믿으며 하나의 완벽한 치료법을 강조하지 않는다. 치료법에 관한 판단은 정치 사회적 요인보다는 과학적 타당성에 근거한다. 의료체계의 관료제화로 인하여 비의사, 비전문가들의 연구 성과가 의학계에 소개되는 데 장애가 있을 수 있음을 인정한다. 이것은 관료제의 문제이지 과학자나 의사의 권위 보호를 도모하기 위한 음모로 보기는 어렵다고 주장한다. 의학이론이나 관점도 유행이 있다. 그러나 이것은 의학이론의 패러다임 변화의 결과이지 환경에 대한 적응이나 변신은 아니다. 의학은 성공 사례만이 아니라 실패 사례도 중요하게 고려하면서 치료의 성공 확률을 높이려고 노력한다. 치료법에 대한 개인 선택의 자유를 주장하기보다는 치료법의 효과에 대한 보편적인 입증을 중요시한다. 치료법의 개발에는 많은 돈이 소요된다. 그러나 개발 과정이 대부분 반복적인 실험에 사용된다. 성공한 치료법은 많은 돈을 벌 수 있게 하지만 개발에 실패한 치료법도 많다.

이러한 대비를 통하여 알 수 있는 것은 돌팔이는 치료의 결과에만 관심을 두고, 의학은 치료의 과정을 엄격하게 준수한다는 점에서 차이가 있다. 과학은 엄격한 실험 또는 시술의 절차를 중시하는 과정이고 결과는 확률적으로 존재한다. 반면 돌팔이는 절차의 합리성보다는 치료의 성공적 결과만을 강조하는 경향이 있다. 돌팔이와 의학의 차이는 또한 시술자와 고객 사이의 사회적 관계의 변화를 함축하고 있다. 즉 돌팔이와 고객(환자)의 관계는 돌팔이가 고객의 최대 관심사인 성공적 치료에 최대한 부응하려 하고 고객이 선택권을 갖는 관계이다. 반면 의사와 환자의 관계는 의사에게 모든 판단과 선택의 권리를 주고 환자는 이에 복종해야 하는 관계가 된다. 돌팔이의 경우 치료의 시작과 치료 결과에 대한 평가는 기본적으로 고객에게 달려있게 된다. 반면 치료의 과정을 중시하는 근대의학 체제에서는 질병 유무에 관한 판단이나 치료법의 선택이 의사의 몫이 된다. 과학적 의학은 치료 과정을 엄격하게 준수하지만, 치료 결과에 대해서는 다만 확률적인 성공만을 약속할 뿐 성공을 보장하지는 않는다. 그런데도 과학적 의학은 그 이전의 어떤 의료보다도 우월한 치료 효과를 보였기 때문에 의사들은 환자에 대한 지배적 권위를 형성할 수 있었다.

(5) 의료전문화의 의미

의학의 과학화와 의학교육의 대학화는 의사의 전문화(professionalization)를 촉진하였다. 전문화는 수준 높은 지식을 근간으로 직업 활동이 이루어지는 현상을 의미한다. 전문화는 20세기 들어와서 생긴 현상이다. 20세기 이전까지 직업은 대부분 고된 노동을 하는 것이었다. 그런데 손발을 쓰지 않고 머리를 써서 하는 지적(intellectual) 활동을 주요 과업으로 하는 새로운 직업군이 만들어진 것이다. 지식을 생산하고 활용하는 지적 활동은 그 전문성 때문에 타인이 개입하거나 규제하는 것이 쉽지 않다. 따라서 전문직은 직업 활동에서 자율성을 가질 수 있게 되었다. 또한 전문직은 개인의 노력으로 얻을 수 있는 성취적 지위(achieved status)였다. 더욱이 질병의 고통에 시달리는 대중을 기술적으로 구제할 수 있어서 대중의 환영과 선망의 대상이 되었다.

지식으로서의 의학이란 측면에서 생각할 때 중세의 의학은 소수 지배계층의 현학적 취미로 존재했다. 지식 생산은 책을 매개로 하는데 책 자체가 귀했고 책을 읽을 수 있는 자 또한 소수였다. 귀족이 아닌 일반대중이 책을 소유하거나 읽기는 어려웠다. 당시의 지식인은 문학 사학 철학 과학 등을 전문적으로 분화시켜 연구하기보다는 백과전서 식으로 여러 분야에 걸쳐 지식을 갖고 있는 것이 보통이었다. 이러한 현상은 우리나라에서도 마찬가지였다. 임상의학은 국가기구에 소속된 의관이나 민간의 의원들이 시술하였는데 의료인의 최상층부에는 양반 지식인 계급이었던 유의(儒醫)들이 있었다. 이들은 의학을 학문적 관심에서 공부하고 주변 환자에게 약 처방을 해주었으나 이를 생업으로 하지는 않았다.

의학지식의 전문화는 사회적 분업의 발전과 연결된다. Adam Smith가 분업에 의한 생산 체계의 전문화를 주장한 이래 근대사회는 전반적으로 분업체계를 발전시켰고 의학에서도 분업이 진행되었다. 근대 이전의 의학지식은 철학과 상당 부분 연결되어 있었다. 의학의 전문화는 의학이 문·사·철과 분리되어 오로지 생물학적 지식에 기초한 새로운 학문체계로 발전하게 되었다는 의미와 함께 이후 전문화가 계속되면서 의학 체계 내부에서 지식이 세분되는 의미도 포함한다. 처음에는 역사적 기원이 다른 내과와 외과의 구분이 있었고 이후 내과, 외과, 소아과, 산부인과, 방사선과, 임상병리과 등의 구분이 시작되었고, 다시 내과가 장기 부위별로 소화기 내과, 순환기내과 등으로 나뉘고, 외과 역시 정형외과, 신경외과 등 전문분과 체계로 발전하였다. 최근에는 세부 전문의(subspecialty) 체제로 분화되고 있다. 의학지식의 축적과 기술의 발전은 전문화를 추동하고, 의료조직과 제도의 차원에서도 세부 분과전문의 제도로 사회적 분업체계가 만들어지게 되었다.

전문화는 필연적으로 다른 전문직과의 협업체계를 발전시킨다. 세부 분과전문의는 전체 의료 영역 중에서 극히 제한된 한 부분에 대한 전문성만 갖고 있어서 환자치료의 완결성을 위해서는 여러 분과전문의가 공동으로 진료에 참여해야 한다. 이것은 의사와 다른 의료인들과의 관계에서도 나타난다. 의료 기술 수준이 낮은 단계에서는 의사가 환자치료의 모든 과정을 담당했으나 의사의 전문성이 높아질수록 환자 간호와 투약 업무를 보좌해줄 간호사와 약사와의 협력이 더 필요하게 된다. 종합병원에서 환자의 일상을 관리하는 간호사의 역량이 뛰어날수록 의사들은 더 전문적인 과업에 집중할 수 있게 된다. 의사의 전문성이 필요한 환자는 대부분 증상이 복잡하고 위중해서 조제와 투약 업무도 환자의 상태에 적합하게 조절되어야 하고 이것은 약사업무의 전문성도 함께 높아져야 할 이유가 된다. 즉 의학의 전문화는 단순히 개별 의사들의 지식수준이 높아짐을 의미하는 것이 아니라 환자 진료에 관여하는 모든 인력과 조직 전체가 전문화되는 상황을 의미한다. 의사가 전문화될수록 지식수준이 높아지고 질병에 대한 통제력이 높아지지만 동시에 그럴수록 다른 의사의 도움이나 간호사 등 다른 인력의 도움이 필요해진다. 즉 전문화는 분업화를 가져오고, 이것은 다시 전문직 간 협력과 상호의존의 증대를 초래한다. 전문화가 진행될수록 의사의 영향력은 더욱 커지는 것이 사실이지만 타 인력에 대한 의존성도 높아져서 일방적이고 자의적인 권력 행사는 어려워진다.

의사 권력의 또 다른 근거는 의학지식의 비일상적인 성격이다. 중세의 장인(匠人)들이 근대사회에 들어오면서 그들의 기술적 역량이 표준화되면서 점차 공정설계에 의한 기계적 생산으로 대체되어 힘을 잃고 노동자의 지위로 전락하게 되었다. 기계장인이 과거에는 톱과 망치와 같은 간단한 도구만을 갖고 수레를 만들어서 판매함으로써 독점적인 지위를 누릴 수 있었지만, 근대의 공학지식이 발전하면서 대규모 공정설계가 가능해졌고 이제 공장에서 기계로 조립하여 자동차를 생산하게 되면서 기계장인은 기능공의 지위로 전락하게 되었고, 공정설계와 관리를 담당하는 엔지니어 또는 기계공학 전문가들이 일반 기능공 또는 공장 근로자들을 지배하게 되었다. 그런데 질병 치료의 영역에서는 의학지식이 발전하였으나 치료 기술 자체는 표준화 또는 기계화되지 못했다. 의학지식은 표준화되기 어려운 비일상성을 가지고 있기 때문이다. 만일 질병의 증세가 언제 어디서 누구한테나 완전히 똑같게 나타나고, 따라서 표준적 처방과 시술이 적용될 수 있다면 의사를 대체할 수 있는 진단 치료용 기계장치가 이미 개발되었을 것이다. 그런데 인체에 나타나는 질병의 증상은 (특히 초기에는) 불분명한 경우가 많고, 따라서 발현된 증상을 어떤 병과 관련하여 해석할 수 있을지 불확실한 상황이 많으며, 또 일단 어떤 질환으로 특정화된다고 하여도 치료약물에 대한 반응과 효과가 사람마다 같지 않기 때문에 기계적인 진단이나 치료가 어렵고 의사가 일일이 임상 경과를 살피고 그때그때 판단해야 한다. 따라서 의료에서는 일반이론으로서의 의학에 대한 교육도 중요하지만, 임상경험이 이에 못지않게 중요하다. 임상경험은 개개인의 특성을 중시한다는 점에서 예술적 속성이 있어서 이러한 비일상성이 의료를 표준화, 기계화하는 것을 어렵게 만들고 그런 만큼 의사들은 권력적 지위를 유지할 수 있다.

2. 의료 지배

(1) 의료 지배의 개념

의사는 의학적 전문성을 근거로 의료 부문을 지배하고(medical dominance) 있다(Freidson, 1970b). 병원은 의학적 관점에서 만들어진 구조이고, 다른 의료 요원들의 업무 경계를 의사가 설정하고, 다른 요원의 업무수행을 의사가 지휘 감독한다. 의사는 의료의 모든 것을 지배한다. 다음은 의료 지배의 구체적 양상이다(Germov, 2014: 388-408).

- 의사만이 환자를 치료할 수 있고, 생사를 판단할 수 있다. 의사의 입회하에 출생과 사망이 선언되고 그 선언이 차후 법적 효력을 갖는다. 다른 요원들은 의사 진료를 보조하고 의사 지시에 복종해야 한다(subordination).
- 의사는 무엇이 의료행위인지를 판단한다. 한국에서는 심지어 문신도 의료행위라는 일부 의사의 주장을 법원이 인용하였다.
- 사회적으로 필요한 모든 의학적 판단을 독점한다. 교통사고 보상, 산업재해 보상, 군 면제, 회사 입사 자격이 의사의 상해 등급 판정이나 건강 상태 판정에 따라 이루어진다.
- 다른 의료 요원도 교육훈련 기준을 높이는 등 전문화의 길에 나설 수 있지만 의사의 인정을 받지 않고서는 전문직 영역을 확보하기 어렵고, 역량을 충분히 발휘하기도 어렵다(limitation).
- 의사는 의료 부문의 대표자로 인식되며, 사회제도에서 필요한 의료직을 구할 때 의사로 충원하는 것이 당연시되고, 의료 관련 사회적 의사결정에서 의사의 의견이 주로 반영된다.
- 의사는 잠재적 경쟁자나 대체의학의 정당성을 부정하고 국가의 지원을 받지 못하도록 만들고 가능한 한 의료시장에서 퇴출당하게 한다(exclusion). 반면 대체의학의 어떤 영역은 의료 영역에 편입하여 자신의 것으로 만든다(incorporation).
- 의사는 의료 관련 입법에서 영향력을 행사하며, 의사의 반대에도 불구하고 입법

하기가 매우 어렵다.

의료 지배에 대하여 기능론과 갈등론은 매우 다른 관점에서 설명한다. 이에 대하여 알아보자.

(2) 기능론적 관점

미국 의학이 1950년대에 치료 효과를 높이면서 세계 최고 수준에 도달했고, 미국 의사도 가장 높은 직업 지위를 갖게 되었다. 대중의 신뢰를 받았고, 정부의 대규모 지원을 받았으며, 언론의 비판도 없던 황금기를 누렸다(Burnham, 1982). 미국 의사는 의사의 높은 지위에 대하여 구조기능론과 갈등론의 관점이 엇갈린다. 구조기능론에서는 사회의 제도적 통합을 중시한다. 따라서 사회통제 기능을 수행하는 의사는 사회 유지 존속에 중요한 역할을 하는 것이고 그에 걸맞게 높은 지위와 보상을 해주어야 한다고 본다. 사회의 통합성과 유지 존속을 강조하는 구조기능론의 관점에서 보면 근대사회에서 의사들이 권위를 갖게 된 것은 의학적 지식이 근대사회의 유지와 존속에 필수적이었기 때문이다. 단순화시켜 말하자면 중세 사회에서는 감염병이 사회의 해체에 기여했으나 근대사회에서는 의학이 감염병에 대한 치료 능력을 발휘했는데, 근대사회와 같은 복잡한 분업사회의 형성에 기여하면서 의학은 그만큼 중요해졌고 의사들의 권위가 높아졌다는 것이다.

의료직은 상업적 거래와는 달리 사적 이익보다는 이타적 동기에 의해 업무를 수행해야 하므로 충분한 보상을 해줄 필요가 있게 된다. 파슨스의 병 역할 개념에서 설정된 의사의 권위와 환자의 복종은 제도적으로 필요해서 만들어진 것이고 의사는 그에 적합한 고급 지식과 이타적인 동기를 갖추고 있어서 높은 대접을 받게 된다고 본다. 이 관점에서는 의사의 행동 기준을 제도적 기능적 요건에 부합되도록 설정할 필요가 있다. 파슨스는 의사의 행동 기준으로 4가지 가치지향을 제시하였다(Parsons, 1939).

의사는 신분에 따른 차별이 없이 모든 환자를 공평하게 대하는 '보편주의'(universalism)를 실천해야 한다. 또 질병 연구와 치료 방법을 만들어 내어 그 성과에 의해서만 자신의 지위를 구축해가는 '성취 지향성'(achievement)을 갖고, 다른 부문에 이해관계를 두지 말고 오로지 의료업무에만 관심을 쏟는 관심의 '특정성'(specificity)

을 보여야 한다. 환자와의 관계에서 일정하게 정서적 거리를 두고 친밀한 관계 형성을 자제하며 진료에만 매진하는 '정서적 중립성'(emotional neutrality)을 실천해야 한다. 이러한 특성들은 전근대 사회를 지배했던 지연이나 혈연, 또는 정치적 고려 등 모든 정실 요인으로부터 독립하여 오로지 과학적 의학의 탐구와 실천에만 매진하고 그로부터 얻는 성과에 의해서만 평가받고 보상받는 '근대적 전문인'의 전형적 모습을 보여준다. 파슨스가 생각한 의료전문직은 근대정신에 투철한 과학적 지식인이었다.

파슨스의 제자인 Renee Fox(1978)는 의사의 직업적 가치를 '실패를 감수할 수 있는 용기'(Courage to fail)로 규정하였다. 질병과 죽음에 도전하고 죽음을 과정으로 생각하면서 그 과정에 의학적 중재를 실행하다가 실패하여 환자를 죽게 할 수도 있지만 이러한 실패를 감수할 수 있는 용기가 궁극적으로 의학의 발전을 가져오고 더 많은 미래의 환자를 살리게 된다는 것이다. 인간을 사물로 바라보고 엄격한 과학적 통제를 가하여 의학적 실험을 성공시키고자 하는 것이 근대의학이 추구한 직업적 가치였다고 주장하였다.

(3) 갈등론적 관점

의사의 높은 지위가 제도적으로 필요했다고 보는 기능론적 관점에 대하여 갈등론자들은 의사가 의술을 독점했기 때문에 높은 지위를 누릴 수 있었고, 의사의 헌신을 문화적으로 잘 포장하여 사적 이익 추구를 감추었을 뿐이라고 공박하였다. 기능론자는 제도와 기능적 중요성을 강조하였고, 갈등론자는 시장과 독점에 주목하였다. 기능론자는 의사와 환자의 권위복종 관계가 제도적으로 필요해서 주어진 것으로 보는데, 갈등론자는 의사가 의료시장을 독점하면서 그 명분으로 의사-환자 관계를 구축해서 우호 세력으로 삼았다고 보았다.

갈등론에 따르면 의료전문화는 산업사회의 형성과 궤를 같이하며 이루어졌다. 산업사회는 지식과 기술이 새롭게 사회적으로 조직되면서 기존 직업의 위상이 변화하거나 새로운 직업이 만들어지는 데 큰 영향을 미쳤다. 전문직의 등장은 이러한 사회변동의 한 측면으로 이해할 수 있다. 그런데 산업사회로 진입하는 과정은 사회마다 다른 것처럼 전문직의 발전 과정 역시 다르다. 비교 사회적으로 볼 때 영국이나 미국처럼 자본주의의 발전에 부르주아지가 주도적 역할을 하였고 시민사회가 발전되어 있는 상황에서는 의사들이 스스로 경쟁력을 높이고 조직적 단결을 통하여 의료시장에 대한 독점적 통제력을 확보함으로써 자신들의 지위를 구축할 수 있었다. 이 과정에서 자신들에게 우호적인 사회세력과 연대하거나 아니면 환자들과의 사회적 관계를 공고히 함으로써 정치적 영향력을 높였다.

라슨(Larson, 1977)과 스타(Starr, 1982)에 의하면 자본주의와 시장 경제체제가 성립하면서 의사 집단은 새로운 시장경제 구조에서 생존의 토대를 마련해야만 했다. 이 과정에서 의사들은 집단 성원에 대한 대내적 단결과 이해의 일치를 위한 전략, 예를 들어, 교육 수준의 향상을 통한 성원 자격 기준 강화 방안을 마련하였고 이를 바탕으로 시장 능력(market capacity)을 높여서 시장독점을 확립해 나갔다. 체계적 교육을 못 받았거나 이론적 정교함이 부족한 다른 시술자에 비하여 대학 교육을 이수한 의사들은 우월한 인적 자본(human capital)을 바탕으로 다른 시술자들을 의료시장에서 축출할 수 있었다. 기능론에서는 의학의 높은 치료 효과에서 높은 지위의 근원을 찾지만, 갈등론에서는 의학지식의 기여도보다는 그러한 지식이 시장을 독점하게 했기 때문에 권력적일 수 있게 되었다고 보는 것이다.

그런데 어느 사회에서나 한 집단에 의한 시장독점을 순순히 허용하지는 않는다. 특히 프랑스 혁명 이후 정치적으로는 자유와 평등, 경제적으로는 경쟁의 원리가 지배하고 있었기 때문에 대학을 졸업한 소수 의사가 의료시장을 독점하는 것은 사회적으로 인정되기에 어려웠다. 독점을 위해서는 사회를 설득할 수 있는 명분이 필요했다. 당시 의회에서는 의사에게 독점적 면허권을 주는 법안을 번번이 기각시켰다. 의사들은 이러한 사회적 분위기에서 독자적인 이데올로기를 만들어 대응하였다. 즉 의사들은 그들의 지식이 공공의 이익만을 위하여 사용되기 때문에 그 지식의 행사가 사회적인 보호를 받아야 한다고 주장한 것이다. 비 자격자에 의한 부실한 의료의 제공은 결국 그 피해가 국민에게 돌아가기 때문에 자격자에게만 의료업의 권리를 한정시켜야 한다는 것이다.

의료도 이윤을 추구하기 위한 목적에서 비롯되는 것이었지만 의사들은 외면적으로는 여기서 한 걸음 물러나 자신들은 이윤 동기와는 무관하게 의학의 발전과 환자의 복리를 위해서만 활동한다고 주장하면서 사회를 설득하였다. 예를 들어 미국 의사들은 의사회를 조직하면서 이름을 학술연구자 모임을 의미하는 '의학협회'라고 명명했고, 학술잡지인 의학회지(Journal of American Medical Association)를 1883년에 창간하였다. 즉 의사는 다른 시술자처럼 약을 팔아서 돈을 버는 사람들이 아니며 의학을 연구하고 실천하는 사람들의 모임이란 이미지를 만들었다. 그래서 환자치료의 경험을 정리해서 학술발표를 하도록 하였고, 매년 정기적인 학술대회 참석 의무와 새로운 의학지식 연수를 회원의 의무로 설정하였다. 이러한 시도는 이전에는 없던 것이고 의사 이미지 형성에 기여했다. 결국 이러한 의사들의 주장이 세를 얻게 되면서 의사들은 법적으로도 시장을 독점할 수 있게 된다. 또한 당시 의료의 경제적 부가가치가 크지 않았기 때문에 의사들이 의업 활동을 통해서 많은 돈을 벌 수 있는 상황이 아니어서 경제적 이득보다는 사회적 공익을 위해서 독점이 필요하다는 주장이 사회적으로 설득력이 있었다.

의사들은 직업 규범을 준수하도록 교육 훈련 과정에서 의사들의 자아에 내재화된다. 사회적으로 의사들에게 매우 높은 수준의 윤리 규범을 요구한다는 것은 흔히 의사가 갖는 자율성이란 특권에 대응하는 의무로서 이해된다. 환자를 성별이나 지위에 따라 차별하지 않는다든가, 치료적 목적만을 생각할 뿐 다른 어떤 목적도 결부시키지 않으며, 환자의 사적 비밀을 절대로 보호하는 것은 사실 준수하기 쉽지 않은 일이다. 그런 만큼 의사들이 이런 규범들을 엄격히 준수하여 사회적 존경의 대상이 되기도 한다. 그런데 규범의 준수는 단순히 의무라기보다는 그 자체로 권력일 수 있다는 견해도 있다(Jacob, 1999). 규범의 준수를 의무로 보게 되면 이것은 의사의 행동을 제약하고 권리를 규제하는 것으로 볼 수 있다. 그런데 실제로는 이러한 의무들이 그들의 특권적 지위나 권력을 높이는 효과를 산출한다. 환자에게 해가 되는 행위를 하지 않거나 동료 의사의 허물을 비난하지 않음으로써 그들은 자신의 업무를 상술과 차별화시키고 의사 집단의 연대를 공고히 할 수 있게 된다. 즉 이러한 규범들은 대외적으로는 의사의 의무처럼 인식되지만, 대내적으로는 의사들의 결속을 다지고 신분적 지위를 과시하는 징표와도 같은 것이다. 우리나라 양반들이 여름에도 의관을 정제하고 행동 가짐을 바르게 했던 것은 양반이 준수해야 할 규범이기도 했지만 동시에 평민과 노비들이 흉내 내기 어려운 '구별 짓기'의 방편이었고 이를 통해 양반들의 정체성을 유지할 수도 있었다. 이들에게는 양반이란 정체성이 법규범보다 더 중요했다. 의사도 규범의 준수는 법적 통제보다 더 큰 영향력을 가지며 이를 어기면 의사 사회로부터 소외되어 실질적으로 의사 임무를 수행하기 어렵게 된다.

의사들의 집단 내적 응집력도 중요한 추동 요인이었다. 의사들이 다른 시술자들과의 경쟁에서 이기더라도 의사들 사이의 경쟁을 불식시키지 못하면 독점의 실익도 적어질 뿐만 아니라 대외적인 투쟁력도 저하될 수밖에 없었다. 의사가 아닌 의료공급자를 의료시장에서 축출해야 할 필요성도 있지만 동시에 의사들 간의 경쟁 또한 규제되어야 했다. 여기서 비의학적 상술을 사용하여 환자를 유치하는 행위를 규제하기 위한 자체 행동규범이 만들어졌다. 그런데 이것이 단지 규범으로만 존속하면 행동 규제에 한계가 있다. 따라서 규범 위반자에 대한 실질적인 제재가 이루어져야 했다. 미국병원은 간호사와 수련 의사만 고용하고, 전문의는 개별적으로 환자를 데리고 병원에 출장해서 진료하는 관행이 있었다. 미국 의사들은 평소에는 자기 소유 클리닉에서 환자를 1차 진료하다가 필요하면 다른 전문의에게 의뢰하거나 병원에 직접 가서 시설을 이용하여 환자를 치료하는 것이다. 그런데 비윤리적 행위를 하여 징계받으면 진료 의뢰나 출장 진료를 할 수 없게 된다. 따라서 의사회의 징계는 실질적 효력이 있었다. 자체 징계를 하게 되면 대외적으로 외부의 간섭을 배제하고 집단의 자율성을 유지하는 기반이 된다. 대내적으로는 의사들의 결속을 강화하는 효력을 갖게 된다. 이와 함께 의사들이 전문분과로 분업화한 점도 의사들의 내적 응집력을 강화해 주었다. 예를 들어 내과 의사는 내과 환자만 진료하고 다른 증상의 환자는 다른 전문의에게 의뢰하게 되면서 의사 상호 간 교류와 협력이 굳건해질 수 있게 되었다. 이러한 분업체계는 의사 개개인의 생존에 매우 위력적인 효과가 있어서 의사들은 이 네트워크에서 소외되지 않기 위해서는 의사 사회의 관행을 준수하고 규범에 충실하며 다른 의사와 우호적 관계를 형성할 수밖에 없었다. 내적 응집력의 강화는 동시에 외부 세력에 대하여 교섭 능력을 강화하였다. 이러한 의사 사회 내부의 조직구조는 공익을 위한 의료 또는 양질의 의료 제공이라는 이데올로기를 만들었고, 이것은 시장독점구조를 재생산하는 데 있어서 결정적으로 중요하게 작용하였다. 의사들은 경제적 이해관계에 얽매이지 않고 사회적 공익을 위해서 일한다는 이미지를 만드는 데 성공함으로써 문화적 권위를 확립할 수 있었다.

의사의 지위 상승은 집단적 사회이동의 사례로 볼 수 있고, 이 과정은 전문화 → 독점 → 재생산 → 문화적 권위 확립의 단계를 거치면서 완성된 것으로 볼 수 있다. 의사에게는 비우호적이었던 정치적 조건이나 시장 조건을 극복하고 강력한 결속력을 갖는 전문가 집단으로 정착하는 과정이었다. 반면 사회적으로는 전문직의 등장은 중세적 폐쇄성에서 벗어나 자유와 평등을 원리로 출발한 근대사회에 새로운 사회적 울타리(social closure)가 만들어졌음을 의미한다. 중세 시대에는 길드라는 형태로 의료업이 독점되었다. 제품의 규격이나 품질, 가격이 모두 엄격하게 정해졌고, 지역별로 의료업 종사자가 정해져 있었다. 이러한 독점의 폐단을 극복하기 위하여 자유와 경쟁을 원리로 새 사회가 만들어졌지만 새 지배자들은 시장사회의 자유와 경쟁이 만들어 내는 불확실성을 벗어나고자 했고 결국에는 이러한 시도가 성공하여 전문직이라는 막강한 권위를 갖는 새로운 '신분 집단'이 탄생한 것으로 볼 수 있다.

Freidson(1970b)에 따르면 의료 지배의 핵심은 의사가 누리는 자율성(autonomy)에 있다. 자율성은 기본적으로는 질병의 진단과 치료법의 선택 등 의료업무를 수행할 때 외부의 간섭을 받지 않고 독자적으로 업무의 기준을 설정하고, 그러한 시술 권한을 법적으로 보장받는(면허제도) 것을 의미한다. 여기서 '외부'란 일차적으로는 임상에서 시술 대상이 되는 환자를 지칭하는 것이지만 2차적으로는 진료행위에 영향을 줄 수 있는 의료제도 형성에 큰 영향력을 갖는 국가, 그리고 언론 등 사회 일반의 평가를 포함하는 포괄적인 개념이다. 즉 의사는 환자의 무리한 요구나 국가의 부당한 간섭으로부터 자유로워야 한다는 것이다. 그리고 이 자율성은 의료가 전문화되었기 때문에 발생하는 것으로 의료에 무지한 '외부 인사'들은 의료에 간섭하기도 어렵고 간섭하려 해도 안 된다는 것이다. 대신 의사들은 자기의 잘잘못을 내부적으로 규율하는 자율규제 시스템을 갖추게 된다.

자율성은 또한 누가 의사가 될 자격이 있는지, 그리고 의사가 되려면 어떤 교육 훈련 과정을 거쳐야 하는지를 독자적으로 결정해야 한다는 주장도 포함한다. 따라서 의학 교육과정이나 의사 훈련 과정은 대부분 의사에 의하여 이루어지게 되고, 자격시험 또한 의사들이 주관하는 것이 보통이다. 국가는 다만 의사들의 검증을 통과한 사람들에 대하여 면허를 부여함으로써 이를 인증할 뿐이다.

자율성은 협소하게는 의사의 '진료권', 즉 임상에서의 자율성(clinical autonomy)을 의미한다. 환자의 용태와 심각성을 진단하고 치료법을 선택하는 것이 의사의 고유한 권한이라는 인식은 사회에 보편적으로 존재한다. 그런데 사회적 상황에 따라서는 의사의 자율성의 범위가 크게 확대되기도 한다. Light(1995)에 의하면 의사는 임상 자율성 이외에도 재정 자율성, 시술 자율성, 조직 자율성, 조직통제력, 제도통제력 등을 행사하게 된다고 한다. 의사가 취하는 진단과 치료의 방식에 따라 더 많은 의료비가 소용될 수도 있으므로 의사들은 의료재정에 대하여 상당한 영향력을 행사할 수 있다. 의사들은 또한 새로운 기술을 개발하거나 관심을 넓힘으로써 의료 시술의 범위를 확대할 수도 있다. 또한 의사들은 시술을 수행하기 위한 조직체계 또는 시술팀을 어떻게 구성하고 활용할지를 결정할 수도 있다. 나아가 병원 전체의 운영과 관리에 대하여 절대적인 통제력을 행사할 수도 있고 의료제도 전반에 대한 통제력을 구사할 수도 있다. 따라서 의사의 자율성은 다음과 같이 확대될 수 있다.

임상자율성 + 재정자율성 + 시술자율성 + 조직자율성 + 조직통제력 + 제도통제력

기능론의 관점에서는 의학이 전체사회의 통합에 기여하는 측면을 밝히는 데 초점이 있었고, 의사가 의학지식을 공익적 목적으로 사용함으로써 사회적 일탈을 방지하고 사회통합에 기여하는 것으로 보았다. 그런데 갈등론자들은 의사의 직업적 가치가 공공선에 기초한다는 가정을 부정하고 의사가 구축하고 있는 권위란 의료라는 희귀한 자원을 독점하는 데서 비롯되며, 공공의 이익에 봉사한다는 명분은 독점구조를 정당화하기 위한 이데올로기에 불과하다고 보았다. 만일 독점체제에 도전하는 외부의 시도가 있다면 이것은 필연적으로 의사들과의 집단갈등을 유발하게 될 것이며, 의사들은 이런 가능성을 사전에 차단하기 위하여 정치세력의 후원을 확보하거나 환자들의 신뢰를 얻어서 경쟁자의 발생 자체를 억제하려고 노력한다는 것이다.

(4) 자율 통제

흔히 전문직이 행사하는 자율성의 개념은 외부의 개입 또는 규제를 거부하는 장치로서 이해된다. 그러나 어느 한 직업집단의 자율성이 외부개입을 절대적으로 부정하기는 어렵다. 보통의 경우 전문직과 사회의 관계 양상에 따라 그 범위가 규정된다. 외부 규제에 대응하여 전문직은 흔히 내부통제를 발전시킨다. 내부통제가 미흡하거나 취약할 경우 외부 규제의 빌미를 주기 때문에 전문직들은 내부통제를 공고히 하려고 시도한다(Weiss and Lonnquist, 1994). 내부통제의 제도화는 전문직의 행동을 규제한다는 의미도 있지만 전문직의 영향력을 보호하려는 장치로 볼 수도 있다.

내부통제 기법으로 흔히 사용되는 것이 동료평가(peer review)이다. 동료평가는 공식화된 양식에 의한 평가도 있지만 비공식적 일상적 과정이 더 중요한 역할을 하기도 한다. 예를 들어 동료들과 일상적인 업무상 접촉을 하는 과정에서 타인의 업무성과에 대하여 구두로 논평하거나 질문을 하는 것 또는 업무에 관한 대화를 나누는 과정에서 은연중에 타인에 대한 평가를 하게 되고 이것은 간접적으로 그에게 압력으로 작용하게 된다. 가벼운 일탈적 행위에 대해서는 대개 이런 수준에서 동료들에 의한

압력을 받게 된다. 또는 타인의 이야기나 설명을 들으면서 그의 업적에 대하여 자극을 받고 결국 자신의 업무수행에 대하여 재검토하는 일이 발생하기도 한다. 이와 같이 공식적으로 업무평가를 목적으로 하지 않더라도 일상적 접촉에서 조직 성원은 타인과 업무를 비교하고 성과를 평가하게 된다.

때로는 이러한 비공식 과정이 특정 성원에 대한 평판이나 이미지를 누적시켜 그와의 교류를 꺼리게 만들 수도 있다. 예를 들어 의사들끼리 평판이 나쁜 동료에게 환자를 의뢰하지 않게 될 수도 있다. 아니면 동료 간에 구설에 오르면 그는 자신의 평판을 회복하기 위하여 더 많이 노력하지 않을 수 없다. 동질성과 직업 자부심이 강한 의사사회에서 평판을 잃는 것은 치명적인 효과를 가져올 수 있다. 출장 의사제도가 있는 미국에서는 평판이 나쁜 의사는 병원 출장의 기회를 상실함으로써 '3류 의사'로 전락할 수 있다. 동료평가는 공식적 평가로 이루어지기도 한다. 정기적인 업적평가를 시행하거나 논문발표를 심사하는 등의 방식으로 공식적 평가가 이루어질 수 있다.

심각한 수준의 의료사고나 비윤리적 행동이 발생하면 병원 차원에서 공식적인 조사를 벌이게 된다. 의료행위에서 의학적 한계를 벗어나는 어떤 실수나 과실이 있었는지 자체 조사하는 것이다. 그러나 이러한 병원 당국의 공식 조사가 모든 의료과실을 포함하여 진행하는 것은 아니며 많은 경우 '전문가의 자율적 행위'로 판단된다. 의료사고의 일부만이 사건화되고, 그중 일부만이 상급 기관으로 보고된다고 한다. 미국의 경우 일반적으로 소비자들이 불만을 제기할 수 있는 제소 장치가 제도적으로 확립되어 있다. 병원에서 해결되지 못한 사건은 주 차원의 의료위원회로 넘겨져 의사의 잘못이 확인되면 그에 따른 처벌이 이루어지는데 여기에는 교육, 벌금, 면허정지, 면허취소 등이 있다. 연방정부 차원에서는 의료인 데이터 뱅크(National Practitioner Data Bank)가 1990년에 설치되어 의료인의 의료사고 배상 금액, 면허 위배 행위를 의무적으로 보고하게 되어 있다. 이 자료의 대중 공개에 대하여 의사회는 반대하고, 소비자 단체는 적극적으로 옹호하였다. 정치환경의 변화에 따라 공개되지 않다가 다시 공개되기도 하였다(Reuters, 2011.11.9; Consumers Union, 2011.11.14.).

미국 의학원(Institute of Medicine, 1999)은 1999년에 "인간은 실수하기 마련이다"(To Err is Human)란 보고서를 내면서 의료계에서 의료과오를 자발적으로 신고하는 장치를 만들도록 권고하였다. 이에 주별로 의료과오 온라인 신고 체계가 만들어졌다. 과오를 저지를 의료인을 벌주기 위한 신고가 아니라 그러한 과오가 발생할 수 있는 진료환경 여건을 개선하고 경각심을 주어 의료과오를 감소시키기 위한 목적이었다. 미국병원 지도자들은 의료과오 보고 시스템을 공개하는 것에 찬성했다(Weissman, 2005).

한국의 경우에는 동료평가나 내부 평가 기능이 상대적으로 취약하다. 의사의 의료과오 통계 데이터베이스 자체가 만들어지지 못했다. 의료사고 시에 병원의 공식 조사 그리고 상급 기관의 조사 및 처분 등 제도적인 제소 절차가 미흡하다. 비윤리적 행위를 저지른 의사에 대한 징계도 의사회가 주체가 되기보다는 국가가 직접 개입하여 처벌하는 경우가 많다.

(5) 의료과오 소송

의료행위가 전문직 내부에서 규율되지 않고 사회적으로 사건화되면 불가피하게 외부 통제가 초래된다. 의료행위에 대한 외부적 통제로는 의료소송이나 사회여론에 의한 감시활동을 들 수 있다. 의료의 질적 수준이 높아지고 있음에도 의료사고 소송은 더욱 많아지는 경향을 보인다. 의료소송이 증가하는 데는 여러 원인이 작용한다. 의료 부문에도 소비자 운동이 발전하여 주권 의식이 높아진 점, 의사-환자 관계가 복종과 신뢰의 관계에서 벗어나 소비자 권리 추구가 강화된 점, 현대 의료가 전문화되면서 의사와 환자 간 의사소통의 어려움이 생긴 점, 의료정보가 대중화되면서 의료행위에 관한 판단이 수월해진 점, 변호사 수가 많아져서 소송을 남용하게 된 점 등이 의료소송을 부추긴다. 출산 관련된 행위나 암진단 실패 등에서 소송이 많다.

의료소송은 의료행위의 잘잘못을 사법부가 판단하기 때문에 의사의 자율성에 대한 궁극적인 통제장치로서 기능한다. 의료소송은 민사소송으로 소송을 제기한 환자 측에서 의사의 잘못을 입증해야 한다. 의사 잘못을 환자가 입증하기 어렵고, 환자에 유리하게 증언해 줄 다른 의사를 찾기도 어려워서 의료소송에서 이기기 어렵다. 다만 최근 법원이 일부 사건에서 의사 과실 여부를 의사가 입증하도록 하는 사례가 늘면서(김진주, 2023) 환자의 승소율이 높아지고 있다. 그런데 의사들이 소송 증가에 대비하여 방어적 진료를 하게 되는 점도 있다. 보통의 경우에는 불필요한 사전검사도 '만일에 대비하여' 실시함으로써 환자의 경제적 신체적 부담을 추가시키게 된다. 예후가 좋지 않은 환자에 대해서는 적극적으로 치료하지 않고 상급병원으로 의뢰해 버림으로써 책임을 면제받고자 한다. 이때 환자는 치료 기회를 놓칠 수도 있다. 의사들은 소송에 대비하여 별도의 보험에 가입해야 하고 의사 보험료의 증가는 결국 진료비의 상승으로 이어지게 된다. 소송이 증가하면 의사와 환자는 서로 의심하고 신뢰를 상실하여 더욱 소송이 증가하는 악순환을 겪게 될 수도 있다. 결국 소송과 같은 외부적 통제가 원칙적으로 존재할 필요는 있지만 이것이 남용되면 의사와 환자 모두 피해를 보게 된다. 이러한 상황을 예방하기 위해서는 의사-환자 관계의 개선이 근본적으로 필요할 것이고, 제도적으로는 내부적 통제가 원활하게 작동되어 의료 현장에서 환자들의 불만이나 의사들의 잘못이 크게 사건화되기 이전에 원만하게 해결될 수 있도록 하는 것이 중요할 것이다. 일단 사건화된 이후에는 중립적 입장에서 사전 조정을 해줄 의료분쟁 조정제도를 활성화하는 것도 중요하다.

3. 의료 권력의 하락

(1) 관리형 의료의 등장

1980년대 이후 미국 의료의 큰 변화는 관리형 의료(managed care)가 등장했다는 점이다. 그 이전까지 의료는 개인 개원의나 개별 병원이 독립적으로 존재하면서 환자에게 의료서비스를 제공했다. 의료보험은 의사가 진료 후에 환자에게 진료비를 청구하면, 환자는 보험회사에 이를 제출해서 처리하게 된다. 의사와 보험회사는 직접 관계가 없었다. 의사는 원하는 바대로 진료하고 진료비를 청구할 수 있었다. 아무도 의사의 행위를 통제하지 않는 황금 시기였다. 그런데 인구의 노령화, 질병 구조의 만성화, 첨단 의료 기술과 장비 보급이 이루어지면서 의료비는 급격하게 상승하였다. 미국에서는 국민건강보험이 없고 대신 기업이 근로자들에게 민간 보험을 구매하여 의료를 이용하게 하였다. 그런데 매년 의료보험료가 상승하면서 이에 부담을 느낀 기업들이 보험료를 절감할 방안을 찾았고, 이에 대응하여 보험회사들이 공급구조를 개혁하였다. 즉 보험회사가 직접 병원 시설과 의료인력을 고용 또는 계약하여 의료서비스를 제공함으로써 의료비 상승을 억제하였다. 이러한 변화가 의미하는 것은 의료서비스가 독립적 의사 또는 의료공급자에 의한 생산방식에서 벗어나서 의료시스템 또는 관료제 방식으로 조직되어 제공되었다는 점과 다수의 의사가 그러한 조직에 고용되어 봉급생활자로 일하게 되었다는 점이다. 의사가 기업의 통제에 들어가면서 노동자가 되었다거나 자율성을 상실하게 되었다는 주장이 나오게 되었다.

(2) 의사의 노동자화

의사의 노동자화는 의사가 국가나 기업에 고용되지 않고 자유롭게 활동하면서(free-standing) 전문가적 지위를 유지하던 과거의 관행에서 벗어나 이제는 기업화된 병원에 고용되어 자본의 지배를 받게 되고 전문가적 권한을 제약받으면서 노동자나 다름없는 처지에 있게 되었다는 이론이다(McKinlay and Arches, 1985). 1980년대 이전에 미국병원들은 대부분 비영리 병원(nonprofit hospital)이었고 의사들은 여기에 고용되지 않은 채 출장 의사로서 병원의 시설과 인력에 대한 통제권은 행사하는 막강한 특권을 누리고 있었다. 그런데 의료가 점차로 높은 부가가치를 생성하는 산업으로 변화하면서 일부 병원들은 기업화된 병원으로 발전하였고, 법적으로 비영리 병원으로 남아있던 대부분 병원도 조직구조상으로는 이미 자본주의적 생산방식을 취하게 되면서 사실상 대부분의 병원이 경영 통제를 받게 되었다. 경영자는 그 목표를 이윤 창출에 두기 때문에 여기에 기여하지 못하는 의사들이 제재받는 경향이 나타났다. 예를 들어 보험회사의 영향력이 커지면서 의사들은 보험회사가 제시한 약품 처방 리스트에 없는 값 비싼 약을 처방하는 데 어려움을 겪을 수밖에 없게 된 것이다. 기업화된 병원의 경우에는 사정이 더욱 심각하다. 이 병원들은 수익이 적은 부서를 없애거나 인력을 감축시켜 잔존 인력의 노동강도를 높이는 정책을 사용하고 있다. 이러한 상황은 전통적으로 경영 이익보다는 '양질의 의료'의 생산을 목표로 하면서 업무를 수행했던 의사들에게는 진단과 치료 과정에서의 자율성을 심각하게 위협하는 조건이 된다. 즉 의사가 봉급생활자가 되면서 경영 통제에 예속되어 영향력이 감소하게 되었다는 것이다. 더욱이 병원 간 경쟁이 보편화되면서 앞서 설명한 것처럼 의료의 질 평가와 소비자 만족의 향상이 더욱 중요한 가치로 부각하면서 의사들은 이제 표준화된 과정을 준수해야 하고, 의료업무 이외에도 고객인 환자를 만족시키기 위한 부가적인 노력도 수행하지 않을 수 없게 되었다.

일차 의료의 탈의사화 현상도 생겼다. 과거 '동네 의사'들이 맡던 일차 의료(primary

care)를 이제는 인터넷이 대신하거나 준의사(physician assistant/nurse practitioner)가 맡는 경향이 생겼다. 비용 절감을 원하는 기업 의료 경영진은 비의사 요원을 활용하여 일차 의료 기능을 맡기고 있다. 정규 의사의 진료를 원하면 오랫동안 대기해야 하는 상황에서 비교적 가벼운 증상의 환자들은 준의사에게 진료받게 되었다(McKinlay and Marceau, 2008).

그런데 의료조직의 관료제화가 진행되면서 의사의 지위가 약화하는 현상은 마르크스주의 관점이나 이념을 취하지 않아도 유사한 분석이 가능하다. 최근의 병원들이 기업화된 조직과 재정에 의존하게 되면서 병원조직은 더욱 관료제로 변하고 경영자의 권한은 커지는 현상이 나타나고 있어서 의사들의 전통적인 권력이나 지위가 위협받게 되었다(Light and Levine, 1988). 시장경쟁이 강화되면서 보험회사들의 영향력이 증대하였고, 이에 대응하여 공급자들은 병원을 계열화 또는 네트워크화 하여 대응하게 되었다. 즉 의료를 공급하는 조직이 더욱 커지고 복잡해지면서 이를 경영하는 경영자들의 역할은 계속 증대될 수밖에 없는 상황이 되었고, 의사들도 병원조직관리에 예속될 수밖에 없는 상황이 만들어지는 것이다(Robinson, 1999).

(3) 탈 전문화

1980년대를 지나면서 미국 의료는 전환기를 맞는다. 직접적으로는 의료비를 통제하기 위한 정책들이 시행되었다. 그리고 이를 계기로 의료시장의 구조도 변화하기 시작했다. 의료자본이 개입하면서 병원은 수직적으로 통합하거나 계열화하였다. 이와 함께 병원의 경영자가 새로운 권력자로 등장하였다. 이에 따라 의사가 경영에 예속되면서 지위가 하락할 것이란 사회학자들의 예측이 많았다. 의사의 영향력이 하락하면서 사회학계에서는 더 이상 전문직 현상에 관심을 두지 않게 되었다.

전문직은 20세기 초반에 발전하였고, 전문직 이론이 만들어지던 20세기 중반까지는 대중의 교육 수준이 낮았기 때문에 의사와 환자 또는 의료전문직과 대중 사이의 사회적 거리는 매우 멀었다. 그런데 사회가 변화하면서 의사의 사회적 지위도 변화하였고 의료전문직을 보는 이론적 관점도 상당히 달라졌다. 새로운 이론들은 공통적으로 의사의 전문직 권위나 사회적 지위가 하락할 것이라고 예측하고 있다(Mechanic, 1991; Light and Levine, 1988; McKinlay and Marceau, 2002). 탈 전문화 이론이나 노동자화 이론이 대표적인 예가 된다. 이것은 의료비가 급격히 증가하면서 이를 통제하는 것이 국가의 중요한 정책이 되었고 그 결과 각종 시장화 정책이 시행되면서 의료를 독점하고 있던 의사들의 지위가 하락하는 데 따른 현상들이다. 물론 Freidson(1994)의 경우처럼 이런 상황에서도 의사들의 영향력이 여전하다는 주장도 있지만 보다 많은 견해들은 의사들의 지위가 과거와는 달리 하락한다는 견해를 펼쳤다.

탈 전문화 이론은 대중의 교육 수준이 향상되고 지식과 정보에 대한 접근이 쉬워지면서 전문직에 의한 지식독점이 상실되고 결과적으로 일방적인 지배가 어렵게 되었음을 역설한다(Haug, 1973; Rothman, 1984). 즉 과거에는 대중의 교육 수준이나 지식수준이 낮은 가운데 의료의 전문화로 의사들의 권위를 높일 수 있었으나 이제는 그 격차가 많이 축소되었다는 점이 탈 전문화를 촉진하는 일차적 이유가 된다. 또한 인터넷이 발전하면서 과거에는 의료전문가들만 접근할 수 있었던 지식이 이제 일반대중이 온라인으로 의학 지식에 접근하는 것이 가능해지면서 전문지식이 일상화된 점도 탈 전문화의 중요한 요인이 된다.

탈 전문화는 역설적으로 의료가 지나치게 전문화되면서 발생한 측면도 있다. 이제 내과 영역이 성인 선천성 심장병, 진행성 심부전 및 이식 심장학, 심혈관 질환, 임상 심장 전기 생리학, 중환자 치료의학, 내분비학, 소화기내과, 노인의학, 호흡기 내과, 혈액학, 호스피스 및 완화의학, 감염내과, 중재 심장학, 종양학, 신장학, 신경 중환자 치료, 폐질환, 류머티스학, 수면의학, 스포츠의학, 이식 간학 등의 세부 분과로 나뉘고 있다(ABMS, 2024). 의사의 수는 한정된 가운데 세부 전문화가 빠르게 진행되면서 의료업무의 많은 부분이 비의사 전문가들에게 넘어가게 되었다. 즉 의료의 기술이 낮은 단계에서는 의사 1인이 의료의 전 과정에 관여하면서 직접적으로 지휘하고 통제하는 것이 가능하지만 시술 수준이 고도로 높아지게 되면 의사는 세부 전문영역에만 주력하고 여타의 부분은 다른 전문가들에게 위임할 수밖에 없게 된다. 예를 들어 생명공학이 발전하면서 이제 수의학, 분자생물학, 의공학, 임상역학, 정보공학(IT) 등의 전문가들의 도움을 받아야지만 의사의 전문화된 시술도 가능해지는 상황이 초래된 것이다. 이것은 한편으로는 의학이 계속 전문화되고 있지만 의료체계 전반에서는 의학 이외에 다른 부문의 개입과 협력이 더욱 진전되는 탈 전문화 현상도 나타나고 있다. 의사만이 의료의 전 과정을 독점할 수 없게 된 것이다.

의료의 시장화나 정부 규제의 강화와 함께 의료가 점차 표준화되고 있는 것도 탈

전문화를 초래하는 중요한 요인이 된다. 의료가 시장화되면서 의료서비스의 질에 대한 평가가 발전하게 되었고 그 기준도 과거에는 단순히 의사 수 또는 침상 수와 같은 투입 요인에 관심을 두었으나 이제는 소비자의 건강 수준 향상이나 만족도의 향상과 같이 성과(outcome)에 초점을 두는 방향으로 변화하고 있다. 성과 지표를 좋게 만들기 위한 방안은 진단 및 치료 과정을 분석하여 의료진의 실수나 무관심으로 빠지는 요소가 없도록 의료의 전 과정을 종합하여 '임상진료지침'이라는 형태로 보급되고 있다. 이제 환자치료는 과거처럼 '의사의 처분대로' 이루어지는 것이 아니라 매뉴얼의 단계를 하나씩 밟아가는 방식으로 이루어지고 있다. 즉 의료가 표준화되는 것이다. 의료는 표준화되기 어렵기 때문에 의사에게 자율성을 주고 임상경험을 존중해야 한다는 논리가 이제 의료가 표준화되면서 역으로 의사들의 자율성을 위축시키는 효과를 낳고 있다.

이러한 변화는 다른 한편 환자들의 행태변화와도 맞물려 있다. 과거의 환자들이 의료에 무지하였고 따라서 전문가인 의사에게 일방적으로 의존하였다면 이제 환자들의 지식수준이 높아졌을 뿐만 아니라 소비자로서의 권리의식도 갖추게 되었다. 이런 상황에서 의료비 문제가 사회정치적 이슈로 부각하면서 의료비에 결부된 기업과 의사들의 이윤추구 등 이해관계가 적나라하게 노출되었고 이것은 의사직에 대한 대중의 신뢰를 낮추는 계기가 되었다. 또한 현대 의료의 특성상 의학이 질병 치료에 대한 완전한 해결책이 되지 못하고 자기 행동을 바꾸는 적극적인 노력을 해야 한다는 것을 인지하면서부터 환자들이 스스로 자조 모임을 구성하게 되었다. 자조 모임을 가지면서 환자들은 서로의 경험을 공유할 수 있게 되었고, 그 과정에서 독자적인 질병 대응 방식을 발전시키기도 하였다. 환자에게 기댈 수 있는 다른 근거가 만들어지면서 탈 전문화가 형성되게 된 것이다. 물론 탈 전문화가 의사가 관장하고 있는 전문영역을 완전히 대체하거나 의사의 지위를 완전히 바꿔놓은 것이라 하기는 어렵다. 그렇지만 과거에 의료에 관한 모든 것을 오로지 의사만이 알고 있었고 의사만이 지배하던 구조가 일정하게 변화한 것은 사실이다. 의사 이외에 다른 영역의 전문가들이나 일반시민(환자)들도 의료과정에서 일정한 역할을 할 수 있게 되었고 의사들이 수행하는 역할에 대하여 '외부의 평가'가 진행되고 있다는 것은 큰 변화로 볼 수 있다. 그렇지만 Freidson(1994)의 주장처럼 외부의 참여나 평가가 의사의 전문가 역할에 근본적인 변화를 초래했다고 보기 어려운 것도 사실이다. 오히려 의료과정과 치료 선택에 환자의 참여를 제고하고 '환자 중심 의료'를 실천하는 병원으로 자리매김하는 것이 병원 외부에서 독자적인 환자그룹이나 소비자 운동이 활성화되어 통제하기 어렵게 되는 것보다 의료전문직에게 더 나은 선택일 수 있고, 의사 권위에 대한 도전에 상쇄적 힘을 가하는 것이기도 하다(Wasserman and Ninote, 2021).

(4) 상쇄 권력

의사의 힘이 비대해지면서 그로 인해 의료비가 증가하는 것을 억제하는 것이 1980년 이후 미국 정부의 주요 정책과제가 되었다. 개념적으로 생각하면 의료 독점의 폐단으로 볼 수 있고 그래서 미국 정부는 독점을 깨고 시장경쟁을 촉진하는 여러 정책을 도입하였다. 이런 시장화 정책 덕분에 관리의료(managed care)가 도입되었고, 경쟁력 제고를 위해서 의료기관들이 수직 수평적으로 통합하는 새로운 경향이 생겼다. 과반수 이상의 병원이 병원 네트워크에 가입할 정도로 통합이 대세를 이루었고, 그럴수록 관료제적 통제는 강화되었다. 1980년대에는 관료제화 의료조직에서 의사는 점차 힘을 잃을 것이라는 예측이 많았으나 실제로 의사들의 영향력이 급격하게 쇠퇴하지는 않았다. Foucault의 주장처럼 생명 권력을 다루는 의사는 관료제화된 의료조직 내에서도 상당한 임상 자율성을 누릴 수밖에 없기 때문으로 생각된다.

영국에서는 의사 권력을 규제하는 데 다른 세력의 힘을 강화하는 우회적 방법을 동원하였다. 이를 상쇄 권력(countervailing power)이라 한다. 영국에서는 모든 의료를 국유화해서 무료로 공급하는 '국가 보건 서비스'(National Health Service, NHS) 체제를 구축하면서 전문의에게 주요 임무를 맡겼다. 영국에서는 의사가 일반의(general practitioners, GP)와 전문의(consultants)로 나뉘는데 애당초 교육 훈련 과정을 달리하며 그 지위는 평생 유지되는 일종의 신분적 지위이다. 우리나라처럼 전문의 자격을 갖고서 동네에서 개원하여 일반의 노릇을 하는 예는 없다. 일반의는 동네 의사로 일차 의료를 담당하고 전문의는 병원에서 전문적 치료를 담당한다. 그런데 의료가 전문화되면서 자연히 전문의 중심의 의료체계가 되었고 전문의의 영향력을 갈수록 커졌다. 그 결과 미국과 비슷하게 의료비가 급격한 증가가 나타나면서 의료비 통제가 중요한 정책과제가 되었다. NHS는 지역별로 주어진 예산 내에서 의료서비스 구매와 서비스 전달이 이루어졌다. 그런데 1991년 대처 총리의 보수당 정부가 구매와 서비스 전달을 분리해서 내부 경쟁을 유도하는 정책을 시행하였다. 1차 의료를 담당하던 일반의에게 환자가 병원에서 치료받을 때 사용할 비용에 대한 통제 권한을 부여한 것이다. GP가 상급의료기관의 운영에 관여할 수 있게 한 것이다. 전문의의 힘을 직접적으로 통제하기 어려운 상황에서 전문의와 이해관계를 달리하는 일반의의 영향력을 높여줌으로써 전문의의 영향력을 견제하려 했던 것으로 볼 수 있다(Light, 1995). 그러나 이 정책은 효과 검증이 되지 않은 상태에서 노동당 정부에 의하여 1998년에 폐지되었다(Kay, 2002).

상쇄 권력은 우리나라 사례에서도 찾아볼 수 있다. 우리나라에서 2000년 의약분업제도 시행 이전까지는 약사가 처방권을 갖고 약 조제를 하였다. 따라서 당시 약사는 사실상 일차 의료를 시행하던 의료인이었다. 즉 약사는 의사에 대한 상쇄 권력이었다. 의약분업 이후에 약사는 의사의 처방전을 받아서 조제를 하게 되면서 처방전을 발행하는 의사에게 의존하게 되면서 상쇄 권력은 사실상 사라졌다.

(5) 전문직 간 협력

의료 지배의 개념에서 의사와 다른 의료직은 종속 관계로 설정된다. 그런데 Andrew Abbott(1988)가 저술한 The System of Professions에서 다른 시각이 제시되었다. 그는 여러 의료직이 일하는 보건의료계 전체를 하나의 생태계로 보면서 그 안에서 전문직 간 경계가 어떻게 만들어지는지를 연구하였다. 즉 전문직의 업무영역을 관할권이라 하는데 전문직의 관할권 경계는 다른 전문직과 끊임없이 협상하는 것이었다. 의료 지배 개념에서는 전문직의 영역은 면허권으로 엄격하게 구분되고 고정된 것으로 인식하지만 실제 업무영역은 상당히 유동적이고 전문직 간 관계에 따라 경계선이 움직인다는 것이다. 예를 들어 의사와 간호사는 임상 현장에서 일상적인 상호작용 속에서 의사 업무에 속하는 일부 업무가 간호사가 수행해도 되도록 양해되는 일이 자주 벌어진다는 것이다.

애벗의 이론이 중요한 것은 전문직에 대한 기본적 관점이 대립적이기보다는 유기적으로 연결된 것으로 파악하고 있다는 점이다. 기존 의료 지배 이론에서 의사는 간호사 등 다른 전문직과 적대적 관계로 설정되고 명령을 내리고 그에 종속되는 관계로 묘사되었다. 반면 애벗의 이론에서는 의사와 간호사나 약사는 환자치료 과정에 유기적으로 연결되어 있고, 그 과정에서 각자의 업무영역은 유연하게 변화할 수 있음을 보여주었다. 여기서 권력은 다원론적(pluralist) 관점을 취한다. 의사와 간호사는 권력의 절대적 크기에는 차이가 있지만 양자 모두 나름의 힘을 갖고 있고, 상호관계를 형성해 나가는 존재로 설정된다. 전문직 간 상호연결성을 강조하는 점에서 일종의 기능론적 시각이 내포되어 있고, 다른 한편 시장의 영향을 고려하는 점에서 Max Weber의 영향을 찾을 수도 있다(Risca, 2010b).

4. 의사의 대응

(1) 환자의 불만

20세기에 만들어진 의사의 전문직업성 개념은 의사가 아닌 사회학자들의 작품이었다. 의사들은 직업윤리를 정하고 자율성을 주장하기는 했지만 스스로 이를 체계화하여 전문직업성(professionalism)을 구체화하지는 않았다. 그런데 20세기 말엽에 의사들이 스스로 전문직업성을 새롭게 제정하는 노력을 하게 되었다. 대중의 의사에 대한 신뢰가 점차 하락하였고, 소비자 주의의 형성과 함께 의료전문직에 대한 비판적 견해가 커졌다. 환자의 복리를 위한다는 의사의 주장이 다분히 선언적이었고 실제 행동화하는 데는 소홀했기 때문이다. 예를 들어 시술 능력이 부족한 동료 의사를 걸러내는 것이 자율규제에 해당하지만, 실제 의사가 자율규제로 퇴출당하는 경우는 드물었다. 의사가 범죄 의도를 갖고 환자에게 위해를 끼치는 것이 아닌 한 개별 의사의 능력을 판단하고 걸러내려 하지 않았다. 이러한 와중에 의사에 대한 환자와 대중의 불만은 누적되었다. 대표적인 불만은 다음과 같았다(Irvine, 1999).

- 진료 상담 과정에서 원활한 의사소통이 필요하다.
- 환자들은 질병 관리에서 가능하면 치료 선택을 하려 한다.
- 의사의 교만한 행동을 용납할 수 없다.
- 의사의 저질 의료를 밝혀내고 그와 연관된 비밀주의를 종식해야 한다.
- 의사는 개인적으로나 집단으로 사회적 책무성(accountability)을 가져야 한다.

- 의사의 환자와의 성적 추문이나 환자 안전을 고려하지 않는 행위를 엄격하게 규제해야 한다.

(2) 의사 헌장과 신 전문직업성

이러한 사회적 문제 제기에 대하여 미국과 유럽의 일부 의사들이 전문직업성의 개선을 논의하여 의사의 준수 의무를 규정하는 '의사 헌장'(physician charter)을 2002년에 발표하였다(Lesser and Klukoff, 2009). 아울러 의사의 전문직업성 개념을 구체화하기 위한 별도의 기구로 '미국 내과의사회 의학 전문직업성 기구'를 발족시키고 새로운 전문직업성의 원리로 환자복지 우선, 환자 자율성, 사회정의를 예시했다. 환자복지 우선의 원칙은 환자복지를 위해 최선을 다해야 한다는 원칙으로 시장 환경이나 사회적 압력, 행정적 고려 등에 의해서 훼손되지 않도록 해야 한다는 것이다. 환자 자율성 원칙은 환자에게 솔직해야 하고, 환자의 능력을 북돋우어(empowering) 치료법 선택에서 사전 동의(informed consent)를 할 수 있게 해야 한다는 것이다. 환자의 결정이 비윤리적이거나 부적절한 것이 아닌 한 이를 존중해야 한다. 사회정의의 원칙은 의료자원의 공정한 배분을 위해 노력해야 하며 의사는 인종, 젠더, 사회경제적 지위, 민족, 종교 및 기타 사회적 범주에 따른 차별 철폐에 앞장서야 한다는 것이다. 의사 헌장에는 10가지 행동강령이 포함되었다.

- 전문적 능력배양: 의사는 평생 최신의 의학지식을 배우도록 노력해야 한다.
- 솔직함: 의사는 환자가 치료법에 동의하기 이전에 완전하게 솔직해야 한다.
- 비밀 준수: 의사는 환자의 정보에 대하여 엄격한 비밀보호를 준수해야 한다. 만일 정보 이용 등이 필요할 때 환자의 동의를 얻어야 한다.
- 환자와의 적절한 관계 유지: 의사는 환자와의 성적 관계, 경제적 관계, 기타 사적 관계를 맺어서는 안 된다.
- 질 향상: 의사는 항시 의료의 질을 향상하려 노력해야 한다. 개인적으로는 물론 다른 의사나 조직과 협력하여 의료과오를 줄이고, 환자 안전을 높이며, 자원 사용을 최소화하는 데 필요한 조치들에 적극 참여해야 한다.
- 접근성 향상: 의사는 환자의 의료접근성 향상을 위하여 노력해야 한다. 의료형평

성 제고의 장애물을 없애는 데 노력해야 한다.

- 공정분배: 의사는 희소한 의료자원의 공정한 분배를 위해 노력해야 한다.
- 지식 진흥: 의사는 과학적 지식의 진흥을 위해 노력해야 한다.
- 신뢰: 의사는 개인적 집단적 이해를 잘 조정하여 신뢰를 얻도록 해야 한다.
- 책임 준수: 의사는 전문직으로서 책임을 준수해야 한다. 여기에는 환자 진료를 위해서 다른 의사들과 협력, 상호 존중, 자기 규제 활동, 교육과 학습 의무, 내부적 감사와 외부적 평가 수용 등이 포함된다.

과거에 전문직업성이 의사 중심의 개념이었는데 이제는 환자 중심의 헌장을 의사가 만든 것이다(Creuss and Creuss, 2000). 과거 의사-환자 관계가 의사의 절대적 권위에 바탕을 두고 개별 의사와 환자 간의 사적 관계, 철저한 비밀보호의 특징을 갖고 있었던 반면 최근에는 시민 중심 원리에 근거하여 개방성, 투명성, 책무성을 지향한다. 20세기 중반까지 의사-환자 관계에서 환자는 의사에게 예속된 존재로 개념화되었다. 개별 의사가 개별 환자를 치료하는 1:1 관계 모형이 지배적이었고, 주치의와 환자의 관계는 장기간 지속되었으며, 진료 상담 시간이 20분 내외로 비교적 길었다. 신뢰의 원칙이 작동했으며, 환자가 요구하는 것을 의사가 해결해 주었고, 진료행위를 많이 할수록 더 많은 보상을 받았으며, 비밀보호는 불가침의 원칙이었다.

반면 20세기 말 이후 고객과 의료공급자 관계에 국가나 보험회사가 개입하고, 고객은 공급자의 고용주(의료기업)에 의하여 소유되며, 의사는 환자가 아니라 고용주를 위해서 일한다. 관계의 불연속성이 있고, 진료 상담 시간은 짧으며, 권력은 고객이 갖고 있고, 공급자의 말을 일단 의심하는 경향이 있으며, 공급자는 의료기업이 허용하는 것만을 제공하고, 공급자는 수술 사례를 가능한 한 줄이는 등 적게 일할수록 더 많은 보상을 받는다. 환자의 비밀은 조직 내 환경에서 관련 당사자의 수가 많고 전산화된 의무기록이란 점 때문에 위험에 노출될 가능성이 있다(McKinlay and Marceau, 2002).

그런데 새롭게 제정된 의사 헌장이나 전문직업성에 대하여 일반 의사들은 어떻게 생각하고 있을까? 미국과 영국의 의사를 대상으로 시행한 조사연구에 의하면 (Roland, 2011) 비교적 전통적인 전문직 가치에 해당하는 명제에는 동의율이 높았다. "의사의 경제적 이익보다 환자의 복지를 우선시해야 한다", "환자의 비밀을 노출해서는 안 된다", "환자에게 치료 과정의 이득과 위험성을 충분히 알려야 한다", "환자와의 성적 접촉은 부적절하다"라는 질문에는 대부분 동의하였다. 그런데 적극적 참여나 행동을 요구하는 질문에는 동의율이 떨어졌다. "무능력한 동료 의사를 보고해야 한다"는 질문에는 미국 의사의 63.1%만이 동의했다. 또한 "정기적으로 면허 재심사를 받아야 한다"에 대해서도 미국 의사 53.9%가 동의했다. "환자나 가족으로부터 작은 선물을 받는 것도 부적절하다"에 대해서는 불과 11.5%만이 동의했다.

다른 의사 대상 조사연구에서도 유사한 결과가 나왔다. 의료자원의 공정분배, 의료 접근 기회 및 의료의 질적 향상, 이해관계의 조정, 전문가의 자기조절 등에 대해서는 90% 이상의 응답자가 동의하였다. 반면 면허의 주기적 재심사는 24%만이 동의하였다. 의사는 무능력한 동료를 보고해야 한다는 규범에는 96%가 동의하였으나, 그러한 의사와 만났던 응답자 중 46%는 그들을 보고하지 않았다(Cambell and Regan, 2007). 전반적으로 임상 지침 준수, 무능력한 동료 보고의무, 환자 선택 존중, 환자와의 부적절한 관계 금지 등 새로운 전문직의 가치 또는 규범에 대하여 동의하는 편이었다. 따라서 사회적으로 합의할 수 있는 새로운 규범을 만드는 것도 중요하지만 동시에 실천할 수 있는 장치를 만드는 것도 중요하다.

David Rothman(2000)은 의사 헌장 제정 등 전문직업성에 대한 의료계 논의에 대하여 과거에 의사회가 무능력한 의사에 대한 자기 규제에 실패했던 점을 지적하면서 새로운 규범의 공적 선언으로 충분한 것이 아니라 실천할 수 있도록 해야 함을 역설하였다. 의사회나 전문분과학회가 새로운 행동 기준을 권고하는 차원이 아니라 강제해야 한다고 주장하였다. 또한 의사회는 이러한 규범을 달성하기 위하여 소비자 단체와 연대해야 하고, 의과대학과 전문의 수련병원에서는 전문직업성에 대한 강의와 함께 이를 실행할 수 있는 기술을 배양시켜야 한다고 주장했다. 그리고 무능력한 의사를 고발하는 내부고발자를 보호하는 장치를 만들어야 하고, 전문가의 이익이 아닌 환자의 이익을 위하여 로비해야 하며, 제약회사의 영향력을 극소화하도록 노력해야 한다고 역설하였다.

Rothman의 지적은 새로운 전문직업성에 대한 논의가 일견 환자와 사회의 불만 제기를 수용하는 자세를 보이기는 하지만 정작 중요한 실질적인 문제들을 외면하고 있음을 비판한 것이다. 자기 규제의 실천이나 자본과 제약회사의 영향력 배제 등은 의사가 공익적 직업정체성을 세우는 데 있어서 핵심적 사안이라고 할 수 있을 것이다. 하지만 이것이 "너무도 민감한" 사안이기 때문에 의사들이 제대로 논의하지 않고 있다. 실제로 한 조사에 의하면 제약회사와의 관계에서 78%가 약품 샘플(공짜약)을 받은 적이 있고, 83%가 음식 대접을 받은 적이 있으며, 26%가 학회비 지원을 받았고, 18%가 상담료를 받았다. 94%의 의사가 어떤 형태로든지 제약회사의 향응을 받았다(Cambell and Russel, 2007). 제약회사라는 의료시장 강자의 영향에서 어떻게 벗어날지 하는 문제에 대해서는 의사들이 명쾌한 방안을 마련하고 있지 못하다.

(3) 환자 중심 의료

캐나다 출신 정형외과 의사이며 신 전문직업성 운동을 주도한 Richard Cruess 등(2017)에 의하면 의사의 지위는 본래부터 주어진 것이 아니라 사회로부터 인정받은 것이다. 그 지위를 유지하려면 의사가 신뢰할 만하다는 대중의 지지(신뢰)를 얻어야 한다. 신뢰를 얻으려면 사회가 기대하는 의무를 충족해야 한다. 전문직업성의 핵심은 의학교육의 전 과정에서 변화하는 사회적 기대에 의사가 어떻게 부응해야 하는지를 가르치는 것이라고 주장하였다.

파슨스의 병 역할 개념에 내포된 의사의 직업 자세는 가능한 한 환자와 정서적으로 멀리하면서 환자와 소통을 줄이고 의학적 판단에 전념하는 냉정한 전문가로 의사 중심의 모형이었다. 그런데 새롭게 제시된 전문직업성에서는 그 대척점에서 환자의 고통에 공감하고, 정서적으로 관여하며, 개방적인 소통에 진력하고, 환자의 자율성을 존중하며, 환자 중심의 자세를 취하는 것으로 개념화하였다.

환자 중심 의료는 환자의 고통을 이해하려면 환자의 생애를 알아야 하고, 환자가 느끼는 질병의 공포와 부담을 함께 느끼며 인간으로서 환자(patient-as-person)로 대우하고, 환자가 자기 생각을 얘기하도록 분위기를 만들어주고, 환자와의 관계를 공감에 기반한 치료 연대(therapeutic alliance)처럼 만드는 것으로 개념화한다(Mead and Bower, 2000). 과거의 의사는 환자를 물적 대상으로만 생각했다고 볼 수 있다. 그런데 이제 환자와 교감하고 공감하는 의사가 좋은 의사라는 새로운 담론이 만들어진 것이다. 미국이나 영국의 의학교육에서 환자 중심 의료를 교육하려는 시도가 있지만(Hearn, 2019) 임상 교육만으로도 벅찬 의학교육에서 과연 성과가 나올지 분명하지는 않다. 환자 중심 의료 담론이 만들어지게 된 상황은 의사에 대한 불만이 커진 데 대한 의사들의 대응이란 측면도 있고, 의료를 경영하는 병원 또는 의료시스템의 입장에서 의료를 소비자 중심의 서비스로 마케팅하기 좋은 이슈이기도 하다. 의료시장에서 환자의 만족도를 높이는 것이 병원 생존에 중요한 요건이 되기 때문에 주요 병원들은 환자의 요구를 살펴서 대응하는 반응성(responsiveness)을 중시한다. 간호사가 더 자주 환자를 찾도록 하고, 병원 경영자가 병상을 직접 돌아다니며 환자의 얘기를 듣기도 하고, 퇴원 후 만족도 조사를 시행하고, 의료진의 특정 행동을 모니터링하고 개선하려는 노력을 하기도 한다(Aboumater, 2015). 환자 중심 의료나 환자 만족 경영은 내용상 중복되는 것처럼 보인다. 이러한 변화가 의사의 권력과 영향력을 감소시키는 것일까? 의사에게 환자의 사회심리적 상태를 살피고 이해해야 하는 새로운 부담이 생겼으나, 이것이 의사의 판단이나 치료법 선택, 처방 등 임상 자율성을 근본적으로 제한하는 것으로 보기는 어렵다. 의사 이외에 경영자가 지배적 위치에 들어오는 등 의료 지배 구조가 복잡해졌지만, 의사가 정말로 노동자처럼 통제력을 완전히 상실한 것으로 보기는 어렵다.

(4) 의사면허 관리 개선

영국의 의학교육에서는 새로운 전문직업성을 포함하려는 노력을 구체화하였다. 의사 면허등록 기구인 영국의 일반 의료위원회(General Medical Council, 2009)는 새로운 의학교육의 지침으로 환자와의 소통 능력, 사회과학적 지식, 환자 안전에 관한 관심 등을 우수한 의료 제공, 환자에 대한 존경심과 정직함 등의 가치와 함께 제시하였다. 즉 교육을 통해서 새로운 의사상 정립에 나선 것이다. 물론 이러한 교육개혁이 향후 제약회사와의 관계나 무능력한 동료에 대한 내부고발 등 민감한 문제들에 대한 실질적 개혁 실천으로 이어질지는 불확실하다. 그렇지만 영국의 의학자들이 과거 권위주의의 모습을 버리고 새로운 전문직업성을 추구하려는 것은 분명하다.

과거에 없었던 의사들의 면허나 의료행위에 대한 규제가 새롭게 부과되고 있는 것도 신 전문직업성의 한 양상으로 이해할 수 있다. 영국에서는 1975년 이후 의료행위에 대하여 여러 가지 규제정책을 실시하고 있다(Harrison and Ahmad, 2000). 의료전문직의 자율성은 미시적 수준에서는 임상 자율성을 의미한다. 임상 자율성은 검사와 진단, 처방과 치료행위에서 개별 의사의 결정이 얼마나 존중되는가의 문제인데 '전형적인' 의료 관행에서 벗어난 일탈적 행위를 규제하는 것이다. 영국은 1999년에 의료평가원(The National Institute for Clinical Excellence, NICE)을 설립하였는데

이 기관은 특정 치료법이 비용 효과적이고 사용할 만한지를 정부에 권고하고, 근거 중심(evidence-based) 임상 지침을 제공하며, 병원 의사들이 의무적으로 사용해야 하는 진료 평가 모형을 승인하는 기능을 수행하였다. 각 지역 NHS 경영 책임자들은 NICE에서 제시한 임상 지침을 준수해야 했다. 우리나라에도 이와 유사한 기능을 갖는 한국보건의료연구원이 2008년에 설립되었다. 표준화된 임상 지침이 만들어지면서 이러한 절차에 준수해야 하는 의무가 생겼다는 것 자체가 의료전문직의 자율성이 상대화되고 있는 것으로 볼 수 있다.

이와 연관된 중요한 변화는 제도적 수준에서의 자율성이다. 과거에 면허제도의 운영이나 자격 심사는 의사회에 맡겨진 상태였고 이들은 일단 의학교육을 마치고 의사가 되면 그 면허와 자격은 평생 유지되었다. 그런데 영국에서는 2008년에 "2008 건강 및 사회적 돌봄 법"(the 2008 Health and Social Care Act)이 만들어지면서 면허 및 자격 관리에 중대한 변화가 있었다. 영국에서 의사면허의 등록관리 업무는 일반의료위원회(GMC)라는 기구가 담당했는데 의사의 면허등록을 관리하는 업무와 면허등록에 적합한 자격조건을 규정하는 업무를 수행하였다. 그런데 2008년 이후 GMC 위원의 과반수를 비의사가 차지하게 되었다. 즉 의사의 관점이 아닌 시민의 관점에서 의사의 덕목과 자격을 규정하게 되었다는 것이다. 다른 중요한 변화는 면허와 자격을 위한 구체적인 심사 과정이 만들어진 점이다. 이제 의사들은 매년 업적평가를 받게 되었고, 5년마다 면허갱신 심사를 받아야 하는데 여기서 시술 적합성(fitness to practice)을 판정받게 된다. 이를 위하여 임상 평가(clinical audit), 현장 관찰, 가상 상황 검증(simulated tests), 지식 평가, 환자 피드백(patient's feedback)을 거쳐야 한다. 이제 의사들은 시술할 수 있는 능력과 지식을 갖추고 있음을 계속 입증해야 할 책임을 갖게 된 것이다(Chamberlain, 2010a).

그런데 여기서 생각해 볼 것은 이러한 새로운 규제의 제정을 경영자나 환자가 아니라 의사 자신이 만든다는 점이다. 경영자나 환자가 기존 의료에 대하여 불만을 제기하고 개혁의 필요성을 제기할 수는 있지만 의료는 여전히 전문적인 분야이기 때문에 이를 변화시키는 데는 의사들의 협력과 참여가 불가피하다. 여기서 Chamberlain (2010b)은 의료전문직의 재 계층화를 주장하였다. 즉 의사가 규제를 만드는 엘리트 계층과 그 규제에 종속되는 일반 의사로 나뉜다는 것이다. 여러 지위로 나뉘어 분열되었던 의사가 19세기 말에 하나로 통합되고 내부적으로 평등해지면서 강력한 의료전문직으로 탄생하였지만, 21세기가 되면서 다시 분화되어 외부 감시와 규제에 노출되었는데 그것이 외부의 힘에 의한 직접적 통제가 아니라 엘리트 의사들에 의한 간접적 통제방식으로 진행되고 있다는 것이다.

의사는 과학화와 전문화로 의료 지배를 성취하였다. 그런데 최근 30년간 탈전문화 현상이 생겼고 의료 공급 체계에서 관리의료의 등장과 시스템화로 여러 제약이 생겼고, 그에 따라 의사의 영향력이 감소했다는 주장들이 전개되었다. 이에 대응하여 의사들은 사회변화에 적응하고 환자 중심 의료를 강조하였다. 의료계에 자본의 영향이나 정부 규제가 강화된 것은 사실이지만 의사의 전문적 지식과 생명 권력의 중요성으로 인하여 임상 자율성이 근본적으로 위협받거나 의료 지배 구조가 근본적으로 변화한 것으로 보기는 어렵다.

11장: 의사와 환자

- 질병 특성과 의료 상황에 따라 의사-환자 관계는 달라진다.
- 의사소통 장애는 소통 기술의 부족뿐만 아니라 제도적 문화적 행동적 요인의 영향으로 발생한다.
- 의사소통 장애는 환자의 불응을 초래한다.
- 의사는 환자의 이익을 위해, 해를 끼치지 말고, 환자 자율성을 존중하고, 정의로운 의료 제공이 되도록 준수해야 할 의무가 있다.

1. 좋은 의사

환자가 기대하는 좋은 의사는 어떤 모습일까? 아마도 내 병을 치료할 수 있는 뛰어난 실력을 갖춘 의사를 기대할 것이다. 그와 동시에 내 아픈 사정을 잘 이해하고 공감해 주기를 기대한다. 흔히 친절한 의사를 말한다. 이 두 요소를 모두 갖춘 의사를 찾기가 어려울까? 한국에서 만들었고, 그 소재를 가져다가 미국에서 다시 제작한 '굿 닥터'(Good Doctor)란 드라마가 있었다. 여기서 주인공 의사는 자폐증을 앓는 의사인데 천재적인 기억력을 갖고 있어서 한번 본 것은 모두 기억해 낸다. 또 공간지각력도 뛰어나서 환자 몸 내부를 떠올리고 출혈의 위치를 정확하게 그려내어 성공적인 수술을 할 수 있게 만든다. 의학적 능력은 뛰어나지만, 환자와의 교감은 서투르기 짝이 없다. 예컨대 병에 대하여 가릴 것 없이 그대로 다 설명해서 환자가 겁을 먹게 한다. 이런 의사가 과연 '좋은 의사'일까? 치명적인 암 환자라면 아마도 이런 의사를 선호할 수 있을 것이다. 설명이 부족하고 불친절해도 좋으니 내 병만 고쳐 주기를 기대할 것이다. 그런데 보통의 경우에는 친절한 의사를 더 기대하는 것처럼 보인다.

영국의 다큐멘터리 작가 버거(John Berger, 2022)가 시골 의사 사쌀(Sassall, 가명)이 일하는 모습을 기록하여 '행운아'(A Fortunate Man)란 저서를 1967년에 발간하였다. 사쌀은 영국 서남부 시골의 진료소에서 근무하던 의사였다. 환자들은 그에게 온갖 얘기를 풀어놓는다. 심장병 진찰을 할 때 남편 얘기, 남자친구 얘기도 하고, 남편과의 성관계 얘기도 한다. 집에 들어온 오소리 이야기를 하다가 허리 디스크 증상을 얘기한다. 의사 사쌀은 환자가 무슨 얘기를 해도 열심히 경청한다. 자신의 얘기를 들어주는 의사에 대하여 환자들은 고마움과 신뢰를 느끼게 된다. 환자 중에는 말주변이 없는 사람도 있다. 그러면 사쌀이 선제적으로 질문을 한다. 울면서 찾아온 소녀에게 사쌀은 임신 증상을 질문하고, 곧이어 하는 일은 재미있는지, 취업 훈련 교육을 받고 비서 일로 전직해 볼 생각은 없는지를 묻는다. 그는 의사이지만 지역사회에 여러 연결망을 갖고 있고, 비참함을 느끼는 정신건강의 문제를 사회적 방법으로 해결했다. 그는 "단순히 신체적인 것뿐만 아니라 감정적, 역사적, 환경적인 것까지" 고려하는 의사였다. 그는 환자를 한 인간으로 이해했다. 그러면 소외감과 불안감에 시달리던 환자들은 불행감을 거두고 서서히 행복해질 기회를 얻게 될 수 있다. 환자 중심 의료(patient-centered medicine)라는 개념은 최근에야 의료계에서 깨닫게 되었는데 의사 사쌀은 이미 1960년대에 실천하고 있었다(조병희, 2024).

이 책은 영국에서는 의대생들이 필독서처럼 읽는다고 한다. 우리나라에서는 55년이 지난 2022년에 번역되었다. 아마도 그런 의사에 대한 사회적 갈증이 있지 않았을까? 우리나라 진료실에서는 환자가 '본질을 벗어난' 이야기를 하면 의사는 얼른 화제를 돌려서 필요한 정보를 캐묻는다. 그러면 환자는 더 이상 그 얘기를 꺼내지 못한다. 환자는 어떻게 해서 그런 증상이 나타나게 되었는지를 자기 나름의 관점에서 설명하려는 것이었는데 의사는 의학적으로 '불필요한' 정보는 적극적으로 차단하고 필요한 정보만 질문하여 수집한다. 이것은 소통이 아니다. 권위주의적이고 수직적인 의사-환자 관계처럼 보인다.

2. 의사-환자 관계의 의미

질병은 우리를 신체적으로는 물론 정서적으로도 취약하게 만든다. 그래서 환자는 의사가 의학적 능력을 갖춘 것은 물론 온화하고 친절하게 대해주기를 기대한다. 그런데 파슨스의 병 역할 개념에서 의사는 환자의 질병을 치료하는 전문가로서 임무를 수행할 뿐이고 환자와 정서적 교감을 나누지 말고 정서적 중립을 지켜야 한다고 보았다. 그렇지 않으면 치료 업무를 그르칠 수 있다고 생각했다. 이렇게 사적인 친분을 넘어서 '공적인 관계'를 유지하는 것이 근대사회 정신에 부합되는 것으로 파악했다. 파슨스가 생각했던 의사는 아마도 엄격하고, 냉정하고, 말수가 적은 전문가인 것 같다.

그런데 정서적 요인을 완전히 제거하고 의사-환자 관계가 성립할 수 있을까? 파슨스와 비슷한 시대를 살았던 의사학자 Henry Sigerist(1897-1957)는 1931년에 의사-환자란 순수한 인간 대 인간의 관계(interpersonal relationship)라고 언급했다고 한다(Bloom and Wilson, 1979). 우리의 일상에서 일회적인 만남이 아니라 장기적인 관계를 맺으려면 경제적 이익을 공유하든지 아니면 정서적인 교감이나 신뢰가 필요하게 된다. 10장에서 설명한 바와 같이 미국 의사는 환자와의 관계를 친밀하게 구축하고 이를 바탕으로 신뢰를 얻었고, 그것이 궁극적으로 의사들의 권위와 영향력의 근거가 되었다. 즉 의사와 환자는 단순히 전문가와 그의 전문지식이 필요한 환자 간의 기능적인 필요에 의한 만남을 넘어서 개인적인 친밀감과 신뢰를 바탕으로 만들어진 독특한 사회적 관계라고 할 수 있다.

파슨스의 병 역할 개념에 처음으로 체계적 비판을 했던 Freidson(1961)도 정서적 요인이 중요함을 주장했다. 그는 의료 공급의 구조가 달라지면 의사-환자 관계도 달라진다고 하였다. 또한 환자들은 의사의 실력과 함께 의사의 호의적 행동을 의료기관 선택 기준으로 삼고 있다는 것이다. 독립적으로 시술하는 개원 의사들은 실력도 있고, 호의적인 태도를 보이는데 선불제 방식의 병원에서 일하는 의사들은 그렇지 못하다는 것이다.

그런데 의사-환자 관계는 의사들이 그 중요성에 대하여 잘 인식하고 있다. 좋은 의사-환자 관계가 임상 효과를 좋게 하고 환자의 만족도를 높인다는 것이다. 이에 대한 논문과 임상 보고는 많이 있다. 임상 효과를 측정하는 가장 엄격한 방법은 무작위 대조 시험(randomized controlled trials, RCT)이다. Kelly 등(2014)은 RCT 방식으로 의사-환자 관계가 임상적으로 효과가 있는지를 측정한 논문 13개를 체계적 분석을 하였다. 여기서 임상 효과는 혈압과 통증 점수의 변화로 측정하였다. 그 결과 의사-환자 관계는 효과의 크기는 작지만 통계적으로 유의미한 긍정적 영향을 미쳤다. 환자가 제대로 설명을 듣지 못하였거나, 존중받지 못한 것으로 느꼈거나, 의사와의 동반관계가 깨지면 임상적 효과는 나빠졌다(Gordon and Beresin, 2016). 따라서 의료계는 이 주제에 관심이 많고, 의사-환자 관계를 증진할 수 있는 실용적인 제안을 다루는 곳도 많다.

의사-환자 관계에는 의사와 환자 요인, 의료제도 요인, 소통 기술 요인 등 여러 요인이 복잡하게 얽혀서 만들어 내는 동적인 개념이다(Mostfapour et al., 2024). 관련 연구를 종합하여 [그림 11.1]과 같은 개념 도식을 만들어 볼 수 있다. 의사와 환자는 진료실에서 만나서 치료 관계를 맺게 된다. 환자의 질병이 무엇인지, 그리고 개인적 특성은 어떠한지에 따라서 그 관계 양상은 달라질 수 있다. 의사의 전문가로서 자격과 역량, 그리고 개인적 특성도 만남의 양상에 영향을 준다. 의사의 성별, 전공과목 같은 특성과 함께 기본적 태도가 권위적인지 민주적인지에 따라 환자와의 관계에 영향을 미치는 것으로 알려져 있다. 남성 의사가 여성 환자에게 무성의하게 대하여 불만을 산다는 지적도 있다(Cockerham, 2917:245). 그런데 더 중요한 요인은 진료 과정에서 의사가 어떤 방식으로 소통하는가이다. 환자의 처지와 고통에 대하여 공감하는 자세를 갖는지, 또 소통 기술이 좋은지에 따라 환자의 만족도가 달라진다. 이에 대해서는 다음 절에서 자세히 설명할 것이다.

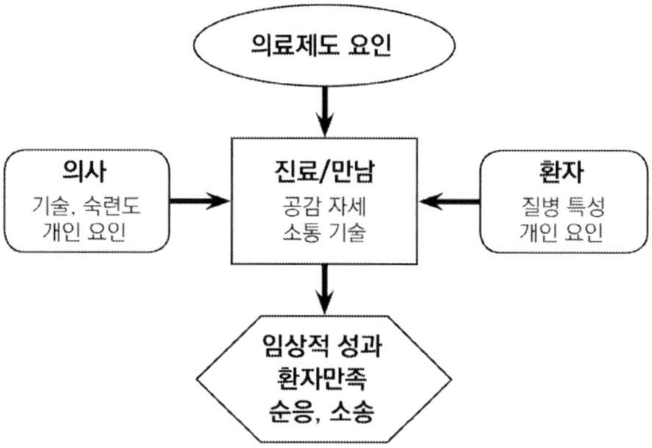

[그림 11.1] 의사-환자 관계 영향 요인과 결과

그런데 앞서 Freidson이 선불형 병원과 개인 개원의의 의사-환자 관계가 달랐다는 지적에서 알 수 있듯이 의료 공급구조의 특성이나 의료제도 요인의 영향도 크다. 환자가 많아서 진료 시간의 제약을 받는다든가, 매번 동일한 의사/환자인지 아니면 항시 새로운 의사/환자인지도 중요하고, 진료 공간이 사적 비밀을 충분히 지켜줄 수 있는지, 쾌적하고 안락한 환경인지, 진료비는 얼마나 비싼지 등도 의사-환자 관계에 상당한 영향을 미친다(Chipidza et al., 2015). 미국 의료가 점차 관리형 의료 형태로 공급되면서 전통적인 의사-환자 관계가 유지되기 어렵게 되었다는 지적이 많다(Mechanic, 1997). 관리형 의료 조직은 기본적으로 비용 절감을 하도록 목표가 설정되어 있다. 여기서 의사들은 환자에게 더 비싼 치료 과정이나 전문의 의뢰에 대해서는 가능한 한 정보를 감추는 식의 새로운 문지기(gatekeeper) 임무를 수행하거나 아니면 병원 조직의 요구대로 따라야 하는 의무와 환자의 이익을 위해 일해야 하는 전문직의 책무성이란 이중적 역할(double agents) 사이에서 갈등을 겪게 된다는 것이다(Waitzkin, 2000). 또한 관리형 의료 조직이 환자 개인에 대한 책무보다는 의료보험 가입자 집단 전체에 대한 책무성을 강조하는 점도 의사-환자 관계의 변화에 영향을 주었다. 즉, 관리형 의료 조직에서는 더 이상 전통적인 1:1 의사-환자 관계를 기대하기 어렵게 되었다는 것이다. 아울러 의사와 환자 간 신뢰도 감소하였다(Mechanic, 1997). 안정된 의사-환자 관계가 환자의 치료 경과에도 긍정적 효과를 미치고 치료 실패의 경우에도 의사가 최선을 다했다고 원만하게 이해하고 넘어갈 가능성이 컸다. 의사-환자 관계가 위축되는 것은 그만큼 의사에게 새로운 부담으로 작용할 것이다.

의사-환자 관계의 궁극적인 결과는 임상적 성과가 개선된다든가 환자의 만족도가 높아지는 것을 들 수 있다. 또한 환자가 만족하면 의사의 지시를 잘 따르지만 그렇지 않으면 불응(noncompliance)하는 경향이 있다. 불만족이 매우 클 경우 법적 소송으로 발전할 수도 있다. 좋은 의사-환자 관계는 이러한 파국적인 결과로 진행되는 것을 예방해 줄 수 있다.

3. 의사-환자 관계의 유형

환자가 의사를 찾는 것은 왜 아픈지, 그리고 어떻게 치료하면 되는지를 알고 싶기 때문이다. 그런데 이러한 환자의 기대가 제대로 충족되지 않는 경우들이 많다. 의사는 증상의 생물학적 기전을 과학적으로 밝혀서 진단한다. 그러다 보면 환자와의 소통은 문진의 형태로 보조적으로만 사용되는 경향이 있다. 근대의학에서 발전시킨 병인론을 외부 미생물의 인체 감염에 의한 병리적 결과로 파악하게 되면서 환자의 인식이나 태도가 병리적 과정에 영향을 주지 않는 것으로 보게 되었고, 그 결과 치료는 의사에게 전적으로 믿고 맡기는 지배-복종의 관계를 가정하게 되었다. 파슨스의 전문직

이론에서도 단일적인 의사와 환자의 역할 모형에 대한 설명만 있을 뿐 다양한 형태의 의사와 환자의 상호작용이나 소통 등에 대해서는 별다른 관심이 없었다.

의사-환자 관계의 개념을 처음으로 제시한 것은 Szasz와 Hollander(1956)로 이들은 3가지의 관계 유형을 제시하였다. 첫째, 능동-수동 모형으로 환자가 의식이 없는 경우에 환자는 수동적이고, 의사는 진단과 치료를 적극적으로 주도하게 되는데 부모와 영유아의 관계와 유사하다. 둘째, 지도-협력 모형으로 급성 감염성 질환의 경우인데 의사는 환자에게 무엇을 할지 지시하고, 환자는 이에 협력(복종)하는 관계로 부모가 지도하고 어린이가 순응하는 관계와 유사하다. 셋째, 상호참여 모형으로 만성질환의 경우이다. 의사는 환자가 스스로 건강증진에 나서도록 돕고 환자는 의사와 동반관계를 만들고 그의 전문적 조언을 수용하는 관계로 성인 대 성인의 관계와 유사하다.

Bury(1997)는 Szasz-Hollander의 의사-환자 관계 모형을 발전시켜 합의 모형, 갈등 모형, 협상 모형으로 재개념화하였다. 합의 모형은 의사의 권위에 대한 환자의 복종을 특징으로 한다. 환자는 질병에 대하여 어떻게 대응할지 몰라서 의사의 기술적 도움이 필요하고, 의사를 믿고 지시에 복종하며 존경심을 표할 때 의사는 환자를 위해서 최선을 다하는 방식으로 상호 간 기대가 충족된다. 갈등 모형은 의사와 환자가 서로 처한 사회적 맥락이 다르고 기대가 달라서 갈등이 발생하는 경우이다. 의사는 가능한 한 관심을 질병 치료에 한정하고 의학적 의미만을 전달하는데 환자는 질병이 일상생활에 미치는 영향에 포괄적인 관심을 보임으로써 의사의 설명이 환자의 기대에 미흡하게 되어 잠재적 갈등상태가 조성될 수 있다. 환자에게는 시급하고 위중하다고 느껴지는 증상도 의사에게 사소한 문제로 인식되어 잠재적 갈등이 조성될 수도 있다. 의사의 진료를 받으면서도 환자가 의사의 지시를 벗어나서 효과가 불분명한 건강식품을 복용하는 등의 행위도 잠재적 갈등의 원인이 될 수 있다. 협상 모형은 의사와 환자가 모두 적극적으로 진료-상담에 참여하는 경우이다. 치료 과정에서 치료법의 선택, 치료 경과에 대한 해석 등에서 의사와 환자는 적극적으로 의견을 개진하게 되는데 합의나 갈등으로 이어질 가능성이 모두 열려 있다.

실제의 의사-환자 관계 양상은 의사와 환자의 만남(encounter)이 어떻게 이루어지는지에 따라 달라질 수 있다. 진료 과정에서 만날 때 서로에 대한 통제력이 높은지 낮은지에 따라 관계 유형이 달라질 수 있다. 원론적으로 환자의 통제력이 낮고 의사의 통제력이 높으면 권위주의적 또는 합의적 모형이 만들어진다. 환자와 의사 모두 통제력이 높을 때 상호주의적 또는 협상적 모형이 만들어진다. 환자의 통제력이 높고 의사의 통제력이 낮을 때 소비자주의 모형이 만들어진다. 그런데 질병 때문에 환자는 약자의 처지가 되기 쉽다. 반면 의사는 스스로 권력을 지니고 있고 적절히 행사할 수 있다고 믿을 수 있다. 또는 의사 권력이 쇠퇴했다고 믿을 수도 있고, 아예 권력이 존재하지 않는다고 생각할 수도 있다(Nimmon and Stenfors-Hayes, 2016). 의사가 어떤 신념을 갖는가에 따라 환자와의 관계는 크게 달라질 수 있다.

파슨스의 병 역할 개념은 가부장주의(paternalism)의 의사-환자 관계를 보인다. 여기서는 의사의 권위에 환자가 복종하는 것을 기본 원리로 삼고 있다. 달리 보면 의사는 환자를 지배(dominance)하는 것이 된다. 환자가 의식이 없거나 응급상황에 있다면 환자에 대한 의사의 지배는 확고할 수 있다. 그런데 비응급 상황에서는 단순히 의학지식의 보유 여부만으로 환자에 대한 지배력이 보장되지는 않는다. 사회적 지위가 낮거나 저소득층 환자일수록 의사의 권위에 복종하는 경향을 보인다. 반면 교육수준이 높은 중산층이나 상위계층일수록 소비자주의 경향 또는 합의제 방식의 임상의사결정을 선호한다. 또한 학력이 낮으면 의사결정에 필요한 정보를 충분히 제공하지 않았고, 학력이 높으면 올바른 결정을 할 수 있도록 충분한 정보를 제공하는 경향이 있다(McKinstry, 2000; Murray et al., 2007). 의사가 환자에게 치료법 선택 등 임상적 결정을 스스로 하도록 진료 상담의 분위기를 개방적으로 만들 경우에도 환자 자신의 문제나 문화적 장애요인으로 인하여 환자에 의한 결정이 어려울 수도 있다. 예를 들어 영어권 국가에서 영어가 서툰 소수집단 환자의 경우에 의사로부터 감정적 지지(empathic response)를 얻기도 어렵고, 의사와 우호적 관계(rapport)를 구축하기도 어려우며, 충분한 정보를 얻지도 못하고, 의학적 의사결정에 참여하려 하지도 않는다고 한다(Ferguson and Candib, 2002).

때로는 환자가 의사의 부권적 태도를 선호할 수도 있다. 질병 상태는 예후가 불확실한 경우가 많고, 더욱이 질병에 대한 공포가 있게 되면 환자는 불안하게 되고, 치료법에 관한 합리적인 의사결정을 하기 어려울 수도 있다. 이때 의사가 선택해 주기를 환자나 보호자가 원할 수도 있다. "의사 선생님이 담배 끊으라고 하면 그 사람은 끊을 거예요" 또는 "그 사람은 의사 선생님 말씀만 믿습니다" 등 환자나 보호자들이 의사의 존재 자체에 믿음을 가지고, 의사를 절대적으로 신뢰하면 의사의 부권적 모습이 치료적 효과를 낼 수도 있다. 그러나 일반적인 경향은 환자가 겪는 질병 증상이 만성화되면서 환자가 스스로 증상을 관찰하고, 증상 완화를 위해서 독자적으로 공부해야 하고, 독자적으로 치료하는 등 치료 과정에 능동적으로 관여해야 하는 상황이 전개되면서 환자의 역할은 더욱 커지게 되고 따라서 상호참여적 관계에 대한 기대가 커졌다.

의사-환자 관계가 변화하게 된 것은 의료체계의 구조변화와도 관계가 있다. 1950년대와 60년대에는 '동네의원'을 중심으로 의료서비스가 공급되었다. 의사는 환자의 집으로 왕진을 다녔고 가족들의 건강 문제 전반을 관리하였다. 의사는 지역사회에서 극소수 지식인 엘리트였고, 사회적으로 존경받는 대상이었다. 의사와 환자 사이에는 권위적 지배와 순종의 관계가 형성되었다. 1980년대 이후 의료는 조직화-기업화된 방식으로 제공되게 되었다. 미국의 경우 의료보험회사와 병원이 결합된 HMO(health maintenance organization)라는 새로운 형태의 병원이 만들어졌다. HMO는 여러 지역에 같은 계열사 소속 병원들을 거느린 '의료시스템'으로 발전했다. 의사에 대한 지불보상 방식은 행위별 수가제(fee-for-service)에서 점차 성과연동 방식으로 변화했다. 전문지식을 갖추고 실력 수준이 높은 전문의들이 더 많은 보상을 받게 되었다. 만성병의 증가로 환자들이 여러 복합 증상을 지닌 양상을 보이게 되었고 그에 대한 치료 역시 여러 명의 전문과 의사들이 각자의 전문과목별로 맡아서 담당하게 되었다. 환자들은 병원에서 여러 의사의 진료를 받게 되면서 전문의와 환자의 관계는 과거 가정의와 환자의 전인적 관계와는 다른 매우 제한적인 접촉만 하게 되었다. 제약회사가 환자에게 직접 광고할 수 있게 되면서 환자들은 점차 의사에게 특정 브랜드의 약을 처방해달라고 요구하게 되었다. 이 약에 대하여 다른 판단을 하는 의사라면 환자 요구에 직면하여 상당한 갈등을 느끼게 될 것이다. 의무기록이 종이에 보관되던 시절에는 담당 의사 외에 다른 의사가 이를 검토하기가 쉽지 않았다. 그런데 온라인 기술이 발전하면서 모든 의무기록이 의료진에게 폭넓게 공유되었다. 이러한 상황은 의사와 환자가 사적 비밀을 보호하는 관계로 만나는 것을 더 이상 어렵게 만들었다. 인터넷의 발전으로 환자들이 상당한 의학지식을 갖추고 공부한 상태로 의사를 만나 이런저런 '의학적 질문'을 하게 되면 의사는 상당히 난감한 상황이 될 수 있고 이 환자의 높아진 기대감과 의구심을 해소하기 위해서 별도의 노력을 해야만 한다. 이렇게 제도가 변화하고 기술이 바뀌면서 의사와 환자 관계의 틀에 영향을 미치는 여러 요인이 등장하였다(Vanderminden and Potter, 2010).

만성병 시대가 되면서 환자들은 여러 가지 복합적인 증상을 장기간에 걸쳐 갖게 되면서 건강 문제의 복잡성이 증대하였고 그에 따라 건강정보에 대해 관심이 커지고 의사와의 소통 욕구가 커졌으나 전문성이 더욱 높아진 의사들은 관심사가 제한되기 때문에 소통의 장애가 발생할 수 있다. 한국의 경우에는 환자들이 몇몇 대형 종합병원에 집중하면서 의사들이 진료해야 할 환자 수가 증가하고 이에 따라 환자당 진료 시간은 몇 분이 안 될 정도로 짧은 경우들이 생겨나고 있어 소통의 장애는 더욱 크다고 할 수 있다. 미국에서는 의사 신뢰가 하락하였고, 환자의 의료 이용의 선택을 제한하는 관리형 의료가 도입되면서 어떻게 해야 환자의 만족도를 높일지가 중요한 사안으로 등장하였다(Goold and Lipkin, 1999).

최근 정보기술의 발전으로 진료에도 디지털 기기가 활용되고 있다. 이제 의무기록부는 전산화되었고 태블릿 같은 정보기기를 들고 다니면서 환자 진료를 하는 모습을 쉽게 볼 수 있게 되었다. 이러한 정보기술이 의사-환자 관계에는 어떤 영향을 미칠까? 이에 대해서는 연구도 부족하고 전망도 엇갈린다(Wright, 2013). 의사가 환자 진료기록을 작성하느라 컴퓨터 화면만 쳐다본다면 환자의 불만족은 커질 것이다. 검사실에서 검사받은 즉시 검사 결과를 의사가 들고 있는 태블릿으로 확인이 가능하다면 그 신속성은 환자 만족도를 높일 것이다. 또 환자가 자신이 얼마나 운동을 열심히 하고 있는지, 또 식사조절을 얼마나 준수하는지가 기록된 스마트폰의 건강관리 앱 결과를 의사의 태블릿에 즉시 연동시켜 보여줄 수 있다면 환자의 만족도는 매우 커질 것이다. 그런데 태블릿에 담긴 자기 진료 정보를 누군가 다른 사람이 훔쳐볼 수 있다는 우려는 환자를 불안하게 만들 수도 있다. 디지털 기기는 이미 단순한 기계 차원을 넘어서 우리 몸의 일부처럼 결합하고 있다. 따라서 그러한 기기들이 기존 의사-환자 관계를 북돋워 주는 방식으로 사용될지 아니면 단순히 의사의 생산성을 높이는 쪽으로 사용될지에 따라서 의사-환자 관계에 미치는 효과는 달라질 것이다.

4. 소통의 장애

의사와 환자 간 원활한 소통은 환자의 치료 동기를 높이고, 의사에 대한 신뢰감을 높이며, 치료 효과를 높인다고 알려져 있다. 그런데 의사와 환자는 일반적으로 사회적 지위의 차이가 크고 상호기대의 차이도 있어서 소통이 쉽지만은 않다. Keshavarzi (2022) 등은 질적 연구를 통해서 다음과 같은 의사소통 장애요인을 밝혔다.

① 의사의 정체성에 대한 오해

- 병원의 접수 담당 직원이 잘못된 정보를 주는 경우
- 의사의 경력이나 명성에 따라 잘못된 이미지가 만들어진 경우
- 대중 매체와 언론이 비현실적인 기대를 부풀릴 경우

② 의사의 비전문가적 행동

- 환자의 질문을 경청하지 않고 자기 일만 하거나 무시할 경우
- 정실에 치우쳐서 환자를 차별할 경우
- 공감하는 자세가 없는 경우
- 구두로 말하지 않을 경우
- 환자의 불안과 걱정을 초래하는 경우

③ 의사의 우월감

- 환자의 불평이나 불만 제기에 무관심할 경우
- 환자의 시간을 존중하지 않을 경우
- 환자로 하여금 의사에게 빚진 것 같은 느낌이 들게 할 경우

④ 환자의 문화적 차이

- 환자가 비일상적인 기대를 하는 경우
- 검진 과정에 대한 이해가 부족한 경우
- 의사의 권고를 무시하는 경우
- 의사와 소통을 잘 못하는 경우

⑤ 의료체계의 자원 부족

- 환자가 원하는 의사를 선택하지 못하는 경우
- 임상 환경이 부적절한 경우(건물 청결, 직원 친절 등)
- 환자 수가 너무 많은 경우
- 환자에게 정확한 정보를 주지 않는 경우

소통 장애는 의사 측의 의사소통 기술의 부족이나 우월감으로 인한 것만 아니라 제

도적 환경의 열악함이나 문화적 차이로 인해서도 발생할 수 있다. 소통의 질을 높이려면 진료 환경 전반을 매우 세심하게 살펴보고 분석하여 대응할 필요가 있다. 이중 제도적 요인이나 문화적 요인은 비교적 가시적 특성을 띠기 때문에 문제를 발견하기 쉽고 해결책도 명확하다. 반면 의사와 환자의 대화 중에 포함된 장애요인은 외부에서 관찰해서 발견하기가 쉽지 않아서 질적 연구 같은 특별한 방법을 통해서 파악해야 한다. 그런데 의사와 환자의 대담에서 의사는 자신의 소통 능력을 과신하는 경우가 많다고 한다(Ha et al., 2010). 실제로는 의사의 대화 기술이 낡았거나 부적절한 경우가 많다. 이것은 의사들이 수련 교육과정에서 정서적 신체적으로 압박감을 받게 되어 공감력을 억누르고 환자 문진도 말수를 줄여서 하던 습관이 원인이 된다.

환자는 자기 증세를 말할 때 논리정연하게 정리해서 말하기보다는 이 얘기 저 얘기 산만하게 말하고 중언부언 말하는 경우가 많다. 환자의 진술은 비초점 진술법(non-focusing skill)을 사용하여 자유롭게 자신의 문제를 말하도록 하고, 의사는 이를 경청해야 하며, 필요하면 비언어적 표정이나 몸짓으로 환자의 진술을 북돋워 줄 필요가 있다. 환자의 진술은 자기만의 이야기(illness narrative)이기 때문에 의학적으로 필요한 정보가 누락될 수도 있고, 논리적 연결이 부족할 수도 있다. 이것을 잘 듣고 의학적으로 정리하는 것이 의사의 일이다. 그런데 자기 일에 바쁜 의사는 환자의 말문을 막고 자기가 주도해서 필요한 정보를 '예/아니오' 문답으로 빨리 종결지으려 하면서 소통의 장애가 발생한다. 더욱이 환자의 질병 이야기는 단순한 정보 전달이 아니라 증상과 결부된 환자의 신념과 태도, 개인사에서 증상의 의미와 영향이 담긴 담화이기 때문에 의사는 이를 경청하면서 환자의 아픔과 두려움에 공감을 표현해야 성공적인 소통이 된다.

의사와 환자가 처음 만나서 진료 상담을 할 때 의사가 필요한 정보만 얻고 환자의 '불필요한' 발언을 규제하는 것은 권위주의 소통에 해당한다. 이 경우 의사는 질문을 주도하고 환자는 '예/아니오' 형태로 대답해야 하는 폐쇄형 소통법이 사용된다. "밤새 열이 났는지?, 통증은 있었는지?" 등의 질문이 해당한다. 반면 환자주도형 상황에서는 자유로운 개방적 진술을 선호한다. "밤새 어떤 증상들이 나타났고 견딜 만했는지 말씀해 보세요?" 식의 질문이 해당한다. 의사중심적 소통에서 선호되는 폐쇄형 질문은 주로 정보의 수집에 한정되고 다른 진술은 효과적으로 차단하여 의사가 효율적인 진료를 할 수 있게 만든다. 그러나 증상에 관한 환자의 복잡한 심리적 사회적 상황이 의사에게 제대로 전달되지 않는다. 반면 환자 중심적 소통에서는 환자가 자유롭게 상황을 느낀 대로 말하도록 의사는 듣기(listening)를 잘해야 하고, 환자가 제대로 설명을 못하면 주요 내용을 요약하거나 덧붙여서 환자의 진술을 도와주어야 하며, 불확실한 내용은 다시 질문하여 그 의미를 정확하게 되새기고(probing), 궁극적으로는 증상에 대한 결부된 환자의 경험을 이해하려는 자세를 가져야 한다.

의료소송은 치료의 질이 나빠서가 아니라 의사-환자 관계, 특히 의사소통이 잘못되어 발생되는 경향이 있다. 의사소통이 잘 되어 환자의 신뢰가 쌓이면 치료 결과가 기대에 못미쳐도 환자가 불만을 제기할 가능성이 작다고 한다(Schleiter, 2009). 그런데 효과적인 소통이 이루어지지 않는 경우도 많으며, 이 경우 오해와 갈등 및 불만족을 초래하게 된다. 의사소통의 장애를 초래하는 원인은 여러 가지이다. 첫째 요인은 의사들이 의사소통에 대한 능력을 제대로 갖추지 않았다는 점이다. 의학교육은 주로 임상적 지식 습득에 초점을 두었을 뿐 환자와의 교감 능력을 높이는 것은 상대적으로 소홀히 다룬다(DiMatteo, 1998). 그러면서 의사는 스스로 대화 능력이 뛰어나다고 과신한다. 의사가 기본적으로 매우 바빠서 소통에 많은 시간을 할애하기 어려운 점도 소통 장애의 중요한 요인이 된다. 더욱이 의료제도의 현실이 의사가 부족하여 매일 많은 환자를 치료해야 한다면 의사는 최소 한도로 필수적인 정보만을 환자에게서 얻어내는 방식으로 소통을 최소화하게 된다. 환자가 기본적으로 아픈 사람이고 정서적으로 불안정한 상태라는 점도 효과적인 의사소통을 어렵게 만든다. 또한 환자는 흔히 신체적 증상 이외에도 그와 결부된 불안감이나 사회적 활동을 하지 못하는 무능력감 등 복합적인 문제를 갖고 의사를 찾는다. 반면 의사는 환자의 신체 증상에만 관심을 둔다. 이러한 기대의 불일치가 소통을 어렵게 만들 수도 있다(Ha et al., 2010). 신뢰의 저하와 소통의 부족은 의사 지시의 불응을 초래할 수 있다.

5. 지시 순응과 불응

증세에 대한 진단이 이루어진 후에 어떤 처방이 내려지게 된다. 처방에는 약이나 주사 또는 검사 처방도 있고, 금연과 금주 및 금식 등 행위에 대한 규제도 있으며, 운동이나 식이조절 같은 행동 개선에 대한 것도 있다. 그런데 단기간의 치료와 관련된 처방 지시에 대해서는 70~80%의 환자들이 준수하지만, 장기적 처방이거나 행동의 변화를 요구하는 처방에 대해서는 불과 20~30%만이 지시를 이행할 정도로 순응도(adherence)가 낮다고 한다(Dimatteo, 1995). 의사 지시에 대한 불응 또는 불복종(noncompliance) 현상이 광범위하게 존재하는 것으로 보고되고 있는데 이것은 한편으로는 의사와 환자의 소통 부족으로 인한 것으로 볼 수도 있다. 다른 한편 파슨스의 병 역할에서 가정하는 것처럼 의사의 권위에 대하여 환자가 무조건 순종하는 것은 아님을 의미하는 것이기도 하다. 어떤 경우이든지 불응 현상이 광범위하게 존재한다는 것은 공중보건의 재난과도 같은 현상으로 생각할 수 있다. 불응은 단순히 의사 지시를 이행하지 않는 것뿐만 아니라 자의적으로 지시를 변경하거나 투약의 시간 간격, 용법, 용량 등을 처방과 달리 복용하는 모든 행위를 의미한다. 약의 분량을 임의로 줄이거나 늘리는 것, 약 복용의 시간을 지키지 않는 것, 임의로 조기에 중단하는 것, 약 복용을 중단했다가 다시 하는 것 등 다양한 형태의 불복종 현상이 규정될 수 있다. 투약의 임의적 중단이나 가감은 약의 효과를 낮출 수도 있고, 차후에 필요 이상으로 더 강력한 효과를 가진 약을 사용하게 됨으로써 치료 기간을 연장하고 약에 대한 내성을 키워 결과적으로 슈퍼 박테리아의 발생과 같은 더 큰 생물학적 위험을 초래할 수도 있다.

그러면 불복종 현상은 왜 발생하는가? 먼저 환자 요인을 생각해 볼 수 있다. 노인들은 일반적으로 의사 지시에 순응하는 경향이 있지만 인지적 기능이나 시력과 청력의 문제가 있을 때 불응이 발생할 수도 있다. 환자의 교육 수준, 특히 건강 문해력(health literacy)의 수준이 높으면 의사 지시에 대한 순응도가 높은 것으로 나타났다. 또한 환자가 질병 감염 가능성을 높게 생각하고, 그 질병이 건강에 위협적일 것이며, 투약을 하면 질병 치료에 효과가 클 것으로 생각할 때 의사 지시에 순응적인 경향이 있다. 의사와의 소통의 질도 순응도에 중요한 요인이 된다. 의사가 환자를 정서적으로 지지하고, 존중하며, 동등한 파트너로 인정할 때 환자의 순응도는 높아졌다. 치료법이나 투약할 약품의 구성이 복잡한지, 그리고 편의적인지에 따라서도 순응도가 다르다. 복용이 쉬운 약 처방은 순응도가 높다. 반면 약의 종류가 많거나 복용 횟수가 많으면 순응도가 낮아진다. 처방 기간이 짧으면 순응도가 높고, 길어지면 순응도가 낮아진다. 투약의 부작용이 발생하면 순응도가 낮아진다. 의료비 부담을 크게 느끼는 저소득층의 경우 순응도가 낮다. 주변의 사회적 지지를 받을 때 순응도가 높다(Jin et al., 2008; Martin et al., 2005). 한마디로 소통에 실패하거나 치료 과정이 어려우면 순응도가 낮아진다(Kleinsinger, 2003).

미국 의사협회는 불응 현상의 원인을 다음 8가지로 요약했다. 첫째, 부작용에 대한 걱정, 둘째, 약값이 비쌀 경우, 셋째, 약의 필요성이나 효능, 부작용에 대하여 정확하게 이해하지 못했을 경우, 넷째, 처방받은 약이 너무 많을 경우, 다섯째, 증상이 사라졌을 경우, 여섯째, 의사의 약 처방에 이해관계가 작용했을 것이라 불신하는 경우, 일곱째, 약의 의존성을 우려할 경우, 여덟째, 우울 증상이 있는 경우 등이다(AMA, 2023).

그런데 지시 불응 현상이 오로지 환자들의 무지나 의지의 부족 등으로 인한 것처럼 생각하는 것은 의사 중심적 편견일 수도 있다. 의사의 지시를 잊거나 오해하기 때문에 지시를 따르지 않는 것이 아니라 지시를 제대로 이해하고 기억하고 있음에도 불구하고 자신의 투약 경험이 더 적합하다고 여겨서 처방된 용량과 용법을 경험에 부합되게 바꿀 수 있다. 관절염 환자가 통증의 정도에 따라 진통제 복용을 가감하여 견딜만하면 약을 먹지 않으려는 경우나 통풍(gout) 환자를 의사가 류머티즘(rheumatoid arthritis)으로 오진하면 환자는 운동처방이 부적합하다고 여기고 이를 거부할 수 있는데 이런 경우는 불응이기보다는 이유 있는 합리적 선택일 수도 있다. 부작용 경험의 기억으로 투약을 꺼리거나 직업적 스트레스 때문에 무조건 금연과 금주하라는 지시를 이행하기 어려운 상황은 그 책임을 온전히 환자의 잘못으로 돌리기는 어렵다(Donovan and Blake, 1992).

1970년대 이후 30여 년간 불응 현상에 대한 의료계의 관심이 매우 높았고 매년 수백 편의 학술논문이 발표될 정도로 꾸준한 연구가 이루어졌다. 그에 따라 불복종 현상을 줄일 수 있는 각종의 기법들이 유행처럼 소개되고 있다. 예를 들어 한 보건의료 인터넷 사이트에는 "건강 문해력(health literacy)이 낮아서 불응하면 초등학교 6학년 수준의 단어나 문장을 사용해서 처방하는 것이 도움이 된다. 환자가 의료비 부담 때문에 처방 약을 조제 받지 못하면 재정적 어려움을 확인하고 사회복지사를 연결해 주어라. 종교 때문에 처방 약을 거부하면 종교적 신념은 존중하지만, 약은 처방대로 먹어야 한다고 권유해라. 몸이 힘들다고 운동을 거부하는 환자들에게는 느리게 운동하라고 권유해라." 등의 일상적 기법이 소개되고 있다(Modern Medicine Network, 2007). 의사와 환자 간에 문화적 차이가 있으면 소통의 장애를 초래하고 오해를 낳아서 불응으로 이어질 수 있다(Kleinsinger, 2003).

그런데 불응에 대한 의학계의 관심이 수십 년이 지났고 환자의 순응도를 높이려는 여러 가지 기법들이 개발되고 보급되었으나 환자의 불복종 현상은 여전히 광범위하게 존재한다. 이것은 의료계에서 환자에 대한 의학적 권위를 높이려는 시도가 계속되고 있지만 의사가 환자의 행동을 확고하게 통제하지는 못한다는 것이다. 이에 대하여 일부 사회학자들은 근대의학이 의학적 성취를 이루었지만, 근대의학의 발전 이전부터 지속되어 온 대중의 자가 치료(self-care) 문화를 완전하게 불식시키고 환자들이 오로지 의사에게만 의존하도록 만드는 데는 성공하지 못했다고 지적하였다. 이런 상황에서 의학적 순응이란 환자의 불복종을 억제하고 의학적 권위를 확고하게 만들려는 이데올로기라고 볼 수도 있다(Trostle, 1988). 의사들은 과거와는 달리 근대의학은 항생제처럼 매우 효과적인 의약품을 만들어서 처방하기 때문에 환자가 이를 거부할 합리적 이유가 없다고 생각하고 환자의 불복종을 중대한 문제라고 인식하는 경향이 있다. 그런데 의학사를 보면 어느 시대에서나 의사들이 당대의 치료법이 우수하다고 인식하였다. 따라서 의약품의 과학적 효과 여부만으로 불복종 현상에 대한 의료계의 최근 관심을 설명하기는 어렵다. 불복종에 대한 의료계의 관심은 의료계의 여러 변화 시기에 맞물려 있다. 우선 의료소비자운동과 환자동호회 운동 또는 대체의학운동이 광범위하게 발생하면서 환자들이 일정하게 의사의 통제를 벗어나기 시작하였다. 의료 공급 체계에서는 의사의 시장독점 구도가 깨어지고 보험회사가 공급자가 되어 의사를 고용하는 HMO라는 새로운 형태의 공급구조가 급속히 증가하였다. 이 맥락에서 의사의 병원 취업 증가는 자본에 의한 의료 지배와 의사의 권위하락을 의미한다. 제약회사의 규모가 커지고 마케팅이 확대되면서 환자에게 직접 약품 광고를 하거나 처방 약의 범위를 축소하려고 시도하고 있다. 이러한 모든 현상은 의사의 권위에 대한 도전이 되고, 의사들은 이에 대응하여 권위를 재확립하려고 한다. 불복종에 대한 과도한 관심은 이런 맥락에서 의사의 권위 확립 의지와 맞물려 있는 것으로 볼 수 있다.

우리나라 의료계에서는 불복종의 문제가 큰 관심사가 되지 못하고 있는데 이것은 불복종 현상이 존재하지 않기 때문이 아니라 의사들이 처한 사회적 맥락이 다르기 때문으로 볼 수 있다. 한국적인 불복종 현상으로는 약의 오남용이 있다. 환자들이 약을 필요 이상으로 많이 먹는 현상을 볼 수 있는데 이것은 의학적 표준이나 지침을 벗어나는 일탈적 행위이기 때문에 불복종으로 분류할 수 있다. 그런데 오남용의 원인이 환자가 문화적으로 약을 좋아하기 때문일 수도 있지만 다른 한편 의사들이 약을 너무 많이 처방하는 것도 원인이 된다. 약의 오남용을 막기 위해서 의약분업을 실시할 필요가 있다거나 약의 처방에 뒤따르는 사례비(리베이트)를 근절할 필요가 있다는 주장에 대하여 의료계는 오히려 반대하는 모습을 보이기도 하였다(조병희, 2003). 즉 한국에서는 의사의 처방대로 약을 먹지 않는다는 의료계의 문제 제기가 크지 않은데 이것은 약을 둘러싼 이해관계가 미국의 경우와 다르기 때문이다.

소통 장애와 마찬가지로 의사 지시 불응 현상도 의료제도 요인, 문화적 요인, 소통 기술 요인이 중첩되어 발생하는 경향이 있다. 따라서 순응도를 높이려면 환자와 가족의 협력하에 서비스 제공 방식을 개선할 필요가 있다(Naghavi, 2019).

6. 의료윤리와 사전동의

근대의학의 발전 과정에서 과학적 원리가 중시되면서 의학은 그 자체로 가치중립적인 것으로 생각되었고 따라서 의료행위에 인간적 감정이나 사회적 가치가 개입될 수 없는 것으로 인식되었다. 20세기 중반까지 과학의 탐구나 의학의 기술개발에서 윤리성의 문제가 제기되지 않았다. 그런데 제2차 세계대전에서 과학기술이 대량파괴 무기를 만들었고, 의학 기술이 유대인 학살이나 전쟁포로에 대한 생체실험에 사용되자 과학과 의학의 윤리성에 대한 비판적 인식이 제기되었다. 의료윤리학은 나치 치하 의료를 예로 들면서 의학이 어떻게 인권을 훼손시켰는가 하는 점을 상기시키는 경우가 많다(Brannigan and Boss, 2001:1-2). 2차 세계대전 당시 나치의 유대인 학살 과정에서 의사들은 핵심적인 임무를 수행하였다. 1933년에 히틀러가 집권하였을 때 이미 2,800명의 의사가 나치 의사회를 구성하였고 이들은 독일 민족의 건강성을 해치는 유대인들을 죽이는 것을 윤리적으로 정당하다고 느끼고 있었다. 수천 명의 유대인은 의학실험의 대상이 되기도 하였다. 나치 의사들은 이상한 특성을 가진 사람들이 아니었고 '훌륭한' 가장이고 상류사회의 구성원들이었다는 점에 문제의 심각성이 있다.

전후 처리 과정에서 뉘른베르크 전범재판이 열리면서 나치 의사들은 살인과 고문죄로 기소되었고 유죄판결을 받았다. 이러한 살상 행위가 반인류 범죄라는 점, 그리고 의학실험은 피실험자의 자발적 동의와 사회를 위하여 유익한 결과를 산출하려는 의도에서 진행되어야 하고, 동물실험 결과를 바탕으로 인체실험이 시행되어야 하며, 죽음이나 상해가 예상되면 실험을 하지 말아야 하는 등의 도덕적 윤리적 법적 원칙을 위배한다는 점이 판결문에서 언급되었다(Mann et al., 1999:284-291).

유대인을 살상했던 나치 의사들이나 중국 북부에서 전쟁포로를 '마루타'라는 실험동물로 간주하고 이들을 대상으로 생체 실험을 했던 일본군 의사들의 경우는 분명히 극단적인 사례일 것이다. 그렇지만 보통 사람들이 자신의 업무를 수행하면서 특별히 적대감을 느끼지 않은 채 파괴적인 행태에 빠질 수 있고 파괴적인 상황을 알면서도 생각 없이 동조할 수 있다는 것은 의료 기술의 윤리적 한계에 대한 사회적 관심을 촉발했다. 1946년에 세계의사회(WMA)가 조직되었고 1947년에 1차 공식 회의가 파리에서 열렸을 때 나치 의사 문제가 논의되었다. 세계의사회는 반인륜적 범죄행위에 가담한 의사를 추방할 것을 결의하였다. 1948년에는 미국의학협회 윤리규정의 제네바 선언이 있었고 1949년에는 국제 의료윤리 규정이 제정되었다.

그런데 의료윤리에 대한 본격적인 관심은 1960년대에 시작하였다. 한편으로는 의학 연구의 진전과 함께 인체실험이 증가하였고, 다른 한편 시민의 권리의식이 향상되면서 의료의 윤리적 기준이 무엇인지에 대한 논의가 본격화되었다. 그 이전까지 의료 기술이 비교적 단순한 형태였고 인체에 개입의 정도도 낮았기 때문에 의료윤리의 문제도 심각하게 제기되지 않았다. 의료윤리 자체는 히포크라테스 선서에서 유래될 만큼 오래된 것이다. 히포크라테스 선서에는 신규 배출되는 의사가 스승과 선배 의사들을 존경할 것과 치료 과정에서 환자에게 해가 되는 일을 하지 말 것을 규정하는 매우 단순한 것들이었다. 그러나 현대에 들어와 의료 기술이 발전하면서 생사를 좌우할 수 있을 만큼 인체에 깊이 개입하게 되면서 무엇이 윤리적으로 타당한 의료 기술의 적용인지 판단하기가 매우 애매한 상태가 만들어지게 되었다.

1975년에 미국에서는 유명한 Quinlan 사건이 발생했다. 21세 여성인 Quinlan은 약물과 알코올을 혼합하여 복용한 후 중독 증세를 보이며 혼수상태가 수개월간 지속되었다. 그녀의 부모는 뇌 조직의 손상으로 회복 불가능하다는 의료진의 말을 듣고 인공호흡장치 제거를 요구하였다. 의사가 이를 거부하자 법원에 제소하여 허가를 받고 장치를 제거하였다. 그러나 Quinlan은 장치 제거 후에도 자기 능력으로 호흡하면서 10년을 더 살았다. 여기서 생명유지 장치를 언제 제거해야 하는지, 혼수상태에서 생명을 유지하는 것이 과연 가치가 있는 것인지, 식물인간에게 어떤 치료를 제공하는 것이 유익한 것인지 등의 어려운 윤리적 문제가 제기되었다(Levine, 2006). 나아가 이런 환자에게 계속 장치를 유지하여 가족의 경제적 부담이 감당하기 어려우면 이것이 과연 타당한 것인지, 그리고 제한된 의료자원을 이와 같이 사용하는 것이 사회적 정의에 적합한 것인지의 문제도 제기될 수 있다.

또 다른 윤리 논란을 부른 사건은 Tuskegee 매독 실험이었다. 미국 공중보건국이 앨라배마주 터스키기 지역의 흑인을 대상으로 매독을 치료하지 않고 내버려두면 어떻게 되는지를 알기 위하여 1932년부터 1972년 사이에 실험을 시행하였다. 매독에 걸렸던 실험 대상 399명과 매독이 없던 201명을 통제집단으로 하여 여러 가지 실험과 검진이 반복해서 진행되었다. 주로 말기 매독 환자가 표본으로 선정되었는데 이것은 매독의 마지막 단계에 어떤 심각한 복합적 증상이 발생하는지를 알기 위한 것이었다. 새로운 매독 치료약이 개발되었음에도 이 실험에서는 치료가 전혀 이루어지지 않았다. 단지 표본 환자들에게 무료 건강검진을 해준다고 기만했을 뿐이다. 이 사실이 언론에 보도된 이후 이 실험이 비윤리적이라는 사회적 비판이 고조되었다(Jones, 2000).

히포크라테스 시대에는 선배 의사의 가르침을 따르지 않고 독자성을 발휘하는 것이나 비의학적 시술로 환자에게 해를 끼치는 것이 윤리적 문제였다. 의료 기술 자체의 문제보다는 의사와 의사의 관계 또는 의학과 비의학의 구분이 문제였다. 그런데 지금은 의료 기술을 얼마큼 어떻게 적용하는 것이 좋은지를 두고 논란이 있는 것이다. 과거에 사회가 단순한 구조를 가졌던 때에는 선과 악에 대한 구분이 수월했고 윤리적 기준은 선악 판단으로 충분히 해결될 수 있었다. 그러나 사회가 복잡해지면서 선악이라는 단순한 잣대로 윤리적 문제를 해결하기 어려워졌다. 여기서 윤리적 상대주의가 등장하였다. 도덕은 보편적이기보다는 상대적이고 집단 간 도덕의 차이는 해소되기 어렵다는 것이다. 각 사회나 민족이 추구하는 생활방식의 차이를 두고 더 발전된 것이라고 자랑하거나 원시적이라고 깎아내리는 것을 벗어나기 위한 차원에서는 문화상대주의가 필요하다. 그런데 생명윤리에서는 이러한 상대주의를 적용하기가 곤란하다. 사람을 죽고 살릴 수 있는 사안이기 때문에 보다 분명한 기준이 필요하게 된다. 생명윤리에서는 사람이나 집단 사이에 견해의 차이가 있을 수는 있지만 다른 것보다 더 도덕적인 기준이 있다고 생각한다. 생명윤리는 또한 일반인의 문제이기보다는 전문가와 의사의 직업적 문제이며, 제한된 직업집단의 문제이기 때문에 다른 사회 일반의 경우보다 더 높은 수준의 도덕적 기준이 적용되어야 하고 이 기준은 도덕적 사유와 성찰로서 얻어질 수 있다고 믿는 데서 출발한다. 1961년에 미국 의사의 88%가 진단을 공개하지 않겠다고 응답했다. 그런데 1979년에는 98% 의사가 진단 공개를 찬성했다고 한다. 즉 생명윤리의 기준은 시대에 따라 변화한다(Varkey, 2021).

1970년대 초반에 미국 의회는 '생의학 및 행동 연구에서 인간 피실험자의 인권을 위한 국가 위원회'를 설치하였고 1979년에 인간 대상 실험연구에서의 인간 존중, 선의, 정의라는 3가지 윤리 원칙을 천명하였다(the Belmont Report). 1991년에 이것이 개념적으로 더 정리되어 4대 원칙이 제정되었다. 첫째, 인간에 대한 존중은 인간이 자율성을 갖는 존재이고(autonomy) 자율적인 의견과 선택은 보호받아야 한다는 의미이다. 여기에서 '사전동의'(informed consent)와 '진실 말하기'라는 원칙이 만들어졌다. 둘째, 선의란 환자의 이익을 위하여(beneficence) 행동해야 함을 의미한다. 셋째, 의사는 환자에게 해를 끼치지 말아야 하고(non-maleficence), 그것을 예방하고, 해가 있다면 제거하고, 좋은 결과를 내도록 해야 한다는 것이다. 넷째, 정의란 공정하게 치료받는 것을 뜻한다. 타당한 이유가 없이 치료가 거부되거나 치료와 관련하여 부당한 부담을 지우면 안 된다는 것이다. 이 윤리 원칙들은 모두 충족되어야 하는 기본원칙이지만 종종 원칙의 충돌이 빚어지는 상황이 올 수 있다. 예를 들어 쇼크 상태의 환자에게 긴급 수액 소생술과 정맥 카테터 삽입으로 통증과 부종이 발생할 수 있다. 여기서는 선의의 원칙(환자 이익)이 해 안 끼치기 원칙보다 우선한다. 이런 경우는 의사들이 쉽게 판단해서 대처할 수 있을 것이다. 반면에 훨씬 복잡하고 판단이 어려운 상황도 있다. 환자가 잠재적으로 생명을 구할 수 있는 개입(예: 인공호흡기 부착)을 거부하거나 잠재적으로 생명을 끝낼 수 있는 조치(예: 인공호흡기 중단)를 요청하는 경우가 그러하다. 윤리적 의사결정에서 환자 이득과 자율성의 원칙이 충돌하면 윤리적 판단은 매우 어려울 수밖에 없다(Varkey, 2021).

의학적 상황이란 그 의미나 가치판단이 모호한 경우가 많아서 여기서 환자의 사전동의는 의료 기술의 적용을 윤리적으로 정당화하는 중요한 수단이 된다. 사전동의란 의사가 치료법을 선택할 때 환자에게 그에 부수되는 위험, 이득 및 대안적 치료법에 대하여 설명하고 환자로 하여금 이를 선택하거나 의사의 선택에 동의하도록 하는 것을 의미한다. 이것은 치료법 선택의 결정권이 환자에게 있음을 의미한다. 이를 위해서 의사는 환자의 수준에 부합되게 충분한 설명을 할 필요가 있으며, 환자 또한 이를 이해할 수 있는 최소한의 인지적 능력을 갖추어야 하고, 선택과 결정을 위한 주체적 동기화가 필요하다(Levine, 2006:1-45).

그런데 사전동의 자체가 제대로 작동될 수 있는 것인지에 대하여 논란이 있다. 많은 의사가 환자들이 사전동의를 할 수 있을 만큼의 지적 역량을 갖추었는지 의구심을 갖는다. 의사가 설명을 해도 이를 충분히 이해할 만큼 의학적 소양을 갖추지 않은 경우가 많고 때로는 의학적으로는 중요하지 않은 요인에 집착하면서 결정을 내리기도 한다고 주장한다. 그렇지만 숙련성이나 이해도가 반드시 의사결정에 핵심적인 사안이 되지는 않는다. 환자는 의사의 견해를 참고하면서 동시에 자신의 목표나 가치에 근거하여 최종적인 결정을 내리게 된다. 보통 사람들이 배우자를 선택하거나 직장을 선택하는 것은 인생에서 매우 중요한 결정이지만 어떤 배우자나 직장이 최선인지에 대하여 꼭 전문가의 의견대로 결정하지 않는 것과 유사하다. 사전동의는 반드시 의학적으로 최선의 결정은 아닐 수도 있지만 중요한 점은 환자의 자율적 결정을 존중하는 데 있다. 병든 상태에서 환자들이 합리적 결정을 내리기 어려울 수도 있고 이것이 전문가에게는 비합리적인 것으로 보일 수도 있지만 중요한 것은 그것이 환자에게는 합리적일 수 있다는 점이다. 회복의 가능성이 낮은 상태에서 단순히 연명을 위한 치료나 고통을 가중하는 치료에 대하여 환자가 그 상황과 예후에 대하여 정확한 정보를 갖게 된다면 이를 거부하는 것이 환자에게는 합리적인 선택일 수 있다. 의사는 의학적 입장에서만 판단하겠지만 환자는 의학적 견해는 물론 가족의 부담 등 다른 요인들도 고려하면서 결정을 내리기 때문이다.

어떤 경우에는 환자들로 하여금 결정을 강요하는 것이 정당하지 못하다는 견해가 있을 수 있다. 질병이라는 불확실한 상황에서 환자들은 선택하기 어려울 수도 있고 따라서 전문가인 의사가 결정을 내려주는 것이 더 합당하지 않는가 하는 견해이다. 특히 사회경제적 지위가 낮은 환자들의 경우에는 겉으로는 말수도 적고 질문도 잘 하지 않는다. 의사가 결정을 내리고 치료하면 그냥 묵묵히 따르는 경우들이 많다. 그러나 환자들의 수동성은 권력적 상황에 적응해 온 결과일 뿐 그들에게 충분한 정보를 제공하고 자신의 선택 기회가 보장되는 상황이 되면 이들도 주체적 결정자로서 역할을 충실히 수행할 수도 있다. 의사들은 환자에게 자신의 상태를 그대로 알려주면 환자가 심리적인 충격을 받아 오히려 나빠질 수 있다는 것을 우려하기도 한다. 그러나 많은 경우에 의사들은 환자의 심리적 충격을 과대하게 생각하는 경향이 있다. 또 환자의 동의를 구하는 절차가 급박한 치료 시행에 시간적 낭비라고 생각할 수도 있다. 그러나 환자가 자신의 상태에 대하여 정확히 이해하는 것이 오히려 심리적인 준비를 함으로써 치료에 도움을 줄 수도 있다.

그런데 사전동의를 매 순간 환자의 동의를 구하는 것으로 생각할 필요는 없다. 치료가 장기적인 과정이듯이 환자의 동의 역시 하나의 과정으로 보면 된다. 치료 과정에서 환자와 치료적 의사소통의 관계를 형성하게 되면 이 자체가 훌륭한 동의 과정이 된다. 결국 사전동의란 환자의 주체적 역할을 인정하는 가운데서 만들어지는 의사-

환자 관계를 의미하는 것이다. 이런 관계가 만들어지지 못한 채 단지 수술 직전에 몇 마디 설명과 함께 수술동의서를 받는 것은 법적 책임은 면제받을 수 있을지 모르나 사전동의를 실천한 것으로 보기는 어렵다.

그런데 사전동의는 환자의 권리와 자율성을 높일 수는 있지만 의사와 환자 사이의 신뢰를 무너뜨릴 수도 있다. 전통적 의사-환자 관계에서는 환자의 무지를 가정하고 의사가 환자를 위하여 제일 나은 선택을 하는 것이었고 양자 간에는 신뢰에 기초하여 이러한 선택과 복종이 이루어졌다. 그러나 현대의 의료는 거대 병원 속에서 제공되고 있다. 이런 관료제화된 구조에서 의사와 환자는 더 이상 오랜 면대면 접촉 속에서 만들어진 신뢰 관계를 유지하기 어려운 것이다. 또한 의사들은 수많은 공식적 규제 속에서 환자를 진료하기 때문에 법적 책임을 먼저 생각하지 않을 수 없게 되었다. 환자들도 이제 환자이기보다는 소비자 권리의식에 투철한 경우가 많다. 이런 상황에서 사전동의란 요식 절차가 되기 쉬우며 그저 신뢰를 담보해 낼 것처럼 보이는 의례(ritual)와도 같은 것이 되었다. 더욱이 의료에서 많은 경우에 실질적 차이를 유발하는 여러 치료법 가운데서 하나를 고르는 것이기보다는 사소한 차이만을 보이며 때로는 선택지가 오직 하나뿐일 경우도 많다. 즉 사전동의가 실제로는 의학적 치료를 받을 것인지 아닌지에 대한 선택이 될 수도 있다. 의료가 비교적 단순하고 의사가 권위주의적이던 시절에는 환자에게 동의를 구하는 것이 아주 새롭고 의미 있는 일이었을 수 있지만 이미 의료제공체계와 의사-환자 관계가 변화된 상황에서 사전동의의 의미는 반감될 수밖에 없으며 중요성을 상실하였다.

이와 같이 의료윤리에서 어떤 원칙을 세우는 것은 매우 어려운 작업이며 일단 원칙이 만들어진다고 하여도 시대적 상황의 변화와 함께 그 의미가 달라질 수 있는 것이므로 어떤 상황에서나 적용할 수 있는 의료윤리란 없을 수도 있다. 따라서 의료윤리는 사회구성원들 간에 항시적으로 논의되고 합의를 만들어가는 수밖에 없다. 문제를 어렵게 만드는 것은 의료 기술의 발전 속도가 매우 빨라서 윤리적 문제를 성찰적으로 접근하기도 전에 새로운 기술들이 도입되고 새로운 문제들을 만들어 내고 있다는 점이다. 신기술에는 여러 집단의 이해관계와 가치관이 반영될 수도 있지만 기술이 내포하고 있는 사회변화의 가능성은 이러한 이해관계를 훨씬 초월하여 예상하지 못한 큰 문제들을 만들어 낼 수도 있는 것이기 때문에 오늘날에 있어서 생명윤리의 문제는 매우 복잡하고 풀기 어려운 문제가 되고 있다.

기술의 급속한 발전은 가치관의 혼란과 윤리 논쟁을 촉발할 수도 있고, 다른 한편 개인적 사회적 가치를 새롭게 인식하도록 만들고 또 재구성하는 계기가 될 수도 있다(Weiss and Lonnquist, 1994:338-341). 과거에 유전 질환을 지닌 아이를 낳게 되면 부모는 이것을 '숙명'으로 받아들였다. 그런데 유전자 공학이 발전하면서 임신과 함께 유전병을 진단할 수 있게 되고, 또 미래에 유전자 조작을 통하여 이를 개선할 수 있게 된다면 우리는 유전적으로 결함이 있는 아이를 낳는 것을 '잘못된 일'이거나 '무책임한 일'로 생각하게 될지도 모른다. 즉 의료 신기술의 발전은 우리가 '잊고 있었던' 윤리 문제를 생각하게 만들 수도 있고, 인간의 윤리기준을 바꾸어 놓을 수도 있다. 이러한 윤리 논란은 사회에서 새로운 정책의 수립을 요구하게 된다.

그런데 생명윤리 논란은 모든 사회에서 똑같이 진행되지는 않는다. 사회적 상황에 따라서 윤리 논쟁이 제기될 수도 있고 아닐 수도 있다. 예를 들어 서구에서는 인공유산을 둘러싼 윤리 논쟁이 수십 년간 진행되었고 현재에도 정치적으로 매우 민감한 이슈이다. 반면 한국에서는 거의 제한이 없이 인공유산이 실시됐고 사회적 논의도 그 기술이 도입된 지 수십 년이 지나서야 한두 번 열렸을 뿐이다. 최근의 줄기세포 연구와 관련해서도 서구사회는 이를 엄격하게 규제하는 방향으로 거의 사회적 합의가 이루어지고 있지만 우리나라에서는 오히려 불치병 환자들에게 희망이 되고 산업적으로도 매우 높은 부가가치를 창출할 수 있다는 긍정적 견해가 우세한 분위기이다. 유전공학의 발전이 초래할지도 모르는 개인과 사회의 혼란에 관한 주장은 별 관심을 끌지 못하고 있다.

이것은 의료 신기술의 논리나 담론, 재생산구조, 사회적 영향력 등이 사회마다 다를 수 있고 또 사회적 요인의 영향을 받아 사회적으로 구성되고 있음을 암시한다. 마치 생물학적으로 매우 복잡한 어떤 구조가 특정한 의학적 관점에서 하나의 질병으로 규정되듯이 유전자나 의료 정보 기술 역시 비슷한 방식으로 구성된다고 볼 수 있다. 복잡하고 불분명한 생물학적 실체가 특정한 방식으로 재구성되어 '유전자'라는 코드가 붙게 되면서 동시에 그것은 인간 행동과 문제의 궁극적 원인으로 가정되고 의학적 치료를 가능하게 만든다고 볼 수 있다. 그래서 인간적 숙명으로 여겨지던 문제들이 의학적 치료의 대상으로 변화하는 '의료화'가 일어나게 된다(Conrad, 2000).

의료 정보기술 또한 지금까지와는 전혀 다른 방식으로 나와 타인(의사, 다른 환자)을 연결하고 그 관계를 재구성하여 나의 자아정체성을 확대하고 몸에 대한 인식을 바꾸는 계기로서 작용할 수 있다. 즉 의료 신기술은 우리의 몸에 대한 관념과 정체성의 변화까지 유발할 수 있다(Timmermans, 2000). 여기서 윤리 논란은 단순히 어떤 도덕 기준에 대한 위배 여부를 따지는 차원의 문제가 아니고 유전자나 정보기술을 바라보는 시선과 담론이 충돌하는 것으로 볼 수 있다. 한국 사회에서 생명윤리에 대한 논란이 없다면 그것은 하나의 시선이나 담론만이 지배적으로 존재하기 때문일 것이다. 유전적 질환을 선제적으로 치료하는 맞춤형 의학이 발전하고 생명공학 기술이 발전하게 되면 우리는 우리 몸의 취약한 부분을 인공적으로 교체하고 강화함으로써 우리 몸을 역량을 '기계 인간'의 수준으로 극대화할 수 있을지도 모른다. 이것은 결국 '우수한 인종 만들기'에 열중하다 유태인을 학살했던 과거의 교훈을 잊어버린 것이 된다.

인간성의 근원이 유전자에 있고 여기에는 우성과 열성의 유전자가 있으며 열성 유전자를 기술적으로 개선하여 궁극적으로 사회문제를 해결할 수 있다는 생각은 이미 한 세기 전부터 있어 왔다. 19세기 말에 등장한 우생학이 그런 경우이다. 범죄자나 사회적 일탈행동을 일삼는 사람들을 교육과 교화를 통하여 '새 사람'으로 만드는 것은 현실적으로 성공하기 어렵다. 만일 인간 행동이 유전자로부터 출발하여 형성되는 것이고(생물학적 환원론) 그것을 개량하는 것이 기술적으로 가능한 것이면 이를 적용하여 일탈자를 원천적으로 만들지 않고 인구(population)의 질을 개선하여 사회를 발전시키는 것이 가능해질 것이다. 실제로 20세기 초반 유럽에서는 이런 생각들이 널리 퍼져 있었고 그 결과 나병(한센병)과 같이 불치병에 걸린 환자들을 대상으로 거의 강제적으로 단종 시술을 시행하였다. 이러한 관념은 궁극적으로 나치로 하여금 '열등한' 유대인들을 집단 학살하는 이론적 근거가 되었다.

과거의 우생학은 다분히 이데올로기적인 관념이었다. 인간의 우열 또는 인종의 우열이 있다는 생각 자체가 사회진화론에 기인한 관념으로 정치적 제국주의와 연결되어 있었다. 또 그러한 관념을 퍼뜨리고 실천한 주체가 국가였다. 정도의 차이가 있지만 사회적으로 우생학적 사고에 기인한 관행들은 과학자, 정치가, 교수, 사회운동가 등 사회 전반에 널리 퍼져 있었고 정치적 성향도 다양했다. 예를 들어 백인과 흑인은 IQ 검사를 시행하면 백인이 흑인보다 높은 점수가 나오는 경향이 있다. 일부 학자들은 이것을 백인의 인종적 우월성 또는 흑인 열등성의 증거로 삼는다. 이러한 논증에서는 흑백 간의 교육 기회의 차이나 생활구조의 차이는 고려하지 않는다. 빈곤층과 장애인들에 대한 단종은 영국에서 1960년대까지도 실시되었다. 1953년에 Crick과 Watson이 DNA의 나선형 구조를 발견하였는데 Crick은 이에 힘입어 대규모의 우생학 프로그램을 설치해야 한다고 주장하였다(Kerr, 2004:21).

오늘날 이러한 고전적인 우생학은 더 이상 존재하지 않지만 유전자 조작을 통하여 질병을 치료한다는 새로운 생물학적 환원론은 지속되고 있고 줄기세포 연구와 같은 생명공학 연구를 추동하고 있다. 물론 오늘날의 생명공학은 이데올로기가 아닌 과학에 근거하고 있고, 인구집단을 개량하기보다는 개인의 문제(불치병)를 해결하려 하며, 국가에 의한 강제보다는 시장에서의 자발적 선택으로 이루어진다는 특징이 있다. 그렇지만 유전자 조작을 통한 질병 치료는 여기에 한정되지 않고 유전자를 개량하는 쪽으로 나갈 수 있으므로 결국에는 인간 개조라는 우생학적 담론에서 벗어나지 못하는 문제를 갖고 있다. 따라서 이러한 위험을 방지하기 위하여 의학에서 환자의 동의가 새롭게 인식되고 엄격하게 준수되어야 할 필요성이 있다.

근대의학이 과학적 의학을 표방하면서 의사들은 객관적이고 과학적인 치료법을 환자에게 적용한다고 생각하였다. 의사와 환자 간의 어떤 관계 양상이 의학 시술의 질에 영향을 미칠 것으로 생각하지도 않았다. 과거 의료는 의사가 주도하였고, 의료서비스에 대한 접근성을 확보하는 것 자체가 중요했기 때문에 의사의 진료 스타일이나 환자와의 교감 여부는 큰 관심사가 아니었다. 이제 의사들은 단순히 의료지식을 전달하는 것을 넘어서 환자를 이해시키고 만족시켜야 할 책무를 갖게 되면서 환자와의 교감과 소통이 중요해졌다. 아울러 의료 상황이 복잡해지면서 의료윤리 판단도 어려워졌다.

12장: 간호사, 약사, 한의사

- 간호의 전문화는 충분치 않아서 간호사는 준전문직으로 남아 있다.
- 약사는 전문화의 요건을 충족하며, 임상 약사로서 전문직의 임무를 수행하고 있다.
- 대체의학이 다시 등장하였고, 일부는 보완의학으로 흡수되었고, 일부는 대체의학 시술자로 제도화되었다.
- 한국에서는 간호사와 약사가 전문화에 제약받고 있으며 독자적 시술권을 인정받지 못하였다.
- 한국에서는 대체의학의 제도화가 이루어지지 못하였다. 한의사는 제도화에는 성공하였으나 전문화 달성에는 제약받고 있다.

1. 간호사

(1) 간호의 역사

간호는 역사가 깊다. 중세 때 가톨릭교회가 병원을 설립하여 환자와 빈민을 수용했을 때 수도자들이 돌봄을 담당했다. 돌봄은 오래전부터 집안에서 여성이 맡아오던 관행이 있었다. 그렇지만 간호 또는 돌봄을 수행하기 위하여 특별한 교육훈련을 받지는 않았고 상식 수준의 돌봄을 제공했다. 현대적 의미의 간호사는 1850년대에 크림전쟁 때 영국 출신의 Florence Nightingale이 훈련받은 간호사를 투입하여 부상자를 돌보면서 사망률을 획기적으로 낮춘 데서부터 시작하였다(Matthews, 2020). 그녀는 간호 업무를 완전히 혁신하였다.

첫째, 위생 상태를 개선했다. 나이팅게일이 방문했던 군 병원에는 병상이 밀집되어 있었고, 병상과 의복이 더러웠으며, 쓰레기가 쌓여있었고, 식수는 오염되었으며, 동물 사체도 치워지지 않았다. 나이팅게일은 병상을 3피트 간격으로 재배치했고, 병원 전체를 청소했으며, 의복과 침구를 세탁하여 제공하였다. 당시에는 세균감염이 밝혀지지 않았던 시기이지만 나이팅게일의 이러한 과업들은 모두 감염을 차단하는 효과가 있었다. 위생 상태의 개선과 감염 차단으로 나이팅게일 도착 6개월 후에 병사의 사망률은 42.7%에서 2.2%로 낮아졌다.

둘째, 체계적인 환자 간호 모형을 개발했다. 나이팅게일은 등불을 들고 밤마다 병상을 돌면서 환자 상태를 살폈다. 즉 요즈음 용어로 간호 사정(nursing assessment)을 시행한 것이다. 아울러 병사의 고통에 공감하고, 죽어가는 병사를 위로했으며(spiritual nursing), 움직일 수 있는 환자는 스스로 자기 일을 하도록 권고했다.

셋째, 나이팅게일은 간호와 돌봄이 여성에게 적합한 일로 생각했다. 또한 엄격한 훈육을 거쳐서 상급자의 명령을 받아 임무를 수행하는 체계가 효과적이며, 병원 내에서 의사의 일과 별개로 간호 업무를 조직하는 것을 구상했다(Weitz, 2007:364).

넷째, 나이팅게일은 현장의 상황을 분석하고 대안을 제시하는 장문의 보고서를 제출했다. 위생적 환경과 비위생적 환경에 따른 사망률 차이를 분석하고 숫자와 그래프를 활용하여 설득력 있고 가시성 높은 보고서를 작성하였다. 과학적 평가 방법을 활용한 정책평가의 전문가로서 역할도 수행한 것이다.

나이팅게일은 크림 전쟁 후 영국에 돌아와서 자신의 이념을 실현할 수 있는 간호학교를 설립하였다. 19세기 말에 근대의학을 시술하는 병원이 만들어지면서 간호의 수요도 증가했다. 간호 인력이 필요했던 병원들이 간호학교를 부설하여 간호사 양성에 나섰다. 미국 뉴욕의 Bellevue 병원, New Haven 병원, Massachusetts 종합병원에 부설 간호학교가 설립됐다. 이 학교들은 나이팅게일의 이념대로 돌봄과 책임 정신(caring and duty)을 기조로 교육하였다. 그런데 강사도 부족했고, 교육보다는 간호 업무수행 부담이 더 컸다(Weitz, 2007:364). 이후 1900년까지 미 전역에 수백 개의 비슷한 간호학교가 설립되었다. 학생들은 2~3년의 환자 간호에 대한 교육 훈련을 받았는데 강의실 교육 기회는 드물었다. 교육 종료 후에 졸업장을 줬고, 간호사 구직에 활용되었다. 이러한 도제식 간호교육은 양질의 교육을 하기보다는, 싼값에 학생 간호 인력(student nurse)을 활용하려는 병원 측의 의도가 컸다. 따라서 배출된 간호 인력은 다른 병원에서 일자리를 찾는 것이 쉽지 않았고 개별적으로 자신을 고용해 줄 환자를 찾아야 했다(Penn Nursing, 2024). 1차 대전이 발발하면서 간호사 수요가 많이 증가하였다. 병원들은 점차 정규 간호사 고용을 늘렸고, 1950년대까지는 정규 간호사(staff nurse)가 병원 내에서 다수를 차지하게 되었다. 2차 대전이 발발하면서 정규 간호사는 군대 내에서 확고한 입지를 구축하게 되었다. 1950년대 이후 임상의학의 기술 수준이 고도화되면서 높은 수준의 간호 인력에 대한 수요가 커졌다. 이와 함께 간호계 리더들은 간호교육을 병원과 분리해서 정규대학 내 간호대학으로 발전시켰다. 병원에서 교육받은 간호사의 실무능력이 더 우수하다는 주장과 4년제 대학을 졸업한 간호사가 잠재 역량이 더 좋고 간호영역을 발전시킬 것이라는 견해가 대립하기도 했다. 두 입장의 장점을 절충하는 방식으로 실무 교육 위주의 교육을 대학 체제에서 진행하는 2년제 전문대학 과정의 간호교육이 새롭게 만들어졌다(Penn Nursing, 2024).

(2) 전문화 과정

간호교육이 대학 교육으로 발전하면서 간호는 전문화의 길로 들어섰다. 그런데 그 과정이 순조롭지는 않았다. 일차적 난관은 간호교육이 여러 수준으로 나뉘어졌다는 점이다. 간호계에서 학력이 중시되면서 학력 차에 따른 계층화 현상이 생겼다. 최상층에는 4년제 간호대를 졸업한 정규 간호사(registered nurse, RN)가 있다. 그 밑에는 전문대 과정을 졸업한 실무 간호사(licensed practical nurse, LPN)가 있다. 최하층에는 단기 교육만을 받은 간호조무사가 있다. 의사의 전문화 과정에서는 자격과 교육 수준이 다른 여러 치료자 그룹을 하나로 통합한 것이 단일적 정체성을 갖는 의료 전문직으로 발전할 수 있는 계기가 되었다. 간호의 경우에는 내부적으로 직능을 달리하는 세 그룹으로 나뉜 점이 전문화의 장애가 되는 것 같다.

간호 전문화의 새로운 측면은 '간호 진료사'(nurse practitioner, NP)의 활성화이다. 4년제 대학을 졸업한 간호사가 대학원 과정에서 분야별 임상 지식을 배우고 자격시험에 합격하면 NP 자격을 취득하게 된다. NP는 성인-노인 급성 진료, 1차 의료, 가정의학, 신생아, 소아과, 정신과, 여성 건강 등 분야별로 자격을 얻는다. 대부분의 NP는 일차 의료 분야 자격을 취득하고 일차 의료 제공 업무를 담당한다. NP는 의사의 감독이 없이 독자적으로 진단하고 처방 및 검사를 수행할 수 있다. 환자 교육과 생활습관 개선 지도, 전문의 의뢰 등의 업무도 수행한다. 난이도가 낮은 일상적인 증상에 대한 1차 진료 수행에서는 의사와 다를 바 없다. 물론 응급상황이나 복잡한 증상에 대한 대처는 의사들의 몫이 된다. 2021년 미국 노동통계에 의하면 의사 수가 69만 명인데 NP 수는 24만 명에 달했다. 부족한 의사 인력을 간호사가 보충하는 셈이다. 실제로 NP들은 의료시스템(Health Systems)에 고용되어 의사처럼 일한다.

NP는 고급 간호 인력에 해당한다. NP는 간호가 전문화되어 독자적으로 환자를 진료하고 처방할 수 있으므로 성공적인 전문화라고 볼 수도 있다. 반면 NP가 의사와 다를 바 없는 기능을 맡고 있는 것으로 본다면 간호 본래의 영역에서 추구하는 의학과는 다른 독자적인 정체성의 구축이란 측면에서는 성공적인 전문화라고 보기 어려울 수도 있다. 물론 NP의 진료방식이 의사와 다르다는 지적도 있다. NP들은 의사보다 환자에게 더 많은 시간을 써서 세심하게 살피고, 환자의 증상에 전인적 관심을 보이며 대응한다고 한다. 의사가 '예/아니오' 식의 폐쇄형 질문을 주로 사용하는 반면 NP는 환자의 자유로운 진술이 가능한 개방형 질문법을 선호한다고 한다. 의사가 환자와의 사회적 거리를 의식하면서 진료하는 반면 NP는 환자와 평등한 관계에서 교감을 나누려 한다는 지적도 있다(Weitz, 2007:367). 즉 NP가 독자적 진료를 한다고 해서 단순히 '의사 노릇'을 하는 것이 아니라 간호의 이념에 부합하는 방식으로 진료하는 것이기 때문에 성공적 전문화로 볼 수 있는 근거가 될 수도 있다.

(3) 의사-간호사 게임

병원에서 의사와 간호사는 명령을 내리고 받는 권력과 복종의 관계로 구조화되어 있다. 그런데 일상 업무수행에서는 경험 많은 간호사가 신참 의사를 부리는듯한 모습이 연출되기도 한다. Stein(1967)은 일찍이 이를 의사-간호사 게임이라고 불렀다. 간호사가 담대하게 주도하는 게임이지만 동시에 간호사는 수동적인 모습을 보여야 하는 게임이다. 예를 들어 수술장에서 신참 의사가 수술 진도를 나가지 못하고 망설일 때 경험 많은 간호사가 환자에게 큰 소리로 다음 단계는 어떤 동작이 진행될지 알려줌으로써 의사에게 무엇을 해야 하는지 가르치게 된다. 이때 간호사는 의사에게 직접적으로 무엇을 하라고 하지 않음으로써 간호사의 종속적 지위를 벗어나지 않게 된다. 이 게임이 의미하는 것은 게임의 형식을 통해서 공식적 지위 위계를 유지하면서도 의사는 간호사로부터 전문적인 조언을 받을 수 있고, 간호사는 자부심과 전문가로서의 만족감을 얻을 수 있다는 점이다. 만일 간호사의 조언을 의사가 무시하면 게임은 종료된다. 그러면 업무 분위기는 냉랭해지고 의사와 간호사 모두 원만한 업무수행에 어려움을 겪을 수 있다.

Stein 등(1990)은 23년 뒤에 같은 주제로 논문을 발표하면서 변화한 의료 상황의 영향에 대하여 언급했다. 그동안 간호사의 교육 수준이 높아지고 전문화가 진행되어 자율적으로 간호 업무를 수행하려 하지만 의사들은 간호사의 역할을 의사 지시를 수행하는 인력으로 좁게 규정하면서 갈등의 소지가 생겼다. 간호사의 수가 부족해지면서 간호사의 발언권이 강해졌다. 아울러 의료 이용 평가(health care utilization review)나 의료의 질 관리(quality assurance)는 간호사가 주도하는 새로운 업무인데 임상적 결정을 해야 하는 의사에게 큰 영향을 미치는 일이었다. 의료 이용 평가는 의료서비스가 효율적으로 이용되었는지, 환자의 필요에 따라 적절하게 제공되었는지를 따지는 것이다. 의료 질 관리는 진료 과정을 검토하여 실수로 빠트린 치료가 있는지, 또는 과잉으로 투입한 요소가 있는지 등을 따져서 적정한 치료 여부를 판단하는 과정으로 의사의 관심이 클 수밖에 없다. 간호의 전문성과 자율성을 용인하기 꺼리는 의사들에게는 난처한 상황이 만들어진 것이다. 즉 의사-간호사 게임이 더 이상 지속되기 어려운 상황이 되었다는 것이다.

그런데 이 견해와 반대되는 의견도 있다. 의료서비스 제공의 복잡성 증가, 전문화, 업무 규제 완화, 역할 대체가 증가함에 따라 의사소통의 단절 또는 부족으로 인한 오류의 위험은 모든 의료인에게 더욱 중요한 문제가 되고 있다는 것이다(Reeves, 2008). 한 구강외과 교수는 의사-간호사 게임을 끝내고 병상 근무 간호사의 권한과 역할을 확대하자고 주장하였다(Brown, 2019). 의료체계가 시장화되면서 비용 절감을 원하는 경영 측은 간호사의 수를 줄이고, 남은 간호사에게 더 많은 업무를 부과하고, 병동을 축소하면서 외래진료 근무를 확대하는 등 간호사들의 유연 근무 압박이 커졌다(Weitz, 2007:369). 이렇게 노동의 부담이 커지면 부과된 업무수행에 더 바쁠 수밖에 없다. 즉 현재에도 의사와 간호사의 게임 가능성은 원론적으로는 남아 있다고 볼 수 있겠으나 실제 진행될 수 있는 여지는 좁아진 것처럼 보인다. 간호사의 전문화 수준이 높아지면 그에 걸맞게 권한과 역할을 확대하는 제도적 해결이 필요할 것으로 보인다. 다만 아직도 의사들이 지배하는 병원 구조 내에서 의사 지시에 따라 업무를 수행해야 하는 구조가 근본적으로 변화하지 않은 상태에서 간호사가 준전문직의 상태를 벗어나기는 쉽지 않아 보인다.

한국의 간호사도 미국 간호사와 교육 기간이 비슷하다. 간호 인력이 4년제 대학과 전문대학을 졸업한 간호사와 고교 졸업 수준의 간호조무사로 나뉘어 있는 점도 비슷하다. 그런데 전문 직능은 제한되어 있다. 미국에서는 간호진료사가 병원에서 근무하며 일차 의료를 제공하지만, 한국에서는 농촌지역에서만 소수가 근무하고 있을 뿐이다. 최근에 병원의 전공의 부족을 메꾸기 위하여 보조 의사(physician assistant) 직능을 수행하게 되었는데 이들은 의사 업무를 보조할 뿐 독자적인 진료권이 없어서 미국 상황과는 차이가 있다.

2. 약사

약사는 의사만큼 오래된 직업이다. 예전에는 apothecary라고 불렸다. 이들은 약을 제조하고, 공급하고, 판매했다. 근대사회에 시작될 즈음에 이들은 내과의사(physician), 외과의사(surgeon)와 함께 3대 의료인을 구성했다. 제약회사가 없던 시절이었으므로 이들은 화학에 식견을 갖고 약을 제조했는데 그래서 chemist라고도 불렸다.

약사는 간호사보다 전문직 특성을 더 많이 갖추고 있다. 미국에서 약사가 되기 위해서는 약대 예과 과정 2~4년을 마치고, 약대 입학시험을 치르고, 4년 과정의 약대를 졸업해야 한다. 그러면 약학 박사(Doctor of Pharmacy)의 학위를 받고, 약사 자격시험을 치르고 약사 자격을 얻게 된다. 약대 교육은 과거에는 제약이 강조되었으나 이제는 약의 효과와 약물 상호작용을 강조한다. 약대 졸업 이후에 임상 약사로 활동하려면 별도의 레지던트 및 펠로우십 과정을 이수해야 한다. 즉 약사는 의사보다는 짧으나 대학원 과정의 전문교육과 임상 수련 과정을 밟아서 약사 자격을 얻게 되므로 의사에 비견할 만한 전문직으로 볼 수 있다.

전통적으로 약사는 약국을 운영하면서 처방 조제의 전문가로 자리매김하였다. 그런데 이 역할은 점차 축소되고 있다. 제약회사들이 환자에게 직접 판매해도 되는 형태로 약을 가공하고 제품화하여 생산하기 때문에 처방 조제 기능은 위축될 수밖에 없다. 더욱이 약국 시장에 자본이 개입되어 약국을 체인화하면서 대부분의 약국은 약사 개인의 사업이 아니며, 여기서 약사는 고용된 인력으로 존재한다. 약국은 약 이외에도 각종 잡화를 판매하는 형태이므로 여기서 일하는 약사의 이미지는 전문직답지 않게 보일 수 있다. 이제 약사의 단순한 업무는 약사 보조원(pharmacy technician)들이 하게 되었다.

미국 약사는 이제 약국보다는 임상 약사의 기능에 더 주력한다. 임상 약사는 병원에서 직접 환자를 접하면서 환자에게 적절한 형태로 조제하고 투약하며, 약을 제대로 먹는지 관리하고, 약과 관련된 교육을 시키는 등의 임무를 수행한다. 1970년대에 병원에서 환자에게 약 처방 권한이 전적으로 의사에게 있었는데 빈번하게 약물 사고가 발생하였다. 약을 잘못 처방하거나, 용량이 틀렸거나, 약 관리가 잘못되거나, 다른 환자에게 약을 주는 등 다양한 약 사고가 발생했다. 약에 관한 한 약사가 의사보다 전문적 역량이 더 높았던 관계로 약사들은 약화 사고 방지를 위해서는 약사가 직접 환자에게 투약하고 관리해야 한다고 주장하였다. 임상약학은 이렇게 시작하였다. 임상 약사는 조제 투약은 물론이고, 약물 부작용과 약물 상호작용을 파악하고, 약물 중독이나 약 과소복용도 걸러내는 임무를 갖고 있다. 임상 약사들은 또한 환자의 투약 이력을 파악하면서 예방접종도 한다. 코로나19 유행 때에 약국에서 코로나 검사를 하고 백신 주사도 맞혔다.

관리형 의료가 등장하면서 약사들은 질병 관리(disease management) 과업에서 약 전문가로 활동하게 되었다. 질병 관리는 당뇨병이나 고혈압처럼 상기 투약 환사를 대상으로 환자를 상담하면서 약을 제대로 먹는지, 약 복용 효과가 나타나는지를 검토하고, 환자 교육을 시행하고 필요하면 약 처방까지 한다. 질병 관리는 지역사회 보건소에서 주민을 대상으로 보건 팀을 이뤄서 실시하는데 약사는 약 전문가로 참가한다. 질병 관리에 의해서 혈압, 혈당, 콜레스테롤 수치가 떨어지고, 폐 기능은 향상되고, 재입원율이 감소하는 등의 효과가 나타났다(Newman, 2020). 약국과 약사는 병원이나 의사보다 지리적으로 환자에게 인접해 있으므로 임상 약사가 적극적으로 질병 관리에 나서는 것이 약에 대한 순응성을 높이고, 건강 생활 습관을 키우며, 임상 효과를 높이는 것으로 보인다(Bott, 2019). 인구가 고령화되면서 노인들은 여러 가지 만성질환에 걸려서 다종의 약을 먹게 되고 그럴수록 약물 간 상호작용으로 부작용을 겪을 가능성이 높아진다. 또한 먹어야 할 약이 많아지다 보니 투약 의지도 떨어질 수 있다. 이런 상황에서 약사들이 적극적인 투약 관리에 나선 것은 공중보건에 상당히 긍정적인 의미가 있다.

약사는 대학원 과정의 교육을 받는다. 또한 약사는 임상 약사로서 직접 환자를 대하고 복약 상담은 물론 보건교육을 실시하고 약 처방까지 하고 있다. 약사가 사실상 일차 의료의 제공자로서 기능한다고 볼 수 있다. 코로나19의 대유행이라는 의료 위기 상황에서 기존 병원과 의사에게 과부하가 걸려 지역사회에 의료 공백이 우려되는 상황에서 약사들이 필요한 일차 의료 서비스를 제공하여 위기를 극복하는 데 도움이 되었다(Isenor, 2023).

약사의 직능이 확대된 것은 의료시장의 변화와 관계된다. 관리형 의료 또는 의료 시스템은 의료비 절감이 목전의 화두였고, 그 목적으로 질병 관리를 통해서 환자를 건강하게 만들려고 하였다. 여기에 약사를 투입하여 투약 관리를 적극적으로 행태를 개선함으로써 일정한 임상 효과를 얻을 수 있었다. 약사는 의사보다는 덜 전문적이고 지역사회에 밀착한 형태로 존재하기 때문에 이들에게 임상 약사의 역할을 부여하여 임무를 확대하는 것이 가능했다.

한국의 약사 지위는 미국과 상당히 다르다. 한국 약사는 대부분 약국을 소유하고 운영한다. 처방 약을 조제하고 판매하는 것이 약사의 주요 직능이다. 2000년 의약분업 이전까지는 전문약에 대한 임의 처방과 조제가 가능했으나 이제는 임의 처방이 불가능하다. 병원 약사도 크게 다르지 않다. 임상 약사 제도가 없어서 약사는 약국에서만 일을 할 뿐이고 병상에서 환자를 직접 만나서 서비스를 제공하지 못한다. 지역사회에서도 질병 관리 같은 프로그램이 없어서 약국에서만 일을 한다. 미국 약사보다 한국 약사는 직능이 제한되어 있다. 한국 약사도 약사 자격을 얻기 위해서는 6년제 약대를 수료해야 해서 교육 기간은 긴 편이다. 그러나 약사의 직능이 제한되어 있어서 완전한 전문직이라고 말하기는 어렵다.

3. 대체 의학 시술자

(1) 대체의학의 종류와 이용 현황

의사가 의료계를 지배하는 상황이지만 의료계 주변에는 비의사 치료자들이 존재한다. 이들을 흔히 보완대체의학(complementary alternative medicine) 시술자로 부른다. 19세기에 미국에서 발전한 정골요법(Osteopathy), chiropractic, 중국에서 전파된 침구(acupuncture)가 대표적 사례이다. 이들은 미국 대부분 주에서 면허를 인정받았고, 독자적인 교육 체계를 갖추고 있다. 이들의 서비스를 보험 적용해 주는 보험회사들도 많다. 그만큼 대체의학의 대중적 인기가 높다(Goldstein, 1999). 이외에도 남미에서 전파된 Curandero, 기독교에서 분화한 크리스천 사이언스가 있다. 이들은 독립된 교육기관이 없어서 가족이나 지인에게 기술을 배워서 치료자가 된다. 이들 대체요법은 국내에서는 시술 자격을 인정받지 못하였다.

카이로프랙틱은 캐나다 출생의 Daniel Palmer(1845-1913)가 창안했다. 구부러진 척추를 바로잡아 통증을 완화하고 건강을 증진하는 수기요법을 말한다. 카이로프랙틱은 신체의 항상성이 유지되지 못하여 질병이 초래되는 것으로 생각한다. 좋은 영양, 좋은 자세, 운동, 스트레스 관리, 명상 같은 전체론적 접근법을 통하여 건강을 유지할 수 있다고 본다(Weiss and Lonnquist, 1994:225).

동종요법(homeopathy)은 미량의 약 성분의 작용으로 자가 치료하는 요법이다. 독일을 중심으로 유럽지역에 널리 퍼져 있고, 의사가 시술하기도 하고 또는 다른 전문가들이 시술하기도 한다(Jacobs, 2001). 독일 의사인 Hahnemann(1755-1843)이 발전시킨 방법이다. 그는 약물은 건강한 사람에게도 일정하게 질병 증상을 유발할 수 있고, 질병 원인과 같은 물질을 소량 사용하면 그 증상을 낫게 할 수 있다는 것을 발견하였다. 동종의 물질로 치료한다는 인식은 증상을 억누르거나 부족한 부분을 보충하여 치료하는 생의학과 개념이 완전히 반대이다. 여기서 중요한 것은 이상 증상을 빠르게 제거하려 하지 않고 미량의 동종 물질로 자기 치유 능력을 향상하는 것이 된다.

대체의학의 이용 동기 연구 결과를 보면 이용자들은 현대의학에 대한 부정이나 불만 때문에 대체의학을 선호하는 것은 아님을 알 수 있다. 이들은 허리통증과 같이 현대의학으로 잘 치유되지 않는 증상이 있거나, 철학적으로 대체의학의 이념과 일치되는 중대한 경험을 한 적이 있을 때, 또는 건강에 대한 주체적 통제를 원하거나 환경론자 여성주의자일 때 대체의학 이용을 많이 하는 경향이 있었다. 이들은 서양의학을 완전히 대체하는 의미로 이용하는 것은 아니었다. 필요할 경우 서양의학으로 돌아가 그에 의존하겠지만 서양의학에만 의존하지는 않고 대안적 치료법을 적극적으로 찾는 사람들로 볼 수 있다(Weiss and Lonnquist, 1994:222-223). 물론 환자가 처한 상태에 따라 대체의학 이용의 동기나 양상은 달라질 수 있다. 아직 효과적 치료법이 부족한 암 치료의 경우에 환자들이 대체요법을 많이 사용하는 것으로 알려져 있다. 1994년에서 2004년까지 14개 국가에 수행되었던 52개의 암 환자 대상 대체의학 이용에 관한 연구를 메타 분석한 결과 대체의학 이용의 주요 동기는 치료 효과, 통제력 기대, 대체의학에 대한 신념, 최후의 수단, 희망 등이었다(Verhoef, 2005).

(2) 대체의학의 기원

대체의학의 시작은 1970년대 미국 서부 샌프란시스코 지역에서 형성된 전인적 건강 운동(holistic health movement)에서 비롯된다. 당시 미국 사회는 흑인민권운동이나 반전운동 등 시민 사회운동이 활발하게 전개되었고, 자본주의와 과학주의 및 물질문명에 저항하는 반문화운동도 전개되고 있었다. 흔히 히피(hippie)라 불리는 반문화운동 활동가들은 과학주의와 경쟁적인 자본주의 및 주류 세계의 문명에 대한 대안을 찾았고 자신들만의 공간과 생활방식을 추구하였다. 장발이나 비트 음악, 마리화나, 반전, 자유연애는 이들의 독특한 생활방식을 보여주었다. 다른 한편 이들은 동양철학에 심취하고, 채식을 선호하며, 생태주의를 지향하였다. 즉 이들은 문화적 다양성과 자연주의를 추구했고 자연식과 유기농 음식 재료를 사용하여 협동조합(co-op) 형태로 조리와 식사를 함께 하는 생활 모습은 이들의 상징과도 같았다.

히피 활동가 일부는 이후 보다 종교적 지향성을 갖는 뉴에이지(New Age) 운동을 전개한다. 이들은 세상 만물의 존재를 있게 하는 궁극적 근원(the Ultimate Source)이 있으며 그로부터 모든 것이 나왔고, 이 만물은 서로 연결되어 있다고 본다. 즉, 정신과 신체와 영혼은 서로 깊게 연결되어 있다고 보며 자연 상태에서는 이 요소들이 균형이 있고 이 상태를 건강이라 파악한다. 질병은 균형이 깨어진 상태를 의미한다. 근대의학이 신체적 질병 치료에만 몰두하는 것을 비판하면서 뉴에이지 활동가들은 신체적 질병의 치료에 정신과 영혼을 함께 고려해야 한다고 생각하였다. 이들은 영적인 차원을 중시하였고, 영적 깨달음은 각 개인이 도달할 수 있는 것으로 보았고, 이를 통하여 영혼과 정신과 신체의 균형을 되찾는 작업, 즉 개인은 스스로 치유하는(self-healing) 능력을 갖출 수 있다고 보았다. 건강한 상태를 유지하는 것을 곧 올바른 삶의 징표로 간주하였기 때문에 이들은 건강한 상태를 유지하거나 질병을 치유하는 데 많은 관심을 쓰면서 자연주의적 치료법을 추구하였다.

이 외에도 1970년대에는 전인적 건강을 추구하는 세력이 여러 형태로 존재하였다. 동양의 철학과 종교 및 의학이 본격적으로 소개되면서 서양 문화의 대안을 찾는 사람들에게는 새로운 돌파구를 제공하였다. 특히 요가나 명상 같은 개인적 수련 방법은 전인주의 활동가들에게 대단한 지지를 받게 되었다. 종교적 교리가 아니라 종교적 경험을 통하여 엑스터시를 얻고자 했던 전인적 건강 활동가들은 개인적 수련법에 심취되었다. 그리고 여성운동과 환경운동도 전인적 건강운동에 영향을 주었다. 여성운동에서는 여성의 몸에 대한 여성들의 통제권을 중시하게 되면서 여성들이 자기 몸과 건강에 책임이 있으며, 가부장적 체제에 의해 초래된 여성 건강의 문제를 제기하면서 정신과 신체와 영혼은 서로 연결되어 있다는 원리를 도입하게 된다. 환경주의에서는 인간을 지구생태계의 한 부분으로 간주하면서 전체와 조화되는 삶을 추구하였는데 이것도 전인적 건강과 철학적 관점을 공유한다(Baer, 2004:2-13).

요약하자면 대체의학은 의학계 내부의 새로운 분파의 탄생이 아니라 일반사회에서 기존의 문명을 비판하고 새로운 생활방식을 추구하던 일련의 집단들이 결과적으로 발견한 방법이었다. 즉, 생의학의 발전으로 의료시장에서 사라졌던 대안적 치료법들이 사회변화와 함께 의료계 외부에서 새로운 의미가 부여되면서 재탄생되었다. 생의학적 관점에서 보면 대체의학은 의대에서 가르치지 않는 비정통적 치료법을 의미한다. 그러나 사회학적 관점에서 보면 대체의학은 생의학과 구분되는 독자적인 철학적 이념적 사회적 특성이 있고 그것이 사회적으로 관심을 끌게 된 근거가 된다(Goldstein, 2000). 역으로 단순히 의학적 또는 과학적 근거나 효과 여부만으로 대체의학을 바라보게 되면 대체의학은 사회적으로 큰 관심을 끌기 어려울 수 있다. 대체의학은 다음과 같은 담론적 특성이 있다.

(3) 대체의학의 특성

① 전인주의(holism): 전인주의란 사람을 국소적 부분의 합이 아닌 그 이상의 총체적인 존재로 보자는 관점이다. 즉 질병이 단순히 원인 숙주와 병원체와의 국소적 관계로 환원되지 않고 전체 생태학적 체계 내에서의 불균형 또는 부조화로 발생한다는 관점을 갖고 있다(WHO, 1978).

② 정신, 신체, 영혼의 상호연결: 정신과 신체의 분리를 가정하는 생의학과 달리 대체의학에서는 정신과 신체 및 영혼은 서로 긴밀하게 연결되어 있다고 본다. 많은 대체요법이 명상이나 정신훈련을 강조하는 것은 바로 정신이 신체에 영향을 준다는 신념에서 유래된 것이다.

③ 웰빙(well-being) 지향성: 대체의학에서는 단순한 증상 제거가 아니라 인간의 건강성(wellness)을 회복하는 데 중점을 둔다. 건강성은 신체, 정신, 심령의 세 요소

가 조화를 이룰 때 달성된다. 대체의학에서 건강은 '증상이 없는 상태' 이상의 것이며 무슨 일도 할 수 있는 활력이나 어떤 정신적 심령적 고통에서 벗어난 궁극적 안식 상태를 의미한다.

④ 활력(vitalism): 대체의학은 생명을 생태계에 통합된 것으로 파악한다. 그리고 그 내부에 에너지의 흐름이 있는 것으로 본다. 중의학에서는 이것을 기(氣)로 표현하고 있고 아유르베다 의학에서는 신체를 에너지가 흐르는 강으로 표현한다. 에너지 흐름이 막히면 병이 나는 것이다.

⑤ 신체의 자기치유력(self-healing): 대체의학에서는 신체가 주위 환경과 균형을 이루고 또 신체와 정신이 균형과 조화를 이룰 때 자기치유력을 갖는 것으로 파악한다. 외부적 관심과 사랑이 환자 본인의 주체적인 의식과 결합할 때 자기 치유 능력이 향상되는 것으로 보는 것이 대체의학의 중요한 요소이다.

⑥ 건강과 질병의 3단계: 대체의학과 정통의학의 원리를 통합하여 건강과 질병을 3단계로 구분할 수 있다(전세일, 2000). 1단계는 조화-정상에 의한 건강 단계로 자연치유력이 정상적으로 작동하는 단계이다. 2단계는 자연치유력이 균형을 상실하고 조화를 잃은 상태로 항상성 기전의 일부가 제대로 작동하지 않는 불건강의 단계이다. 즉 병이 생긴 것은 아니지만 몸이 정상적으로 느껴지지 않는 단계를 의미한다. 3단계는 자연치유력이 균형과 조화를 상실한 수준을 넘어서 신체에 기질적 손상이 발생한 단계로 곧 질병 단계이다. 이것을 도식화하면 [표 12.1]과 같다.

[표 12.1] 건강과 질병의 3단계

단계	I 단계	II 단계	III 단계
정의	조화, 정상 = 건강	부조화 = 불건강	기질적 손상 = 질병
건강관리방법	적절한 식이 적절한 수면 적절한 활동 적절한 휴식 적절한 정신	전통의학요법 대체의학요법	화학치료 물리치료 수술치료 심리치료

출처: 전세일, 2000.

근대의학에서는 질병이 아니면 곧 건강으로 간주하는 것과는 달리 건강과 질병 사이에 '불건강'이 존재하고, 대체의학의 효과를 얻을 수 있는 것이 이 단계이다. 만성적 긴장과 스트레스, 수면과 운동 부족, 패스트푸드의 과다 섭취, 과도한 음주와 흡연 등으로 신체적 활력이 떨어지고 혈압은 오르고 비만 상태에 들어가는 상태가 바로 불건강의 상태로 볼 수 있다. 이러한 상태는 정신, 신체, 환경의 조화가 깨진 결과이기 때문에 궁극적으로는 이러한 조화를 되찾기 위한 노력이 필요하고 이 과정에서 대체의학이 도움이 될 수 있다는 것이다. 예를 들어 조화가 깨진 원인이 과도한 긴장 때문이라면 명상이나 요가 또는 아로마 요법이 도움이 될 수 있다. 그러나 대체요법에 의존하는 것만으로 불건강이 곧 건강으로 바뀌는 것은 아니다. 중요한 것은 개인이 1단계의 '바른 생활'을 되찾으려는 노력이 우선되어야 하고 대체요법은 이를 도와주는 것뿐이다. 즉 건강 관리의 주체성 확립이 대체의학의 핵심 원리라고 할 수 있다.

대체의학은 생의학이 발전하기 이전에도 존재했었다. 그런데 생의학의 발전과 함께 시장에서 퇴출당했다 다시 등장하였다. 대체의학의 특성 자체가 변화한 것이 아니다. 대체의학을 수용할 수 있게 사회가 변화한 것이 중요하다. 대체의학을 수용하려면 첫째, 타 문화를 우열의 관념이 아닌 다양성으로 바라볼 수 있어야 한다. 대체의학이 다시 등장하게 된 계기는 세계적으로 문화상대주의가 형성되었기 때문이다. 19세기 식민지 시대나 20세기 전문가 시대만 하여도 문화제국주의 경향이 강하였고 따라서 합리화 과학화된 생의학 이론이 아닌 다른 의학은 열등한 것, 불식되어야 할 비과학적인 것으로 간주하였다. 문화의 다원성이 인정되면서 비로소 대체의학은 그 가치가 인식될 수 있었다.

둘째, 시술자와 환자 간에 평등함이 만들어져야 한다. 생의학에서 환자는 외부적 병원체의 희생물이고 외부적 공격에 의한 수동적 대상으로 간주한다. 그러나 대체의학에서는 질병 원인을 내부적 인과관계에 의하여 설명하고 있고 원인이나 해결책 모두 그 사람이 내부에 있음을 역설한다. 시술자의 역할은 환자 내부에 있는 자기 치료 역량을 확인하고 발전시키는 것이다. 환자 또한 시술자에게만 치료를 맡겨서는 되지 않고 시술자와 파트너가 되어 자신의 치료 역량을 활용해야만 한다.

셋째, 몸에 대한 통제권 회복을 중요시하는 사회에서 대체의학을 수용한다. 병원 자본이나 제약 자본은 이윤 창출을 위해 소비자들에게 새로운 의료 소비 욕구를 지속해서 창출하고 있다(Baudrillard, 1970). 소비자들은 의료서비스를 단순히 질병 치료 목적으로만 이용하는 것이 아니라 신분의 상징으로 소비하는 경향이 나타나고 있다(Gabe and Calnan, 2000). 의료 소비사회에서 개인은 의료서비스와 약을 소비하는데 그럴수록 몸에 대한 의학의 통제력을 높여주는 결과를 빚는다. 대체의학은 대규모

의료 시설 및 고가의 장비를 통한 진료를 필요로 하지 않는다. 또한 심적·영적 건강관리 기법을 강조하기 때문에 상업화된 의료와 약의 소비를 최소화한다. 이러한 치유 방법론은 환자로 하여금 몸에 대한 의사결정과 통제권을 되찾게 만드는 것이다. 즉 대체의학운동은 새로운 건강 소비자 운동을 추동하고 있다(Goldner, 2004).

넷째, 의료 불평등 문제를 완화하려는 사회에서 대체의학을 선호한다. 의산 복합체로서 의료체계는 고비용 구조를 함축하기 때문에 필연적으로 의료비의 상승이 일어나고 계층 간 의료 불평등을 심화시킨다. 대체의학은 비교적 간단한 치료 방식과 소재를 사용하기 때문에 비용 효과적 대안이 되는 경향이 있고 이에 따라 세계보건기구는 대체의학의 폭넓은 활용으로 의료 공급을 확대할 것을 개발도상국 국가에 권유하고 있다.

(4) 대체의학의 제도화

서양에서 대체의학에 대한 연구가 활발하게 진행되고 있고 시술이나 이용도 증가한 것은 사실이지만 전체 의료 이용에서 차지하는 비중은 미미하다. 또한 대체의학으로 인하여 병원과 의사 중심으로 되어 있는 의료체계의 지배 구조가 변화한 것도 아니다. 대체의학 연구가 활성화되면서 과학적 근거가 있는 것으로 생각되는 대체요법들은 보완의학의 형태로 기존 의학과 병존하거나 아니면 기존 의학에 흡수되어 정규 의료서비스로 만들어지고 있다. 따라서 대체의학이 생의학과 병렬적으로 보완관계에 놓이게 되는 것은 이념적 차원에서는 연구되고 있지만 현실화하기는 쉽지 않아 보인다. 대중의 '대체의학 열풍'으로 대체의학 입장에서는 과거 어느 때보다 그 철학과 방법을 전파할 수 있는 기회를 맞았지만, 제도권 의학 입장에서는 효과적인 치료법은 의료화하고 나머지는 시장에서 퇴출하여 결국에는 의학적 경계를 확대하는 효과를 기대하는 것으로 볼 수도 있다.

Abbott(1988)에 의하면 업무영역을 둘러싼 갈등에서 승패는 업무영역을 이론화 추상화할 수 있는 인지능력의 강도에 달려있다고 한다. 비의사 시술자들은 자신들의 업무수행 방식이 의학과 다르다는 것을 강조하는 데서 존재의 당위성을 찾는다(Stevens, 1971). 즉 의료의 전문화나 의학의 권위가 확립된 이후에 비의사 시술자들은 의사의 지휘에 종속되던가 비의료 영역으로 업무를 규정함으로써 생존하게 된다.

예를 들어 카이로프랙틱은 수기요법만을 사용함으로써 수술에 치중하는 정형외과와는 질적인 차이를 보여줌으로써 생존할 수 있었다. 수지침의 경우 업무영역을 신체의 전체가 아닌 손에 한정할 뿐만 아니라 한의학의 경혈, 경락개념과 유사하기는 하지만 손에 한정된 이론적 틀을 개발하였고 또한 사용하는 침의 크기도 작아 한의학의 침법과는 다른 것임을 강조한다.

반면 Halpern(1992)에 의하면 의료계의 영역전쟁에서 중요한 요인은 관련 의료집단들의 이해와 협조라고 한다. 미국에서 재활의학 전문의와 물리치료사의 관계를 보면 20세기 전반기에는 재활의학 전문의가 물리치료사의 업무를 지휘하는 종속 관계가 성립되어 있었으나 20세기 후반기에는 물리치료사의 독자적 시술권이 인정되는 큰 변화가 있었다. 이 변화 과정에서 중요한 요인은 다른 전문과 의사들의 태도였는데 재활의학의 영역이 커지면서 다른 임상 진료과와 갈등 관계가 형성되면서 이에 대한 견제의 필요성이 대두되었고 물리치료사의 독립에 다른 전문의들이 동조하게 되었다.

이와 대비하여 푸코의 담론이론(Peterson and Bunton, 1997)을 적용하여 조산사와 산부인과 의사의 관계를 분석한 Arney(1982)에 의하면 출산 분야가 전문화되기 이전에는 조산사는 정상분만을 담당하고 외과의사(barber-surgeon)나 산과의사가 이상분만을 담당하였다. 이것이 전문직업성의 발전과 함께 출산 관리 과업이 산부인과 의사의 영역으로 간주되면서 출산 자체를 의학적 관찰이 필요한 일탈적 상태로 보게 되었다. 그러다 1970년대 이후 출산에 대한 감시(monitoring) 관념이 만들어지면서 임신-출산의 전 과정을 감시하는 체계가 만들어졌고 환자 자신이나 남편 또는 다른 '중요한 인물'들도 출산 과정에 참여하게 되었으며 의사, 환자, 주변 인물들의 역할 또한 변화하게 되었다. 여기서 조산사의 역할변화를 살펴보면 의료의 전문화 이전에는 정상분만을 담당하면서 의사와 분업하다가 점차 의사의 지휘하에 출산을 보조하는 역할로 바뀌었다. 그리고 이제는 조산사, 또는 산모의 어머니나 산모에게 중요한 의미가 있는 다른 여성이 새로운 감시체계에서 산모의 심리적 안정을 돕는 새로운 역할을 맡게 되었다. Arney는 출산이란 영역을 지배하는 담론이 변화함에 따라 의사와 조산사의 역할이나 사회적 지위가 변화했다고 주장하는 것이다.

이러한 이론들에 의하면 대체의학의 제도화에는 여러 요인이 작용하는 것을 알 수 있다. 효능이 좋은 대체요법이 개발되어야 하는 것은 선결 조건이지만 그것이 제도화되기 위해서는 첫째로 대체의학에 우호적인 사회적 분위기 또는 대체의학의 이념과 지향에 동조하는 시민사회집단이 만들어져야 한다. 건강과 자조를 중시하는 시민사회 분위기가 형성되면서 철학적 수준에서 대체의학과 교감을 할 수 있게 된 점에 주목할 필요가 있다.

대체의학이 수용되려면 의료체계를 기술적으로 재구성할 수 있는 큰 틀의 담론체계 개발이 필요하다. 예를 들어 향기요법이 제도화되기 위해서는 치료의 관념이나 문화에 대한 새로운 개념화가 전제되어야 한다. 치료가 단순히 약과 진단 장치로 이루어지는 것이 아니며, 환자의 정서적 안정과 긴장의 이완이 중요한 요소로 고려되어야 하고, 신속한 치료 효과보다는 부작용이 적고 비침습적인 치료법이 선택될 수 있는 새로운 의료문화의 담론이 만들어져야 한다. 그렇지 않으면 향기요법은 단지 호사가들의 사치스러운 부가서비스에 불과할 수도 있다. 더욱이 새로운 담론체계는 의사와 대체의학 시술자 간에 적절한 역할 분담을 할 수 있는 것이어야 한다. 향기치료가 단순히 기존 치료에 부가되는 요소일 경우에는 향기치료사가 별도로 필요하지는 않을 것이다. 향기치료가 전체 치료 과정에서 중요한 위치의 한 부분으로 재구성되어 향기요법의 관리와 시술이 중요해지는 만큼 향기치료사가 필요해질 것이다. 그런데 의사의 직능이 동시에 더욱 중요해져서 향기요법 자체와 경쟁적 관계에 서지는 않아야 한다. 즉 감시체계로서의 산과학이라는 새로운 시술 담론이 만들어지면서 의사와 조산사의 역할이 자연스럽게 나뉠 수 있을 때 조산사의 입지가 분명해질 수 있다. 우리나라에서는 대체의학에 대한 대중적 인식도 낮고, 건강 문제가 있을 때 의료를 과도하게 이용하는 상황이다. 대체의학운동도 미약하고, 대체의학을 제도화하려는 정부의 의지도 거의 없는 실정이다. 우리나라 의료체계가 미국 등과 다른 특성을 보이는 지점이다.

4. 한의사

국제적인 분류로는 전통 의학을 보완 대체의학의 일종으로 간주한다. 그런데 우리나라의 한의학은 생의학 못지않게 법적 지위를 얻었고, 제도적으로 안정된 지위를 갖고 있어서 제도권 의학으로 분류해도 무방하다. 물론 한의학이 이렇게 되기까지의 과정은 험난했다. 일제하에서 생의학 중심으로 새로운 의료제도가 만들어지면서 한의학의 공식적 지위는 추락하였다. 일본은 메이지 유신 시절에 생의학을 수용하면서 전통 의학의 시술을 강제로 금지하였다. 조선에서는 의사 수가 매우 부족하여 한의사의 시술을 허용하였다. 그러나 한의학 교육을 위한 학교가 없었고, 신규 면허도 주지 않아 시간이 지날수록 자연 소멸의 위기에 처했다. 그러나 다른 한편 한의학을 부흥하려는 한의계 내부의 노력도 일어났다(연세대 의학사 연구소, 2008).

해방 이후 대한민국 정부가 수립되면서 한의사 제도가 만들어졌다. 또한 한의사 양성을 위한 대학 설립도 이루어졌다. 그런데 의사 위주의 보건정책이 지속하면서 한의사들은 정책적 지원을 받지 못하였다. 1993년에 약사의 한약 조제권 허용 정책에 반대하면서 한의사들이 대대적인 투쟁을 전개하였다. 한의사들은 보건복지부에 한방정책관 설치, 국립 한방병원 설치, 국립대학교 한의과 대학 설치, 한의사 군 복무시 군의관 또는 공중보건의 임용, 국립 한의학연구원 설립 등을 요구했고, 정부는 이를 수용하였다. 이후 한의학은 제도적 지원을 받으면서 성장할 수 있었다.

한의사는 대학 과정의 교육을 받았고, 독자적인 한의원 또는 한방병원에서 시술하기 때문에 전문직으로 분류할 수 있는 기본적인 조건을 갖추었다고 볼 수 있다. 그러나 생의학과 비교할 때 사회적 영향력은 왜소하다. 2022년에 의사 수가 134,953명인데 한의사는 27,488명으로 약 5:1의 비율이다. 그런데 건강 보험에서 한방 치료비가 차지하는 비중은 약 4% 정도이다. 이 수치가 의미하는 것은 생의학의 치료 수준이 고도화되어 큰 비용을 소요하지만, 한방은 그렇지 못함을 뜻한다. 즉 중환자의 대부분은 생의학에서 치료한다. 이것은 한의학의 전문화가 제약되고 있음을 의미한다.

의사와 한의사는 오랫동안 갈등 관계를 지속했다. 의사는 한의학이 비과학적이고 효능이 입증되지 않았다고 공박하였다. 이러한 의사들의 비판은 한의사들로 하여금 한의학을 '과학화'하게 만들었다. 이에 따라 한의대의 교육과정은 절반 가깝게 생의학 교육에 할애하였고 생의학을 이해할 수 있는 능력을 갖춘 한의사를 양성하고 있다. 또한 한의사들은 생물학자나 화학자 등 기초과학자들과 함께 한약의 효능에 대한 과학적 분석을 시도하여 효능이 있음을 입증하고 있다. 소위 'SCI 한의학 논문'이 상당수 출판되었다. 한의사들은 또한 의사들이 사용하는 초음파 기기 등 현대의료기기를 사용하여 진단에 활용하려 한다. 이러한 시도는 의사 측의 강력한 반대로 소송에 걸려 사법부의 판단을 받아 일부가 수용되었다. 그래서 일부 한의원에서는 초음파 기기를 활용하여 침술을 놓는 장면을 볼 수 있다. 한의학과 생의학 또는 과학기술이 결합한 '하이브리드(hybrid) 한의학'이 만들어진 것이다(김종영, 2019).

한의학은 이론상으로는 전인적 치료를 지향하는 장점이 있다. 그런데 대표적인 치료 방법이었던 침과 한약에 대한 국민의 수용도가 낮아지는 경향이 있다. 또 한방의 '보약'을 대체하는 각종 영양제가 개발되거나 새로운 제형으로 개발되어 한의원이 아닌 약국에서 판매되는 경우가 많아졌다.

의사와 한의사는 한의학의 과학화를 두고 오랫동안 논쟁을 벌였다(윤영주, 2008:57-118). 그런데 한의학의 과학화는 현대화된 한의사의 모습을 대중화시키는 효과는 있었으나 한의사와 의사의 직무 경계선에 대한 갈등을 증폭시켰다. 과거에 한의사들은 의사들과의 교류를 거부하고 법적으로 주어진 권한을 유지하는 데 관심을 두었다. 그런데 한의학의 과학화라는 담론이 만들어지면서 한의사들은 이제 자신들이 생의학 지식을 충분히 습득하였고, 의사처럼 현대의료기기를 사용하여 진료하되, 이후 치료는 한의학적으로 처방하겠다고 주장한다. 이에 대하여 의사들은 의학적 진단 방식을 사용할 것이면 의사면허를 받고 하라고 공박한다. 생의학적 진단과 한의학적 처방의 결합이 순조롭게 진행되고 한의학 치료의 효능을 더 높일지는 확실하지 않다. 그런데 진단 방식이 고급화되면서 치료비는 많이 증가할 것으로 보인다. 다른 나라의 대체의학 시술자들은 의사의 반대 등으로 제도화에 큰 어려움을 겪고 있다. 반면 한국의 한의사는 제도화에는 성공했다. 그러나 한의학의 발전이 더디고 전문화 진행이 느린 관계로 한의학의 '콘텐츠'가 크게 달라졌다고 보기는 어렵다. 더욱이 한의계 내부에서 한의사의 미래를 두고 의견이 갈리는 것 같다. 과거에는 단일적 한의사의 정체성을 가졌던 것인데 한의학이 과학화의 흐름을 탄 이후에는 한의사와 의사의 면허통합(의료일원화)에 찬성하는 한의사도 많이 생겨난 것처럼 보인다(조병희, 2010).

의료계에서 의사의 지배가 지속되는 상황에서 여타의 의료시술자들과 전문가들은 나름의 방식으로 전문화를 지향한다. 미국의 경우 간호사의 전문화는 부분적으로 이루었으나 전반적으로는 미흡하며, 약사는 비교적 성공적으로 전문화를 이룩하였다. 한국에서는 약사와 간호사 모두 학력 수준에서는 미국의 경우와 비슷해졌으나 업무 내용에서는 대부분 의사에 종속되어 있고 독자적인 시술권을 얻지 못하였다. 대체의학도 미국에서는 제도화가 진행되었으나 한국에서는 전혀 인정받지 못하고 있다. 대신 한국에서는 한의사가 공식적인 치료자의 지위를 얻었다.

13장: 병원과 의료시장

- 근대 병원은 수용과 통제의 장소였다. 이제는 첨단 기술과 생명 연장의 현장이 되었다.
- 병원조직은 기술 중심성과 관료제 구조가 엇갈리면서 구조화된다.
- 의료 부문의 시장경쟁이 강화될수록 의료기관은 통합되고, 계열화된다.

1. 근대의 병원과 의학적 감시

(1) 병원의 발전 과정

치료 전문기관으로서의 병원은 근대의 산물이다. 전근대 사회에서 치료는 개별적으로 환자의 집에서 이루어졌다. 다수 환자를 집합적으로 수용하여 전문적으로 치료하는 것은 근대사회에 들어와서 만들어졌다. 병원이란 기관은 고대나 중세에도 존재했으나 환자나 빈민을 수용하여 돌보는 장소로서의 의미가 컸다. 많은 전쟁을 치렀던 로마에서는 부상병 치료를 위한 야전병원을 세우기도 하였다. 그런데 서양 중세에 들어와 병원은 기독교 문화와 결합하면서 독특한 구조를 갖게 된다. 기독교의 교리에 의하면 질병과 고통은 궁극적으로 신의 의지와 관련되어 있으며 환자를 돌보는 것은 신의 자비를 실천하는 의미가 있었다. 환자를 돕는 행위는 건강의 회복 그 자체에 목적이 있다기보다는 불행한 처지의 인간에게 봉사하여 자신의 영혼을 구원받고자 하는 데서 출발하였다. 중세의 병원은 치료의 장소이기도 했지만 동시에 빈민을 돌보기도 하였고 여행객에게 숙소를 제공하는 곳이기도 하였다. 병원을 의미하는 라틴어 hospites는 숙소가 필요한 손님을 의미한다. 병원은 항상 열려 있었고 사제나 수도자들이 관리 운영하였다. 병원에 수용되었던 사람들은 숙소와 보살핌을 얻는 대신 의무적으로 기도하고 종교의식에 참여해야 했다.

근대 병원의 몇 가지 특징은 중세 기독교 병원에서 유래하였다. 기독교의 자선이 병원을 창설하게 된 동기였다는 사실은 이 기관의 목적이 봉사와 복지에 있으며 병원 종사자들은 그들 자신의 이익을 위해서가 아니라 타인을 위하여 일하도록 문화적으로 규정되었음을 의미한다. 서양의 많은 병원이 오늘날 더 이상 기독교 정신에 근거하여 조직되지는 않지만, 비영리 자선기관으로 기능하는 것은 이러한 기독교 전통의 유산으로 볼 수 있다. 기독교적 사랑은 도움이 필요한 모든 사람에게 병원을 이용할 수 있게 하였다. 오늘날 병원의 기능은 질병 치료로 관심사가 축소되기는 하였지만 모든 환자를 공평하게 대한다는 보편성의 실현을 목적으로 한다는 점에서 기독교 정신의 영향을 볼 수 있다. 이러한 종교적 이념에 근거한 병원은 르네상스 시대 이후로 근대사회가 형성되면서 세속적 이념에 근거하는 형태로 변화한다.

신의 의지로 인간이 창조되었다고 보는 중세적 사고에서 벗어나 인간의 이성과 자유의지 및 합리성에 근거한 새로운 사회를 만들 수 있다고 생각했던 계몽사상의 영향에서 근대사회가 형성되었다. 그에 따라 질병에 대한 관념과 병원의 구조도 크게 변화하였다. 중세 병원의 자선 이념이 종교개혁과 르네상스 시대에 이르러 더 이상 실현하기 어려워졌다. 교회가 병원을 유지하지 못하게 되자 병자나 빈민들은 거리를 배회하게 되었다. 이 문제에 대하여 정부는 구빈법(the Poor Law)의 원리를 적용하여 해결책을 모색하였다. 이 법에 근거하여 각 지방관은 빈민 구제를 위한 세금을 징수하여 빈민 구제기관을 설립하되 일할 수 있는 자는 노동을 시키도록 하였다. 즉 빈민 구제 사업이 교회로부터 정부로 이관되었다는 점과 구제기관에 입소하여 구제받게 된 자는 노동능력이 없는 자로 그 범위가 축소되었다는 점이 중요하다. 이것은 새롭게 발전하던 자본주의 체제와 관련이 깊은 제도이다. 자기 능력으로 노동하고 살아가지 않는 자는 열등 시민으로 낙인이 찍히게 되었다. 이 과정에서 일부 병원이 다시 문을 열게 되었으나 그 목적은 더 이상 구원과 자선이 아니라 국가와 지역사회에 의하여 용인되는 복지와 구제였다. 따라서 병원에 입원한다는 것은 정상적인 시민으로서는 감내하기 힘든 무능력자라는 사회적 낙인을 수반하게 되었다. 구제 대상이 된 환자나 빈민은 시민권이 박탈되었는데 환자 사이의 결혼이나 사랑이 금지되기도 하였다. 병원은 이제는 사회적으로 일탈적인 것으로 판단되는 사람들을 수용하는 기관이 되었다. 병원은 의학적 치료가 중요한 것이 아니었고 또 효과적인 치료 수단도 발전하지 못하여 원내감염 등으로 높은 사망률을 기록했기 때문에 '죽음의 집'(death house)이라는 오명을 쓰게 되었다. 경제 능력이 있는 환자들은 집에서 왕진 의사에게 치료받는 것이 보편적인 관행이었다.

의학이 과학화 전문화 되면서 병원은 점차 핵심적 치료기관으로 성장하게 된다. 그 이전까지 병원의 내부구조는 매우 비위생적인 상황 속에 있었다. 환자의 침상은 밀접해 있었고 병의 종류에 따라 환자를 구분하여 배치하지도 않았다. 한 환자가 죽으면 시체가 장시간 방치되어 옆자리의 환자도 감염되어 죽기도 하였다. 19세기 중엽부터 질병이 세균에 의한 감염으로 발생한다는 것을 알게 된 후 소독법이 발전하였고 수술환자를 위한 마취법, 방부법 등이 발전하여 치료의 효과를 높이게 되었다. 또한 전문화된 간호가 병원 의료의 중요한 부문으로 정착되었다. 이러한 과학적 방법들은 병원에 입원한 환자의 감염을 방지하여 생존율을 획기적으로 증대시켰다. 이에 따라 그동안 병원을 꺼리던 중산층 환자들이 병원을 찾기 시작하여 환자의 구성이 변화되었다. 즉 병원은 가난한 환자들의 장기적 '수용' 장소에서 중산층과 일반시민을 대상으로 급성 질환을 치료하는 장소로 변화되었다.

병원이 전문화되면서 의사들이 점차 병원과 제휴를 맺기 시작하였다. 의사는 진료비를 낼 수 있는 환자에 대하여 개인 진료소에서 또는 왕진의 형대로 치료하였고 병원에는 시간제나 자원봉사로 근무하였다. 그러나 의사들은 점차로 병원에서 제공되는 의료서비스의 내용을 통제하게 되었고 조직구조에도 영향을 미쳐 병원 내에서 권위적 위치를 갖게 되었다. 병원의 운영과 환자의 진료가 분리되어 있는 경우가 많은 서양의 의료체계가 여기에 기원한다. 병원은 개인의 진료소보다 다양한 질병을 대면할 수 있는 곳이었기 때문에 의사 교육의 장소로 활용되기 시작하였다. 당시의 의학교육은 교과과정이 정해지지 않은 상태에서 의사 개인에 의한 도제식 교육을 시행하였다. 학생들은 선생과 같이 거주하며 의학을 배우고 그에게 직접 교육비를 납부하였다(Starr, 1982; Vogel, 1980). 20세기 초에 의과대학이 개혁되고 종합대학에 편입되면서 이러한 도제식 교육은 끝이 났다.

(2) 통제의 장소로서의 병원

근대사회에서 병원이 발전하면서 질병 치료의 장소가 가정에서 병원으로 옮겨가게 된다. 환자의 처지에서 보면 과거에는 자기 집에서 가족의 간호를 받으면서 투병하던 것이 이제 가족과 분리되어 병원에서 환자로서 의사의 지시에 복종하면서 지내게 되었다. 병원은 치료의 필요 때문에 환자들에게 자유로운 이동도 제한하였고, 음식과 의복 및 일상생활 전반을 규제하였다. 즉 병원은 비록 자의적이지만 일종의 수용소에 수용된 것과 다르지 않았다.

근대사회는 개인의 자유를 기초로 하여 만들어졌다. 그런데 그 사회에서 생겨난 병원은 개인을 규율하고 자율성을 빼앗는 수용소와도 같은 조직이 된 점은 모순처럼 보인다. 병원에 입원한 환자는 그의 모든 사회적 지위와 신분에서 벗어나 환자복을 입고 의사의 통제에 복종하기 때문에 마치 수감자와 같은 지위를 갖게 된다. 프랑스의 철학자 Foucault(1993)는 이와 같은 모순을 서양 근대의 내재적 한계로 파악하였다. 푸코는 근대적 의미의 병원의 형성을 17세기 이후의 서양에서 권력 체계가 변화한 결과로 파악한다. 이성을 중시하며, 주체로서의 개인을 존중하는 서양의 근대 시민사회의 등장은 동시에 비이성적 존재를 사회로부터 격리하고 대규모로 감금하였을 뿐만 아니라, 개인의 일상과 행동을 규율하는 새로운 감시체계를 만들어 냈다.

근대 시민사회에서 이성의 중시는 단순히 철학적 사상이 변화한 것이 아니라 사회적으로 이성이 실천될 수 있도록 만든 점이 중요하다. 예를 들어, 17세기에 등장한 파리의 일반 구호소는 병원이면서 동시에 빈민, 범죄자 등도 수용하는 시설이었다. 거기에 의사가 항상 있는 것도 아니었고 '모든 무질서의 근원인 나태'한 사람에 대해서는 강제노동을 시행하였다. 18세기 말에 이르러 '비이성'이라 분류되어 일괄적으로 감금됐던 사람들이 다시 재분류되어 각각 다른 시설에 수용되었다. 환자는 병원으로, 미친 사람은 정신병원으로, 범죄자는 감옥으로, 그리고 일할 수 있는 빈민은 공장으로 보내졌다. 즉 병원이 일반 구호소로부터 분화되었다.

푸코는 이 변화를 규율(discipline) 권력의 출현과 관련지었다. 전근대 사회에서는 사람들의 일상적 행동에 대하여 일일이 규제하지는 않았다. 그러다 '에티켓'이라는 규율이 나타나서 이성을 가진 시민이라면 하지 말아야 할 행동규범이 열거되기 시작하였다. 과거에는 물리적 폭력이나 강제력으로 사람들을 다스렸다면 근대사회는 이러한 행위규범을 내재화시키고 길들여서 사회질서를 유지하는 방식을 취하였다. 자율적으로 길들이지 못한 사회적 일탈자들은 따로 구분하여 수용소에 감금하고 자유를 박탈하고 엄격한 통제를 가한 것이다. 여기서 누가 정상이고 비정상인가를 가르는 기준은 의학과 같은 특정 전문지식에 근거하게 되었다. 새로운 의학에 따라 환자는 이제 정상인과 같이 살 수 없는 비정상 그룹으로 분류되었고 병원에 수용되어 환자복을 입고 통제의 대상이 된 것이다. 정상과 비정상을 나누는 작업은 1회에 한정되는 것이 아니라 상시적인 것으로 변화하였다. 각종의 건강검진이나 선별검사는 비정상자의 발생을 감시하는 장치로서의 의미를 갖는다. 즉 근대사회에서 의료는 사회적 감시체계의 일환이고 모든 사람은 그 감시 대상이 된다. 따라서 정상과 비정상을 구분하는 전문지식은 새로운 권력으로 등장하였다.

푸코의 이론을 적용할 때 흥미로운 주제는 병원이 과연 21세기 또는 '탈근대사회'에도 존속할 것인가 하는 점이다. 탈근대사회는 집단적 통제 대신에 개인의 자율과 주체성을 강조하는 사회이다. 따라서 병원과 같은 대량적인 수용과 통제의 장소는 필요 없게 될지도 모른다. 그런데 서양의 병원은 이미 변화를 시작한 지 오래다. 사회적 비판의 대상이었던 정신병원은 이미 탈병원화 정책에 의하여 많은 정신질환자를 지역사회에서 치료하는 형태로 바뀌었다. 또한 병원의 기능을 부분적으로 대체하는 새로운 의료조직들, 예를 들어 독립적으로 운영되는 응급의료센터, 신장 투석센터, 가정간호 전문센터 등이 나타나고 있다. 물론 치료의 장소로서의 병원이 완전히 없어지지는 않을 것이지만 병원의 성격과 기능 및 규모는 크게 바뀔 수 있다(Ginzberg, 1996).

(3) 한국의 병원 발전

푸코의 이론을 따르자면 병원이 만들어진 것은 인간을 이성적 존재로 보는 관점이 만들어진 이후의 일이다. 역사적 정치적으로는 근대 국민국가의 형성이 관련된다. 국민국가라는 인식이 사회적으로 공유되고 국가는 국민을 보호하고 관리할 책임이 부여되며 그에 따라 국민 모두를 대상으로 하는 근대적 의료제도가 만들어진다. 국민을 관리해야 할 대상으로 보지 않으면 그들의 일상 행동이나 건강 상태를 감시할 의료체계는 필요 없다. 이러한 논리를 조선시대의 의료제도에 적용해 보면 왜 조선시대에 전국적으로 병원이 존재하지 않았는지를 설명할 수 있다. 조선 사회는 아직 근대가 아니었고 따라서 조세와 병역의 대상으로서의 호구(戶口)라는 개념은 존재했으나 이들을 적극적으로 보호하고 관리해야 할 '국민'으로 파악하지는 않았다. 왕실과 관료들을 진료하기 위한 목적의 병원이 수도에 설치되어 있었지만, 대부분의 지방에서 일반 백성을 대상으로 하는 병원을 설치하지는 않았다. 서양 중세에도 병원의 기능을 수행하던 기관들이 있었던 사실에서 알 수 있듯이 병원은 그 시대의 관념에 따라서 존재하는 것이지 의학 기술이 발전하지 못해서 병원이 존재하지 않았던 것은 아니다.

우리나라에 등장한 최초의 서양식 병원은 1885년에 설립된 광혜원으로 미국인 선교 의사 Allen에 의하여 운영되었다. 그러나 이 병원은 개인이 운영한 진료소 수준을 벗어나지 못하였다. 병원다운 병원은 1899년 국가에 의하여 설립된 대한의원이었다. 1910년 일제 식민 지배가 시작되면서 일제 말까지 약 60개의 국공립 병원이 전국 주요 도시에 설립된다. 일제가 식민지를 건설하면서 처음부터 전국 주요 도시에 병원을 세웠던 점은 주목할 만하다. 이것은 감염병 관리나 일반환자 진료와 같은 국가적 차원의 보건 의료 업무를 수행하기 위한 목적에서 비롯된 것이기도 하지만 동시에 근대사회의 새로운 권력 장치로서의 병원의 중요성을 인식하였고 이를 실천에 옮긴 것으로 볼 수도 있다.

해방 이후 1970년대까지는 병원이 수적으로는 증가하지만, 질적으로 성장하지는 못한다. 그 주요한 이유는 경제발전의 낙후로 의료서비스 시장이 제대로 성장하지 못하였기 때문이었다. 병원은 재정적 투자가 되지 않아 시설이 낙후하고 훈련된 인력도 부족한 상태였다. 의사들은 병원 근무보다 개인 소유의 의원을 갖는 것을 선호하였다. 국민의 의료 이용은 매우 저조한 상태에 있었다. 그러나 국민건강에 대한 의학적 감시의 필요성은 계속되었다. 비록 일상적 질병 치료가 원활하게 진행되지는 않았지만 전국에 세워진 보건소를 통하여 결핵 관리, 기생충 관리, 감염병 관리, 산아제한과 같은 공중보건 정책이 강력하게 추진되고 성공적으로 마무리되었다.

1980년대 이후 많은 병원이 세워지고 의료 이용이 일상화되면서 의학적 감시는 점차 병원에서 수행하게 되었다. 이제 산전 관리, 구강 관리, 건강검진 등이 보편화되었다. 최근에는 유전자 검사기법까지 도입되어 질병에 대한 조기진단과 치료는 시민의 보편적 상식처럼 되었다. 병원이 수행하는 감시와 통제의 기능은 계속 확장되는 추세에 있다. 진학과 입대 및 취업에서 병원은 정상과 비정상을 구분하는 핵심적 임무를 수행한다. 폭력의 피해를 입증하거나 근로 과정에서의 상해를 입증하기 위해서도 병원의 진단은 필수적으로 되었다. 친자확인 같은 가족 문제의 해결에도 병원이 나서게 되었다. 이 과정은 사회문제의 의료화 또는 일상생활의 의료화와 깊은 관계가 있다. 이제 태어나고 죽는 것이 의사의 관장하에 이루어진다. 과거에 정상으로 간주되던 많은 부분이 의료의 대상이 되고 있다. 그만큼 의학적 감시는 정교해지고 있고 또 폭넓게 진행되고 있다.

서양에서는 1960년대 이후 시민적 권리의식이 향상되면서 국가나 의료전문직에 의한 부당한 감시에 대한 문제 제기가 진행되었고 의학적 감시를 감시하는 상쇄 권력이 만들어졌다. 인공유산 논쟁부터, 장기이식 논쟁, 그리고 최근의 줄기세포 논쟁에 이르기까지 과학기술과 의학에 대한 사회적 감시는 지속적이고 체계적으로 이루어졌다. 따라서 의학계가 새로운 기술을 개발하여 신체를 의료화시키는 것이 적합한 것인지에 대하여 많은 사회적 논란이 있고 통제가 가해진다. 반면 한국 사회에서는 의학의 우리 몸에 대한 감시에 대하여 사회적 대응이 취약한 편이다. 건강검진이나 조기 검진 등은 거의 무조건 '좋은 것'으로 받아들여지면서 무분별하게 실시되는 경향을 보인다. 줄기세포 연구의 경우에도 줄기세포 연구가 초래할지 모를 사회적 위험에 대한 인식 때문에 서구 사회에서는 이를 엄격하게 규제하지만, 한국에서는 줄기세포가 초래할 사회적 위험에 대한 인식이 미성숙하고, 오히려 이를 이용한 의료산업화의 가능성에 대한 기대가 매우 높다. 이러한 상황은 근본적으로 의학적 감시에 대한 비판적 인식이나 사회적 담론이 취약하기 때문이다.

2. 병원의 조직구조

(1) 병원의 소유구조

병원의 소유구조는 병원조직의 속성을 보여주는 지표이다. 형평성을 중시하는 영국에서는 대부분 병원이 국가 소유로 운영된다. 의료산업이 발전한 미국은 전체 병원 5,129개 중에서 국공립 18%, 비영리 병원 58%, 영리병원 24%의 분포를 보인다(AHA, 2023). 우리나라는 국공립 5%, 법인 36%, 개인 59%의 분포를 보인다. 의료가 시장화되어 있고 의료산업이 발전한 미국에 비해서도 국공립 병원이 매우 적은 것을 알 수 있다.

국립병원은 국립재활원, 국립정신건강센터, 국립교통재활병원, 국립공주병원(정신병원), 국립법무병원(정신질환 범죄자 수용), 국립소록도병원(한센병 치료), 국립마산병원(결핵치료) 등 특수목적 병원들이 대부분이다. 공립병원은 국립대학교 병원과 시도립 병원으로 구성되어 있다. 국립중앙의료원, 서울의료원과 경기도의료원 안성병원, 인천시립 치매요양병원 등이 여기에 속한다. 국공립 병원은 정신질환 등 특수목적 병원이나 국립대학 병원과 시도립 병원들로 구성되어 있다. 건강보험 요양기관 종별로는 상급종합병원과 종합병원 같이 비교적 규모가 큰 병원들이 많다.

[표 13.1] 요양기관 종별 설립 구분

구분	전체	국립	공립	법인	개인	군병원
상급종합병원	42	-	12	30	-	-
종합병원	311	1	48	189	72	1
병원	1,465	8	26	370	1,042	19
요양병원	1,560	2	87	707	764	-
치과병원	237	-	8	25	200	4
한방병원	307	-	2	76	229	-
계	3,922	11	183	1,397	2,307	24

출처: 건강보험심사평가원. 2024. HIRA 빅데이터개방포털.

법인 병원은 사회복지법인 등 비영리기관이 설립한 병원들이다. 서울아산병원이나 삼성의료 같은 사립대학 병원들과 개인병원에서 발전한 의료법인 병원들이 많다. 일반 급성기 환자치료를 목적으로 하는 경우가 대부분인데, 최근에는 장기 요양이 필요한 환자를 위한 요양병원도 많아졌다. 우리나라 병원 분포의 특징으로 꼽을 수 있는 것은 개인이 설립한 병원이 숫자로 절반을 넘는다는 점이다. 의료법상 의사가 아니면 개인이 병원을 설립하기 어려운 점을 고려할 때 의사들이 스스로 자본을 마련하여 병원을 설립 운영하는 관행이 뿌리 깊게 자리 잡고 있음을 알 수 있다. 미국에서는 비영리단체나 기업이 병원을 설립하며 의사 개인이 설립하는 경우는 거의 없다. 개인병원은 대부분 규모가 작은 '동네 병원'들이다. 척추 병원이나 대장 항문 병원 같이 특정 분야 시술을 전문으로 한다고 표방하는 경우가 많다.

병원의 종별 구분은 병원의 규모와 기능을 법적, 제도적으로 나눈 기준이다. 병원은 30병상 이상의 입원시설을 갖춘 의료기관을 말한다. 종합병원은 100병상 이상을 갖춘 의료기관이다. 종합병원 중에서 중증질환에 대하여 난이도가 높은 의료행위를 전문적으로 하는 의료기관을 상급종합병원으로 지정한다. 상급종합병원은 20개 이상의 진료과목을 개설해야 하고 필요한 전문인력과 시설 장비를 갖추어야 한다. 3년마다 그 자격을 심사한다. 보통 대학병원들이 상급종합병원으로 지정되는데 대학병원이지만 이런 기준을 충족하지 못하여 종합병원에 머무는 경우도 많다.

병원조직의 특성을 보여주는 또 다른 지표는 병상수이다. [표 13.2]는 OECD 주요 국가의 병상 구조를 나타낸다. 인구 1천 명당 병상수는 OECD 국가들 평균이 4.3개인데 한국은 12.8개로 약 3배에 달한다. 인구 대비 병상이 많다는 것은 아플 때 곧바로 입원해서 치료받을 수 있다는 것이니까 일견 의료 복지 수준이 높은 것으로 생각할 수도 있다. 그런데 OECD 평균 병상수는 1994년에 6.5이던 것이 2022년에 4.3으로 감소한 것이다. 한국은 같은 기간에 11.6에서 계속 증가하여 12.8까지 이르렀다. 한국은 OECD 국가들에 비하여 불필요한 입원이 많거나 재원일수가 긴 편이다. OECD 평균 재원일수가 8.1일인데 한국은 19.6일이나 되었다. 병상수 규모는 보건정책의 방향과도 관련된다. OECD 국가들은 의료비 절감이 시급한 과제인데 입원 치료를 줄이거나 외래진료로 바꾸도록 유도하는 정책을 사용한다. 병상을 유지하려면 인력이 많이 필요하고 여러 가지 검사 등을 하게 되어 의료비를 높이게 된다. 우리나라에서는 민간병원들이 경쟁적으로 병상을 늘리고 진료 기능을 확대해 왔다. 정부는 민간병원의 행태를 제대로 규제하지 못하여 병상이 계속 확대되었다. 우리나라 의료비가 급격하게 증가하는 데는 병상이 너무 많은 것과도 관련이 있다.

[표 13.2] 주요 국가의 병상수와 공공병상수

	OECD	한국	미국	스페인	독일	프랑스	캐나다
인구 천 명당 병상수	4.3	12.8	2.8	3.0	7.7	5.5	2.5
공공 병상수	2.5	1.2	0.6	2.1	3.1	3.4	2.5
공공병상수 비율(%)	58.1	9.4	21.4	70.0	40.3	61.8	100

출처: 보건복지부. 2024. OECD Health Statistics 2024.

전체 병상은 많으나 공공병원의 병상은 매우 적다. OECD 평균 공공 병상 비율은 58.1%인데 한국은 9.4%에 불과하다. 공공병원이 적은 미국도 21.4%로 우리나라 두 배 수준이다. 유럽 국가들은 병상의 절대 수가 공공 병상이다. 즉 우리나라는 공공부문의 병원 수도 적고 병상 수도 적다. 의료체계에서 민간 부문이 절대적으로 크고, 정부가 민간병원의 행태를 규제하기가 어려울 것임을 짐작할 수 있다.

(2) 병원조직과 환경

병원은 규모가 다양하다. 수십 병상을 갖춘 작은 '동네 병원'도 있고, 2천 병상을 갖춘 대형 종합병원도 있다. 규모가 큰 병원과 작은 병원은 내부구조에도 차이가 있다. 병원의 조직구조는 기술적 요인과 환경적 요인의 영향을 받아 구성된다. 병원은 최신 기술의 도입이 빈번한 곳이고, 병원의 일상 업무에서 기술이 차지하는 비중이 크기 때문에 기술을 중심으로 조직화되는 것이 보통이다. 즉, 병원은 전문 분야별로 진료 부서가 나뉘고 또한 각 진료 부서는 기술 발전에 따라 더욱 세부 전문화된 부서들로 나뉜다. 예를 들어 내과는 호흡기 내과, 순환기 내과, 소화기 내과, 내분비 내과, 신장 내과, 감염 내과 등으로 세분된다. 대형 병원일수록 진료과가 세분되어 있다. 의료법에 따르면 100병상 이상의 병원을 종합병원으로 구분하는데 그중에서도 진료과가 20개 이상 되고 전문의 수련 기능이 있는 병원을 상급종합병원으로 구분하는데 대학병원들이 대체로 여기에 해당한다. 기술의 발전은 진료과의 위상을 높인다. 예를 들어 진단 검사를 시행하는 부서를 과거에는 '방사선과'라 불렀고, 병원 내 위상이 낮았다. 그런데 최근에 CT, MRI를 비롯하여 새로운 진단 장치들이 도입되고 환자 진료에서 기술 장비가 차지하는 비중이 커지면서 영상의학과로 개칭함과 동시에 병원 내 위상도 높아지면서 병원 건물 내에 넓은 위치와 접근성이 좋은 장소를 확보하게 되었다.

그런데 기술이 병원의 조직구성에 중요한 요소임에는 분명하지만, 그것만으로 조직이 구성되지는 않는다. 병원의 역사에서 알 수 있는 것처럼 사회의 지배적인 이념이나 정치권력 구조 또는 경제 제도의 영향을 받아 병원의 조직과 기능도 변화한다. 병원의 재정을 모두 공익재단의 출자에 의존하는 병원은 사회적 봉사나 자선을 위한 부서와 전담 요원을 두겠지만 이윤을 목적으로 설립된 기업형 병원은 환자 유치를 위한 마케팅 부서가 설치되어 중요한 역할을 할 것이다. 시립병원은 재정의 부족분을 시 정부로부터 지원받는데 재정 조달 업무를 수행하는 재무부서의 영향력이 크다. 재원의 대부분을 건강보험환자 진료에 의존하는 중소 병원은 건강보험심사평가원에 보험금 청구 업무를 담당하는 부서가 다른 행정 부서보다 상대적으로 영향력이 크다.

신제도주의의 이론적 관점에서는 제도가 조직에 부여하는 정당성의 기능에 주목한다. 여기서 제도란 정치제도나 경제 제도만이 아니라 집단의 행위에 영향을 미칠 수 있는 요소들을 의미하는데 여기에는 법제도, 국가와 사회의 기본 조직구조, 사회의 표준화된 관행과 절차 등을 모두 포괄한다. 조직은 사회 속에서 합리화되고 제도화된 실행과 절차를 따르게 된다고 한다. 그것은 제도적 정당성을 획득하는 것이 조직의 생존에 중요하기 때문이다. 신 제도론자들은 조직이 제도화되면 조직은 기술적 효율성을 증가시키기보다는 사회로부터 정당성을 획득하여 외부적 불확실성으로부터 조직을 보호하고 안정성을 높인다고 한다(정용덕 외, 1999). 제도는 일종의 '합리화된 신화'의 형태로 존재한다(Meyer and Rowan, 1977). 병원을 병원답게 만드는 데 필요한 것으로 누구나 생각하지만 정작 그것이 기술적으로 효용성이 있는 것인지 검증을 필요로 하지는 않는다는 것이다. 새로 만들어지는 병원은 한편으로는 다른 병원과의 차별성을 만들기 위하여 다른 모습을 연출하기도 하지만 기본적으로는 병원이 어떤 모습이어야 하는지에 대한 관행과 신화를 따르게 된다.

미국병원의 사례를 살펴보자. 미국의 병원들은 1980년대 이후 사례관리를 유행처럼 채택하였다. 사례관리란 환자의 욕구를 잘 파악하고 최적의 의료서비스를 연결해주는 것을 말한다. 이를 통하여 환자의 치료 만족도를 높이고 병원의 자원도 절약하여 효율성이나 효과성을 높이는 것으로 인식됐다. 그런데 이러한 사례관리의 유행이 합리화된 신화라는 지적이 제기되었다. 우선 사례관리는 원래의 취지를 살리자면 환자의 의료 이용이나 질 관리를 담당하는 부서에 관장하는 것이 합리적이다. 그런데 대부분 병원에서 사례관리를 간호부서에서 담당한다. 이것은 간호의 전문성을 높이고 간호사의 직무만족도를 제고하려는 간호협회의 대대적인 노력의 결실로 생각할 수 있다. 즉 간호사가 사례관리의 전문가이거나 사례관리를 수행하기에 가장 적합한 지위를 갖기 때문에 사례관리를 담당하는 것이 아니라 새롭게 형성된 간호 전문성의 규범에 부응함으로써 정당성을 갖게 된 것으로 볼 수 있다. 따라서 사례관리의 결과 환자의 욕구 만족도가 높아지는 것과 별개로 간호사의 직무만족도가 높아지는 것이 사례관리의 중요한 결과가 되고 있다. 또한 사례관리는 비용 절감을 원하는 의료보험회사나 의료시스템으로부터 비용 절감의 방책으로 관심의 대상이 되었다. 이러한 제도환경의 변화에 따라 병원들은 사례관리를 시행하여 경쟁 병원보다 비용 절감 노력을 많이 하고 있다는 것을 보여주어야 했다(Roggenkamp and White, 2001).

병원의 응급실은 합리화된 신화의 또 다른 예가 된다. 우리나라의 대부분 병원에는 응급실이 있다. 일부 대형 병원은 응급실에 많은 환자가 몰리지만 중소 병원 응급실은 환자가 많지 않아서 한산하다. 그런데도 중소 병원이 응급실을 유지하는 것은 의료법에서 응급환자 진료를 담당할 의사의 배치를 규정했기 때문에 이 법규를 준수하는 행위이다. 다른 한편 그것은 구급차와 응급실을 병원의 상징처럼 여기는 우리의 인식에 부합되는 행위이기도 하다.

우리나라 병원들이 대형화되는 것도 합리적 이유보다는 제도적 요인의 영향을 받는 것으로 볼 수 있다. 미국에서는 좋은 병원이 꼭 대형 병원은 아니다. 서부지역 로스앤젤레스 대학(UCLA) 부속병원(Ronald Reagan UCLA Medical Center)은 520개 병상을 가졌을 뿐인데 미국에서 가장 좋은 5대 병원의 하나로 선정되기도 하였다. 반면 우리나라에서는 소위 '빅5 병원'같이 규모가 거대하고 고가의 장비를 많이 설치한 병원이 '좋은 병원'으로 인식되고 있다. 기업규모를 키운 재벌기업들이 시장에서 지배적 위치를 점유하고 있는 것처럼 의료서비스 시장에서도 규모가 큰 병원들이 지배적 영향력을 행사하고 있다. 한국 사회에서는 조직의 규모가 커지면서 발생하는 비효율의 문제가 사회적으로 주목받기보다는 큰 규모의 병원이 주는 안정감이나 신뢰감이 관심의 대상이 되고 있고 이러한 요인이 더 많은 환자를 모이게 만든다. 규모에 대한 신뢰는 우리나라 의료체계에서 의사-환자 관계와 같은 대인관계에서의 신뢰(trust)는 낮지만, 기술이나 장비와 같은 물적 요소와 건강보험과 같은 제도에 대한 신뢰(confidence)는 높은 점과도 관련이 있어 보인다(김길용·조병희, 2011). 서구의 경우 상급의료기관을 이용하려면 주치의의 의견이나 진료 의뢰가 중요하다. 그런데 우리는 '주치의 제도'가 없다. 주치의가 없는 상황에서 좋은 병원에 대한 판단기준은 시설이나 장비가 좋은 병원, 또는 큰 병원이 잘 치료할 것이라는 제도화된 신화에 의존할 수밖에 없다. 개별 병원의 의학적 성취를 객관적으로 보여줄 수 있는 질 지표가 제대로 공개되어 있지 않은 상황에서 병원의 규모가 합리적 준거로 작동하게 되고, 규모가 큰 병원의 '성공스토리'가 신화가 되면서 모든 병원이 병상을 확대하고 장비 도입을 시도하면서 병원계 전체가 대형 병원을 모방하게(isomorphism) 되었다.

병원조직은 다른 조직들과 업무상 연관을 맺으면서 활동한다. 병원에 영향을 미치거나 병원이 영향을 주는 다른 조직들과의 일련의 관계들의 총체를 업무환경이라 한다. 병원이 관계되는 다른 조직으로는 정부, 건강보험공단 및 건강보험 심사평가원, 다른 병원, 제약회사, 암센터, 보건소, 의료 장비회사, 생명공학 연구소, 병원협회와 의사협회, 민간 보험회사 등 다양하다. 업무환경의 중요한 기능은 병원조직이 타 조직과의 거래·협상·타협을 통하여 업무영역을 구성한다는 점이다. 병원조직은 유기체이기 때문에 모든 병원이 동일한 업무영역을 갖고 있는 것은 아니고 환경이 다른 조직들과의 관계를 통하여 자신만의 업무영역을 확보해 나간다. 예를 들어 어떤 병원은 중소 병원과 협약을 맺고 지역별 '협력병원' 체계를 구축하여 자기 영향력을 전국으로 확대할 수 있다. 다른 병원은 제약회사나 생명공학연구소와 공동연구를 통하여 의료 신기술의 산실로서 입지를 정립한다. 아니면 이사진을 공유함으로써 조직의 영향력이 확대되기도 한다(Pfeffer, 1973).

병원은 그 조직에 필요한 자원과 합법성, 그리고 고객을 외부 환경에 의존하고 있다. 일반적으로 자기 욕구 충족에 필요한 자원을 타인에게 의존하여 조달할 경우, 자원조달자에게 예속되는 권력-종속관계가 발생한다. 그런데 병원과 환경의 관계가 이처럼 단순하지 않다. 자원을 공급하는 외부 기관이 자의적인 처분권에 따라 자원 공급을 통제하거나 조직의 합법성이나 권위를 외부 기관이 전적으로 부여하는 경우 조직은 환경에 종속된다. 그러나 조직이 환경이 필요로 하는 불가결한 자원을 갖거나 자원 조달처가 다변화되거나 조직의 목적과 그것을 합리화하는 이데올로기를 자율적으로 만들 수 있는 경우에는 오히려 조직이 환경에 대한 통제력을 갖게 된다. 즉 조직이 필요로 하는 자원이 환경 내에 집중 또는 분산되어 있는지와 조직이 통제하는 전략적 자원의 양에 따라 조직과 환경의 권력관계는 다르게 규정된다.

공급자에 대한 지불보상 제도에서 환자가 직접 의료비를 지불할 때보다 단일적 보험자가 지불할 때 병원은 환경 통제력이 상대적으로 약하다. 그러나 병원은 환자가 필요로 하는 의료서비스를 제공하는 유일한 조직이기 때문에 보험기관이 자의적으로 건강보험 수가 기준을 설정하기는 어렵다. 보통 양자 간의 협상으로 수가가 결정된다. 만일 병원이 운영 방식을 완전히 달리하는 공립병원과 민간병원으로 양분되어 있다면 병원은 보험기관에 대한 교섭력이 약해지게 된다. 이와 같이 조직과 환경은 여러 요인에 의하여 관계가 규정되는 복잡한 양상을 보인다.

조직이 필요로 하는 자원이 환경에 분산되어 있으면 조직은 경쟁전략을 사용하여 자원을 조달하게 된다. 이것은 환자가 조직되어 있지 않은 상황에 해당한다. 그러나 미국의 경우처럼 기업별로 환자가 조직되어 기업이 구매자로서 역할을 하게 되면 고객 몇몇 곳에 집중되는 것이기 때문에 병원은 강력해진 구매자의 요구를 수용하지 않을 수 없게 되어 권력관계에 역전 현상이 나타난다.

경쟁이 심화되면 병원조직들은 협력과 연합을 통하여 공동으로 대처하기도 한다. 이들은 경쟁 대신 자원에 대한 안정적 공급을 지향하는 독과점체제를 만든다. 즉 지역별로 상품판매망이 분할되듯이 병원의 진료권을 획정하여 한 지역의 환자는 특정 병원만을 이용하도록 하는 것이다. 이러한 전략은 환경에 의한 자원 조달의 불확실성을 제거하고 환자의 안정적 흐름을 보장하게 된다. '의료전달체계'는 바로 이러한 속성을 갖는다. 그렇지만 우리나라에서 의료전달체계는 제대로 작동되지 못하고 있다. 이것은 병원들의 힘이 비슷하지 않고 시장역량의 차이가 크기 때문에 이해관계를 일치시키기 어려운 점이 작용한 결과이다. '힘이 센' 병원은 협력보다는 자신의 역량을 극대화하여 시장을 독점할 수 있으므로 힘이 약한 병원들과 협력을 할 필요가 없는 것이다.

자원이 외부에 집중되어 있고 조직이 행사할 수 있는 전략적 자원도 결여된다면 조직은 외부 기관과의 합병을 시도할 수 있다. 시·도립병원은 민간병원과 경쟁할 수 있을 만큼 자본투자를 하기 어렵다. 이때 시·도립 병원은 국립대학병원과 연계하여 새로운 활로를 찾을 수 있다. 대학병원은 우수한 인력을 파견하고 검사 장비를 공동으로 사용하여 시·도립병원의 시장 능력을 높여준다. 시·도립병원은 경영의 자율성을 상실하지만, 조직 자체는 새로운 경쟁력을 갖게 된다.

이와 같이 조직과 환경 간에는 의존과 권력의 관계가 교차하고 있고 조직으로서의 병원이 성장하고 쇠퇴하는 것은 전략 자원이 부족하기 때문이 아니며 환경통제에 대한 적절한 방법을 찾지 못한 결과일 수 있다. 물론 조직군의 생태학적 여건이 변화하여 개별 병원의 노력에도 불구하고 조직군 전체가 몰락할 수도 있다. 출생 인구가 감소하면서 산부인과와 소아과 의원이 쇠퇴하는 것은 조직군의 몰락으로 볼 수 있다.

(3) 기술 집약체로서의 병원조직

병원에는 다양한 직종의 종사자들이 근무하고 있다. 종합병원은 직종을 의무직, 간호직, 약무직, 보건직, 기술직, 원무직, 전산직, 의공직, 별정직, 기능직, 고용직, 임시직 등으로 구분하는데 직종별로 다시 다양한 기술과 자격별 구분이 가능하다. 의무직은 전임의사와 레지던트, 인턴으로 구성되고, 보건직은 임상병리사, 방사선사, 물리치료사 등 여러 종류의 의료기사들로 구성된다. 이 외에도 병원에는 조리사, 사회사업가부터 정원사나 세탁부에 이르기까지 수십 종의 직업을 갖는 성원들로 구성되어 있으며 구성원이 수천 명에 이르는 중견기업으로 발전하고 있다. 미국의 경우는 중간층 의료 요원만 70여 직종으로 구분되어 있고 병원 전체로는 200개 이상의 직종이 참여하고 있다. 병원은 한편으로는 기술 발전을 뒷받침하기 위하여 고가의 장비와 전문요원을 확보해야 하는 자본집약 조직이면서 다른 한편 환자를 치료하고 간호하며 숙식을 제공하는 서비스의 장소로서 노동 집약 측면을 동시에 갖고 있다. 즉 병원은 높은 수준의 기술과 숙련된 인력과 자본을 바탕으로 조직된다. 따라서 병원은 그 사회의 경제와 산업의 발전을 전제하지 않고는 성장하기 힘들다. 그런데 다양한 의료 직종이 존재하는 것도 결국은 의료 기술의 분화 과정으로 볼 수 있어서 병원은 기술이 집약되어 있는 장소가 된다.

조직이 어떤 속성의 기술을 사용하는가에 따라 조직구조의 양상이 달라질 수 있다 (Perrow, 1965). 여기서 기술이 객관화·공정화될 수 있을지가 중요하다. 자동차를 만드는 기술은 그 공정이 요소별로 분해되어 설계도가 만들어질 수 있도록 객관화되어 있다. 반면 의사의 치료법은 그와 같이 객관화하기 어렵다. 만일 의사의 치료법이 완전히 객관화된다면 그것은 '기계'로 만들어질 수 있고 우리는 진료 기계장치에 들어가 있기만 하면 무슨 병에 걸렸는지 바로 알 수도 있을 것이고 치료 또한 기계적으로 이루어질 것이다. 그러나 환자의 병세가 똑같이 나타나지 않고 치료 효과 또한 환자마다 달라서 의료과정은 객관화하기가 쉽지 않다. 이러한 상황을 불확실성이라고 한다. 업무의 대상이 불확실할수록 그것을 다루는 기술은 비결정적(indeterminate)이게 된다(Hasenfeld, 1983). 조직의 핵심기술이 결정적일수록 조직은 관료제 구조를 띠게 된다. 반면 조직의 핵심기술이 비결정적이면 관료제 구조를 갖기 어렵고 자율성을 보장하고 권한을 분산시키는 조직구조가 필요하게 된다. 병원이 다른 관료제 조직과 가장 다른 점은 바로 업무의 대상이 불확실하고 기술이 비결정적이라는 점이다.

우리나라에서는 병원의 기술을 보통 첨단 장비에 의한 기계적 기술로 연상한다. 그러나 조직이론에서 볼 때 병원의 기술은 인적 서비스(human services)로서의 기술을 의미한다. 병원과 같은 서비스 조직에서 사용하는 기술은 고객을 한 상태(질병)에서 다른 상태(건강)로 바꾸는 데 사용된다. 이를 위해서는 인간 신체의 작동과 인간 행동에 대한 광범위한 지식이 필요하다. 그러나 그 지식은 본래 복잡하고 불완전하며 계속 변화하고 때로는 어긋나고 불일치하기도 한다. 이러한 이유로 서비스 조직은 기술을 선택하고 실행하며 운용하는 데 어려움을 겪게 되고 또 불확실성에 직면한다. 특히 바람직한 최종산물이 무엇인가에 대하여 이견이 많다. 인간의 질병을 치료하고 건강을 회복하게 하는 기술이 하나뿐일 수는 없다. 과학은 그 '하나'의 완결적인 치료 방식을 추구해 나가지만 아직 의료는 불확실한 상태로 남아 있는 것이 현실이다. 따라서 어느 기술이 더 적합한지에 대한 논란이 일어날 수 있고 그러한 논의는 전문가들의 자율성과 관련된 매우 중요한 부분이다.

한 예로 정신병원에서 '신체화'를 강조하는 의사는 병원이 환자의 퍼스낼리티를 바꾸려 하지 말고 환자를 가능한 한 빨리 사회로 복귀시킬 것을 기대하지만 정신분석을 강조하는 의사는 병원이 환자의 퍼스낼리티를 광범위하게 검사하고 또 이를 변화시켜야 한다고 생각할 것이다. 사회적 분위기나 시점에 따라 어느 쪽의 견해가 더 강력하게 지지받을 수도 있을 것이다. 그러나 서비스 기술의 특성상 어떤 견해도 완전히 옳은 것은 아닐 수 있으므로 현재 지배적이지 않은 견해를 일방적으로 거부하거나 소멸시키는 것은 바람직하지 않다. 한국에서는 신기술이 도입되면 구기술은 조직에서 퇴출하여 기술의 획일화가 나타나는 경향이 있다. 신기술이 보급되면 사회적 논의가 부족한 채 그대로 '표준적인 기술'로 정착되는 것이다. 한국은 다른 나라와 비교해서도 최신 영상진단 장비가 조기에 광범위하게 보급되었다.

이러한 상황이 전개된 것은 병원이 핵심기술의 개발과 보호를 통한 조직유지보다는 다른 병원이나 다른 병원과 의사의 시술 방식을 모방하는 데 급급했기 때문이다. 즉 기술도입을 통한 제도적 정당성 확보가 크게 작용한다. 다른 병원이 모방할 수 없는 기술을 보유하여 (즉 조직을 차별화하여) 경쟁력을 갖추기보다는, 예를 들어 심장 수술 전문병원이 되기보다는, 다른 병원과 유사한 진료과를 설치하고 유사한 기계 장비를 갖추어 경쟁하는 방식을 지향하였는데 그 결과 대부분의 병원이 구조적으로 유사해지는 생태학적 동일체(isomorphism)라는 것을 보여주게 되었다(Powell and DeMaggio, 1991). 그리고 제도화된 의료 기술은 주로 기계 장비에 의존한 기술이었고 환자를 돌보고 심리적 안정을 제공하는 면대면 의사소통 기술은 발전하지 못하였다.

(4) 진료 부서와 행정 부서

병원의 업무는 크게 나누어 의사를 중심으로 진행되는 진료업무와 이를 뒷받침하는 행정업무로 구성된다. 입·퇴원 처리, 수납, 인사, 보수유지 등의 일반 업무는 관료제적 행정조직에 따라 업무가 진행된다. 병원장을 정점으로 하여 그 밑에 원무과, 재무과, 총무과, 전기시설과, 전산실 등이 있어 일반 행정업무를 담당한다. 이들은 상명하복의 원칙에 따라 하급자는 직속 상급자의 업무지시와 감독을 받고, 각 과는 독자적인 소관 업무만을 담당할 뿐으로 업무의 책임소재가 명백하다. 또한 각 행정과는 최종적으로 병원장의 업무통제와 감독을 받는다.

의사들의 진료업무는 이와는 다르게 구성되어 있다. 진료 부문에도 행정 부문과 같이 위계적 구조가 존재한다. 병원장 아래에 내과 외과 등의 전문과가 설치되어 있다. 그러나 여기서는 각과 구성원들이 일방적으로 업무지시를 받고 수행하는 것이 아니라 각 구성원은 위계상의 누구나 횡적인 연계선상의 누구와도 소통을 할 수 있다. 예를 들어 내과 의사는 내과 과장의 업무지시를 일차적으로 받지만, 그는 진료에 필요하면 타과 의사와 환자 상태나 치료 방식에 대하여 의논할 수 있다. 이것은 현대 병원에서는 의료가 여러 의사나 의료 요원들의 팀에 의하여 통제되기 때문이다. 행정 부문에서는 권한과 책임이 조직 위계상의 위치에 따라 결정되지만, 진료 부문에서는 그 위치를 차지한 사람에 따라 달라진다. 예를 들어 새로 부임한 내과 의사가 새로운 치료 방식을 발견했다면 그는 상당한 권위를 갖게 되고 보다 많은 행정적 지원도 받을 수도 있게 된다.

관료제회된 조직구조는 업무 내용이 단순하고 빈복될 때 주로 나타나고 진료조직과 같은 전문직 조직은 업무 내용이 표준화되기 힘들고 일상적으로 반복되지 않을 때 주로 나타난다. 의사들의 업무가 단순 반복적이지 않다는 것은 의사를 찾는 환자의 질병이 제한된 몇 가지가 아니며 같은 질병이라도 사람에 따라 나타나는 증상이나 고통의 정도도 동일하지 않기 때문에 지식과 경험에 근거한 고도의 판단력이 요구되기 때문이다. 물론 의사는 특정한 어느 환자에게는 어떤 치료법이 바로 결정되는 단순한 경우도 있지만 많은 경우에 환자의 증상과 호소 반응에 따라 치료법을 계속 결정해 간다. 이러한 전문직의 업무를 위해서는 업무상의 자율성을 발휘할 수 있는 조직구조를 마련하는 것이 중요하다. 만일 의사의 업무 역시 행정조직처럼 관료제적으로 통제한다면 획일적으로 치료할 것이며 개별환자의 다양한 욕구는 제대로 치료받지 못하는 결과를 가져올 것이다.

병원을 구성하는 두 조직 간에는 어떤 관계가 있을까? 서양의 경우 이 두 조직은 서로 다른 자격을 소지한 사람들이 담당하고 있다. 물론 진료 부문은 의사에 의하여 관장되지만, 행정 부문은 의사가 아닌 전문 경영인이 담당한다. 미국에서는 진료 부문은 인턴과 레지던트만이 병원에 고용되어 있고 전문 의사는 환자를 동반하여 외부에서 출원하여 진료하기도 한다. 즉 병원의 운영은 국가 또는 유지재단이 책임을 지게 되고 의사는 운영에 직접적인 책임이 없는 형태의 조직인 것이다. 이 경우 양 조직 사이에는 사회적 거리가 있게 된다. 이러한 이중구조가 때때로 갈등을 일으킨다(Wolinsky, 1988:305). 행정 부문에서는 경영을 원활하게 하려고 많은 환자를 치료하여 재원을 확보하기를 원하지만, 환자 진료는 의사의 고유권한이라 의사들은 자기 능력 이상으로 환자를 치료하지 않는다. 행정 부문에서는 경영의 합리화에 관심갖게 되고 진료 부문의 자원 낭비를 규제하고 합리적인 평가를 하려 하지만 의사들은 이를 자율성의 침해나 업무에 대한 간섭으로 인식하고 거부한다. 병원 내 양대 조직은 기능상 서로 보완적이지만 서로의 업무 내용이나 관심사의 차이, 즉 조직 목적의 차이로 인하여 이러한 갈등이 발생하기도 하는 것이다.

병원 내에 이중 권위구조가 있을 때 가장 곤란한 처지에 놓이는 것은 간호사이다. 간호사는 보통 행정 라인의 관장하에 있어 인사나 행정적으로는 행정조직에 의하여 통제되지만 다른 한편 진료업무와 관련하여 의사의 지시도 받는다. 두 라인의 간호사에 대한 역할기대가 일치하면 문제가 없지만 서로 기대가 다르면 간호사는 역할 갈등을 하게 된다. 예를 들어 간호사는 일상적인 업무는 수간호사나 감독간호사 등의 지시를 받지만, 임상 현장에서는 의사의 지시를 받게 되어 일상적 업무와 동시에 수행하기 힘들 경우 갈등이 있게 된다. 이런 상황에서 간호사들은 역할 갈등을 피하려고 업무의 전문화보다는 행정 라인에서 승진하려고 더 노력하게 되는 결과를 빚는다고 한다.

한국의 경우는·이와 다른 양상을 보인다. 병원조직은 의사에 의하여 전반적으로 관장되는 일원적 조직구조를 하고 있다. 의사 출신 병원장이 진료 부문과 행정 부문을 모두 통제하는 것이 일반적이다. 행정 부문은 순수 행정만을 담당할 뿐이고 간호사나 의료기사는 진료부원장의 직접적인 통제를 받는다. 이러한 구조에서는 진료와 행정 부문의 갈등이 존재하지 않게 된다. 달리 말하자면 간호 업무나 의료 기술 업무는 철저하게 의사에 의하여 통제받는 것으로 볼 수 있다.

(5) 의사와 간호사의 의사소통

미세한 조직 구조상의 차이가 각 임상과의 특성에 따라 나타날 수도 있다. 내과 의사들은 환자의 치료법이나 대안적 치료법에 관하여 함께 모여 토론하기를 즐기지만, 간호사와는 별로 대화하지 않는다고 한다. 반면 외과 의사들은 치료법에 대한 논의는 별로 하지 않지만, 의사와 간호사의 대화는 빈번한 편이다. 내과에서의 의사결정은 집단으로 이루어진다. 물론 최종적으로는 담당 의사가 결정한다. 반면 외과에서는 의사결정이 위계적으로 결정되고 하급자는 이를 따르는 형태를 취한다. 외과에서는 합의에 따른 의사결정을 시간만 소비하는 것으로 생각하며 수술은 즉각적인 판단을 요구한다고 주장한다.

한국의 한 대학병원을 대상으로 참여관찰을 한 연구(이지연, 2002)에 의하면 의사와 간호사 간 의사소통 양식이 내과 병동에서는 하향식, 외과 병동에서는 상향식, 정신과 병동에서는 수평적 의사소통이 이루어지고 있었다. 내과는 주치의 개념이 강하고, 환자의 진단 과정을 중요시하며, 비교적 시간 여유가 많아 환자를 꼼꼼히 살피는 경향이 있다. 또한 환자들도 중환이 많고 복합적 문제를 갖고 있어서 주치의는 검사결과의 작은 변화나 환자 상태에도 민감하게 반응한다. 모든 진단은 의사에 의하여 이루어지고 진단 치료와 관련하여 간호사와의 의견교환은 거의 없다. 이런 상황에서 의사를 보조해야 하는 간호사들은 많은 업무량을 갖게 되고 대화방식도 일방적 지시에 따른 투약 실행의 모습을 갖게 된다.

반면 외과에서는 의사들이 수술 등 업무량이 과다하여 병동에 머무는 시간이 적고 이에 따라 간호사에게 많은 부분을 위임하는 업무 관계가 형성된다. 간호사는 환자에 대해 비교적 정확하게 파악하고 있으며 중환자실 상황에 대해 익숙해져서 자신감이 생긴다. 따라서 간호사는 일반병동에 비하여 주장이 강하다. 따라서 환자에 대한 오더(order) 작성에 간호사가 적극 자기 의견을 주장하고 의사가 이를 수용하는 경우들이 많이 관찰된다. 큰 수술 이후에 '기념 회식'이 잦은 것도 이들 사이의 팀워크를 높이는 역할을 한다. 내과계처럼 의사소통 시 미묘한 신경전도 발생하지 않는다.

정신과에서는 다른 과와 달리 진단보다도 환자의 증상을 더 중요시한다. 정신과 환자의 진단분류 자체가 증상을 기준으로 정의되기 때문이다. 증상은 환자의 호소를 통해 파악되기도 하고 환자의 생활 관찰을 통해 이루어지기도 한다. 따라서 24시간 환자를 관찰하기 쉬운 간호사의 의견이 설득력이 있다. 더욱이 정신과 환자의 치료는 대화 등 환자와의 접촉을 통해 이루어지므로 환자와의 접촉이 많은 간호사의 역할이 다른 진료 부서보다 중요하다. 정신과 환자는 치료에 따른 명확한 결과가 예상되지 않아서 의사는 치료계획을 세우는 데 있어서 환자 정보를 갖고 있는 간호사나 동료 의사에게 의견을 묻는다. 즉 의사와 간호사 간에 *discussion*이 치료 과정에서 중요한 요소가 되고 있다. 더욱이 환자는 혈액검사 등 내과적 검사나 항생제 주사 또는 투약이 거의 없어서 이로 인한 업무의 부담도 없다. 의사들이 의무 기록 작성도 '소설처럼' 일상용어로 작성되어 간호사들은 환자의 *history*와 치료계획도 자세히 알 수 있다. 응급상황이 없어 항시 조용한 병동 분위기와 교수급 의사들이 많아 무리를 지어 다니는 식의 회진도 없다. 이러한 업무환경은 의사와 간호사 모두에게 업무 과다로 인한 스트레스를 만들지 않으며 또한 환자 문제로 양자가 첨예하게 대립하게 만들지 않는 요인이 된다.

(6) 병원조직의 계층구조

병원조직의 다른 큰 특징은 성원들이 철저하게 계층화된 카스트 구조로 되어 있다는 점이다. 계층이란 사회구성원들의 사회경제적 지위가 불평등하여 여러 개의 층으로 나뉘어 성층화되어 있음을 뜻한다. 계층을 나누는 기준은 보통 수입, 학력, 직업 등이 주로 사용된다. 계층구조의 중요한 한 측면은 각 계층 간의 사회적 이동이 얼마나 가능한지이다. 한 계층에서 다른 계층으로의 지위 이동이 개인의 노력으로 달성될 수 있다면 사회적 불평등이 크게 문제가 되지 않지만 카스트 제도처럼 계층 간 이동이 단절되어 있다면 불평등이 극도로 심한 것으로 볼 수 있다.

병원조직은 직종별로 위계가 고정되어 있어서 직종 계층 간 사회이동은 불가능하다. 즉 간호사로 10년 근무하였다고 해서 의사가 될 수는 없다. 직종 간 지위의 격차는 여러 형태로 표출된다. 봉급에 차이가 있을 뿐만 아니라 각 집단이 착용하는 유니폼의 색상이나 모양이 다르며 배지·모자·구두·이름표 등의 소품도 지위의 차이를 암시한다. 의사들은 이러한 일반적 상징물들을 거부하고 평복을 하기도 하지만 청진기를 착용함으로써 그의 신분을 나타낸다. 특유한 걸음걸이나 말투를 사용하거나, 환자의 진료기록부를 의도적으로 간호사실에 제때 돌려주지 않거나, 기록을 난삽한 용어나 판독이 어려운 필체로 기술하는 등의 행동양식을 보임으로써 의사의 지위를 나타낸다는 인류학적 관찰도 있다.

병원의 폐쇄적인 계층구조는 '자격사회'(credential society)의 불가피한 결과인데 이로 인한 문제도 발생한다. 가장 큰 문제는 준전문직 성원들의 사기가 낮고 이직률이 매우 높다는 점이다. 간호사들은 간호대학에서 전문직으로 교육 훈련을 받지만, 그들의 전문성이 사실상 인정받기 힘든 병원의 구조, 그리고 더 이상의 지위 상승을 할 수 없는 폐쇄적인 조직의 특성은 간호사들의 이직을 부추기는 경향이 있다. 전문화의 전망이 차단된 상황에서 소수의 간호사는 수간호사·감독간호사와 같은 행정·관리직으로 승진을 위하여 노력하지만, 다수의 간호사는 노동조합 활동을 통하여 자신들의 이익을 보호하려는 모습을 보이기도 한다.

직종 계층 간 단절이 심할수록 계층 간 의사소통이 원활하게 이루어지기 어렵고 따라서 다양한 직종을 하나의 팀으로 조직하기가 어려워진다. 직종 간 대화는 지극히 '업무적'이게 되고 사회적 대담은 단절된다. 계층의 폐쇄성이 강할수록 하위직급자는 제한된 업무만을 수동적으로 반복하게 된다. 계층화가 심할수록 의료 요원들이 환자에게 심리적 도움을 적게 준다고도 한다.

그런데 앞서 살펴본 의사와 간호사의 의사소통 양식이 진료 부서별 특성에 따라 다르게 나타난다는 연구 결과에서 알 수 있듯이 직종별 계층화 현상도 실제 업무 과정에서 상당 부분 완화될 수 있다. 직종별로 전문화되어 있는 조직에서는 위원회 조직같이 여러 직종이 공동으로 참여하는 '매트릭스 조직'을 운영하여 직종 간 의사소통의 단절 현상을 완화할 수 있다. 다른 한편 조직 내에 비공식 의사소통 구조를 만드는 것도 좋은 방안이 된다. 조직 성원들이 장기간 상호작용하는 상황에서는 '일차적 대면 관계'가 발전하는 경향이 있다. 즉 타인을 조직 역할에 관련짓지 않고 대신 타인의 성품이나 취미 같은 비조직적 요소에 의하여 관심갖게 되고 가까워진다는 것이다. 이와 같이 정서적 요소를 기초로 형성된 사회적 관계에서는 더욱 깊고 자유로운 대화가 가능하며 공식적 의사소통 체계에서 막혀있던 대화가 수월하게 진행될 수 있다. 이러한 만남에서는 공식 조직의 계층적 격차가 일시 해소되기 때문이다.

3. 의료시장과 병원

(1) 미국의 의료문제

의료시장이 가장 크고 발전한 미국의 추세를 알아보면서 시장 성격이 강한 한국 의료에 시사점을 찾아보기로 하자. 학자들이 공통으로 지적하는 미국 의료의 문제는 의료비 증가가 빠르다는 것, 의료비가 비싸서 의료 이용의 어려움을 겪는 사람이 많다는 것이다. 2022년에 GDP 대비 경상의료비는 OECD 평균이 9.2%인데 미국은 16.5%로 세계 최고이다. 한국은 9.4%이다. 또 미국은 국가 건강보험이 취약하고, 민간 보험이 발전하였다. 국가 건강보험은 65세 이상 노인을 위한 Medicare와 빈민을 위한 Medicaid가 있다. 민간 보험은 주로 회사에서 종업원을 위한 복지혜택의 일환으로 제공한다. 자영업자, 농민, 소규모 기업 종사자 등은 어느 쪽의 혜택도 받지 못하여 본인이 보험료를 지불하고 의료보험에 가입하지 못하면 무보험 상태로 남아있을 수밖에 없었다. 수천만 명이 무보험 상태에 있거나 의료보험을 갖고 있어도 불충분해서 자칫 파산으로 이어지기도 한다(Doty, 2005). Himmelstein(2005)에 따르면 미국에서 2001년에 파산한 가족의 절반(가족원 포함 220만 명)이 의료비를 파산의 원인으로 꼽고 있었다.

그동안 미국은 정부 주도로 의료 공급 체계를 개혁하여 관리형 의료(managed care)를 도입하여 의료비 상승을 억제하려 하였다. 또한 오바마 케어로 불리는 환자보호 및 부담적정보험법(Patient Protection and Affordable Care Act)을 입법하여 의료보험 가입자를 확대하였다. 2023년 현재 미국인의 36.3%가 공적 보험에 가입되었고, 65.4%가 사적 보험에 가입되었으며 8%, 즉 2,644만 명이 미가입 상태이다(US Census Bureau, 2024).

(2) 관리형 의료의 등장

과거에 미국에서 의료의 공급은 병원과 단독 개원의(solo practice)에 의하여 이루어졌다. 환자는 자신의 주치의를 임의로 선택할 수 있었지만 일단 선택한 이후에는 양자 사이에는 장기간에 걸친 신뢰 관계가 조성되었다. 의료비는 환자가 의사에게 직접 지불했다. 의료비는 의사가 정한 금액을 그대로 수용하는 형태였고 의료수가를 둘러싼 협상 같은 것은 없었다. 환자는 진료비 영수증을 보험회사에 제출하고 그 금액만큼 보험회사로부터 환불받는 보장성 보험의 형태를 취하였다. 보험회사는 의사-환자 관계 외부에 있었을 뿐이고 의사와 직접적인 거래가 없었다. 의료서비스의 내용이 비교적 단순하여 의료비의 수준이 높지 않았던 상황에서 이러한 공급 체제는 효과적으로 작동하였다. 의사는 환자의 신뢰를 받았고 의사는 환자에게 최선을 다하려는 행위규범이 정착되었으며 정부, 병원, 보험회사로부터 어떤 규제도 받지 않고 양질의 의료를 만들기 위한 성취동기가 작동할 수 있었다.

그러나 1960년대부터 의료 신기술이 발전하고 각종의 최신 의료 장비가 개발 보급되면서 상황이 변화하기 시작하였다. 신기술은 많은 개발비용이 투자된 결과이기 때문에 신기술의 도입 비용은 매우 많이 들었다. 부가가치가 높은 신기술의 도입으로 의료비는 급격히 상승하기 시작하였다. 신기술은 환자 상태에 대한 보다 정밀한 진단과 치료를 가능하게 만들었기 때문에 의사들은 앞다투어 신기술을 채택하였다. 개원의 체제에서는 '양질의 의료 제공'이라는 명분으로 고가의 진료, 많은 양의 진료를 하도록 동기화시켰다. 환자들은 보험회사에서 진료비를 되돌려 받을 수 있었기 때문에 굳이 저가형 의료를 이용할 필요가 없었다. 보험회사는 공급자들과 직접적인 거래관계가 없었기 때문에 공급자들의 행동을 통제할 수도 없었다. 만일 의료비 지급이 증가하여 보험료 수입이 부족해지면 보험 가입자의 보험료를 인상하는 것으로 해결하였다. 이러한 의사, 환자, 보험회사 간의 순환구조 어디에서도 의료비의 급격한 증가를 억제할 수 있는 장치가 없었다(Robinson, 1999). 이와 함께 빈민을 위한 의료부조인 메디케이드(Medicaid)와 노인을 위한 의료보험인 메디케어(Medicare) 제도가 만들어지면서 의료수요가 크게 확대되었고 의료체계 전체적으로는 의료비의 절대 규모가 증가하는 결과를 가져왔다. 1960년에 GDP의 5.1%였던 국민의료비가 1980년대 초반에 10%에 달하였고 이후 계속 증가하여 90년에는 13.6%가 되었다. 따라서 1980년대 이후 미국 정부가 의료비 절감을 주요 정책으로 삼게 되었다.

전통적인 단독 개원의 체제가 관리형 의료로 변화되는 데에는 구매자의 조직화, 의료 관리 연구, 기술변화 등의 요인이 작용하였다(Wholey and Burns, 2000). 구매자의 조직화란 의료보험을 구매하여 근로자들에게 제공하던 기업들이 의료보험료의 지속적 인상을 억제하기 위하여 '구매력'을 이용하여 보험회사가 의료보험료 인상을 억제하도록 압박하게 된 것을 의미한다. 정부 역시 메디케어와 메디케이드 진료비 인상을 억제할 필요가 있어서 기업과 함께 구매자로 나서게 되었다. 의료보험 구매자들은 1980년대 들어 구매력을 도구화하여 의료시장 구조를 바꾸는 시도를 하였고 Light(2000)는 이것을 '구매자 반란'이라고 표현하기도 하였다.

이들은 보험회사에 대하여 보험료의 수준과 제공되는 의료의 내용을 달리하는 여러 형태의 보험상품(health plan)을 제시하도록 요구하였다. 그리고 HMO(Health maintenance Organizations)와 같은 비교적 저가형 보험은 전액 회사의 부담으로 보험을 제공하지만, 급여 수준이 높은 보험상품에 대해서는 근로자 본인이 차액을 지불하는 방식으로 저가형 보험으로 유도하는 정책을 사용하였다. 동시에 보험회사에 대해서는 제공되는 의료의 질에 관한 정보를 요구하였다. 저가형 의료보험일 경우에도 최소한의 양질의 의료일 것을 입증하도록 한 것이다. 즉 양질의 의료를 저가에 제공하는 보험을 만들 것을 보험회사에 주문한 것이다. 의료기관이 제공하는 서비스의 질을 평가하기 위하여 PRO(Peer Review Organization)나 NCQA(National Committee for Quality Assurance)와 같은 각종의 평가기관들이 발전하였다. 또한 기업들은 연합하여 의료제공자 그룹으로부터 할인된 가격으로 서비스를 구매하기도 하였다. 수만 명의 가입자(근로자)를 가진 기업들의 요구를 보험회사는 외면하기 어렵기 때문에 이들의 요구를 충족시키기 위하여 의료공급자들에게 다시 의료의 질을 보장하기 위한 제도개선에 동참할 것과 고비용이 필요한 의료서비스에 대한 사용억제 방안을 도입하도록 요구하였다.

관리형 의료는 의료기관과 의료보험이 통합된 형태이다(Birenbaum, 2000). 의사와 병원이 의료 공급을 독점하여 의료비 상승을 통제하기가 어려웠는데 HMO 같은 새로운 의료조직을 만들어 시장경쟁을 촉진한다는 것이 관리형 의료의 취지였다(Enthoven, 1988). 새로 도입된 HMO는 병원과 보험회사가 통합된 형태로 선불제로 1년 예산을 병원에 주고 병원은 그 한도 내에서 가입자들에게 외래진료와 입원 서비스를 제공하게 된다. 따라서 병원은 가능한 한 불필요한 서비스를 없애거나 감축하려 하게 된다. 인건비를 아끼려고 의사 이외에 보조 의사나 간호 진료사 등을 폭넓게 활용하게 된다. 가입자는 HMO를 이용할 때 이전처럼 개인 주치의를 찾지 못하고 병원에서 배정하는 의사에게 진료받아야 한다. 즉 이용의 자유를 제한하는 것이다.

HMO의 등장은 1980년대 이후 미국 의료가 공급자 중심에서 구매자 중심으로 중심축이 이전했음을 보여준다(Wholey and Burns, 2000; Light, 1988). 공급자 중심 체계에서는 의사에 대한 신뢰를 바탕으로 체계가 구성되고, 의사는 외부의 간섭을 배제한 채 배타적으로 임상 결정을 내리고 이러한 결정은 최고의 의료를 지향하였다. 반면 구매자 중심 의료는 기본적으로 의사를 불신하는 데서 시작한다. 그래서 의사의 임상 결정과 의료의 비용 및 효과에 대한 감시체계가 만들어졌다. 최고 기술은 제한하고 예방 서비스와 일차 의료를 강조하여 비용을 줄이려고 한다. 선불 계약제를 도입하여 계약된 서비스만을 제공하는 것도 비용 절감책의 하나이다. 의사의 법적 행정적 권한은 축소하고, 신기술 개발에 대한 동기화도 제한하였다.

[표 13.3] 공급자 중심 의료체계에서 구매자 중심체계로 전환

	공급자 중심 의료체계	구매자 중심 의료체계
이데올로기	의사 신뢰	의사 불신
임상 영역	배타적 임상 결정	임상 결정, 비용, 효과에 대한 감시
경제 영역	최선 최고의 기술 지향 일차 의료·예방 분야 소홀 교육 연구, 자선 봉사에 연계	최고 기술 극소화 예방·일차 의료 강조 선불계약제, 계약된 서비스만 지불
정치 영역	업무영역 규정하는 법적 행정적 권한행사	법적 행정적 권한 최소화
기술 영역	신기술 개발 인센티브 보유	신기술 개발에 대한 역인센티브
조직	소규모(Cottage industry)	대규모(Corporate industry)
잠재적 문제	과잉진료, 의원성(醫原性) 질환, 고비용, 탈인격화, 분절화	미치료, 서비스 절감, 질 저하, 접근차단, 행정업무 과다

관리형 의료는 원래 주장처럼 의료비를 크게 절감하지는 못했으나 의료비 증가의 속도는 낮추었다. 그런데 1990년대 중반 이후 비용 절감을 위하여 서비스 이용을 제약하는 관리형 의료에 대한 대중의 불만이 커졌다. HMO는 정해진 의사, 정해진 병원, 정해진 서비스만을 받도록 강제하는 제도였다. 비용 절감을 위해서 시행하던 의료의 과도한 이용 여부 검토, 공급자 선택 폭 제약, 시술 사전 승인제 등이 점차 폐지 또는 개선되었다. 2000년 이후에 '선호 공급자 조직'(preferred provider organizations, PPO)이 성장하면서 공급자 선택의 폭이 넓어지고, 서비스 선택이 유연해졌다. 대신 이용자가 추가적인 부담을 지게 되었다. PPO가 점차 원래의 HMO를 대체해 갔다. 관리형 의료에서 의료 이용을 축소하고 시술에 제약을 가하던 관행은 의사들의 불만을 증대시켰고, 앞서 10장에서 설명한 바와 같이 의사들은 이타주의적 의무를 강조하는 전문직업성 운동을 추구하였다(Pescosolido and Boyer, 2021).

(3) 의료체계의 변화

Scott 등의 연구(2000)에 의하면 미국 의료는 최근 50년 동안 집중화 증대, 전문화 증대, 통합과 분화의 증대, 연계의 증대, 민영화의 증대, 시장 지향성의 증대 쪽으로 변화되었다고 한다. 지난 50년 동안, 보건의료서비스의 전달이 관련된 보건의료 자

원들은 점점 집중화되어 왔고 이러한 경향은 개인과 조직 모두에서 나타나고 있다. 내과의사와 같은 개인 의료제공자는 오늘날 단독형 개원 의사로서 임무를 수행하기보다는 집단개업, HMO, 병원 등 조직 속에서 일하는 경향이 많다. 또한 병원과 같은 보건의료 조직은 더 큰 체계(healthcare system 또는 network) 속의 구성단위가 되고 있다. 2024년 현재 미국병원의 68%, 병상의 77%가 시스템에 속해 있다. 이러한 의료시스템이 453개나 존재한다(AHA, 2024).

대형 병원 체인이나 수직 통합된 의료시스템은 의료조직 간에 강력한 연계가 구축되었음을 의미한다. 또한 이들 조직과 다른 형태의 의료조직 간에도 다소 느슨한 연계이기는 하지만 조직 간 연계가 증대하고 있다. 예를 들어 비록 의료시스템에 소속되지 않은 병원이나 의료조직들도 계약을 맺고 경영 전략을 자문받는다. 대다수 의료조직은 전략적 연대로 결합하고 있다. 연대의 틀 내에서는 각 조직의 법적 지위나 독자성은 유지하지만, 미래를 위하여 장기적 계약하에 협력하는 체계를 구축하고 있다. 의료조직들은 여러 분야에서 연맹(Consolidation), 조합(Consortia), 협회(Association)를 결성하고 있는데 조직 간 연계를 가속하는 기전이 되고 있다.

민영화의 진전도 의료조직 변화의 중요한 측면이다(Scarpaci, 1989). 미국 의료분야는 전통적으로 공공부문과 민간 부문이 혼재되어 있었다. 지난 수십 년 동안 민간 분야의 비중이 증가했으며 특히 영리를 추구하는 의료공급자의 수가 증가했다. 이러한 변화는 부분적으로는 지난 20년간 의료 부문에서의 정부 역할이나 복지지출을 줄이려고 하는 노력을 반영하고 있다. 공공조직은 의료서비스의 직접적 제공을 이전보다 적게 하고 있다. 반면 공공자금일 경우에 민간 조직과 계약을 맺어 의료서비스를 공급하는 사례가 증가하고 있다. 최근에는 새로운 공공 보건 조직이 만들어지지 않고 있다. 오늘날 공공부문은 서비스를 직접 제공하기보다는 서비스 제공을 위한 자금을 마련하는 일과 규제자로서 역할하고 있다.

과거에 시장원리의 침투를 극도로 견제하던 분위기에서 빠르게 벗어나고 있는 것도 중요한 변화 경향이다. 시장 지향성은 조직의 소유권과 조직 행태 모두에 반영되고 있다. 의료서비스를 제공하는 영리 조직의 수가 상당히 증가하였으며, 특히 전문화된 서비스를 제공하는 의료공급자에게서 두드러지는 현상이다. 병원조직 군에서는 비영리적 형태가 아직 지배적이지만 역사적인 추세는 '자선병원'에서 '상업병원'으로 변화하고 있다. 전자는 수입의 상당 부분을 기부에 의존하고 있고, 후자는 상품과 서비스 판매에 의존하고 있다. 영리 조직과 비영리조직 간에 조직의 형태(form)

및 행태(behavior)의 구분이 불분명해지고 있다. 비영리조직도 조직의 일부분을 영리적으로 운영하고 있으며 그 반대의 경우도 많다. 대부분의 비영리병원 역시 경쟁 지향성과 영리 추구 전략을 구사하고 있다.

유럽이나 미국에서 의료의 시장화가 추구된 것은 의료체계의 비효율을 개선하기 위한 전략에서 시도된 것이다. 따라서 관료제화되거나 의료전문가에 의해 독점된 공급구조를 개선하고 경쟁을 통하여 효율을 제고시키는 것이 의료시장화 정책의 목표였다고 할 수 있다. 서구에서 의료의 시장화는 소비자 권익의 강화나 의료의 질에 대한 통제의 강화와 같은 조치를 동시에 시행함으로써 정책의 정당성을 높였다. 반면 우리나라에서는 시장화 정책만 추진되고 있을 뿐 그로 인한 부작용을 예방하고 의료체제를 합리적으로 개선하기 위한 정책적 고려가 미흡하다. 한국 의료는 민간병원에 의하여 추동되기 때문에 구조적으로 '시장의 과잉'일 수밖에 없다. 서구에서의 시장화는 일면에서는 탈규제를 의미하지만 동시에 시장화를 촉진하기 위하여 새로운 많은 규제가 시도되었다. 그런데 우리의 경우에는 정부 규제가 거의 가격 규제로 집중되어 있어서 시장화는 자칫 탈규제로 생각되기 쉽다. 시장화 정책을 통하여 가격 규제를 완화하면 (예를 들어 자비 병상 제도나 영리 법인화) 과연 시장의 독과점을 막고 합리적인 경쟁이 되도록 하기 위한 새로운 규제(예를 들어 종합병원의 병상수 제한이나 외래진료 제한 등)를 가할 수 있을지의 여부가 시장화 정책에서 성공의 관건이 될 것이다.

오늘날 병원은 건강의 상징이 되었다. 병원에는 최고 수준의 의료인력과 시설과 장비가 집약되어 있고, 24시간 내내 환자치료 업무를 수행한다. 병원 규모가 커지면서 병원은 단순히 치료의 장소라는 의미를 넘어서 신기술이 집적되는 연구소이기도 하고, 높은 부가가치를 만들어내는 산업체의 임무를 수행하기도 한다. 사회적 관계 측면에서 보면 병원은 가족과 분리된 환자들에 대하여 행동을 통제하는 장소라는 의미도 있다. 또한 병원은 첨단 의료 기술을 사용하여 생명 연장에 기여하는데 이것은 다시 의료비 조달 문제나 생명윤리에 관한 논란을 초래하기도 한다. 병원은 거대한 조직이고 다양한 직종이 일하기 때문에 이들 간의 이해관계가 서비스 질에 영향을 미치기도 한다. 미국이나 우리나라에서는 병원의 기업적 속성이 강조되지만, 전세계적으로 병원은 아직 의료라는 공공재를 만들어 내는 공적인 기구로 인식되고 있다.

14장: 한국의 의료체계

- 우리나라 의료체계는 민간병원이 주도하는 상업화 경향이 강하다.
- 의사들은 전문직업성이 약하고 개별 의료기관을 소유하려는 개업주의 성향이 강하다.
- 대형 병원(빅5 병원)에 의하여 의료시장에서 경쟁구조가 만들어졌다. 그 결과 의료의 수준은 높아졌으나 의사들 간에 소득 불평등이 커졌다.
- 의료계 전체가 이윤 지향적인 경향이 강화되었고, 전공과목 선택의 편중, 필수 의료 시술 기피, 비급여 서비스 양산 같은 부작용이 생겨났다.
- 정부와 건강보험이 행위별 수가제를 오랫동안 고수하면서 의료계의 이윤 지향성은 더 강화되었다.
- 정부는 오랫동안 의료산업화를 정책적으로 지원해 왔다. 반면 정부는 의료공급자의 행태를 제대로 규제하지 못하였다.

1. 의료체계와 의료문제

우리는 관행적으로 의료체계라는 용어를 사용하지만 '체계'(system)라는 개념이 의미하듯이 의료를 구성하는 각 요소가 공통의 목표 달성을 위하여 유기적으로 통합되고 조정되고 있다고 보기는 어렵다(Barkan, 2023:244). 의료체계는 의사와 병원 같은 서비스 공급자들, 제약회사와 의료장비 회사 같은 부품 공급자들, 건강보험 같은 재정관리조직 등이 서로 맞물려서 국민에게 의료서비스를 제공하는 것을 목표로 작동되는 시스템을 말한다. 건강보험은 가입자인 일반 국민과 보험료를 지불하는 기업들, 그리고 정해진 수가를 받으면서 의료서비스를 공급하는 의사와 병원들의 이해관계가 교차한다.

유럽 국가들의 의료체계는 대체로 형평성이라는 가치를 중시하면서 구조화되었다. 정부가 주도하여 전 국민에게 의료서비스를 제공하기 위하여 병원을 설립하여 의사를 고용하고, 세금이나 건강보험료로 재정을 충당하였다. 그런데 형평성을 중시하다 보니 제한된 의료자원을 효과적으로 사용하기 위하여 증상의 위중함에 따라 의료 이용의 순서를 차등화하였다. 응급상황일 경우에는 곧바로 치료받을 수 있으나 위중함이 낮은 질환에 대한 진료는 뒤로 밀리게 된다. 따라서 대기열이 길어서 오랜 시간 기다리는 것이 주요 문제가 된다. 시장원리를 도입하여 경쟁을 제고하거나 소비자 부담으로 자비 진료 기회를 확대하는 등의 개혁이 추진되었다.

반면 미국은 국가가 주도하는 의료보험제도가 노인과 빈민에게만 제한적으로 존재하고, 65세 미만의 보통 사람들은 민간 의료보험에 가입해야 했다. 회사에 다니는 대다수 사람에게는 회사에서 의료보험을 복리후생으로 제공해 주었다. 그러나 자영업자, 소규모 기업의 종업원이나 파트타임 종사자는 회사의 지원이 없이 자비로 의료보험에 가입해야 했고, 의료보험료가 비싼 관계로 의료보험이 없는 사람이 많았다. 미국은 시장원리를 기반으로 의료가 공급되었고, 최고 수준의 의료 질을 지향하다 보니 의료비가 매우 비쌌다. 그리고 의료보험을 갖지 못한 다수의 시민이 의료서비스 이용에 어려움을 겪는 것이 주요 의료문제였다. 오바마 케어(Affordable Care Act)는 이러한 문제에 대응하기 위한 의료개혁 정책이었다. 그럼에도 불구하고 아직 2,600만 명이 무보험 상태로 남아 있다.

유럽 국가의 형평성 중시 체계와 미국의 질 중심 체계는 각기 해당 체계를 완벽하게 규제하고 조정하지는 못하지만 그 가치가 실현되는 방향으로 작동하였다. 반면 우리나라 의료체계는 형평성의 가치나 양질의 의료라는 의학 중심의 가치를 분명하게 지향하지 못한 상태로 발전하였다.

우리나라의 의료체계는 1977년 이전에는 사실상 자유방임 상태였다. 의사와 병원은 있었지만, 대다수 국민이 빈곤하여 진료받을 여력이 없었다. 의사는 환자를 진료하고 임의로 가격을 정하여 진료비를 환자에게서 직접 받았다. 국가는 시·도립 병원을 운영했는데 진료비가 민간병원보다는 저렴했으나 기본적으로 유료로 서비스를 제공했다. 유럽처럼 국가가 조세를 부담하여 무료 병원을 운영하는 방식은 정책적으로 고려되지 않았다. 구매력이 있는 소수만이 의료서비스를 이용하는 상황은 사실상 의료체계가 부재하는 것과 다름없었다. 1977년에 대기업 종업원을 대상으로 하는 의료보험제도가 실시되었고, 이어서 1990년까지 적용 인구가 확대되면서 전 국민이 가입자가 되었고, '아프면 병원에 가는' 관행이 일상화되었다.

의료보험의 도입 자체가 거시적인 보건 계획에 따른 것이 아니었다. 1980년대에 정치적으로 정당성의 위기를 겪던 권위주의 정부가 의료보험에 대한 국민적 관심을 끌어모으면서 다소 조급하게 추진하였다. 의료보험제도를 도입하고 12년 만에 전 국민에게 확대 적용한 사례가 전세계적으로 처음이란 점이 정치적으로 대대적으로 홍보되었다. 그런데 실제 부담 측면에서 보면 보험료는 가입자인 국민과 기업이 지게 되었고, 의료시설은 의사가 마련해야 했다. 정부는 의료보험공단 등 의료보험조합 관리운영비 일부를 지불했을 뿐이다. 다른 한편 정부는 의사에 대한 보상방식을 행위별 수가제(fee-for-service)를 채택하여 모든 의료 행위에 가격을 매겨서 행위를 많이 하면 더 많은 경제적 보상을 얻도록 함으로써 의사들을 동기화하였다. 의료보험제도의 도입은 전 국민을 의료이용 자격을 갖춘 유효수요로 바꾸는 효과가 있기 때문에 의료 이용이 급격하게 증가하였다. 의사들은 재빨리 의원의 규모를 키우거나 병원을 설립하여 증가하는 수요에 대응하였다. 부족한 병원 시설을 증축하기 위하여 정부는 독일과 일본에서 차관을 들여와서 민간병원이 설립될 수 있도록 지원하기도 하였다. 정부는 직접적인 의료시설 투자에는 소극적이었고, 민간의 자본을 동원하여 병원을 건립하도록 유도하였다. 이러한 정책이 계속 유지되면서 1960년대까지만 해도 의료시실의 공공 대 민간의 비중이 비슷했으나 이후 민간병원이 많이 증가하면서 결국 전체 병원 또는 병상의 90% 이상이 민간 소유가 되었다. 민간병원은 의사 또는 비영리법인이 설립할 수 있었다. 민간병원은 의료인이 자기자본을 갖고 세운 회사나 다름없다. 경영을 잘못하면 도산할 수도 있으므로 민간병원은 기본적으로 이윤 지향적일 수밖에 없다. 전 국민에게 건강보험 가입자격을 부여한 것은 형평성이란 가치가 작용한 것으로 볼 수 있다. 그런데 의료공급자는 시장원리에 따라서 이윤을 추구하는 구조를 가지게 되었다. 의료기관이 영리화된 의료보장국가가 만들어졌다(이규식, 2024). 의료체계의 중요한 양대 축인 재원 조달 체계와 의료 제공 체계에서 지향점이 다른 두 가치가 병립하면서 의료체계는 통제하기 쉽지 않은 방향으로 진화하였다.

역사적으로 보면 한국 의료체계는 3번의 의료 개혁을 추진하였다. 첫 번째는 1990년대 중반에 있었던 건강보험료 형평성 논쟁과 의료보험 조합의 통합일원화였다. 두 번째는 2000년에 있었던 의약분업 정책의 시행이었다. 세 번째는 2020년과 2023년에 추진된 의대 증원 정책이었다. 세 번의 의료 개혁은 모두 당시 의료문제를 해결하고자 추진되었다. 의료 개혁의 추진 과정을 살펴보면 한국의 의료체계의 문제가 어디에 있는지, 의료체계를 움직이는 실제 권력이 누구인지에 대하여 이해할 수 있을 것이다.

첫 번째 의료 개혁은 의료보험료의 형평성 문제에서 시작되었다. 당시 의료보험은 직장인은 회사별 의료보험 조합에 가입되었고, 자영업자와 기타 주민은 지역 의료보험에 가입되었다. 그런데 조합별로 구성원의 소득과 건강 상태가 다르다 보니 보험료 형평성 문제가 제기되었다. 도시의 직장 조합은 젊고 소득도 높은데 의료 이용은 많지 않아서 의료보험료를 적게 냈고, 농촌 조합은 노년층이 많아서 의료 이용을 많이 하다 보니 소득이 낮은데 의료보험료는 많이 내어 보험료 부담이 컸다. 의료보험 조합의 기본 여건이 조합마다 크게 차이가 있어서 보험료 형평성 문제를 해결하려면 보험 조합을 통합 일원화해야 했다. 학계에서는 오래전부터 조합방식과 통합방식의 장단점을 두고 긴 논쟁이 있었다. 이 문제는 커다란 사회문제가 되었고, 이를 해결하기 위하여 주요 사회운동 단체와 노동조합이 연대하였다. 1980년대 정치 민주화 투쟁을 선도하던 사회운동 단체들이 건강보험료 문제 해결에 나서면서 강력하게 추진될 수 있었다. 결국 통합방식이 사회적으로 설득력을 얻으면서 2000년 1월에 모든 의료보험 조합이 통합 일원화된 국민건강보험공단이 출범하였다. 그리고 본인의 부담 능력에 따라 건강보험료를 차등화하는 원칙이 수립되었다.

두 번째 의료 개혁은 의약분업제도를 시행하기 위한 것이었다. 1950년대 한국 전쟁이 끝나고 국제 원조로 제약가공시설이 제공되었다. 국내에 제약회사들이 생겨났고, 약품 유통을 담당할 약사도 양성되었다. 그런데 당시 의사가 부족한 상황에서 약국 약사는 의사의 처방이 없어도 약을 조제할 수 있는 권리(임의조제권)가 부여되었다. 그래서 약사는 환자의 증세를 묻고 살피면서 약을 조제 판매했기 때문에 동네에서 사실상 일차의료인의 임무를 수행하였다. 이 과정에서 항생제가 남용되고 내성이 생기는 등의 문제가 생기면서 의약분업의 필요성이 제기되었으나 의사와 약사의 이해관계를 조정하기가 어려워 오랫동안 제도화하지 못하였다. 그런데 의료보험조합 통합 일원화 운동에 참여했던 일부 의사, 보건전문가, 시민 활동가들이 의약분업을 추진하였다. 시민단체의 적극적인 중재로 의사회와 약사회의 주장이 어느 정도 조정되었으나 일반 의사들의 반대가 거셌다. 의사들은 의약분업이 실시되면 그동안 약을 조제하면서 얻었던 수익이 상실되는 데 대한 걱정이 컸다. 물론 약품 처방료를 신설하여 수익 상실을 보전할 수 있었지만 새로운 제도 시행에 따른 불확실성 때문에 의사들의 불안감이 쉽게 해소되지 않았다. 그런데 의사들이 저항하게 된 근본적 원인은 건강보험의 전국민 적용이 완료되면서 의사의 기대수익이 충족되지 않음을 인식한 데 있다. 의료보험 수가가 처음 제정될 때 당시 관행적으로 통용되던 진료비를 수가로 정한 것이 아니라 훨씬 못미치는 수준에서 수가가 제정되었다. 의사들은 그 부족분을 비보험 환자에게 진료비를 더 받아서 충당했는데 의료보험의 전국민 적용 이후에는 이것이 어려워진 것이다. 따라서 기대수익이 실현되지 않는 건강보험제도에 대한 불만이 컸고, 이것이 의약분업제도 시행과 맞물리면서 거대한 반대운동으로 커졌다. 그런데 의약분업을 추진했던 시민단체들은 의사들의 반대를 넘어설 만큼의 역량을 갖추지 못했다. 의료보험 통합 운동에서는 노동계 등 거의 모든 사회단체들이 참여했기 때문에 반대 세력을 수월하게 넘어설 수 있었다. 의사들도 의보통합에 특별한 이해관계가 없었기 때문에 반대하지 않았다. 그런데 의약분업의 경우에는 정책내용이 주로 의사와 약사의 업무 범위를 조정하는 것이고 여기서 얻을 수 있는 국민적 이득은 약 부작용 감소와 약품관리체계의 개선 같은 다분히 전문적이었기 때문에 노동계 등의 동조를 얻어내기 어려웠다. 의사들의 조직적인 저항은 근대 의료 100년 역사에서 처음 있는 일이었다. 그 이전까지 국가의 통제에 순응했던 의사들이 처음으로 조직적 저항을 시도했고, 수개월에 걸친 파업 투쟁을 벌이면서 정부는 의료 공백에 대응하기 어렵게 되어 결국 의료 개혁 시도는 사실상 좌절되었다. 의약분업 자체는 시행하게 되었으나 1999년 11월부터 2001년 1월까지 5차례에 걸쳐서 수가가 43.9%나 인상되었고, 의대 입학정원이 감축되는 등 의사에게 적지 않은 보상이 돌아갔다. 국가와 의사의 관계는 더 이상 지배-종속의 관계가 아니게 되었다. 의사들은 조직된 이해집단이 되었고, 정부의 개혁 시도는 갈수록 어려워졌다(조병희, 2003). 대체조제나 성분명 처방 등 부수적 조치가 유명무실화되어 의료체계의 효율화에 미치는 효과가 제한되었다.

의약분업 정책에는 처방과 조제를 분리하는 원칙뿐만 아니라 제도의 시행 과정에 시민들이 직접 참여하거나 소비자인 환자들의 권리를 반영하는 내용들이 다수 포함되어 있었다(우석균, 2002). 또한 의약분업 실시와 함께 병원 경영의 투명성 확보 등 의료 개혁 추진에 대한 합의도 담고 있었다. 그러나 의사들의 반발로 의약분업 정책에서 이와 같은 개혁적 내용들은 모두 제외되었고 의사들의 권익이 강화된 형태로 법안이 변질되었다. 즉 의사회와 약사회 간 의약분업 실시가 합의될 시점까지는 시민단체들이 주도하였으나 의사들의 반발이 시작된 이후 시민단체들은 정책논의에서 사실상 배제되었고 정부는 의사회하고만 협상을 하면서 정책내용을 변경시켰다.

상황이 이와 같이 전개된 데에는 의사들의 파업으로 의료 공급이 거의 중단되는 상황에 이르자 대체인력을 충분히 확보할 수 없었던 정부로서는 의사들의 요구를 들어주는 수밖에 없었던 점이 중요하게 작용하였다. 그러나 근본적으로는 의보 통합의 경우와는 다른 구조적 조건들이 작용하였다. 의보 통합의 경우에는 노동단체들과 농민단체 등 시민사회의 주요 세력들이 모두 연대함으로써 기득권 세력에 효과적으로 대처할 수 있었으나 의약분업의 경우에는 노동, 농민단체 등의 참여가 사실상 없었다. 의사들의 파업이 극단적으로 전개되어 파국적인 결과가 예상되는 상황에서도 시민사회단체들이 의약분업 실시에 적극적으로 호응하기보다는 관망하는 자세를 취하였고 의약분업을 추진하던 시민단체 내부에서도 정책추진에 반대하는 의견들이 제시되면서 일부 단체는 의약분업 추진 운동에서 '발을 빼는' 모습까지도 나타났다. 이와 같이 시민사회단체들의 세력화가 뒷받침되지 않으면서 의사회와 의료운동 단체 간의 세력균형이 무너지면서 의약분업 정책은 의사들의 주장이 대폭 반영되는 형태로 끝나게 되었다(조병희, 2003).

시민사회단체들이 의약분업에 대하여 유보하는 태도를 보인 것은 정책 효과의 모호성이 크게 작용한 것으로 보인다. 의약분업은 '의료보험료 인하'처럼 정책 운동의 효과를 선명하게 부각하기 어렵다. 또한 시민들의 자유로운 약 구매 관행을 규제하는 불편을 주는 정책이었다. 이런 정책에 대하여 여러 시민사회는 분명한 입장을 세우지 못하였다. 동시에 많은 시민단체 내에는 의사들이 주요 지위를 차지하고 있었고 이들의 영향력을 무시하기 어려운 현실도 작용하였다. 사회 일반에서 고위 관료나 재벌과는 달리 의사들은 지역사회에서 존경받는 경우가 많다는 것을 시민단체들도 고려하지 않을 수 없었다. 즉 정치개혁이나 경제개혁과는 달리 시민사회 내부의 집단 간 갈등을 조정하고 사회개혁을 추진하는 데 필요한 이론적 모형도 부족하였고 시민운동단체들을 광범위하게 묶어 줄 연대전략도 개발되지 않았다고 할 수 있다(김동춘, 2001). 시민운동 단체들은 그동안 정부와 재벌을 상대로 한 시민운동에 주력해 오다가 시민운동의 영역을 확대하고자 하는 과정에서 의료 개혁에 참여하게 된다. 공공영역의 활성화를 위해서는 이익집단과의 대립도 불가피하다(조희연, 2001). 그렇지만 의약분업처럼 이해관계가 복잡하게 얽히는 사안에 시민단체가 분명한 역할을 설정하기는 쉽지 않았다.

그런데 1차 개혁의 성공과 2차 개혁의 실패가 갖는 의미를 잘 살펴볼 필요가 있다. 의료보험제도가 도입되고 전 국민에게 적용된 점이 형평성이란 가치를 반영했다는 점은 이미 언급하였다. 그런데 형평성이란 가치가 의료 이용 자격의 평등 또는 권리로 규정하는 데만 적용되었고, 이후 의료 이용 과정에서 형평성이 실현되도록 충분한 정책을 만들지는 않았다. 진료비 부담 상한제가 실시되어 저소득층의 의료비 부담을 완화해 준 것은 형평성 실현에 기여하였다. 그런데 의료공급 체계와 관련된 부분의 정책은 매우 미진하였다. 제한된 의료자원을 효과적으로 사용하려면 중환자 우선의 이용 절차가 필요한데 이러한 정책은 제대로 마련되지 않았다. 오히려 모든 의료기관의 모든 서비스를 거의 제한 없이 이용할 수 있도록 개방하였다. 능력에 따라 보험료를 차등하여 부담하는 것이 형평의 가치에 부합하는 것이라면 증상의 위중함에 따라 진료의 우선순위를 제도화하는 것도 형평의 한 요소가 된다. 그런데 의료 이용 과정에 별다른 절차나 규제를 하지 않으면서 과도하게 3차 의료기관이나 응급실에 환자가 몰리는 현상이 나타났다. 의료전달체계 정책이 시행되어 1차 기관 진료 후 2차, 3차 기관으로 순서대로 이용하면서 의료 이용을 합리적으로 규제하려 했으나 실질적 효과는 거의 없었다. 의사들 간의 협력관계는 약하고 이윤추구를 향한 경쟁 관계가 형성된 점, 그리고 의사-환자 관계가 제대로 형성되지 않은 상황에서 의사는 환자의 불필요하거나 과도한 의료 이용을 걸러내는 의료체계 진입의 문지기 임무(gatekeeper)를 수행하기 어렵다. 의약분업의 개혁은 이렇게 무질서한 의료 공급 체계를 바로잡고자 하는 시금석을 놓는 시도였다. 그러나 개혁 시도가 사실상 실패하면서 개혁의 동력은 고갈되었고 이후 시민단체나 사회운동 세력의 뒷받침을 얻어서 의료 개혁에 나서는 시도는 이루어지지 못하였다.

세 번째 개혁은 부족한 의사 수를 증원하려는 시도였다. 2000년 이후로 20년 이상 의사 수는 1명도 증원되지 못하였다. 오히려 의사들의 요구로 의대 입학정원이 351명 감축되었다. 그 결과 한국은 OECD 국가 중에서 의사 수가 가장 적은 나라가 되었다. OECD 국가의 국민 1천 명당 의사 수는 3.8명인데 우리나라는 2.6명이었다. 여기에는 한의사 수가 포함되어 있어 한의사를 제외하면 2.2명에 불과하다. 반면 국민의 1년 의료 이용회수는 17.5회로 OECD 평균 6.3회의 2배가 넘는다. 이것은 우리나라 의사는 다른 나라 의사보다 약 4.5배 많은 환자를 진료한다는 의미이다. 의사들은 자신들이 열심히 진료하여 국민의 의료수요를 충족시키고 있어서 의사 증원은 필요 없다고 주장하였다. 그렇지만 의사 파업 이전에도 대학병원에서는 의사가 부족하여 간호사에게 의사 업무의 상당 부분을 위임하여 수행토록 하는 편법이 이루어졌다.

[표 14.1] OECD와 한국의 의사 수, 병상수, 진료 횟수, 2022

	단위	OECD	한국
의사 수	인구 1천 명당	3.8명	2.6명
병상 수	인구 1천 명당	4.3개	12.8개
진료 횟수	연간 외래진료 방문횟수	6.3회	17.5회

출처: OECD. OECD Health Data 2024.

2020년에는 코로나19 유행으로 의료인력의 소진 현상이 발생했고, 이에 대응하여 정부는 필수 의료분야에 종사할 의사를 증원하겠다는 명분을 내세우고 매년 400명씩 10년간 4천 명을 증원하겠다는 정책을 추진하였다. 의사 증원의 필요성은 있으나 전공의들이 파업을 하면서 저항하는 관계로 이 시도는 성공하지 못했다. 2024년에도 비슷한 이유로 매년 2천 명씩 10년간 2만 명의 의사를 증원하겠다는 계획을 추진하였는데 전국의 전공의 거의 전원이 수련병원에서 사직하고 의대생들이 1년간 수업을 거부하는 사태로 발전하였다. 의대생 교육이 어려워져서 신규 의사 배출도 어려울 것이고, 전문의 배출도 극소수에 그칠 것이기 때문에 의료체계가 큰 위기를 맞을 상황이 되었다. 정부의 의료 개혁은 세심하게 준비되지도 않았고, 국민적 이해와 지지를 확고하게 얻어내는 소통 과정도 부족했다. 의사들이 1년 동안이나 전국의 모든 대학병원에서 진료를 거부하고 떠나버리는 극단적인 저항방식은 다른 나라에서 유사사례를 찾아보기 어렵고, 심각한 부작용을 촉발하였다.

2000년과 2024년 의료 개혁은 의사 반발에 직면했다. 두 개혁 모두 의사의 이해관계와 대립하는 요소가 있었기 때문이다. 2000년 의료 개혁은 처방약에 포함된 의사의 이해관계가 문제였고, 2024년 개혁은 의사 수 증가에 따른 경쟁 심화 우려가 컸던 것으로 보인다. 그런데 2000년에는 대학병원 교수와 전공의는 물론 개원 의사까지 의사 대부분이 파업에 참여하였다. 2024년에는 전공의와 의대생이 파업에 참여했을 뿐이다. 따라서 전공의가 근무하는 상급종합병원의 진료 기능이 약화하여 중환자들이 제때 치료받지 못하는 위급한 상황들이 발생했다. 2000년 의료 개혁은 시민사회가 주축이 되어 추진했었고, 의사의 파업이 지속되자 시민단체들의 강력한 비판과 문제 제기가 있었고 전국 곳곳에서 의료 개혁을 주제로 토론회가 열렸다. 그런데 2024년 의료 개혁은 처음부터 정부의 일방적인 정책추진으로 의사의 반발을 불렀고, 이후 정부와 의사 간에 공방이 있었을 뿐 시민사회는 논쟁에서 비껴나 있었다. 정부에 대한 시민적 지지가 충분하지 않은 상황에서 의사들은 극단적인 형태로 반대운동을 진행하였다.

2. 의사의 개업주의

자본주의 발전 과정에서 자본가 계급이나 시민사회가 제대로 발전하지 못했던 관계로 국가가 주도적인 역할을 수행하였던 독일이나 이탈리아, 스페인, 일본 같은 나라에서는 의사들이 국가의 영향 아래서 성장하였다. 병원은 국공립 기관으로 설립되었고, 의사들은 국가에 의해 고용되어 국가 보건정책에 헌신하는 전문기술인으로서 임무를 수행하였다. 국가의 영향 아래 있던 의사들은 미국 의사처럼 의료시장이나 환자에 자율적인 통제력을 행사하지 못했다(Rueschemeyer 1986:104-140). 의사회는 '관변단체'와 다름없는 성격을 갖고 있으며, 이익집단으로서의 성격을 갖지 못하였다.

한국의 의사도 국가의 강력한 영향을 받으면서 형성되었다. 한국 의료의 근대화는 1880년대에 서양 의료가 소개되면서 시작되었다. 초기에는 서양인 의료선교사와 일본인 군의관들에 의하여 병원이 개설되어 의료서비스를 제공하였다. 당시에 설립된 병원들은 규모가 크지 않은 진료소들이었다. 서양의학을 가르치는 의학교가 1899년에 설치되었으나 조선이 멸망할 때까지 양성된 조선인 의사는 극소수였다. 본격적인 근대 의료체계의 구축은 1910년 일제 식민 통치와 함께 시작된다. 일제는 식민 통치를 위한 관료조직과 실행 기구들을 설치하면서 전국적으로 수십 개소의 '관립 자혜의원'(慈惠醫院, 국립종합병원)을 설립하였다. 또한 방역 등 보건위생 행정을 경찰이 맡도록 하였다. 의사는 전문대학 수준인 경성 의학전문학교 등에서 양성하였고 이후 1926년에 설립된 경성제국대학에 의학부가 설치되었다. 그러나 정식 의학교육을 받은 의사의 배출 규모가 작았기 때문에 의사 공급을 확대하기 위하여 자격 검정고시 제도를 시행하였다. 즉 의사의 배출이 의과대학 졸업자, 의학전문학교 졸업자, 검정고시 출신으로 삼원화되었다.

한국의 의료체계는 짧은 기간 동안 식민지 당국에 의하여 일본식 의료제도가 이식되어 기존 의료제도를 순식간에 대체하는 형태로 진행되었다. 일본의 경우에는 네덜란드 상인들과 교역하면서 수백 년에 걸친 서양 의료의 소개 과정이 있었다. 명치유신에 의하여 서양 의료가 국가 의료제도의 근간으로 공식 채택될 때 이미 수천 명의 의사가 양성되어 진료하고 있었다. 반면 한국은 '어느 날 갑자기' 서양 의료가 한의학을 대신하여 의료제도의 공식부문을 장악하는 급격한 변혁이 이루어졌다.

이 변화는 단지 의학지식의 내용만 달라진 것이 아니라 의료제도의 성격과 대상 범위가 완전히 달라지는 획기적 전환점이었다. 근대 서양의학은 철학적 이념에서부터 시술 양식과 대상 범위 및 시술자들의 사회적 지위가 전통 의학과는 근본적으로 달랐다. 전통 한의학의 경우에는 내의원 같은 왕실 병원을 제외하면 대부분 개인이 개설한 작은 진료소를 중심으로 시술이 이루어졌다. 특히 국가적 차원의 의료계획은 존재하지 않았고, 양질의 의료서비스를 제공할 한의사도 많지 않았기 때문에 일반 국민이 질병 치료를 받을 기회를 얻는 것은 거의 개인적인 운에 달려있었다. 공급자를 규제하는 법 제도가 없었기 때문에 실력 차이가 큰 시술자들이 동시에 존재하였다. 의료공급자들 사이에 연대나 직업적 규범도 존재하지 않았다.

이와 대비하여 근대의학은 잘 통제되고 계획된 모습으로 시작하였다. 국가의 필요에 따라 전국의 행정과 교통 요충지에 국가병원이 설립되었다. 조선시대에는 왕실과 수도에만 존재하던 병원이 이제 일선 행정기구의 하나로 그 기능이나 위상이 높아진 것이다. 전국을 포괄하는 실질적인 의료체계가 만들어지면서 이제 의사들은 '국민 전체의 건강과 질병을 관리하는 역할'을 수행하게 되었다. 물론 의사 수가 부족하고 의료비를 부담해야 하는 현실적 조건 때문에 의료 이용이 원활하게 이루어지지는 않았지만 국가 정책적으로 전국을 대상으로 하는 의료체계를 구축했다는 것은 국민 보건과 위생관리를 중시하는 근대국가의 기본적 모습을 갖추게 되었음을 뜻한다.

근대 의료제도에서는 또한 시술자의 자격을 표준화하고 신분이 아닌 능력에 의한 자격취득을 법제화하였다. 대학 수준의 의학교육을 이수한 자 또는 동등한 자격을 갖춘 자만이 의료 시술을 할 수 있도록 시술 자격에 대한 국가적 규제가 제정되었다. 당시 대다수 국민이 초등교육조차 제대로 받지 못하던 실정에서 극소수의 엘리트만이 대학 교육을 받을 수 있었는데 의사도 그중의 하나였다. 의사들은 당대 최고 수준의 교육을 받은 엘리트로서의 인식이 강했고 변호사나 과학기술자 등과 함께 근대사회를 대표하는 직업군으로 인식되었다. 우리나라에서 의사는 처음부터 높은 사회적 지위를 누릴 수 있었고, 그 지위는 국가가 정책적으로 만든 것이었다. 대신 의사는 국가가 부여한 전문직으로서 역할을 잘 수행할 의무가 있었다. 미국 의사의 경우에는 의사의 사회적 지위가 낮았고, 의사들은 의사-환자 관계를 돈독하게 하고 환자의 신뢰를 기초로 하여 자신들의 영향력과 지위를 높여 나갔다. 반면 우리나라에서는 국가의 정책에 의하여 의사의 지위가 만들어지면서 의사들은 지위 향상을 위하여 이익집단으로 조직화할 필요도 없었다. 의사는 국가에 종속됨으로써 그 권위나 사회적 지위가 보장되었기 때문에 미국에서처럼 환자와의 관계 형성에 주력해야 할 필요성도 크지 않았다(조병희, 1994).

이러한 국가와 의사의 우호적 관계는 해방 이후에도 상당 기간 지속되었다. 경제 발전에 주력했던 정부는 보건과 복지에 투자할 여력이 없었고 따라서 의사들은 스스로 병원을 세우고 진료를 하게 되었다. 국가는 의사들의 '개업의 자유'를 최대한 보장하였고 의사들은 국가정책에 협조하는 자세를 유지하였다. 1970년대 후반에 국가가 의료보험제도를 만들 때, 의사들이 전혀 반대하지 못한 것도 국가의 지배적 영향력을 단적으로 보여준다. 당시 의사회는 자율적으로 구성되는 조직이 아니라 법적으로 구성되고 모든 의사가 의무적으로 가입해야 하는 사실상의 '관변단체'였다. 의사회장은 의사들이 선출하였으나 이익단체의 역할이 약했기 때문에 일반 의사들이 적극적으로 참여하지는 않았다. 이런 상황에서 의사회가 국가정책에 반대의견을 결집할 역량을 갖추지 못한 것이다. 이와 같이 정치적 측면에서 볼 때는 시민사회에서 성장한 의사들과는 달리 국가의 보호 아래 성장한 의사들은 국가로부터의 자유, 즉 정책 차원의 자율성을 갖기는 어려웠다. 그렇지만 전문직으로서 의사의 모습은 대부분 갖추었다. 즉, 의사들은 의학지식의 사회적 중요성에 대하여 남다른 열정을 보이고 있고, 각종의 학회참석, 연수, 논문 작성에 열성이고, 최신 의학지식과 기술을 습득하려 노력하며, 직업적 규범을 비교적 잘 준수하고, 의사와 비의사를 엄격하게 구분하고, 직업적 연대감이 매우 강한 모습을 보인다. 이러한 모습들은 직업가치 또는 전문직업성이란 개념으로 설명된다.

한국 의사도 전문화의 과정을 거치면서 형성되었고, 따라서 전문직업성의 측면에서 교과서적인 요소들과 상당히 많은 부분을 공유한다. 그렇지만 몇 가지 점에서 한국만의 특수한 모습을 보여주기도 한다. 가장 중요한 특징은 의학 지식의 공익성을 위협하는 의료의 '사적 속성'이 강하여 공익성을 담보하는 데 제한을 가한다는 것이다. 우리나라에서 대부분 의료기관이 민간 소유인 관계로 경영수익의 창출이 불가피하다. 의학지식이 전문화될수록 자본투자가 더 많이 필요한데 대부분 자본이 국가보다는 민간에서 조달되고 그중에서 의사들 스스로 감당하는 몫이 적지 않다. 이러한 상황에서 의사들은 의학적 성과 이외에 경제적 이익을 산출하는 데 관심을 쓰지 않을 수 없다.

이러한 경향은 의료보험제도의 도입 이후 더 심화하였다. 극히 저조하던 국민의 의료 이용이 의료보험제도로 인하여 경제적 진입장벽이 낮아지자 급격하게 증가하기 시작하였다. 의료시장이 확대되면서 의사들은 더 많은 환자를 유치하려고 노력하였다. 더 좋은 장비를 확보하는 것은 개원 의사가 일차적으로 주목한 시장전략이었다. 각종 진단 검사 장비들이 작은 의원에 기본적으로 설치되었다. 우리나라의 개인 의원에 해당하는 유럽의 클리닉에는 별다른 장비가 없다. 주로 상담을 수행할 뿐이고 검사가 필요하면 시설을 갖춘 병원으로 보낸다. 반면 우리나라의 개인 의원은 작은 병원과 다름없다. 과거에는 입원실까지 갖춘 개인 의원들이 많았다.

이러한 개인 의원의 진료 양식은 다른 나라와 다른 의미가 있다. 개원 의사는 일차 진료를 담당하면서 환자와의 소통과 공감을 중시하면서 증상에 대한 상담뿐만 아니라 건강증진을 위한 생활방식의 개선 등을 포괄적으로 조언하는 진료방식보다는 종합병원에서와 같이 증상진단과 검사 및 치료에만 열중하는 과도하게 '전문 의료'를 지향했다. 1차 의료의 지위를 가지면서 실제로는 2차 진료를 수행했던 것으로 볼 수 있다. 진료 과정에서 기계적 장치에 의한 검사가 강조되었다. 이러한 진료방식에서 만들어진 의사-환자 관계는 사회적인 교감과 소통을 바탕으로 만들어지는 신뢰보다는 과학적 절차와 도구 장비에 대한 신뢰가 더 크게 작용하게 되었던 것으로 생각된다. 사회학자 Luhmann(2000)에 의하면 신뢰(trust)란 잠재적 위험(risk)에 대응하는 개념이다. 1차 의료 상황에서 전인적 관점에서 건강 문제를 다루고 증상에 관한 건강상담을 하는 것은 잠재적 위험(risk)으로서의 건강 문제에 대한 대응이라고 해석할 수 있다. 흔히 이러한 식의 건강상담은 오래된 친숙한 관계인 주치의와 환자의 관계에서 발견된다. 즉, 의사와 환자 관계에서의 신뢰는 친숙한 관계에서 일반적 건강 문제를 두고 소통하면서 형성되는 속성이다. 즉 신뢰는 도덕적이고 정서적인 속성을 갖는다. 반면 현재화된 위험(danger)에 대응하는 개념은 확신(confidence)이다. 확신을 얻으려면 구체적 질병 상태를 처치하는 기술적 능력을 보여 주어야 한다. 확신은 건강보험제도나 종합병원과 나의 구체적 질병을 치료해줄 것을 약속하는 제도적 장치에 주어지는 속성으로 볼 수 있다. 개인 의원에서 고급 의료 장비를 구비하여 검사하고 진단하고 투약하는 방식은 신뢰보다는 확신을 구축하는 근거가 되는 것으로 보인다(김길용·조병희, 2011).

1차 의료를 수행하는 개인 의원과 2차, 3차 의료를 수행하는 (종합)병원의 차이는 원론적으로는 분명하게 나눌 수 있으나 우리 현실에서는 경계가 매우 불분명하다. 개인 의원의 의사가 건강 문제에 일차적으로 대응하는 primary practitioner의 임무보다는 종합병원의 외래진료와 같이 특정 질병에 대한 기술적 대응에 치중하기 때문이다. 개원 의사들이 대부분 전문의 수련을 받은 점도 기술 지향성을 선호하게 만드는 요인으로 작용했던 것으로 보인다. 결과적으로 개원 의사들은 다른 개원 의사는 물론이고 병원 의사들과도 경쟁하는 관계가 만들어졌다. 의원과 병원 간에 제공하는 서비스의 내용이 크게 다르지 않으면 환자를 두고 경쟁할 수밖에 없게 된다. 의사들의 전문직업성이 발전하면 집합적인 수준에서 의사 간 경쟁을 제한하고 협력을 유도하는 장치나 제도가 만들어질 수도 있다. 그런데 역사적으로 국가의 영향 아래 개별화되어 자기 의원의 운영에 몰두해 온 의사들로서는 제도적 협력을 만들어갈 동기나 유인이 별로 없었다. 의료보험제도의 도입으로 환자 수가 증가하자 개별적으로 더 많은 환자를 진료하여 더 많은 수익을 올리는 경쟁에 나서게 되었다. 사적 이익의 추구는 이전에도 있었으나 의료보험제도 도입 이후 의료시장이 확대되면서 의사들의 이윤추구 행동은 심화했고 경쟁도 커졌다.

즉 의사들은 자기 병원의 수익증대를 위하여 불필요한 검사를 시행하기도 하고, 비싼 고급 치료 재료를 권유하기도 하며, 정부의 규제가 덜한 비급여 진료를 최대한 활용하기도 한다. 의학적 가치의 실현과 규범의 준수는 의사들의 집단적 자기 규제로 이루어질 수 있다. 그런데 의료기관이 개인의 자본투자로 설립되었기 때문에 이들은 의료시장에서 서로 경쟁하는 관계이고, 더 많은 자본을 투자하여 시장 능력을 제고하여 경쟁에서 우위를 점하고 더 많은 경제적 이익을 얻으려고 한다. 이러한 경제적 동기는 환자에게 최선의 치료를 제공한다는 의학적 가치의 실현과 대립하기 때문에 적절하게 규제될 필요가 있지만 이미 오랫동안 의사들이 개별화되어 활동하였기 때문에 조직적인 자기 규제 능력을 갖추지 못하였다.

이러한 상황은 미국의 의사가 발전시켰던 전문직업성과는 대비되는 '개업주의'라는 개념으로 요약될 수 있다. 개업주의(entrepreneurship)란 의사들이 개인 소유의 의료기관 설립(개업)과 운영에 치중함으로써 의사 내부의 조직구성을 유기적으로 통합하여 의학지식의 공익성이 지배하는 공동체적 삶을 살지 못한 채 의학지식을 활용한 경제적 이익을 추구하는 개별화된 삶을 살게 된 측면을 의미하는 개념이다(조병희, 1994, 2011). 서구사회에서 전문직업성은 근대사회의 계급적 지배에 대하여 일정하게 대립 관계를 형성하면서 만들어졌다. 즉, 부나 재산에 의한 지배가 확고하게 정착된 사회에서 의사들이 자산가에 종속되지 않고 자신들의 독자적 지위를 구축하기 위해서 자산 소유를 비판하고 인적 자본(human capital)의 독자성을 추구하였다(Perkin, 1989). 반면 한국에서는 20세기 초에 자본가 계급이 성장하지도 않았고, 지주계급과 이해관계가 대립하는 상황도 아니었기 때문에 의사의 성장을 억제할 사회세력은 존재하지 않았다. 따라서 한국 의사의 정체성 형성에서 자산과의 대립이란 요소는 처음부터 존재하지 않았다. 오히려 개업주의로 자산과의 친화성을 강조하면서 '인적 자본'의 독자성을 확보하지 못하게 된 것이 집단정체성의 핵심을 이루게 되었다. 우리나라 의료가 처음부터 개업주의의 특징을 갖고 있었던 것은 아니다. 1940년대까지 의료 생산에 있어서 국공립 병원이 중심적 역할을 하였으나 1950년대 이후 공공병원의 발전은 정체 또는 후퇴하였고 대신 개별 의사에 의하여 소규모 의원들이 설립되면서 개업주의가 정착하였다. 그것은 한편으로는 의료 생산의 방식이었고 다른 한편으로는 의사들의 직업적 가치의 핵심을 구성하는 규범이 되었다. 1970년대까지 개업주의는 의사 사회에서 '성공 신화'로서 존재하였다. '성공한' 개원의는 자본을 축적하여 종합병원을 건립하였고 나아가 여러 개의 종합병원을 계열화하여 '의료자본가'가 되었으며, 의과대학을 설립하여 사회적 명성과 권위까지 얻으면서 안정된 재생산 구조를 갖추게 되었다. 물론 이렇게 성공한 의사들은 소수에 불과하지만, 작은 개인 의원이 중소 병원으로 성장해 간 사례는 많이 있다. 중소 병원 영역에서는 지금도 많은 새로운 병원들이 의사들에 의하여 만들어지고 있다.

병원은 질병을 치료하는 물리적 공간이다. 서양에서는 의사들이 의료 시술을 하면서 병원 내부에 지배적 영향력을 확립하기는 하였지만 병원 그 자체를 소유하지는 않았다. 의사들은 병원을 지배하면서도 병원과는 독립적으로 존재하였고 환자와의 관계, 사회와의 관계 속에서 독립된 세력, 독자적인 권위를 확보하였다. 반면 한국에서는 병원은 의사들의 성취를 표현하는 결과물로 존재하게 되었다. 병원과 의사는 이해관계가 일치하였고, 분리되기 어려운 하나의 존재였다. 병원 공간은 곧 의사의 역량과 권위를 나타내는 것이었다. 병원과 분리된 의사(예를 들어 보건소 의사, 의과대학 기초의학 의사)는 그러한 권위가 인정되지 않았다.

이러한 발전 과정은 의사들 자신은 물론 사회적으로도 의료에 대한 인식을 특징적으로 만드는 데 큰 영향을 미쳤다. 한국에서 의료의 발전 과정은 곧 병원의 발전 과정이었다. 사회적으로 의사라는 범주보다도 병원이라는 범주가 일차적인 것으로 자리 잡게 되었다. 의료기관을 지칭하는 대표적인 호칭이 병원이 되었다. 한 예로 미국에서는 의료 이용을 조사할 때 '지난해에 의사를 몇 번이나 만났습니까?'를 질문한다. 반면 한국에서는 '병원에 몇 번 갔는가?'를 질문한다. 일반적으로 환자들이 병원에 갈 때 의사보다는 병원을 선택한다. 규모가 큰 병원, 좋은 장비와 시설을 갖춘 병원이 환자들의 일차적 선호 대상이 된다. 물론 예외적으로 '명의'로 소문난 의사들이 환자들의 관심 대상이 되기도 한다. 그렇지만 그러한 현상이 통계로 잡힐 만큼 많은 것은 아니며 대부분 환자는 의사보다는 병원을 선택한다. 이것은 병원과 독립된 의사의 사회적 권위가 만들어져 있지 못함을 상징적으로 보여준다.

최근 들어 개업주의가 변화하고 있다. 기본적으로 의료계 내부에서 의료자본가로 성장할 수 있는 기회가 감소하였고 다수 의사는 '개원의'가 아닌 '봉직의'가 되고 있다. 의료가 전문화되면서 부가가치가 커졌고, 더 많은 부가가치 창출을 위하여 대규모 자본투자가 이루어지면서 이제 병원은 개인이 설립하고 운영할 수 있는 규모를 벗어나 큰 기업처럼 되고 있다. 이런 상황에서 시장 논리를 억제하고 의료적 가치를 실현하게 만드는 것은 의사 자신이 되어야 하지만 의사들이 조직되어 전문직업성을 실현할 수 있을 만큼 성장해 있지 않기 때문에 시장 논리는 빠르게 확대되는 추세를 보인다. 개업주의가 의료체계에 미친 중대한 영향은 병원 중심적인 의료 생산 체계를 선호한 것이었다. 개업주의는 처음에는 단독개원을 기반으로 시작된 것이지만 의사들은 가능한 한 그 틀에서 벗어나 '큰 병원'으로 진화를 추구하였고 그것의 궁극적인 결과로 오늘날 대형 종합병원이 의료체계를 과점하는 상태가 만들어졌다. 이런 상황에서 개인 의원은 더 이상 예전처럼 '큰 병원'으로 진화해 나가지는 못하게 되었다. 그러나 개인 의원 자체가 몰락하거나 위축되지는 않을 것으로 보인다. 의료체계가 더욱 강력한 시장 시스템으로 작동된다면 미국처럼 대형 병원을 중심으로 전체 의료시장이 수직 수평적으로 통합되는 변화가 발생할 수도 있을 것이다. 그런데 2000년 의사 파업 이후 의사들의 정치적 영향력이 강화되면서 개원 의사들은 건강보험에서 더 많은 보상을 얻어내게 되었고, 더욱이 실손보험이 도입되어 개원 의사도 비급여 서비스를 제공하면서 수익을 올릴 수 있는 길이 생기면서 개원 의사에게 안정적인 수익원이 확보되었다. 실손보험에서 환자에게 본인부담금의 대부분을 상환하므로 환자 부담도 크지 않아서 실손보험 이용이 급증하였고, 개원 의사의 수입은 증가하였다. 즉 대형 병원의 기술적 우위가 강화되었고 환자들이 3차 병원에 몰리는 현상이 생겼지만 그렇다고 개인 의원이 크게 위축되지는 않았다. 의료시장에서 개인 의원의 지위가 안정화되면서 오히려 종합병원에 근무하던 많은 의사가 계속해서 개인 의원을 개업하는 현상이 나타났다.

끝으로 생기는 의문은 의사들이 개별화되어 시장경쟁을 벌이는데 어떻게 해서 의사 집단의 이해관계를 지키는 데는 일치단결할 수 있는가 하는 점이다. 이것은 의사들의 직업 정체성과 관련이 있다. 의사들은 흔히 의사직을 최고의 직업으로 생각하는 경향이 강하고 직업 자부심이 매우 높다. 이것은 자신들이 누구보다 많이 배웠고, 생명을 다루는 귀중한 업무에 종사한다고 생각하기 때문이다. 또한 사회적으로 중상층 이상의 가정에서 성장하고 학력이 우수한 학생들이 의사직을 지원하고 있고 의사직에 부수되는 높은 수입이나 위세도 의사들의 직업에 대한 자부심이 높이는 데 일조한다. 그래서 의사직은 평생 종사하는 최종직업이 되는 경향이 있으며 나아가 자식들에게도 이를 전수하는 대물림 현상도 나타난다. 다른 한편 의사들은 같은 의사들끼리 동질성이 매우 강하다. 의사 사회에서는 흔히 의사(medical doctor, MD)와 비의사(non-MD)를 구분한다. 이것이 비의사에게는 자신을 차별하는 것으로 이해될 수도 있지만 의사들은 의사의 직업가치와 경험을 공유하면서 정체성을 확인하는 것이 된다. 혹독했던 의대 수업과 전공의 수련 과정의 경험이 의사의 직업정체성의 근간이 된다. 그런데 이러한 직업정체성의 공유가 지나치면 사회와 갈등을 초래할 수 있다. 2000년에 의약분업 실시 과정에서 의사들이 직역에 따라 이해관계가 다른데도 불구하고 하나로 결속되어 의사를 제외한 대부분 국민과 대립적인 관계를 형성했던 것이나 2024년에 의사 증원 반대운동에 거의 모든 의사가 일치단결하여 증원 불가를 외친 것은 의사로서의 직업정체성이 과잉으로 작용한 현상으로 생각된다.

3. 병원 자본

1989년에 현대 그룹이 서울아산병원을 건립했고, 1994년에 삼성 그룹의 삼성서울병원이 개원하면서 우리나라 의료는 첨단 의료와 의료 경영이 결합한 의료산업화의 길로 들어섰다. 삼성서울병원은 1981년에 동방생명(삼성생명공익재단) 이사회에서 의료사업 추진을 결의하면서 준비 작업이 시작되었다. 이 병원은 의료 기술 측면에서 국내 최고 수준을 넘어서 아시아 최고 수준의 병원이 되겠다는 사명(mission)을 처음부터 가지고 있었고 이를 달성하기 위한 구체적 전략을 수립했다. 첫째, 국제 수준의 우수 의료인력 확보이다. 병원이 개원하기 3년 전인 1991년에 중견 의사를 미리 선발하여 1~2년씩 해외연수를 시켜 고급 의사 인력을 확보하였다. 둘째, 첨단 의료 장비를 갖추는 것이다. 이를 위해 병원 통합정보시스템, 모바일 병원 시스템, 전자의무기록부(EMR), 의료영상 저장 전송시스템(PACS), 진단검사의학 자동화시스템, 양전자 단층 검사기(PET), 감마나이프 방사선 수술 장비(Gamma-Knife) 등 최신 검사 장비와 정보시스템을 도입하였다. 셋째, 단순한 환자치료를 넘어서 의학을 연구하고 의학 신기술을 개발하기 위하여 의학연구소를 설립했고, 국제적 전문 서적을 구독하였으며, 해외 우수도서관과 의학 정보망을 구축하여 최신 의학지식을 빠르게 의사들에게 전달할 수 있는 기반을 만들었다. 넷째, 세계 유수의 병원 건축 전문회사와 전문가들에게서 자문받으며 병원 구조를 설계하였고, 관계자들이 해외 주요 병원에 방문해서 벤치마킹하여 병원 건축 및 운영에 반영하였다. 따라서 가장 최신의 병원 모습을 담아내었다. 다섯째, 존스홉킨스대학과 하버드대학 등과 제휴를 맺고 화상 진료나 공동연구를 추진하는 기반을 구축했다. 여섯째, 병원 운영에 마케팅 원리를 도입하여 진료 예약제 등 환자 중심 병원 체제를 구축하였고, 촌지 수수 등 비합리적 관행을 불식하였다(삼성서울병원, 2004). 삼성서울병원은 '중증 고난도 집중' 병원, '첨단 지능형' 병원, '메디컬 혁신 클러스터' 병원을 지향하였다. 한마디로 한국에서 최고 수준의 의술을 갖춘 병원이 되겠다는 것이었다. 이를 위한 최신의 의료 장비와 기술이 도입되었고, 의사들을 해외에 파견하여 의술을 습득하였다. 충분한 자본이 투입되고, 양질의 의료인력이 숙련성을 높이며, 의료 경영을 적용하여 1천 병상의 초대형 병원이 일사불란하게 작동되도록 만들어서 의료시장에서 순식간에 최고의 강자로 등장할 수 있었다.

1980년대까지 의료서비스는 의사의 자의적 판단에 따라 가격이 매겨졌고, 상식적 수준에서 의료기관이 운영되었다. 그런데 삼성서울병원이 개원하면서 '의료 경영'이란 개념이 도입되었다. 경영은 고객의 문제를 파악하고 해결하여 고객 만족을 목표로 삼고, 고객이 만족하면 수익은 저절로 따라온다는 철학을 갖고 있다. 이것은 기존에 의사들이 단순히 치료하는 데 급급했던 시술 방식과 크게 달랐다. 경영은 사전에 계획된 합리적인 상품 설계와 판매를 추구한다. 삼성서울병원은 개원 때부터 '3무' 병원을 지향했다. 환자 보호자가 없어도 되고, 기다림이 없도록 예약제로 운영하고, 당시 관행이던 '촌지'가 없는 병원이라는 것이다. 양질의 의료서비스를 합리적인 가격으로 제공하여 소비자 만족을 지향한다는 것은 완전히 새로운 개념이었다. 기존 병원은 권위주의적인 의사와 긴 대기열, 불친절, 촌지 등을 감내하는 고행의 장소와 다름없었다. 그런데 삼성서울병원은 환자가 아니라 소비자로서 대접받는 병원의 이미지를 만들어 냈다. 나중에 많은 환자가 몰리면서 새로운 방식의 대기열이 생기는 등 '3무'가 그대로 실현되지는 않았지만 적어도 기존 병원과는 다른 밝고 쾌적하고 친절한 느낌을 주는 새로운 병원의 모습을 심어줄 수는 있었다.

삼성서울병원을 비롯하여 서울아산병원 등 재벌그룹에서 투자하여 만든 대형 병원들은 다음과 같은 조직 특성을 갖고 있었다(조병희, 1997). 첫째, 효율성의 극대화이다. 기존 병원들은 흔히 병원이 커지면서 조금씩 건물 규모나 기능을 확대했는데 그러다 보니 내부구조가 복잡하게 얽혀 미로와도 같은 곳이 많았다. 그런데 새 대형 병원들은 사전에 정교하게 공간과 기능을 설계한 덕분에 의료진과 환자의 동선(動線)을 최소로 단축하여 의료진의 생산성을 높이고, 환자의 기다림을 축소하였다. 또한 처방 자동화시스템을 도입하여 약 조제 시간을 단축하고 병동에서 투약 준비를 원활하게 한다던가, 의료영상저장전송 시스템을 도입하여 검사실에서 영상 결과물을 곧바로 진료실이나 병동에서 확인이 가능하게 하는 등의 기술혁신의 이득을 누릴 수 있었다. 진료와 수납, 검사와 투약 등 병원 내 모든 정보를 전산화하고 진료 및 경영 정보시스템을 첨단화하여 이를 바탕으로 모든 업무가 수행되도록 한 점은 효율성 구현의 상징과도 같다. 이후에도 지속해서 모바일 병원 시스템 등 신기술을 도입하였고, 이러한 기술은 몇 년 내에 전국의 주요 병원에 도입되어 한국병원 전체의 기술 수준 향상에 기여하였다(디지털타임스, 2003.4.1; 한겨레신문, 2003.5.14). 의료정보가 전산화되고 영상정보전송이 가능해지면서 병원 내 각 부서 간에는 물론 병원과 병원 간에도 온라인으로 의료 정보를 주고받는 것이 가능해졌다(디지털타임스, 2003.6.13).

둘째, 새 대형 병원은 합리성을 극대화하였다. '환자 중심 의료'라고 표현되기도 하는데, 환자에게서 촌지 수수를 근절하고, '전인 간호제' 실시, 온라인 방식의 진료 예약제 시행, 진료 정보의 공개, 환자 편의시설의 고급화 등을 시행하여 비합리적 관행을 불식하고, 환자 편의성을 높인 점이 두드러진다. 이러한 관리 혁신과 서비스 혁신은 전국적으로 확산하였고 이제는 대부분 병원이 수용하여 병원 문화의 새로운 관행이 되었다.

서울아산병원과 삼성서울병원이 의료시장에 안착할 수 있었던 데에는 여러 요인이 작용하였다. 이 병원들이 설립된 1990년대는 건강보험제도의 도입과 전 국민화로 의료시장이 급속하게 확대되던 시기였다. 따라서 기존 병원과 갈등을 크게 겪지 않고도 환자를 확보할 수 있었던 시기이다. 또한 새 병원은 기존 병원과 다른 혁신성을 내세워 차별화한 것도 중요한 시장전략이었다. 서울아산병원은 장기이식 분야를 집중적으로 육성하여 10년 만에 신장이식 1천 건을 기록하였다. 삼성서울병원은 '환자 중심병원' 또는 병원 경영을 모토로 내세워 합리적이고 친절한 병원이란 이미지를 구축하였다.

두 병원이 추구했던 또 다른 중요한 전략은 규모를 키우는 것이었다. 1980년대까지 의료시장에서 1천 병상을 넘는 대형 병원은 거의 없었다. 1978년에 새 병원 건물을 건립한 서울대병원이 13층 1,056병상을 갖춰서 당시로서는 동양 최대 병원이라고 하였다. 그런데 서울아산병원은 1989년에 1,043병상에서 시작하여 1994년에 1,660병상으로 증가하였고, 1999년에 2,140병상을 가진 초대형 병원이 되었다(서울아산병원, 2019). 삼성서울병원도 1,250병상으로 출발하였다. 서울대병원과 연세대 세브란스 병원도 2000년도에 각각 1,500병상 규모로 증축하였다. 이후에도 병원 규모의 증설은 꾸준하게 추진되있다. 이러한 성장전략은 여타 내학병원에도 영향을 미쳐서 대부분 대학병원이 새로 병원을 지을 때 1,000병상 이상으로 짓게 되었다(동아일보, 2003.1.15).

[표 14.2] 대형 병원의 병상 규모의 변화

	2001	2011	2023
서울아산병원	2,140	2,680	2,738
연세대 세브란스병원(신촌)	1,533	2,087	2,499
삼성서울병원	1,250	1,960	2,137
서울대병원(연건)	1,546	1,787	1,762
서울성모병원	843	1,320	1,356
계	7,312	9,834	10,492

이러한 전략이 주효하여 환자들이 대형 병원에 몰리게 되었다. 그래서 2001년에 이미 대형 병원에는 암 환자 같은 중환자는 물론 고혈압 환자 등 경증 환자들까지 몰려서 1차 진료 기관과 다름없게 되었다는 비판이 제기되었다(세계일보, 2001.9.24). 암 환자 등 장기간 대기 환자가 대형 병원 응급실 병상을 차지하자 일반 응급환자는 응급실 이용이 어렵게 되었다(한국일보, 2003.8.28). 2004년에 서울-부산 고속열차

(KTX)가 개통되어 서울 나들이 시간이 단축되면서 지방 환자들이 대거 서울의 대형 병원으로 진료받으러 오게 되었다. 전국에서 환자가 몰리면서 서울의 대형 병원들은 규모를 계속 키우는 전략을 강화하였다. 이런 요인들 덕분에 새 병원은 개원하여 순조롭게 운영되었고, 기존에 의료시장 강자였던 서울대병원, 신촌 세브란스병원, 가톨릭 성모병원과 함께 '5대 병원'으로 자리매김하였다. 2000년대 초까지 그냥 대형 병원으로 불리던 것이 2000년대 중반에는 '빅5 병원'이라는 관행어가 만들어졌다.

건강보험제도 덕분에 2000년대에는 의료계 전체가 성장하였고, 특히 대학병원에 많은 환자가 몰렸다. 그런데 대학병원 중에서도 빅5 병원은 더 빨리 성장하였다. [표 14.3]은 2008년과 2018년의 10년간 대학병원(상급종합병원) 전체와 빅5 병원의 환자수 증가와 진료비 증가를 표시한 것이다. 이에 의하면 이 기간에 전체 상급종합병원은 입원과 외래환자가 37.6% 증가하였고, 진료비는 115% 증가하였다. 그런데 빅5 병원은 환자수 54.2%, 진료비 142%가 증가하여 월등하게 높은 증가율을 보였다. 즉 시간이 갈수록 빅5 병원에 더 많은 환자가 몰리고 더 많은 진료비 수입을 올렸다. 2010년대 후반에 빅5 병원은 전체 건강보험 요양급여비 중 약 8%를 점유하였다. 빅5 병원 1개소가 우리나라 전체 진료비의 1-2%를 차지하고 있다는 것이니 그 비중이 매우 크다는 것을 알 수 있다.

[표 14.3] 2008년 대비 2018년 입내원일수 및 진료비 증가율 (단위: %)

	입내원일수 증가율			진료비 증가율		
	입원+외래	입원	외래	입원+외래	입원	외래
전체 상급종합병원	37.6	11.1	51.7	115.4	112.7	120.5
빅5 상급종합병원	54.2	24.6	66.7	142.4	135.8	152.8

자료: 건강보험심사평가원, 2019.

대형 병원들은 최신의 검사장비를 이용하여 진료하면서 높은 검사비를 부과할 수 있어서 중소병원이나 개인 의원보다 진료비 수준이 높았다. 2010년도에 상급종합병원의 외래진료비는 검사료와 MRI 등 특수 장비료가 차지하는 비중이 42%를 넘었다. 즉 이들 병원이 외래환자를 치료하면서 진찰, 투약, 주사 등 기본적인 처치보다는 고가의 검사 등에 의존하여 수익을 올리고 있음을 알 수 있다(청년의사, 2012.1.4). 또한 당시에는 건강보험에서 병원 규모에 따라 진료비를 가산하는 제도를 시행했는데 상급종합병원은 진료비 30%가 가산되었다.

빅5 병원으로 환자가 몰리면 지방병원이나 중소병원은 그만큼 환자가 감소하게 된다. 2022년에 전체 암 환자가 58만 명이었는데 그중 비수도권 거주자가 22만 명이었다(투데이신문, 2023.10.5). 많은 지방 거주 암 환자가 서울에서 치료받게 되면 지방의 대학병원은 치료 경험이 제대로 축적되지 않을 것이고, 발생률이 낮은 암을 치료하기는 더욱 어려워진다. 그럴수록 환자는 서울로 더 몰리게 된다. 빅5 병원의 발전 전략은 결과적으로 지역간 의료 발전의 불균형을 심화하는 부정적 영향을 미친 것으로 보인다.

결국 빅5 병원의 발전 전략은 규모를 키워서 더 많은 환자를 모으고, 최신 기술과 장비를 도입하여 진료비 수준을 높여서 병원 수익을 확보하는 것으로 요약할 수 있다. 이에 대하여 지방의대 병원의 한 교수는 대부분 질환은 별다른 검사 장비 없이 의사의 전문적 지식과 기술만으로 해결할 수 있는데 대형 병원이 의료기기나 시설을 좋게 하여 환자를 모으는 현상을 비판하였다(김현아, 2019). 그런데 의료계에서 이러한 의료관은 호소력을 잃었고, 의료를 산업화하고 고수익을 올리는 것을 목표로 새롭게 구조화되었다. 의료산업화의 정점에 빅5 병원이 있었다. 이제 빅5 병원은 매년 조 단위의 매출을 올리는 대형 기업체가 되었다.

그런데 서울아산병원과 삼성서울병원의 순조로운 성장은 당연한 일일까? 최고의 진료 능력과 '환자 중심'의 직원들의 태도를 갖춘 병원이 등장하여 많은 사람이 거기서 치료받기를 원하고, 그래서 순식간에 한국 최고의 병원으로 자리매김하는 것이 전혀 이상하지 않은 것일까? 두 병원이 건립되기 이전에 의료계의 권위구조는 대학의 권위에 기대어 만들어졌다. 서울대병원은 서울대학교가 한국 사회에서 차지하는 권위 서열에 부합되는 지위를 가졌다. 연세대 세브란스 병원 역시 연세대학교의 명망에 부합하는 지위를 누렸다. 그런데 서울아산병원과 삼성서울병원은 이런 공식에서 벗어났다. 이 병원들에는 건립 전후로 의과대학이 인가되었고, 사실상 대학 부속병원이 되었으나 대학의 위세와 상관없이 독자적으로 병원의 지위를 구축하였다. 그래서 그 병원의 구성원들은 대학의 일원이라는 소속감보다는 병원 의사로서의 정체성이 더 강하다(이주흥, 2023). 그런데 새 병원의 건립 과정에서 서울대병원 교수들이 적극적으로 자문하였고, 또 새 병원으로 직장을 옮기기도 하였다(삼성서울병원, 2004). 이것은 새 병원의 등장이 의료체계 내부에 권위구조의 변화 또는 패러다임의 변화를 초래했음을 의미한다. 즉 전통과 대학의 권위에 의존하던 의사가 아니라 첨단 의료

기술과 의료산업을 선도하는 병원의 일원이라는 정체성이 새롭게 만들어졌고, 기존 의학적 권위를 압도했던 것으로 보인다.

그런데 의료산업화 자체는 빅5 병원의 독자적인 계획이라기보다는 정부의 정책에 부응하는 것이었다. 노무현 정부가 의료산업을 차세대 성장동력 산업으로 육성하려는 의지가 강했고, 여기에 의료클러스터 구상이 담겨 있었다. 즉 의료산업화는 의료공급자-민간자본-경제관료의 연합구도에 의하여 추진된 것으로 볼 수 있다(조병희, 2009). 즉 빅5 병원은 정부가 밀어주었기에 순탄하게 성장할 수 있었던 것이다.

4. 병원과 의사의 관계

그런데 두 병원은 외면적으로는 합리성을 지향했으나 내적 토대는 합리적이지 못했다. 가장 큰 모순은 의사 수가 너무 부족했던 점이다. [표 14.4]는 서울대병원과 미국 존스홉킨스 대학병원의 의사 수와 환자 수를 비교한 것이다. 서울대병원은 존스홉킨스 대학병원에 비하여 의사 수는 78%에 불과한데 병상수는 157% 많다. 두 병원 모두 병상의 대부분이 입원환자로 채워진다고 볼 때 서울대병원 의사들은 그만큼 진료 부담이 크다고 볼 수 있다. 존스홉킨스 병원은 전체 병상의 90% 이상이 1인실로 되어 있고, 서울대병원은 다인실이 많아서 진료 형식에서 차이가 있을 수 있고, 환자진료 이외에 임상실험 연구나 교육 업무의 형태가 달라서 의사 개인의 업무 부담의 차이를 정확하게 계산하기는 어렵다. 그러나 환자 규모가 서울대병원이 절대적으로 크다. 외래환자는 서울대병원이 5배 이상 많다. 입원환자는 존스홉킨스 병원은 실환자수 통계이고 서울대병원은 연입원일수 통계로 보인다. 1000 병상 이상 상급종합병원의 평균 재원일수가 7일인 점을 고려하여(청년의사, 2016.1.4.) 실환자수를 계산하면 563,221명/7 = 80,460명이 된다. 즉 입원환자도 서울대병원이 대략 두 배 수준이다. 따라서 서울대병원 의사의 노동 부담이 매우 크다는 것을 추측할 수 있다(조병희, 2024).

서울대병원 의사의 약 1/3은 전공의들이다. 전공의들은 이 많은 환자를 진료하는 과업에서 최일선의 담당자이다. 전공의는 전문의가 되기 위한 수련을 받는 과정이라는 명분 때문에 싼 인건비를 받으면서 주당 80시간 이상 근무하였다. 그러다 보니 많은 전공의가 과로하게 되고 심지어 "졸면서 시술하는" 일까지 발생했다고 한다(한겨레21, 2012.6.25). 또 병원 시설은 야간과 새벽까지 가동하면서 심지어 새벽 시간대에 수술을 하기도 한다. 인력과 시설이 '풀가동' 하면서 그 많은 환자를 진료할 수 있었다. 한국과 미국의 의료문화나 진료방식이 다를 수 있겠으나 한국 의사는 너무 많은 환자를 진료하는 것을 부정하기는 어려울 것 같다.

국가 전체적으로 볼 때도 한국은 OECD 국가 평균에 비하여 의사 수는 적은데 병상 수는 많고, 진료 횟수도 많은 것을 알 수 있다. 의사들은 의사 수가 적지만 의사들이 열심히 진료하여 국민의 의료 욕구를 충족시킨다고 주장한다. 즉 의사가 부족하지 않다는 것이다. 그런데 대학병원들은 진료업무가 과다한데 의사가 부족하여 간호사에게 업무를 위임하는 현상이 만들어졌다. 'PA 간호사'가 바로 그것이다. PA(physician assistant)는 의사 업무를 보조하는 인력으로 미국에서도 많이 활용되는 제도이다. 그런데 우리나라에서는 법적 근거가 마련되지도 않은 상태에서 간호사에게 의사 업무의 일부를 위임하여 의사 부족을 메우려고 하였다. 전국적으로 5천 명 이상의 간호사가 PA 입무를 수행한다고 보도되었는데(경향신문, 2024.3.27) 의사 부족 문제의 상당 부분이 대학병원에서 발생하는 현상인 것으로 보인다.

[표 14.4] 존스홉킨스 대학병원과 서울대병원의 의사수와 환자수

	존스홉킨스 대학병원	서울대병원
병상수(개)	1,146	1,803
의사수(명)	2,506	1,966
외래환자수(명)	518,225	2,438,645
입원환자수(명)	40,391(실환자수)	563,221(연입원일수)

출처: http://www.snuh.org/content/M005004002.do; https://www.hopkinsmedicine.org/-/media/jhm/documents/entity-fact-sheets/jhh-fast-facts.pdf

빅5 병원은 의료시장의 정상부에서 의료체계를 견인하는 임무를 수행하고 있다. 빅5 병원에서 만들어 내는 새로운 진료 양식은 몇 년 내로 전국의 병원으로 확산하고 기술의 표준으로 정착한다. 암센터, 환자 만족 경영, 건강검진센터 등은 모두 빅5 병원에서 시작하였는데 이제 전국 병원이 그 모형을 따라가고 있다. 하다못해 병원 장례식장의 구조나 운영 방식까지도 널리 전파되었다. 지금까지 진행된 빅5 병원의 발전 방향을 보면 의료디지털화, 첨단 장비 도입, 진료 경험의 축적을 통해 의료의 질을 높이고 결과적으로 병원의 수익을 창출하는 의료서비스 생산 기반을 구축하였다. 그 결과 한국 의료의 수준이 높아진 것은 사실이다. 2천년대 초반만 해도 암 치료 수준이 낮아서 수천 명이 미국 암 병원에서 치료받았고, 또 건강검진을 일본 병원에서 받는 사람도 많았다(세계일보, 2001.9.24). 그런데 이제는 주요 암의 5년 생존율이 OECD 평균보다 더 높다. 또한 2023년에 미국 시사 주간지 뉴스위크의 '2023년 세계 최고 병원'에 빅5 병원이 모두 100위 안에 이름을 올렸고, 250위 이내에 한국의 병원 18곳이 선정되었다(청년의사, 2023.3.2).

빅5 병원의 성장은 기본적으로 시장경쟁을 통해서 이루어졌다. 인력과 시설 및 장비에 더 많은 투자를 할 수 있었던 빅5 병원이 결국 시장의 정점에서 환자를 독과점할 수 있게 되었다. 중증 환자는 물론 경증 환자까지 끌어들이는 일종의 '포식자' 같다는 언론의 비판까지 받았다. 이 과정에서 수익이 적은 일반 수술보다 수익이 높은 로봇 수술을 진행한다던가 과도한 검사와 영상 촬영이 일상화되었다(한겨레21, 2012.6.4).

빅5 병원의 시장전략은 의사들에게 어떤 영향을 미쳤을까? 13장에서 살펴보았듯이 미국의 경우 의료시장에서 자본의 영향이 커지면서 병원들이 수직적으로 통합되거나 계열화되었다. 또한 의사들의 진료에도 영향을 미쳐서 자율성이 제약받게 되었다는 지적들이 많았다. 우리나라의 경우 병원 자본의 영향력이 커지면서 의사들은 더 많은 수익을 올리라는 압력을 받게 되었다. 2000년대가 되면 대부분 병원에서 '인센티브'라는 이름으로 수익 실적에 따른 보상제를 시행하였다. 민간병원은 물론이고 서울대병원 등 공공병원에서도 시행되었다. '실적'이 높을수록 더 많은 보상을 받게 되고, 병원 내에서 영향력도 커지고, 더 좋은 위치에 진료 공간을 확보할 수도 있게 된다는 것이다(한겨레21, 2012.7.2). 병원에 따라서는 진료실적은 물론 봉사활동이나 환자 만족도, 의료사고 발생 여부 등 여러 요인을 종합적으로 평가하여 상위 20%에 높은 성과급을 지급하도록 봉급 규정을 개편하기도 했다(중앙일보, 2000.4.29.). 일부 병원에서 시작한 인센티브 보상제는 한편으로는 의사의 급여 수준을 크게 높였고, 다른 한편 수익 창출이 우선시되는 의료계 관행을 만들었다. 외환위기 이전에도 의사들이 수익을 창출하는 경향이 존재했지만 2천년대에는 그 경향이 훨씬 강해진 것으로 보인다. OECD 통계에 의하면 2022년에 병원 근무 전문의의 수입은 19만 4천 달러로 네덜란드(21만 달러)와 독일(20만 7천 달러) 다음으로 높은 수준이었고 OECD 평균 12만 8천 달러보다 크게 높았다(보건복지부, 2024).

빅5 병원이 시장경쟁을 선도하면서 의료계 내부에 불평등 구조가 심화되었다. 일부 의사들이 기술 수준을 높이고 진료 역량을 제고하여 더 많은 보상을 받게 되면서, 그렇지 못한 의사들과의 보상수준의 격차가 커졌다. 이에 대응하여 의사들은 수입이 적은 전공 분야를 기피하고 수입이 많은 전공 분야로 몰리게 되었다. 과거에는 내과, 외과, 소아청소년과, 산부인과 등 필수 의료 분야에 더 큰 권위가 부여되었고, 더 우수한 의사들이 지원했었다. 그런데 이제는 '힘만 들고 보상수준은 낮은' 외과, 소아청소년과, 산부인과를 기피한다. 대신 성형외과 피부과, 마취과, 안과, 정신의학과 등이 새롭게 인기 전문과가 되었다(메디게이트 뉴스, 2023.10.26). 보건의료인력실태조사에 의하면 안과 개원의의 연간 수입은 2010년 2억 4,026만 원에서 4억 5,837만 원으로 증가하였다. 소아청소년과 개원의는 같은 기간에 1억 2,995만 원에서 1억 875만 원으로 감소하였다. 이것은 일반의의 1억 9,556만 원보다 적었다(신영석 등, 2022). 2010년도에는 전문과목별 최고와 최저 연봉 차이가 약 1억 원 정도였는데 2020년에는 3억 원 이상으로 벌어졌다. 그만큼 의사 내부 소득 불평등이 커진 것이다. 이것은 의사 그룹 간 평균소득 비교 결과이다. 만일 평균소득보다 더 많이 버는 의사를 주변에서 목격했다면 평균소득에 미달하는 비인기과 의사들의 박탈감은 훨씬 커질 수도 있다.

과거에는 의사들이 경쟁력을 높이려고 대부분 3~4년씩 걸리는 전문의 수련을 지원했었다. 그런데 최근에는 수련을 중도에 그만두거나 아예 수련 지원을 하지 않고 일반의로서 활동하는 경우가 증가하였다. 의사의 보상수준이 월등하게 높아지면서 일반의로 활동해도 적잖은 보상을 받을 수 있어서 굳이 힘든 전공의 생활을 할 필요 없다는 인식이 만들어진 것이다. 이러한 의사들의 전공 선택 경향이 변화하면서 필수 의료에 종사할 의사의 공급이 감소하였고, 기존의 의사들이 폐업하고 다른 분야로 바꾸어서 진료하는 예도 생겨나면서 필수 의료의 공급 위기가 현실화한 것이다. 의과대학생의 구성 자체가 달라졌다는 지적도 있다. 일반인들이 선호하는 대기업에서는 직원들에 대한 성과관리가 정교화되면서 정년을 채우지 못하고 퇴직하는 직장인들이 많이 증가하였다. 그러자 유능한 학생들이 안정된 직장을 찾아서 대학 졸업 후 의대에 다시 들어가는 경우들이 많아졌다. 이러한 학생 구성의 변화도 수익 창출 우선 경향을 강화하는 것으로 보인다.

이러한 의사들의 전공 선택 경향은 궁극적으로 빅5 병원에도 부정적 영향을 미칠 수 있다. 필수 의료분야의 진료를 제공하는 병원이 감소할수록 환자들은 병원을 찾아 전국을 헤매는 일이 생겨날 것이고 그나마 필수 의료를 제공하리라 기대하는 빅5 병원에 더욱 몰리게 될 수 있다. 문제는 빅5 병원조차 필수 의료서비스를 제공할 역량이 충분치 않다는 것이다. 실제로 2022년에 서울아산병원에 근무하던 간호사가 뇌출혈로 쓰러졌는데 이를 치료할 수 있는 뇌혈관 외과 의사가 없어서 제대로 치료를 못했고, 결국에는 사망하는 사건이 발생했다(청년의사, 2022.8.3). 2022년에 인천의 가천대학교 길병원이 의사 부족으로 소아청소년과 입원 환자를 받지 못한다고 공지하였다. 상급종합병원조차 기본 필수과 진료를 제공하지 못하는 지경까지 이른 것이다(김연희, 2024). 현재와 같은 의사들의 필수과 기피 현상이 지속되면 이런 사건이 더욱 증가할 수도 있다. 빅5 병원은 한국의 의료 수준을 높이는 데 기여했지만 다른 한편 의료를 상업화시키고 의사들의 수익 추구 경향을 심화시켜서 의료체계가 왜곡되는 결과를 가져왔다.

우연하게도 외환위기 이후 우리나라 경제가 신자유주의의 영향을 받으면서 국제적인 경쟁구조 속으로 편입되었듯이 의료계 또한 신자유주의 영향을 많이 받은 것처럼 보인다. 신자유주의(neoliberalism)는 여러 방식으로 개념 규정할 수 있는데 간략히 정의하자면 건강을 돌볼 책임을 정부보다 개인에게 지운다는 점과 상업화된 의료서비스를 이용하게 만들고, 민간병원이 이윤을 추구하는 데 제약이 없도록 한다는 특징이 있다(McGregor, 2001). 여기서 상업화는 개인의 의료 욕구를 충분히 빨리 충족시켜 의료상품의 가치를 높이는 것으로 규정할 수 있다. 빅5 병원의 지배력 확대와 의료시장에서의 경쟁구조로 인하여 우리나라 국민은 의료서비스를 빠르게 이용할 수 있었다. 건강보험제도라는 규제가 있기는 했으나 병원이 스스로 고급의 상품을 만들어서 판매하는 데 제약은 별로 없었다. 대다수 국민은 국민건강보험의 낮은 보장성을 우려하면서 개인적으로 암 보험이나 실손보험에 가입하여 건강 위기에 개인적으로 대처하는 양상이 굳어졌다. 이런 점들을 고려하면 우리나라 의료체계는 다분히 신자유주의의 영향을 받으면서 구조화되었다고 볼 수 있다.

의료시장이 매우 커졌음에도 불구하고 공급자의 다양성은 상당히 부족하다. 12장에서 살펴봤지만, 미국에서는 전통적인 병원과 의사 이외에도 다양한 의료공급자가 존재한다. 간호사도 nurse practitioner로 실질적인 치료와 처방권을 갖고 활동한다. 약사도 지역사회에서 장기 투약자의 투약 실천 여부를 파악하고 투약 동기화를 높이기 위한 보건교육도 시키며 필요하면 처방약을 바꾸거나 새로 처방하기도 한다. 대체의학 치료자들도 침구사, 카이로프랙틱 등 여러 직종이 제도화되어 활동하고 있다. 물리치료사들도 개업하여 독자적으로 서비스를 제공한다. 이에 비하면 우리나라는 매우 경직된 공급자 구성을 보인다. 의사만이 의료서비스 시장을 확고하게 독점하고 있다. 간호사, 약사, 물리치료사는 모두 의사의 지휘나 처방에 의존해서 활동하며, 그만큼 자율성을 제약받고 있다. 대체의학은 제도적으로 전혀 인정받지 못한다.

일반적으로 시장 규모가 커지면 상품과 서비스의 종류가 다양해진다. 그런데 우리나라 의료시장에서는 왜 의사만이 시장을 독점할까? 침구사 제도는 일제시대에 존재하다가 정부 수립 이후에 폐지되었다. 침구사 제도 부활을 원하는 재야 침구사들이 이를 금지하는 의료법이 헌법위반임을 심판해달라며 제소한 헌법재판의 판결이 2010년 7월 29일에 있었는데 헌법재판관들의 의견이 4(합헌):5(위헌)로 나뉘었다(2008헌가19). 위헌을 주장하는 재판관이 더 많았으나 위헌판결에 필요한 6표를 얻지 못하여 결과는 합헌이 되었다. 합헌을 주장한 재판관들은 다음과 같이 주장했다.

> 의료법 제27조에서 의료 행위를 의사에게만 독점 허용하고 일반인이 이를 하지 못하게 금지하여 의사 아닌 사람이 의료 행위를 함으로써 생길 수 있는 사람의 생명, 신체나 일반 공중위생상의 위험을 방지하고자 함에 그 목적이 있는 것이다. 따라서 위와 같은 입법취지를 감안할 때, 의료행위에는 반드시 질병의 치료와 예방에 관한 행위에만 한정되지 않고, 그와 관계없는 것이라도 의학상의 기능과 지식을 가진 의료인이 하지 아니하면 보건위생상 위해를 가져올 우려가 있는 일체의 행위가 포함된다 할 것으로 규정하면서 무면허자에 의한 과학적으로 검증되지 않은 시술행위는 회복할 수 없는 치명적인 위해를 가져올 수 있기 때문에 금지되어야 한다.

위헌을 주장한 재판관들은 다음과 같이 주장했다.

> 의사 등 정규 의료인 이외에 대체의학(유사의료업)을 시술할 수 있는 의료인이 사실상 극히 소수이고, 법적 독점권을 부여하는 의료행위는 전문성과 위험성을 고려하여 반드시 의료인이 하지 않으면 안되는 행위로 한정하여 비의료인에 대한 자유 제한의 범위를 꼭 필요한 범위로 최소화시켜야 하며, 생명 신체에 대한 위험성에 따라 다양한 의료인의 자격을 설정함으로써 의료소비자인 국민으로 하여금 적정한 비용이나 접근성에 맞는 의료 행위를 선택할 수 있게 해야 한다. 따라서 개개 의료 행위에 필요한 지식과 기술의 정도나 그 위험성을 고려함이 없이 비의료인에 의한 의료 행위 전부를 일률적 전면적으로 금지한다면

> 의료 행위에 대한 비용 부담할 능력이 없는 국민에 대하여 의료 행위의 선택가능성을 좁게 함으로써 오히려 이들의 생명 신체에 대한 위해 발생을 방지하고자 하는 입법목적과 반대의 결과를 가져올 여지도 있다.

합헌 주장은 모든 치료행위가 의학적 대상이라는 의사들의 주장을 그대로 인용하는 것으로 심지어 해외에서는 자유화되어 있는 문신 행위까지 의학적 행위로 판단하여 문신 시술자를 의료법으로 처벌하는 실정이다. 위헌 주장은 모든 치료행위가 의학적 대상이라는 의사들의 주장은 사리에 맞지 않으며, 고도의 의학 기술이 필요한 부분을 제외하고는 여타 분야는 다양한 시술자가 시술할 수 있게 허용해야 하고 이를 국민의 선택에 맡기는 것이 적합하다고 본 것이다. 빅5 병원처럼 첨단 의술을 지향하는 추세 속에서 어떻게 문신 행위까지 의료영역으로 삼으려고 하는 것일까? 10장에서 설명한 것처럼 의료의 기술이 고도화될수록 의료체계에 분업구조가 만들어지는 것은 자연스러운 발전이다. 즉 의사가 고도로 전문화된 영역에서 활동하게 되면 보다 일상적인 영역은 다른 직종에 위임하여 공급자 구조가 다양화되는 것이다. 미국의 예는 이를 잘 보여준다. 반면 한국에서는 한편에서는 의료가 첨단산업화하고 있음에도 불구하고 분업화가 더딘 것이다. 빅5 병원이 추구하는 의료의 첨단산업화가 의사 전체를 그쪽으로 추동하지 못하는 것이다.

또는 의사들의 고유한 개업주의가 그러한 추세에 제동 거는 듯한 양상이다. 예를 들어 전문의로 양성된 많은 고급 인력이 대학병원이나 종합병원에서 활동하지 않고 개업한다. 심지어 마취를 전문으로 하는 의사도 통증의학과로 개업한다. 이 경우 마취 업무는 더 이상 안 하게 된다. 흉부외과는 심장 수술을 전문으로 하는 의사이다. 그런데 전국의 많은 종합병원들이 심장 수술의 수가가 낮다는 이유로 흉부외과 개설을 하지 않아서 전문의들이 일자리가 부족하다. 이들은 그냥 외과로 개원하든가 아예 다른 진료과목으로 변경하기도 한다. 의원 근무 전문의들이 원래 전문과목과 실제 표시 과목이 일치하는지를 조사한 결과를 보면 성형외과 전문의의 95%가 성형외과 진료를 하고 있었다. 안과의사 99%, 피부과 의사 96.6%가 자기 전공 분야 진료를 하고 있었다. 반면 흉부외과 의사는 18%만이 자기 전공 분야로 표시하였다. 외과는 46.6%, 산부인과는 63.6%였다(신영석, 2022). 개원의를 찾는 환자는 대부분 경증의 1차 진료 환자들이다. 전문의가 개원하면 그들의 전문지식의 상당 부분이 활용되지 못한다. 즉 전문의가 사실상 일반의처럼 기능하게 된다. 전문의가 개원을 하면서 전공 분야까지 바꾸게 된다면 전공의 수련 없이 개원한 일반의처럼 변하게 되는 것인데 이것은 매우 비효율적이다. 미국에서도 전문의가 개원하여 일반의 서비스를 제공하는 경우가 제법 많다(Aiken, 1979). 그러나 이것은 일반의가 부족하여 충족하는 의미가 있어서 우리와는 상황 맥락이 다르다.

대도시에는 개원한 의사들이 밀집해 있다. 만일 정부의 계획대로 의사를 증원하고, 별다른 공급구조 개혁이 없이 의료체계가 현재대로 유지된다면, 지역사회 의사 밀집도는 더욱 조밀해질 수밖에 없다. 아마도 의사들은 그런 상황을 우려하면서 의사 증원을 반대할 것이다. 반면 더 많은 의사가 진출하여 의료 기술혁신에 투입되면 좋을 3차, 4차 의료분야에는 서울대병원과 존스홉킨스 병원의 구조 비교에서 보았듯이 의사가 크게 부족하다. 빅5 병원의 성장이 적은 인력으로 높은 수익을 내는 방식으로 산업화한 결과이다. 진료 기능은 과대하게 성장했고 교육과 연구 기능은 위축되어 있다. 빅5 병원이 진료를 통한 의료산업이 되기보다는 연구와 교육을 통한 첨단산업으로 발전해야 한다. 이렇게 진료 중심, 수익 창출 중심의 의료체계 구조를 개혁하고 의료공급자를 다양화하는 것이 의료체계를 안정화하는 방향이 될 필요가 있다. 의사라는 고급 인력이 중증 환자 진료와 의학 연구에 더 많이 투입되어야 일상 업무를 여타 의료 직종에 위임하여 의료공급자를 다원화할 가능성이 열릴 수 있을 것이고, 현재 지역사회에서 개원 의사들이 충족시키지 못하는 잠재적인 보건의료 수요를 해결할 수 있는 여지가 만들어질 것이다. 장기 투약자 관리, 독거노인 건강관리, 장애인 건강관리 등 거동이 불편하고 건강이 좋지 않은 많은 지역주민이 제대로 의료 이용을 하지 못하고 사실상 소외되어 있다. 왕진을 꺼리는 의사 인력으로는 이 문제 해결이 쉽지 않다.

5. 정부와 건강보험

의료체계가 왜곡된 책임의 절반은 정부와 건강보험에 있다고 할 수 있다. 필수 의료분야를 지원하는 의사가 감소한 이유는 하는 일의 중요성이나 과중함에 비하여 얻는 보상수준이 낮은 데서 비롯된다. 즉 의사들의 의료행위의 가치가 의료수가에 제대로 반영되지 않고 있다는 것이다. 우리나라 건강보험은 행위별 수가제(fee-for-service)

방식으로 의사에게 보상한다. 의사가 수행하는 진료행위 요소마다 가격이 매겨져 있다. 이러한 방식은 의사를 동기화시키는 데 매우 유용하다. 일을 열심히 할수록 더 많은 보상이 돌아오기 때문이다. 그런데 어느 한계를 넘어서 과도하게 많이 일하려 하거나, 불합리하게 높은 보상이 돌아오도록 진료 내용을 조절하는 등의 문제가 발생할 수 있다. 의료는 매우 전문적인 분야이기 때문에 의사가 A 방식의 치료보다 B 방식 치료가 더 좋다고 권유할 때 환자가 그 적정성을 판단하거나 거부하기 어렵다. 따라서 의사의 선택에 따라 의료비는 더 많이 상승할 수 있고, 의사에 대한 보상도 더 높아지고 통제가 쉽지 않게 될 수도 있다.

총액계약제나 인두제(capitation)는 의사의 불합리한 선택의 여지를 최소화할 수 있는 보상방식이다. 총액계약제는 사전에 협상한 총액을 의료기관에 지불하고 의사는 그 범위 내에서 환자에게 모든 치료 서비스를 제공해야 한다. 따라서 의사는 값비싸고 비효과적인 서비스를 하지 않게 된다. 인두제는 사전에 정해진 환자그룹에 대하여 환자 1인당 진료비에 환자 수를 곱해서 총액을 받게 되고, 대신 환자그룹에 대해서 모든 서비스를 제공해야 한다. 총액이 정해져 있어서 과잉 진료를 하지 않게 된다. 오히려 과소한 진료를 하거나 낮은 수준의 진료를 제공하여 진료의 질이 떨어질 수 있다는 단점이 있다. 결국 지난 30년간 건강보험제도가 행위별 수가제를 유지하면서 의료계가 과잉 진료와 상업화를 추구했고, 기대 소득이 낮은 분야의 진료를 외면하는 등 의료체계 왜곡이 심화되었다. 반면 이웃 나라 대만은 우리나라보다 뒤늦은 1995년에 국민건강보험을 도입했으나 한국의 사례를 반면교사로 삼아서 행위별 수가제가 아닌 총액계약제와 인두제를 택하였다. 의료계가 선호하지 않는 수가제도를 굳이 추진하지 않으려는 정부의 미온적인 태도가 결과적으로 의료체계의 왜곡에 일조한 것으로 보인다.

그동안 역대 정부는 건강보험의 구조개혁보다는 건강보험 적용 혜택의 확대에 주력하였다. 즉 건강보험이 적용되는 범위를 확대하여 환자들이 고가의 약품이나 검사를 값싸게 이용할 수 있도록 하는 데 주력하였다. 예를 들어 암 환자를 위해 고가의 항암제에 건강보험 급여화를 제공한다거나 MRI 영상 촬영에 건강보험을 적용하는 식이다. 정치적으로는 이와 같이 보험 혜택을 확대하는 것이 국민의 지지를 얻는 손쉬운 수단이 된다. 그런데 전체 의료서비스 중에서 건강보험이 적용되는 비중인 건강보험 보장성은 약 60% 수준이다. 전체 진료비의 40%는 본인이 부담해야 된다. 이는 서유럽 국가들의 약 85% 보장 수준에 비하여 크게 낮은 편이다. 산술적으로는 건강보험 급여 확대를 통해서 보장성 수준이 높아질 수 있다. 그런데 그 간의 건강보험 급여 확대에도 불구하고 보장성이 기대만큼 높아지지 않은 것은 의료계에서 새로운 의료 서비스를 만들어내어 건강보험이 적용되지 않는 비급여 서비스가 계속 증가했기 때문이다. 즉 공급자의 행태를 규제하지 않으면 급여 확대는 보장성 강화에 큰 효과가 없다. 그러나 정부의 공급자 규제 의지는 강하지 않은 것처럼 보인다. 기존 병원들이 상업화 경향이 강하다면 공공병원을 육성하는 것이 대안이 될 수 있다. 실제로 시·도립 병원들은 저소득층이 많이 이용하였고, 그에 따라 이 병원들은 검사를 많이 하지 않는 등 민간병원과는 다른 진료 양식을 갖고 있었다. 그런데 정부는 공공병원을 일종의 기업처럼 간주하여 수익을 창출하도록 요구하는 등 민간병원처럼 간주하거나 민간병원에 위탁하여 민간병원처럼 운영하기도 하였다. 결과적으로 공공병원도 사실상 민간병원과 다르지 않게 되었다.

정부가 의료공급자의 행태를 규제하지 않은 채 국민의 행동만 규제하려다가 실패한 대표적인 예가 '의료전달체계'이다. 이 제도는 증상의 복잡성이나 중증도, 치료의 시급성에 따라 의료기관을 등급화하고 환자를 나누어 진료하도록 하자는 것이다. 대학병원과 중소병원 또는 개원의는 치료 역량이 근본적으로 다르므로 환자를 등급화하여 나눠 맡는 것이 합리적이고, 환자는 1차(개원의) → 2차(동네병원) → 3차(종합병원) → 4차(대학병원) 순서대로 이용하는 것이 좋다는 것이다. 그런데 이 제도가 제대로 운용되려면 병원의 진료 내용이 확실하게 차별화되어야 한다. 현재처럼 큰 병원이나 작은 병원이나 시설과 장비에 치중하는 진료 양식을 갖고 있어서 비슷하게 느껴지면 환자들은 당연히 더 좋은 시설을 갖춘 병원으로 가려고 할 것이다. 그런데 현재는 병원 등급에 따른 차별화는 거의 시도되지 않고 있다. 병상 규모, 진료과 개설, 의료 장비 도입 등이 사실상 거의 규제를 받지 않고 있으며, 병원장의 의지나 필요한 자본을 조달할 수만 있으면 거의 그대로 실현된다. 그러다 보니 작은 동네의원에도 CT나 MRI 같은 고급 장비가 설치되기도 한다. 환자가 의료의 질을 판단하는 기준으로 주어진 조건이 오로지 '장비'뿐이기 때문에 더 최신의 장비, 더 고가의 장비, 필요시 타과 진료도 가능한 대형 병원을 선호하게 된다.

또한 의사가 의료체계의 문지기(gatekeeper) 역할을 충실히 수행해야 하고 이를 환자에게 요구할 수 있는 권위가 확립되어야 한다. 환자의 증상이 개인 의원에서 상담하는 것으로 충분한지 아니면 대학병원의 진료가 필요한지에 대하여 잘 판단하고 불필요한 이용을 걸러내야 한다. 그런데 우리나라에서는 의료시장이 모든 병원에 개방되어 있고, 따라서 환자는 모든 병원을 이용할 수 있다. 상급종합병원을 이용할 때 하급 의료기관의 진료의뢰서를 제출하도록 제한을 두었지만 대부분 의원에서 환자가 요구하면 진료의뢰서를 발급해 주기 때문에 진료의뢰서가 특별히 권위가 있는 것도 아니며 요식행위에 불과하다. 이러한 경쟁구조에서 애당초 문지기 역할은 지켜지기 어렵다.

이런 상황에서 대형 병원을 무작정 선호하는 환자의 비합리적인 행동 때문에 의료전달체계가 잘 안 지켜진다고 말하는 것은 정부와 병원의 책임회피일 뿐이다. 정부는 대형 병원 이용에 여러 가지 제한을 두었다. 대형 병원 이용 시 본인부담금을 더 높여서 경제적 장벽을 두었으나 진료비 총액이 크지 않은 경증 환자에게는 별 효과가 없었다. 진료의뢰서가 없으면 그것이 필요 없는 대형 병원의 가정의학과 진료를 먼저 받고 원하는 진료과로 전과하는 방식으로 대응하였다. 대형 병원들도 진료 과정에서 경증 환자를 하급 의료기관으로 돌려보내는 회송 조치에 매우 소극적이다. 환자 1명이라도 병원에는 모두 수입원이 되기 때문이다. 애당초 대형 병원이 대규모의 외래진료실을 설치하여 운영하는 것이 문제가 있었지만 이에 대한 규제는 거의 없었다. 대형 병원의 외래진료 기능을 없애고 종합병원에서 치료하다가 중증으로 발전한 환자만 의뢰받게 한다면 의료전달체계는 자동으로 작동하게 된다. 즉 의료전달체계는 애당초 의료기관 간 기능분화와 협력으로 만들어져야 할 문제였다. 그런데 시장경쟁 체제가 만들어지면서 기능분화와 협력의 관계가 구축되기에 어려웠다. 이것을 환자의 무분별한 이용 때문인 것처럼 호도하는 것은 시장체계의 모순을 감추려는 것과 같다.

2024년 현재 의료체계는 위기에 처해 있다. 직접적으로는 정부의 의사 증원 정책에 반대하면서 전공의 대부분이 병원에서 사직하면서 비롯되었다. 전공의 의존도가 높은 대학병원들이 대규모로 매출 감소를 겪었고, 남아있는 의료진도 점차 과로로 진료를 축소하였다. 간호법을 제정하여 PA 간호사에 대한 법적 근거를 확보하였으나 이 조치가 전공의를 대체할 수 있을 정도는 아니었다. 정부는 전공의 없이도 대학병원이 운영될 수 있도록 병상 감축을 유도하고 환자 진료 규모를 축소하는 방향으로 의료 개혁을 추진하고 있다. 만일 이러한 조치가 제대로 작동한다면 실질적인 공급자 행태변화의 첫 사례가 될 것이고 의료체계 개선에 도움이 될 것이다. 다만 의료체계의 여러 구성요소는 서로 연결되어 있어서 병원 간 이해관계 조정, 수가제도 개혁, 전문의 개업 제도 개선 등 여러 연관된 요소들을 함께 고려하지 않으면 정책의 실효성을 담보하기가 쉽지 않아 보인다. 이러한 조치가 병원 자본에 의한 의료상업화 추세를 억제한다든가 하는 것은 기대하기 어렵다. 다만 의료체계 내부적 모순으로 인하여 의료서비스 재생산 구조가 위기에 처했고 이를 개선하려는 시도로 보인다. 의료비 증가 억제라든가 수가제도 변경 또는 공공의료의 강화와 같은 더욱 본질적인 방향 전환은 아직 보이지 않는다.

15장: 의료화와 디지털화

- 의료화는 과거에는 의사들이 영향력 확대를 위해 활용하였으나 최근에는 소비자 또는 제약회사가 주도하는 경우가 많아졌다.
- 생명과학, 컴퓨터공학, 정보기술의 도움으로 의학은 유전자 차원의 위험을 교정하고 개인에 최적화된 의료서비스나 약품을 공급하는 정밀의학으로 발전하고 있다. 질병 발생 자체를 예방할 수 있는 이득이 있는 반면 생물학적 불평등이 만들어질 위험성도 있다.
- 디지털 헬스의 발전으로 가상 세계에서 진료가 이루어지고 일상생활 현장에서 건강정보를 주고받아 건강관리의 혁신을 이룰 수도 있게 되었다. 이에 따른 디지털 정보 접근의 불평등이나 정보 누출의 위험도 커졌다.

1. 의료화와 사회통제

(1) 의료화

의료화(medicalization)란 비의학적인 문제가 점차 의학적으로 규정되는, 즉 질병으로 다루어지게 되는 현상을 말한다. 의료화가 발생하는 영역은 다양하다. 첫째, 사회적 일탈행동이 의료화되는 경우이다. 알코올 중독이나 정신장애처럼 과거에는 사회적 일탈로 제재를 받던 행동들이 점차 질병으로 규정되었다. 동성애의 경우에는 오래전에는 종교(기독교) 차원의 일탈행동으로 규정되다가 19세기에 일부 유럽 국가에서 형법으로 범죄시했고, 이후 20세기 들어와서는 의학적 치료가 필요한 정신질환으로 규정되었다. 그런데 1970년대에 동성애 권리 운동이 일어나면서 정신의학의 질병목록에서 삭제되고 탈의료화된 독특한 역사가 있다. 비슷한 시기에 반정신의학 운동이 발생하여 '정신병은 없다'는 주장이 전파되었고, 그 결과 정신병원이 개방화되어 다수 정신장애인이 탈원화하여 지역사회에서 재활하면서 일반인들과 교류할 수 있게 되었다.

둘째, 생로병사의 통과의례가 의료화된 경우이다. 우리나라에서 산업화가 본격화되기 이전인 1970년대에는 출생과 사망이 대부분 집에서 이루어졌다. 출생과 사망은 가족들에 의하여 처리되는 가정 내 문제였고, 여기서 의사의 역할은 존재하지 않거나 제한적이었다. 지금은 대부분의 출생과 사망이 병원에서 의사의 관장하에 이루어지는데 그만큼 출생과 사망이 의료화되었다고 할 수 있다. 인구의 고령화가 진행되는 상황에서 노화 증상에 대한 의학적 처치를 통하여 자연스럽게 진행되는 노화를 인위적으로 늦추고 젊음을 유지하려는 시도 역시 생로병사의 의료화 범주에 속한다.

셋째, 일상생활 양식이 의료화되는 경우이다. 비만은 과거에는 높은 사회적 지위의 상징이기도 했지만, 이제는 질병의 일종으로 여겨지고 병원에서 치료받는 경우가 많아졌다. 대머리나 발기부전과 같은 자연적인 생활 모습도 의학 기술의 발전으로 치료의 대상이 되었다. 미용을 위한 성형수술도 여기에 해당한다.

의료화에 대한 학술적 논의는 1960년대에 시작되었다. 초기 논의는 정신장애의 의료화에서 시작되었다. 정신과 전문의 Szasz(1960)가 낙인이론의 관점에서 "정신병은 없다"라는 파격적인 주장을 하였다. Foucault(1965)는 광기(madness) 또는 '미친 짓'이 어떻게 의료화되는가에 대한 구조주의적 분석을 시도하였다. 이후 다양한 일탈행동의 의료화가 연구되었다. 어린이의 수선스러운 행동이 주의력결핍과다행동장애(ADHD)로 재규정되는 과정에 관한 Conrad(1975)의 연구나 어린이 학대(child abuse)의 의료화 과정(Newberg and Brourne, 1978), 알코올 중독의 의료화에 관한 연구(Peele, 1989) 사례가 있다.

의료화가 일단 시작되면 장기간 지속되어 새로운 질병으로 정착되는 경향이 있지만 반대로 탈의료화가 발생할 수도 있다. 임신과 출산은 여성의 몸에서 발생하는 현상이고 전통사회에서는 여성들에 의하여 관리됐다. 그런데 근대의학, 특히 산부인과 전문의가 만들어지면서 임신과 출산을 위험이 큰 사안으로 재규정하고 의학의 대상으로 바꿔버렸다. 1970년대에 페미니즘에 의한 여성 건강 운동이 시작되면서 임신 출산이 여성의 자연스러운 경험이나 안전한 과정으로 다시 규정되었다. 여성들은 독자적인 클리닉과 조산사를 배치하였고, 여성에 의한 출산 운동을 전개하면서 탈의료화가 진행되었다(Morgan, 2002).

동성애(homosexuality)의 경우 서양에서는 19세기 이래로 '자연의 섭리에 반하는 범죄'로 규정되거나 질병으로 규정되어 왔다. 그런데 20세기 중반 이후에 동성애에 관한 과학적 연구가 진행되었다. 또한 Kinsey에 의한 대규모 면접조사가 진행되면서 동성애를 질병으로 보기 어렵다는 견해가 정신과 내부에서 대두하였다. 여기에 1970년대에 동성애자들의 권리 운동이 전개되면서 미국정신의학회는 회원들의 의사를 모아 1973년에 정식으로 동성애를 정신장애 목록에서 삭제했다.

일탈 행위의 의료화에 대한 시각은 과잉 의료화에 대한 비판적 태도를 담고 있었다. 특히 1960년대에는 정신질환자를 정신병원에 장기 입원시키는 관행에 대하여 비판적 의식을 갖고 접근하여 이를 수용소(asylum)에 비유하기도 하였다(Goffman, 1961). 정신병을 일종의 신화로 보는 정신과 내부의 견해(Szasz, 1960)도 일탈의 의료화에 대한 비판적 관점에서 출발한 것이다. 이러한 비판적 관점은 이후에도 의료공급자들이 자신들의 이익을 위하여 병을 과장한다는 의구심이나 제약회사가 이윤을 위하여 불건강을 과장하고 과잉 치료를 조장하며 '질병을 판매한다'는 비판적 견해로 발전하였다(Moynihan and Cassels, 2005). 이러한 견해는 의학의 기술 진보와 건강에 대한 기여를 평가절하하는 것이며, 환자의 의료에 대한 의존도를 과장하고 있으며, 의료화 자체가 재정 조건, 진입장벽, 환자의 거부감 같은 제한조건을 갖고 있으므로 이들이 생각하는 것처럼 무한정하게 확대되지는 못한다는 반론도 있다(Strong, 1979).

(2) 소비자 주도 의료화

그런데 비교적 최근의 의료화는 과잉 의료화에 대한 의구심과는 다른 차원에서 진행되고 있다. 즉 의료화가 공급자가 아닌 소비자가 주체로 나서서 진행되는 경우가 증가하고 있다. 알코올 중독 자조 모임인 *Alcoholics Anonymous*(AA)의 경우가 그러하다. 1935년에 시작한 AA는 스스로 알코올에 무력했던 자신을 인정하고 신앙의 힘에 의지하여 알코올 중독을 극복하자는 취지를 갖고 있다. 그런데 이 모임에서 알코올에 중독되는 과정은 바이러스에 감염되는 과정과 같은 것으로 파악한다. 다만 신앙과 자조를 통해 치유된다고 믿는 점이 다르다.

당사자들에 의한 '질병 만들기'는 외상후 스트레스 장애(post-traumatic stress disorder, PTSD) 같은 경우 더욱 분명하게 나타난다. 월남전 참전 군인들이 전쟁 공포로 겁에 질리는 반응을 보였는데 이에 대하여 군 내부에서는 겁쟁이로 깎아내렸고

군의관들은 성격장애로 진단하였다. 즉 참전 이전부터 갖고 있던 성격장애로 전쟁 상황에 적응하지 못하는 것으로 판단하였고 증상이 심할 경우 정신병으로 진단되어 퇴역 조치 되었다. 그런데 월남전 참전자와 반전운동가들이 군진의학을 비판하면서 이들에게 전쟁 경험이 트라우마가 되어 정신신체적 이상 반응을 보이는 것으로 주장하였고, 궁극적으로 이러한 주장이 받아들여져서 미국정신의학회는 1980년에 PTSD를 정신병 목록(DSM-III)에 등재하였다(Scott, 1990).

라이프스타일 약물(lifestyle drug)은 제약회사의 주도와 소비자의 욕망이 결합한 경우이다. 대머리 치료제나 발기부전 치료제가 여기에 해당한다. 대머리나 발기부전은 의학적으로 질병은 아니지만 보통 사람들의 삶의 질에는 상당한 부정적 영향을 준다. 의식주의 기본 생활 조건이 충족된 사회에서는 질병 치료의 단계를 넘어서 삶의 질을 높이기 위한 목적에서 의약품이나 의료 시술이 시행되는 경향이 있다. 성형시술의 유행도 여기에 해당한다고 볼 수 있다.

의료화는 의사, 제약회사, 소비자 단체의 어느 한쪽이 전적으로 주도하여 완성하기보다는 여러 주체의 이해관계가 공유되면서 진행되는 경향이 있다. 어린이들의 주의력결핍과다행동장애(ADHD)의 경우에 아직도 주의력 결핍을 초래하는 생물학적 근거(바이러스 등)는 발견되지 않은 상태이다. 1960년대 이전에는 유효한 치료법이 없었고 의사들도 ADHD 진단을 내리지 않았다. 1960년대에 제약회사에서 Ritalin이란 약품을 만들어 냈고, 이 약이 어린이의 집중력을 제고하고 충동적 행동을 억제하는 효과가 있었기 때문에 의사들은 ADHD 진단을 내리기 시작하였다. 이 약이 중독성 등의 부작용이 있었고, 이 약의 복용자가 고등학교를 무사히 졸업하고 직업을 갖게 될 확률을 높여준다는 실질적인 효과도 충분히 검증되지 않았으나 제약회사의 마케팅에 노출된 의사들은 이 약을 수용하였다. 이 약은 의사들에게 더 많은 수입을 제공하였다. 교사들도 소란을 피우는 아이들을 효과적으로 제어할 수 있었기 때문에 ADHD 진단에 동의하게 된다. 부모들도 아이들의 주의력 결핍이 질병으로 진단되면 부모 역할의 부족에 대한 비난에서 벗어날 수 있었기 때문에 ADHD 진단에 동의하게 된다. 즉 ADHD는 주요 당사자들을 모두 만족시킬 수 있었기 때문에 새로운 질병으로 만들어질 수 있었다(Diller, 1998; Conrad, 2007).

한국에서 ADHD는 좀 더 특수한 의미를 지닌다. 입시경쟁이 매우 치열한 상황에서 공부 못하는 것이 일종의 병으로 여겨져서 공부 잘하게 하는 약들이 개발되고 있다. '총명탕'이라는 한방약이 판매되었고, ADHD 치료 약도 일부 사람들에게는 더 오랫동안 책상에 앉도록 만들어서 학업성취도를 높여주어 '공부 잘하는 약'으로 인식되고 있다. 즉 입시준비생이 책상에 오래 앉아 있지 못하는 것이 병이기 때문에 이를 치료하여 장시간 앉아서 공부하게 만드는 약으로 인식되었다. ADHD의 원래 의도와는 관계없이 사람들 스스로 병을 만들고 약을 발명한 셈이다(프레시안, 2013.3.10.; 연합뉴스, 2014.2.28.).

의료화 개념은 의학에 의한 사회통제 기능이 과다하게 확장되는 것에 대한 비판에서부터 출발하여 생성되었다. 그런데 의료화는 그 자체가 공급자의 이익을 위하여 추동된다고 보기도 어렵고, 또한 그 자체가 선하거나 악하다고 판단하기도 어렵다. 의료화는 일종의 사회현상이다(Conrad, 2013). 의료화가 발생하는 맥락도 다양하고, 주체도 다양하며, 의료화가 진행되는 대상도 다양하다. 모든 일탈이 의료화되는 것도 아니고, 모든 중독이 의료화되지도 않는다. 알코올 중독은 상당히 의료화되었지만 인터넷 중독은 그렇지 않다. PTSD처럼 당사자들의 역할이 큰 경우에는 일탈의 의료화가 아니라 의료의 소비자화라고 표현하는 것이 더 적합할 수도 있다. 대머리나 발기부전은 사회적 일탈의 범주에 속하지 않는데 의료화가 진행되었다. 이 경우에는 질병 증상을 보이지 않는 건강한 사람들이 더 나은 삶을 위해 라이프스타일 약을 먹는다.

의료화 단계에서는 치료를 주관하는 의사와 병원이 주도적 역할을 하였으나 생의료화 단계에서는 연구를 주관하는 실험실이 의료화를 주도하게 되었다. 의학이 질병 예방에 관심갖게 되면서 일상적 활동이나 습관에 대한 의학적 모니터링이 시행되었고, 모니터링의 범주는 이제 유전자 분석과 이에 기초한 특정 질병의 발생 가능성을 파악하여 개인의 유전적 특성에 부합되는 약품이나 치료법을 개발하는 단계로까지 확대되었다. 유전자를 분석하고 줄기세포를 배양하는 연구소가 의료화를 주도하는 이 현상을 생의료화(biomedicalization)라고 한다. 생의료화에서는 환자그룹의 활동이 과거와 달리 두드러진다(Faulkner, 2009). 이것은 후기 구조주의 사회에서 시민들이 건강 문제를 적극적으로 조직화해 나가는 추세를 반영하는 것으로 볼 수 있다. 시민들은 더 이상 의료전문가에게 수동적으로 얽매이지 않고 오히려 자신들의 건강 욕구를 적극적으로 주장하고 실천하는 모습을 보이고 있으므로 기존의 질병 개념이 자신들의 문제를 담아내지 못하면 이를 재개념화하거나 새로운 질병으로 의료화하기를 주장하는 것이다. 여기에 여론을 전달하는 미디어의 역할도 중요하다.

의사들이 영향력을 확대하기 위하여 시도한 초기의 의료화는 위로부터의 의료화이고 소비자에 의하여 추구되는 의료화는 아래로부터의 의료화이다. 후기 근대사회에서 소비자들이 점차 평범한 개인의 경험에 주목하고 의미를 부여하면서 이제는 의료기관의 질 평가에서도 '환자의 경험'을 주요 지표로 삼게 되었다. 그동안 의사의 권위에 순종적이던 환자들이 소비자로 변화되었고, 권리 주장을 하는 적극적인 환자(active patients)로 바뀌었다. 역설적으로 이들의 정체성 구축에서 의학적 담론이 중요하게 활용되었다. ADHD는 처음에 어린이에게 적용되던 진단명이었다. 그런데 점차 성인에게도 ADHD가 적용되기 시작하였다. 좌불안석하는 증상을 스스로 느끼던 일부 성인들이 의사에게 ADHD 진단과 처방을 요구하게 된 것이다. 성기능 장애나 대머리 증상으로 고민하던 사람들이 질병으로 진단받으면서 새로운 삶과 정체성을 얻을 수 있다고 생각하게 된 것이다. 과거에 의료화는 사회통제가 내포된 강압적인 것처럼 인식되었는데 이제는 새로운 정체성 구축 과정에서 창조적 힘으로 표현되고 있다(Wainwright, 2008:103). 이러한 의료화 의미 변화의 배경에는 공동체의 쇠퇴와 사회적 유대가 약화하면서 점차 개인화하고(individuation), 무력해진(powerlessness) 개인들이 있다. 그런데 이들은 '전문가급 환자'(expert patient), 자조 집단, 선도조직(advocacy organizations) 등의 도움을 받으면서 자신들의 취약성 또는 상처(impairment)의 경험을 새로운 의료문제로 바꿈으로써 의미를 부여하고 정당화하게 된 것이다. 이런 증상을 의학적 문제로 규정하기 꺼리는 의사들이 오히려 공격받게 되었다. 1960년대에는 임신 출산을 의료화했던 의사들에 맞서서 독자적인 출산 운동을 전개했던 페미니즘 진영에서도 이제는 산후우울증이나 월경전증후군을 적극적으로 의료화하는 추세이다(Wolf, 2001).

의료화 현상은 병 역할 개념이 새롭게 구성되어야 할 필요성을 제기한다. 병 역할 개념이 처음 등장했던 1950년대에는 의학적으로 확실하게 진단할 수 있는 질병 증상만을 두고 의사의 치료자 역할이 정해졌고, 사회학자들은 이를 사회통제라고 파악했다. 그런데 이제 의학은 전통적 의미에서의 질병 증상만을 치료의 대상으로 삼지 않는다. 의학의 대상이 되는 범주는 질병 이외에도 다양한 일탈적 현상이나 정상적 삶의 과정까지도 포함될 수 있다. 또한 의료화의 주체도 의사는 물론, 제약회사, 환자, 이익집단, 언론 등 다양해졌다. 의료화를 추동하는 요인도 실체적 위험을 갖는 증상일 수도 있지만 구성된 위험일 경우도 있고, 때로는 위험이 아닌 더 나은 삶일 수도 있다. 이렇게 의료화의 내용은 복잡해졌다.

그런데 의료화에 의한 '사회통제'는 지속되고 있는가? ADHD의 경우처럼 주의력

결핍이나 과다 행동을 일탈 상태로 그냥 두지 않고 Ritalin이란 약을 사용하여 행동을 통제하는 경우는 분명하게 의료에 의한 사회통제가 작동되고 있음을 알 수 있다. 그런데 자조 집단에 의한 의료화나 생활의 질 개선을 위한 의료화의 경우 의사가 주도하는 의료화는 아니지만 당사자 스스로 설정한 문제를 의학의 도움을 얻으면서 해결해 나가면서 정상적 삶에 복귀해 나가려 한다는 점에서 사회통제 기능이 지속된다고 볼 수 있다. 의료화와 관련지어볼 때 병 역할이 더 이상 수동적이지도 않고, 공급자와 동반적이거나 오히려 주도적인 경우까지 있으며, 병에서의 회복이 아니라 더 나은 삶이란 형태로 재구성되는 것이 필요할 수도 있다.

의료화의 생성 과정이 의료계 외부의 여러 주체로 확대되기는 하였지만 일단 의료화가 진행되면 증상에 관한 판단과 치료는 온전히 의사들의 몫이 된다. 그 결과 의사들의 영향력과 사회통제의 역할은 더 강화된다. 일례로 교실에서 왕따나 자살이 발생하면 그 대책으로 학생들에 대한 정신건강 임상검사를 실시하고 '요주의'로 판정된 학생들에 대하여 정신과적 상담과 치료를 받도록 한다면 학생들 사이의 사회적 관계의 갈등이 의료화되었다고 볼 수 있다. 반면 역할극이나 집단놀이를 통하여 동료의식을 강화하여 해결하려 하였다면 학생들의 사회적 건강이 제고되었다고 볼 수도 있다. 사회문제는 대부분 권력관계의 모순이나 이해관계의 다툼이 내재해 있고 따라서 조직구조의 개혁이나 갈등의 원인에 대한 정치적 해결을 도모하는 것이 순리이다. 이때 정치적 해결보다 의료화의 방법을 선택하는 것은 문제의 원인에 대한 근본적 해결이 아니라 표면적인 증상을 없애주는 대증요법에 불과할 수 있다. 구조적 해결이 난망한 상황에서 사회문제의 의료화를 통하여 당사자들의 고통을 덜어주는 효과를 얻을 수는 있지만 정치적 또는 사회적 해결이 동시에 추구되지 않는다면 의료화는 예상치 못한 부작용을 초래할 수도 있다.

(3) 소비자운동과 의료화

특정 질병의 자조 집단이 치료법을 찾아 과학기술계와 협력하는 것은 오래전에 만들어진 영화 'Lorenzo's Oil'이라는 영화에 잘 나타나 있다. 로렌조 오일은 올레산과 에루크산을 4:1로 섞은 혼합물로 부신백질이영양증(ALD)이란 희귀질환의 예방 약품으로 이용된다. 이 오일은 Odone 부부가 주도하여 만들어 낸 것으로 그들의 자녀였던 로렌조가 이 희귀질환에 걸리게 되면서 개발한 것이다. 이 병은 희귀질환이었기 때문에 치료 방법이 개발되지 않았다. 따라서 환자그룹이 치료법을 발견하기 위하여 스스로 질병의 특성을 공부하고, 관련 학자들을 모아서 세미나를 개최하기도 하였으며, 제약회사의 도움을 청하여 결국 오일을 만들어 냈다. 이러한 과정에서 환자그룹이 모든 과정을 주도하였고, 필요한 재원을 조달하였다. 이와 유사한 과정들이 줄기세포 연구나 제약개발에서도 진행되고 있다.

보건 분야에서의 소비자주의는 환자들이 자기 몸과 건강에 대해 성찰적이고, 책임감을 가지며, 합리적 선택을 수행하는 행위자로 가정한다. 그런데 이러한 합리적 선택이 모든 의료분야에서 적용되는 것은 아니다. 환자들은 어떤 경우에는 합리적 선택을 강조하지만 또 다른 경우에는 전통적인 수동적 환자의 역할을 감수한다(Lupton, 1997). 질병의 원인이 분명하고 의학적 치료의 효과 또한 분명한 경우에 환자가 소비자 역할을 자임할 여지는 별로 없다. 예를 들어 골절 부위에 대한 깁스 치료(plaster cast)의 경우나 맹장염에 대한 수술치료의 경우에는 거의 교과서적으로 정해진 치료법을 환자가 준수하면 된다. 그런데 질병의 원인에 대한 불확실성이 높은 경우, 불임치료처럼 치료에서 고도의 과학기술화가 진행되고 있는 분야, 환자의 경제적 부담이 큰 분야, 자연 출산처럼 환자의 개인적 가치나 사회적 담론과 잘 부합되는 치료법의 경우에는 환자의 선택이 중요시되고 소비자주의의 영향력이 커진다. 결국 질병의 불확실성에 대응하여 과학기술화에 의한 새로운 치료법을 개발하려는 의료계와 그러한 기술을 판매하여 이익을 챙기려는 의료기업들, 그러한 고급화된 의료를 소비함으로써 새로운 소비자 정체성을 만들어가는 환자들이 결합하여 소비자주의가 확산하는 경향이 있다. 전통적 소비자주의는 강력한 공급자에 대항하여 소비자의 권익을 보호하려는 행동을 의미하였다. 그러나 후기 근대사회에서 소비자주의는 생의료화 및 과학기술화 경향과 의료서비스의 상업화라는 추세와 맞물리고 소비자와 공급자의 이해관계가 결합하여 추동되는 새로운 경향을 보여주고 있다.

8장에서 소개한 여성건강운동과 12장의 대체의학운동 사례에서 확인할 수 있는 것은 특정 사회집단이 자신들에게 특화된 건강 문제를 스스로 인식하고 해결책을 모색하며, 방법적 측면에서는 소규모 자조 집단을 활용한 실천 전략의 개발과 광범위한 경험의 공유를 통한 독자적 지식의 축적을 특징으로 한다. 대중의 건강 운동을 살펴보면 질병의 의미와 치료의 의사결정이 전통적인 주체인 의사에서 나오는 것이 아니고 과학이나 의료제도와의 갈등에서 나온다는 것을 알 수 있다. 건강 운동 활동가들은 한편으로는 과학과 의학을 경계하면서도 다른 한편 적극적으로 협력하며 필요시 자신들의 신체 조직을 제공하거나 임상시험에 참여하기도 한다. 이들의 참여는 과거 과학자나 의사들만이 연구를 주도했던 것에 비추어볼 때 비전문가에 의한 과학과 의학 권위에 대한 도전으로 해석할 수도 있다. 또한 건강 운동 활동가들은 과학자와 의학자들이 의학 연구를 진행하면서도 질병에 대한 분명한 해결책을 제시하지 않기도 하고, 질병의 원인과 치료, 도덕과 윤리에 대한 잘못된 준거(frame)를 제공하는 때도 있으며, 연구 설계를 잘못하고 있는 점도 지적한다. 이를 통하여 과학과 비과학의 경계도 다시 정의될 수 있고, 전문가와 비전문가의 경계도 모호해지며, 사회운동과 비운동의 차이도 불분명해지는 상황이 초래된다. 이제 환자는 더 이상 수동적 환자가 아니라 과학과 의학의 권위에 도전하는 활동가이고, 과학자들과 협력하여 연구를 진행하는 지식인이며, 같은 경험을 가진 다른 환자들과 교감을 나누는 지역사회 공동체의 조직원이기도 하다. 과학자와 의사들이 추상화되고 일반적 원리에 기초한 지식을 대변한다면 환자와 소비자는 자신의 체화된 경험과 지역사회의 특수한 조건들에 근거하여 문제를 인식하고, 과학적 일반이론이 자신들의 상황과 문제를 해결하기에는 불확실하고 부적합(inconclusive)하다는 점을 드러내어 해결책을 모색하려 한다. 이것은 건강증진 담론에서 개발된 지역사회 기반 참여 연구(community-based participatory research)의 개념과도 거의 그대로 부합된다.

보건 소비자 운동의 특징이 가장 두드러지게 나타나는 지점이 유방암과 불임 치료 분야이다(Sulik and Eich-Krohm, 2008). 이 두 분야는 질병의 불확실성이 매우 높다. 유방암의 발생 원인은 불확실하다. 연령, 유전적 소인, 갱년기 비만, 알코올 소비 등 여러 요인이 가정되고 있지만 뚜렷하게 입증된 원인은 아직 없다. 불임 역시 여러 요인이 원인으로 가정되지만 확실하지 않다. 그런데 두 질병은 매우 과학기술화된 진단과 치료에 의존하고 있다. 즉 질병 자체의 불확실성이 높지만 의료계는 의료화 또는 과학기술화에 의한 기술적 접근으로 대응한다. 문제는 그러한 기술적 대응은 많은 소비자 비용 부담을 전제로 한다. 따라서 환자는 비용을 지불할 수 있는 경제적 능력과 함께 그러한 소비를 기꺼이 할 수 있는 가치관을 가져야 한다. 여기서 환자는 건강에 대한 개인 책임에 투철해야 하고, 예방적 행동을 하며, 합리성을 추구하고, 모든 정보를 충분히 숙지하고 치료법을 선택하는 인지된 소비자(informed consumer)로 그려진다.

모든 소비자 운동이 여성주의나 동성애 그룹처럼 전투적인 모습을 띠지는 않는다.

특히 환자 운동의 경우에는 투병 과정에서 필요한 서비스를 자족적으로 조달하고 상호 간에 정서적 위안을 제공하는 것을 목적으로 하는 경우가 많다. 캐나다의 경우 유방암 환자 자조 집단이 2003년 기준 약 5천 개에 달하는 것으로 보고되고 있다(Greenspan and Handy, 2008). 이 그룹들은 유방암 여성들에게 서비스를 제공하는 임무를 수행한다. 이들은 교육 연구, 의료 및 비의료 서비스 제공, 환자와 가족을 위한 자조적 지지 등의 사업을 수행한다. 국가 수준에서의 연구 교육 활동의 경우에는 대학, 병원, 연구기관에 대한 국가 지원과 연구 프로그램 평가 및 정책 개발과 선도, 기금모금 등의 사업을 수행한다. 주 수준에서는 상담센터, 검진과 예방, 재활 등을 시행하고 있다. 지역 단위에서는 환자와 가족을 위한 자조 집단과 지지를 주요 활동으로 역량 강화, 멘토링 및 삶의 질 워크샵 등을 시행하고 있다. 유방암 환자들은 진단, 치료, 회복의 단계에서 자조 그룹의 도움을 얻고 있으며, 회복 이후에는 본인이 자조 그룹에 참가하여 다른 환자의 지원에 나서기도 한다. 자조 그룹은 유방암 치료 이후에 발생하는 우울증과 외로움에 해독제 역할을 하며 같이 웃고 삶을 공유할 수 있게 도왔다. 유방암을 극복한 사람들은 다수가 자원봉사 활동에 지원하였으며, 받은 도움을 돌려주면서 자기 경험을 더 잘 이해하게 되고 동시에 자신의 존재감을 확인할 수 있었다. 자원봉사 활동을 통하여 건강에 대한 새로운 의미를 찾을 수 있었고, 더 나아가 기금 마련 행사나 스포츠 행사, 새로운 환자와의 일대일 만남 등에 참여하면서 자기 삶의 질의 향상을 경험하였고 삶에 대한 통제권을 회복할 수 있었다. 한국에서도 병원별로 유방암 자조 집단이 구성되어 있지만 이 경우에는 병원 의사들이 주도하여 만들고 운영하는 것처럼 보인다. 물론 이 경우에도 자조 집단이 신규환자들에게 정보와 위안을 제공해 주지만 여기에서 나누는 지식과 경험은 소비자 중심성을 충분히 갖기 어렵다는 한계가 있다. 반면 지역사회에서 독자적으로 구축된 유방암 자조 집단들이 있는데 이 경우에는 정보와 지지라는 기본적 기능 이외에 병원과 의료진에 대한 감시와 불만 표출, 또 정부를 상대로 한 건강 보험 급여 확대 요구 등을 추진하기도 한다(김보미, 2011). 결국 환자들은 질병 특성에 따라 적극적으로 의료화를 추구하기도 하고 의료화보다는 자조활동을 통한 삶의 질 향상을 도모하기도 한다.

(4) 제약화

의료화 중 제약회사에 의하여 추구되는 제약화(pharmaceuticalization)라는 개념이 사용되기도 한다. 제약산업은 수익성이 높은 성장주도 산업이다. 글로벌 의약품 시장은 연 5% 이상 성장하고 있다. 2023년 제약산업 시장 규모는 1.5조 달러로, 반도체 시장의 2.5배에 달한다. 제약산업의 성장은 부분적으로 '신약 개발' 등 약품의 효능 덕분이다. 그런데 제약산업은 단순히 약을 판매하기보다는 질병을 판매하고 있다는 비판을 받는다(Moynihan, 2002). 질병 판매의 방법으로는 1) 가벼운 병을 의학적 문제로 바꾸기, 2) 사소한 증상을 심각한 것으로 판단하기, 3) 사적인 문제를 의학적 문제로 만들기, 4) 위험(risk)을 질병으로 판단하기, 5) 잠재적 시장을 극대화하려고 유병률 틀 짜기 등이 있다. 제약회사는 학자들에게 특정 질병을 연구하도록 연구비를 지원하여 질병의 위험성을 선전하고 '질병 판매'를 수행할 근거로 삼는다.

그런데 제약회사는 단순히 약을 판매하는 차원을 넘어서 즉 약학적 개입을 통해서 인간적 조건, 능력과 역량을 변화시키는 제약화를 지향하고 있다(Williams, Martin, Gabe, 2011). 우리는 약을 먹어서 질병(인간 조건)을 치료할 뿐만 아니라 무능력한 성기능을 회복하는 데서 알 수 있듯이 우리의 부족한 능력을 증강(augmentation)할 수도 있고, 인지능력이나 정서 상태를 개선하는 약을 통해서 인간의 기본 역량을 향상(enhancement)할 수도 있다. 이것은 기존의 의료화 개념을 넘어서 질병과 관계없이 인간적 한계를 확대 강화하는 역할을 하고 있다. 인간적 소망을 이제 약품 소비(consumption)로 실현할 수 있게 된 것이다.

이렇게 제약의 경계가 넓어지게 된 것은 화학 기술의 발전에 힘입은 바 크지만 다른 한편 국가기구(FDA, 식품의약처)가 국민 보건을 지키기 위하여 제약산업을 감시하고 규제하는 역할에서 벗어나서 제약 혁신을 촉진하는 기관으로 변화하였고, 약효와 부작용에 대한 기준이 느슨해진 점이나 약품에 대한 광고 규제가 느슨해지면서 제약회사가 소비자(환자)에게 직접 전문의약품 광고를 하게 된 점도 영향을 미쳤다(Williams, Martin, Gabe, 2011). 더불어 의료나 약품을 더 이상 전문가의 영역으로 간주하지 않고 소비자들이 직접 관여하고 소비할 수 있다는 소비자주의가 부상한 점도 제약화에 기여하였다(Williams, Gabe, Davis, 2008).

전통적인 소비자운동은 정부나 의료공급자를 상대로 소비자의 권익을 보호하고 소비자의 자조와 협동을 도모하는 것이었다. 그런데 최근에 소비자가 공급자와 연대하여 새로운 산업과 서비스 공급의 주체가 되는 현상이 나타나고 있다. 제약산업이나 생명공학 분야에서 이러한 현상이 두드러진다. 1980년대 이후 제약산업은 급성장하였고 각종 신약을 개발하면서 의료화를 추동하게 되었다. 더욱이 소위 라이프스타일약(lifestyle drug)이 개발되면서 발기부전이나 대머리 또는 각성제 등이 만들어져 질병이 아닌 일상생활 상태를 약으로 치료하거나 치료의 필요성을 인식하게 되는 제약화(pharmaceuticalization) 현상이 나타났다. 제약화의 한 주체는 제약회사들이다. 1980년대 이후 경제 부문에서 신자유주의 담론이 유행하면서 제약 광고나 판매에 대한 탈규제 정책들이 만들어졌다. 과거에는 금지되었던 소비자 직접 광고(DTC)를 통하여 소비자와 관계가 맺어진다(Williams, Gabe, Davis, 2009; Conrad and Leiter, 2009). 여기서 소비자는 자신의 건강에 대한 책임을 인지하고 있고 자기 몸을 스스로 관리하고 다스리는 것을 미덕으로 여기는 주체적이고 성찰적인 모습의 소비자로 가정한다. 과거에는 소비자의 무지를 가정하고 약품에 대한 소비자 접근에 제한을 가했고 반드시 의사의 처방에 의해서만 구매하도록 하였다. 그런데 이제 소비자가 유식해졌고, 충분한 지식과 정보에 근거하여 선택할 수 있는 역량을 갖추고 있다고 보고 있어서 약에 대한 접근의 제한을 풀고 소비자가 직접 선택하도록 해야 한다는 것이 제약회사들의 주장이다. 즉 제약회사와 소비자의 관계는 이전보다 더 긴밀하게 연결될 수 있는 사회적 기반을 갖추게 되었다.

Abraham(2010)은 소비자주의 운동을 크게 두 가지로 나누었는데 한 유형은 약으로 인해서 상해를 입은 소비자들이 제약산업을 상대로 안전성 확보를 주장하는 경우이고, 다른 유형은 환자단체가 특정한 신약에 대한 접근성을 높이고자 노력하는 경우이다. 후자의 경우는 신약의 효능을 통해 가능하면 빨리 질병을 치료하려 하므로 신약의 정부 승인 과정을 줄이고자 하는 점에서 제약회사와 이해관계가 일치한다(Abraham, 2010). 환자들은 조직된 소비자로서 공급자인 의사나 제약회사를 상대로 새로운 치료제의 개발을 요구하고 약의 개발 과정을 적극적으로 도움으로써 제약 거버넌스의 한 축을 구성하고 있다고 할 수 있다. 또 많은 환자단체는 제약회사로부터 재정적 지원을 받고 있으며, 고가의 신약을 무상으로 제공받으면서 그 약이 건강 보험에 등재되도록 청원을 하기도 한다. 결국 제약산업의 이해관계에 유리한 방향으로 규제 절차는 점점 완화되거나, 유리한 검토 결과를 내는 경향을 보인다(Abraham, 2009, 2010).

2. 생의료화

(1) 생의료화의 개념

20세기 들어와 의학과 의료의 영향력이 확대되면서 나타난 현상이 의료화이다. 그런데 20세기 말에 생의료화(biomedicalization)라는 새로운 형태의 의료화가 진행되고 있다(Clarke et al., 2010). 이것은 의학이 생명과학, 컴퓨터공학, 정보기술 등의 도움을 받으면서 새로운 차원의 기술 과학으로 재탄생되는 과정을 의미한다. 생의료화 현상이 구체적으로 드러난 사례는 인간 배아줄기 세포의 연구와 임상 활용 분야이다. 또한 생식 분야에서 유전자 변이에 대한 산전 검사와 불임여성의 인공수정에 유전 기술이 활용되고 있다. 우리나라에서도 많은 산모가 태아의 유전자 검사를 시행하여 잠재적 질병을 파악하고 있다.

20세기 중반까지의 과학기술은 인간세계의 물리적 환경, 즉 자연 세계를 통제하는 데 초점을 두었다. 예를 들어 현대문명은 운송수단을 발명하여 시간적 공간적 거리를 좁히거나 위생개혁을 통하여 거주환경을 바꾸고 안전한 생활공간을 만들려고 노력하였다. 그런데 20세기 후반의 과학기술은 우리의 외부 환경에 대한 통제가 아니라 우리 몸의 내부적인 성질의 변형 또는 생명 그 자체에 대한 통제력을 확보하는 데 초점이 맞추어지고 있다. 20세기 중반까지의 의학은 박테리아나 바이러스 같은 질병을 유발하는 외부 생명체를 발견하고 치료제를 개발하는 데 몰두하였다. 그런데 이제 의학은 단순히 유전적 질환을 진단하는 것을 뛰어넘어 유전자 치료에서 볼 수 있는 것처럼 병든 신체의 잘못된 부분들을 직접 고치거나 아니면 미래에 병이 나게 될 유전자 구조를 분해해서 재조립하여 근본적으로 몸 자체를 강력한 유전적 구조로 재구성하려 한다(Clake et al., 2003).

생의학의 과학기술화는 생명공학 및 전산정보 기술 등 제반 과학기술의 복합체이다. 생의료화가 진행되는 과정은 전산화, 유전자화, 디지털화로 요약할 수 있다. 우선 전산정보학이 발전하여 모든 자료가 전산화되면서 방대한 양의 데이터를 축적할 수 있게 되었다. 의무기록부의 전산화에서 보듯이 모든 진단 기록이 전산화되고 데이터뱅크에 저장되기 시작하면서 의무기록은 이제 조작가능한 데이터가 되어 우리가 필요한 형태로 가공되어 특정 질병의 발병 추세, 역학적 분포, 특정 의약품의 치료 효과 정도, 환자 특성에 따른 효과의 분포 등을 보여줄 수 있게 되었다. 그리고 분자생물학이 발전하면서 질병을 분자적, 유전자 수준까지 파헤치고 이해하려는 시도가 진행되고 있다. 의학적 중재의 기본 단위가 분자와 유전자 수준으로 작아지게 되었다. 의료기술의 발달은 인체구조를 디지털화하고, 소형화하고, 융합화-잡종화(hybridization)하고 있다.

근대사회가 형성된 이후 개인은 고유한 독립적 인격체로 여겨졌다. 의학도 개인을 기본 단위로 설정하고 치료 체계를 구축하였다. 즉 그 개인이 속한 가족이나 친족, 계급의 영향력을 배제하고 독자성을 갖는 존재로 가정하였고, 필요시 그 개인에게서 시술 동의를 얻었다. 그런데 이제 의학은 기본 단위가 개인이 아니라 유전자로 낮아지게 된 것이다. 즉 과거의 의학이 각 개인의 세포나 장기의 수준에서 어떻게 감염이 발생하여 병리적 결과를 일으키는지에 주목하였다면 이제는 질병 또는 건강위험의 원인이 유전자에 있는 것으로 보게 되었다는 것이다. 과거에는 의학이 질병 발생 이후에 개입하여 증상을 치료하는 것이 주요 방법론이었다면 이제는 유전적 구조를 밝혀서 질병 발생을 장기적으로 예측하여 예방하고, 감시하고, 위험을 관리하는 것이 주된 방법론으로 제시되고 있다. 과거의 의학은 질병 발생 시 일회적으로 치료할 뿐이었고, 향후 동일 질환이 재발하는 상황에 제대로 대비하기에 어려웠다. 그런데 유전체 의학에서는 유전자의 조작을 통하여 질병 발생 가능성을 원천적으로 차단하는 시도를 하게 된 것이다. 과거의 의학은 질병이라는 구체적 실체를 발견하고 대응하였다면 유전체 의학은 질병 이전의 위험(risk)을 관리하는 차이가 있는 것이다.

의학의 성격이 위험관리로 바뀌면서 의료서비스 공급의 사회적 보장이라는 20세기의 원칙도 더 이상 유효하지 않게 되었다. 20세기의 사회보장 원리는 실직, 퇴직, 질병 등의 위험을 누구나 겪을 수 있는 사회적 위험으로 규정하고 이에 대한 사회적 보장 원칙 수립과 보편적 복지의 차원에서 의료서비스를 누구나 제한 없이 이용할 수 있도록 접근성 보장(accessibility to health care)을 중요한 정책목표로 설정하였다. 그런데 유전자 차원의 위험은 단지 확률적으로 존재하는 위험이기 때문에 현실화할 수도 있고 아닐 수도 있다. 이러한 위험에 대하여 사회적 보장의 원칙을 적용하기는 쉽지 않다. 실제로 유전자의 위험에 대한 측정, 즉 유전자 검사는 대부분 개인의 선택에 맡겨져 있다. 이것은 몸에 대한 개인의 책임과 권리를 주장하는 소비자주의와 맞물려 있다. 질병이 발생하지 않은 상태에서 건강을 증진할 책임은 개인에게 주어져

왔는데 유전자 검사의 경우에는 위험관리의 개인화 현상이 더욱 두드러지게 나타나고 있다.

(2) 생의료화와 거버넌스

생의료화는 의학보다는 과학기술 분야의 영향이 크게 작동하면서 이들 간에 역학 관계도 변화하고 있다. 분자생물학이나 생명정보학, 컴퓨터공학 등은 의학과 별다른 관계 없이 독자적으로 발전해 왔고 이들의 지식이 의학에 응용되면서 의학지식이 이들에 의하여 재구성되는 결과가 만들어졌다. 전산 정보기술이 발전하기 이전까지 우리의 몸은 물리적으로 분명한 한계를 갖고 있었고, 우리 몸을 다른 곳에 복사하거나 재생하는 것이 불가능하였다. 그런데 전산 정보기술이 발전하면서 우리 몸의 생물학적 구성이나 유전자 배열이 측정되고 분석될 수 있게 되었고, 그 결과는 신체 외부의 데이터 뱅크에 저장할 수 있게 되었다. 우리 몸의 전자적 복사본이 만들어진 것이다. 우리는 몸에 여러 가지 감지장치 또는 센서를 부착하여 데이터 뱅크에 지속해서 몸 상태를 보고하거나 업데이트하게 된다. 그리고 의학은 그러한 새로운 신체를 이용하여 우리 몸의 건강을 관리하고 질병을 치료할 수 있게 되었다. 이제 의학은 공간적 한계를 넘어서 환자가 어느 곳에 있든 온라인으로 연결할 수만 있으면 진료할 수 있게 되었다. 즉 의학 자체의 발전보다는 의학 외부의 기술 발전에 의지하여 의학의 영역이 확대되기 시작한 것이다.

생의료화는 과학실험실에서 먼저 기술이 만들어지고 있고, 그 기술은 전산화와 디지털화를 거쳐서 우리 몸의 구성을 데이터의 형태로 저장하고 있으며, 의사들은 그러한 기반 기술의 도움을 받으면서 유전자 진단과 치료를 하게 되는데 이것은 거대한 생의료 기술 체계의 한 부분을 담당하는 것으로 볼 수 있다. 즉 의학의 과학기술에 대한 의존도가 갈수록 커지고 있다. 생의료화를 추동하는 이념적 기반은 질병보다는 건강에 있다. 즉 병리학에 근거를 두고 발전한 전통적인 생의학을 관점에서 벗어나 우리 몸이 어떻게 구성되어야 건강에 최적화될지에 관심을 두게 되면서 진단과 치료 과정에서 의학 이외의 여러 분야가 필요하게 되었다. 그리고 건강 요소의 최적화는 유전자의 수준에서 진행되기 때문에 개인단위로 건강모형이 제시될 것이다.

우수한 형질의 인간을 만들려는 시도는 과거 우생학 시절부터 존재하였다. 우생학은 열등한 것으로 간주하던 특정 인종을 국가의 폭력을 사용하여 배제하는 방식으로 진행되었던 반면 현재의 유전체 의학은 시장 기전에 의하여 개인의 선택에 맡겨지고 있다. 따라서 국가가 추진할 때 예상되는 이념적인 논쟁도 개인이 선택하면 논쟁의 여지도 크지 않다. 선진국에서는 유전 검사 프로그램이 도입되고 있는데 생식의학 같은 영역에서 먼저 시도되고 있다. 태아기의 유전적 질환에 대한 진단, 선택적 임신중절수술을 통한 질병 발생 예방, 보균 여부에 대한 검사, 위험한 출산에 대한 관리 등이 실시되고 있다. 이러한 유전체 의학의 임상에의 적용은 소위 맞춤형 의학 또는 정밀의학의 개념에 입각하고 있다. 개인 특성에 맞춘 진단과 시술은 어쩌면 꿈의 의학이라고 볼 수도 있다. 사회이론으로는 자기 몸에 대한 통제력이 한 단계 더 높아지는 것을 의미하기도 한다. 이제 생물학적 취약점까지도 나의 노력으로 극복할 수 있는 단계가 된 것이다. 그런데 몸에 대한 개인적 통제가 유전자화되는 것은 상업화와 소비자주의가 결합한 새로운 의료 거버넌스의 산물로 볼 수 있다. 생식의학에서 특히 유전체 의학이 활발하게 진행되는 것은 건강한 아기를 얻고자 하는 대중의 소망을 고급 기술을 사용하여 상업적으로 이용하는 것과 다르지 않다. 맞춤형 의학이란 용어의 이면에는 이제 의학 기술의 주도권이 과거 의사들이 독점적으로 지배하던 단계를 넘어서 의사, 과학자, 소비자가 공동으로 관장하는 시대로 진입한 것으로 볼 수 있게 한다(Brown and Webster, 2004).

생의료화는 기술적 기반, 지지 세력, 새로운 인간 정체성의 세 요소에 근거를 두고 진행된다. 기술적 기반은 앞서 설명한 전산 기술, 유전체 기술, 디지털 기술을 의미한다. 이러한 생의료화 기술이 발전하려면 거대한 지지 세력 또는 새로운 건강공동체 운동이 필요하다. 예를 들어 생식 의료를 통해 건강한 아이를 가지고자 하는 시민들이 거대한 지지 세력을 구축하여 기술 발전을 지원할 수도 있다. 줄기세포 치료법을 통해 난치병을 극복하고자 하는 수많은 사람이 사회적 연대를 구축하여 줄기세포 연구를 지원할 수도 있다. 과거의 건강 관련 사회운동이 이념이나 가치를 기반으로 형성되었다면 유전자 관련 환자단체들은 해당 질병 연구에 오랫동안 공헌해 왔다는 점에서 차이가 있다. 이들은 과학자나 의사들과 연대하여 새로운 연합체를 만들 수도 있고, 유전연구 데이터에 대한 지적재산권을 주장할 수도 있다. 즉 이들은 유전자를 기초로 새로운 사회적 관계를 구축하고 집단적 이익을 실현하고 있다. 이들의 희망인 난치병의 치료가 현실화하면 태어나면서부터 주어진 신체적 한계에 대한 인식이 필연적으로 바뀌게 될 것이고, 보다 유연하고 확장가능하고 재생이 가능한 몸에 대한 새로운 정체성을 갖추게 될 것이다(Lippman, 1992).

한편 유전자 분석을 통하여 우리가 건강 취약 요소를 밝혀내고 그에 대응하여 좀 더 정교한 건강증진 전략을 만드는 것도 가능할 것이다. 즉 개인의 유전적 위험 요소에 대응하여 전략적 생활 습관을 채택할 수 있을 것이다. 그런데 지역사회 수준에서는 유전자 검사를 통하여 건강위험도가 구분될 수 있고 그에 따라 저위험군과 고위험군이 분리될 수도 있다. 여기서 보다 정교해진 위험군의 분리가 초래할 수 있는 정치적 윤리적 문제가 새로운 사회적 갈등을 초래할 수 있다. 예를 들어 특정 질병의 감염위험이 큰 사람들을 구분해서 별도의 대책을 마련한다고 할 때 자칫 이러한 정보가 보험료 인상이나 취업에서의 차별을 초래할 수 있는 것이다. 유전자 정보를 어떻게 확보하고 관리하는가에 따라서 자본의 성격도 생명 자본(biocapital)으로 변화될 수 있고, 유전적 특성의 우열에 따라서 노동의 가치도 달라질 수 있으므로 생명 노동(bio-labor)이라는 개념도 만들어질 수 있다(Atkinson, Glasner, Lock, 2009).

(3) 생의료화와 경제

의료화는 의료전문가의 관할 영역이 새로운 분야로 제도적으로 확대되는 현상을 지칭한다. 그 이전까지 의료 영역이 아니었던 임신과 출산, 사망 등이 의료 영역으로 변화하여 의사의 관할로 되는 것이 의료화이다. 더 많은 영역에서 환자의 일상이 의료적으로 관리되고 치료되기 시작하면서 환자는 의사에게 더욱 의존하게 되었다. 반면 생의료화는 의료서비스 생산, 의학지식, 임상 치료 과정 등이 과학기술적 응용을 통하여 확대되는 과정을 말한다. 이전의 의료에서는 의학적 이론과 임상적 기술이 차지하는 비중이 절대적이었다면 이제는 과학기술계에서 만들어 내는 지식과 기술의 비중이 커지고 의학에 미치는 영향이 매우 중요해졌다. 유전자 검사 같은 것이 대표적 사례이다. 생물학 또는 생명공학 실험실에서 개발한 지식과 기술이 병원으로 이전되어 환자의 침상에서 활용되는 현실을 목격하고 있다.

이전에 의료화의 목적은 우리 몸에 대한 의학적 통제에 있었는데, 이제 생의료화는 우리 몸을 유전적으로 재구성하는 등 우리 몸을 변형하는 데 목적이 있다. 또 이전의 의료화는 국가가 지원하는 의학 연구에 기초하고 있었고, 의료조직은 의사에 의하여 독점되었으며, 의료화는 지불 능력에 따라서 선별적으로 이루어졌다. 의학지식의 경제적 부가가치는 크지 않았고 또 의료서비스의 생산이 이윤 동기에 의하여 추동되었던 것도 아니다. 그런데 현재의 생의료화는 대학과 산업계의 협력체계에 의하여 추동되고 있고, 그 결과물인 특허나 치료법들은 사유화되고 상업화되고 있다. 즉 생의료화는 그 자체로 거대한 산업화의 한 축으로 구성되어 있고 인간 형질의 변형과 개선이 새로운 자본의 소재가 되고 있다. 아울러 생의료화는 의사보다는 과학기술자 및 산업자본에 의하여 추동되고 있다.

생의료화는 새로운 경제활동을 추동한다. 생명공학 연구나 유전체 연구가 새로운 부가가치를 만들어내는 차세대 먹거리 산업으로 각광받게 된 것은 잘 알려져 있다. 이와 관련된 하나의 이슈는 생명공학 연구를 위하여 제공되는 난자나 우리 몸의 일부가 그 자체로 경제적 가치를 지니게 된 점이다. 과거의 의학은 신체나 장기를 거래의 대상으로 삼지 않았고 기부의 형식으로 제한적으로만 유통되었다. 그것은 신체나 장기를 상업적 거래를 위하여 떼어내는 것이 기술적으로도 어렵고 기증자의 생명에도 상당한 위험이 되기 때문이었다. 그런데 생의료화 과정에서는 연구에 필요한 인체 조직은 매우 소규모이고 건강에 별다른 영향을 주지 않기 때문에 거래의 제한성이 낮아지게 되었다. 따라서 인체 조직(tissue)이 경제적 상품으로 거래되기 시작하였다(Atkinson, Glasner, Lock, 2009).

유전자 기술을 활용한 상업화의 시도에 따른 사회적 논쟁은 이미 오래전부터 진행되었다. 가장 대표적인 사례는 유전자 조작 식품에 대한 위험성 논란이다. 유럽에서는 유전자 조작 농산물이 초래할지 모를 건강위험과 농산물 상업화와 세계화에 대한 부정적 인식 때문에 불매운동을 활발하게 전개되어 현재 유럽 시장에서 유전자 조작 식품은 거의 퇴출당하였다. 한국에서도 일부 활동가들에 의하여 유전자 조작 식품의 위험성이 알려지기는 했으나 이것의 퇴출 문제가 사회운동으로 발전하지는 못하였다. 개인의 유전자 정보를 보험회사 등에 제공할 것인가 하는 문제도 중요한 이슈이다. 유전자의 취약성 때문에 보험 가입이 어려워지거나 하는 예상은 충분히 가능하다. 또 유전자 정보는 의무기록과 마찬가지로 개인의 중요한 사적 비밀에 해당하기 때문에 이를 유출하면 안 될 것이다.

(4) 생의료화와 사회

생의료화는 사회에 어떤 영향을 미칠까? 우리나라에서는 의료의 신기술이 대중적 인기가 높다. 언론에서는 연일 새로운 치료법과 새로 개발된 의약품을 소개하는 보도를 많이 하고 있다. 의료 신기술은 단순히 생활을 윤택하게 만드는 도구로 인식되는 경향이 짙고 이에 대한 사회적 비판은 크지 않다. 비판할 때도 주로 그것이 높은 경제적 부담을 요구한다는 점에 집중된다. 의료 신기술의 사회학적 성격 자체에 대한 문제 제기는 별로 없다고 할 수 있다. 서구사회에서는 인공유산이나 장기이식을 두고 오랫동안 사회적 윤리 논쟁이 계속되고 있지만 우리나라에서는 한두 차례의 문제 제기가 있었을 뿐이다. 생의료화도 그 기술적, 경제적 가치에 주목하는 사람들은 많지만, 그것이 초래한 부정적 결과에 대한 인식은 높지 않은 것으로 보인다.

일반적으로 기술을 바라보는 관점은 긍정적인 것과 부정적인 것으로 나뉜다. 일부에서는 기술로 인하여 과거에는 상상하지 못하던 생활의 편의성이 증대되고 일에 대한 부담이 줄어드는 긍정적 측면을 강조한다. 예를 들어 각종의 가전제품은 가사 노동의 부담을 줄여주거나 새로운 오락 기회를 제공해 준다. 의료 신기술의 경우에 사람들에게 새로운 선택의 기회를 제공해 준다. 예를 들어 동맥 혈관이 혈전 등으로 인하여 막혔을 때 과거에는 대부분 사망에 이르게 되거나 생존하더라도 심각한 신체적 장애를 겪었다. 그런데 혈관 우회술(cardiac bypass surgery)이 개발되면서 환자는 큰 문제 없이 건강을 회복할 수 있게 되었고 결국 이 기술은 사람들에게 새로운 삶의 기회를 제공하였다(Weiss and Lonnquist, 1994:338-341).

반면 기술의 부정적 측면을 강조하는 의견도 있다. 기술이 발전함으로써 장인 기술자들이 노동자로 지위가 격하되는 '탈숙련화'(deskilling) 현상이 일어날 수도 있고 (Braverman, 1974), 인간관계의 변화를 강요하고 갈등을 조장할 수도 있다. 의료 신기술의 경우에 의식을 잃은 뒤에도 생명을 연장시켜 생존할 수 있는 기술이 있어서 의식이 없이 장기간 살아있는 환자의 가족들은 환자와의 관계를 어떻게 재정립해야 하는지, 그리고 생존해 있는 환자의 연명장치를 거두어 죽게 할 것인지 매우 어려운 결정을 해야만 한다. 의식이 있는 경우일 때에도 환자가 신기술의 도움을 받으면서 병상에서 장기간의 투병을 하게 된다면 가족의 부담은 커질 것이고 가족 간의 관계는 이 때문에 큰 영향을 받지 않을 수 없다.

그런데 의료 신기술이 인간사회에 어떤 영향을 미칠지 가늠하기 쉽지 않을 수 있다. 유전체 연구가 진전되고 유전자 진단 기술이 발전하면서 인체는 점차 코드화 되어가고 있다. 우리가 지구상의 위치를 위도와 경도로 정하다가 이제는 좀 더 정밀한 GPS라는 전자식 코드를 사용하는 것처럼 우리 신체상의 위치도 유전자 지도에 따라 새롭게 구성될 수 있을 것이다. 인체는 수많은 유전 인자들이 일종의 네트워크로 연결된 구성체로 개념화될 것이다. 그러면 Foucault가 근대의 교도소를 감시하기 쉬운 파놉티콘(panopticon)의 형태로 묘사하였듯이 향후 우리 몸은 전자식 파놉티콘(e-panopticon)으로 인식될 것이다. 이러한 인체에 대한 새로운 인식이 우리에게 어떤 영향을 미칠까? 유전자 진단 기술 덕분에 우리는 미래의 질병 위험까지도 확인할 수 있게 되었다. 향후 00세까지 유방암이 진단될 가능성이 00%라는 식이다. 인체구조에 대한 새로운 인식은 결국 건강 불안을 증폭시킬 수 있다. 과거의 의학은 발병한 뒤에 질병을 진단하고 치료하였다. 현재의 의학은 가까운 미래에 질병이 발생할 가능성을 진단한다. 그런데 유전자 진단 기술은 아주 먼 미래의 질병 발생 가능성까지 진단하기 시작하면서 우리는 새로운 건강 불안을 느끼게 되었다. 그래서 영화배우 Angelina Jolie는 선제적인 유방절제술을 시행한 바 있다. 문제는 미래 질환이 대체로 진단만 될 뿐 치료법은 개발되지 않은 상태이기 때문에 불확실성은 크고 그 해결책은 마땅치 않아 건강 불안이 커진다는 점이다.

유전자 검사는 사전동의 원칙에 상당한 혼란을 초래하고 있다. 유전정보는 말 그대로 개인에게만 적용되는 것이 아니라 가족과 친족이 대부분의 특성을 공유한다. 따라서 검사받는 개인에게만 동의받는 것이 타당한지 문제가 제기될 수 있다. 나는 내 몸의 유전적 소인을 미리 알고 싶지 않다고 하더라도 사촌이 유전자 검사를 통해서 밝혀진 유전적 취약성을 나도 똑같이 갖고 있을 수 있으므로 그로 인하여 파생될 불안감이나 기타 여러 가지 문제들이 내 의지와는 관계없이 나에게 주어질 수 있는 것이다. 즉 유전자 검사에 대한 한 개인의 사전 동의가 그와 연관된 다른 사람의 모를 권리(Right not to know)를 침해할 수 있는 것이다. 유전자는 개인과 개인의 사회적 관계를 재구성하는 동인이 될 수 있다. 나에게 유전적 결함이 있고 유방암이나 자궁암의 가능성이 있음을 알게 되었을 때 그것은 나 혼자만의 문제로 끝나지 않고 나와 혈연적으로 연결된 다른 사람들과 공통의 건강 문제로 대두될 것이고 유전적 특성을 공유한다는 사실을 통해서 사회적 정체성이 형성되는 새로운 생명사회성(biosociality)이 나타날 수 있다.

의료신기술이 초래하는 또 다른 가능성은 인간과 비인간 간의 경계의 혼란이다. 인공장기가 개발되고, 유전자 결함이 치료되며, 나아가 인간 복제의 가능성까지 논의되면서 인간의 경계가 어디까지인지에 대한 의구심이 제기될 수 있다. 타인으로부터 이식받은 장기를 갖고 있거나 보통 사람의 기능보다 훨씬 우월한 능력을 지닌 인공적 인체 부품을 사용하게 되면 인간 정체성에 대한 혼란이 초래될 수 있다.

생의료화는 의학의 과학기술화 과정을 통해서 형성되어 과학자-의사-환자의 연합에 의하여 거버넌스 구조를 갖추었고, 한편으로는 난치병의 극복이라는 희망을, 다른 한편으로는 새로운 경제적 자원으로서 가능성을 보여주고 있다. 그런데 생의료화는 우리 몸을 객체화, 외재화 시킴으로써 몸에 대한 정체성을 완전히 다시 구성해야 하는 과제를 던져주고 있으며, 미래에 발생할 수 있는 건강위험까지 걱정하게 만든다. 또한 건강관리가 나 혼자의 문제가 아니라 나와 생물학적으로 연관된 많은 사람의 건강 문제를 동시적으로 고려하는 새로운 전략을 필요로 한다. 생의료화는 새로운 희망과 자원이 되면서 동시에 수많은 불확실성과 그로 인한 불안감을 만들어 내고 있다.

3. 디지털 헬스(digital health)

의료는 새로운 기술의 개발이 매우 빠른 분야이다. 새로운 기술은 개인과 의료체계의 변화는 물론 때로는 사회 전반의 질서까지도 바꿀 수 있다. 20세기 전반기에는 항생제가 발명되면서 의사는 죽어가는 감염병 환자를 살려내게 되었고, 그로 인하여 사회로부터 절대적인 신뢰를 얻고 영향력을 구축할 수 있었다. 20세기 후반부에는 환자 감시 장치나 컴퓨터 단층촬영 장치(computer tomography), 전자식 수술 도구 같은 기계장치들이 개발되면서 의료의 질을 획기적으로 높여주었다. 21세기가 되면서 정보기술이 의료의 역량을 확장해 주고 있다. 환자의 몸에 센서를 부착하여 신체 상태를 상시로 모니터링할 수 있게 되었고 의사와 환자가 원거리에서도 진료 상담을 받을 수 있게 되었다. 즉 정보기술은 의료의 물리적 한계를 크게 확대해 주고 있다. 디지털 헬스(digital health)는 전자화된 방식으로 건강정보를 주고받으면서 건강을 관리하거나 환자를 진료하는 등의 행위를 하게 된 상황, 즉 전자화된 건강을 의미한다.

디지털 헬스는 크게 e-health와 mHealth로 구분한다(Chan, 2021). e-health는 전자의무기록부(EMR)의 경우처럼 정보와 소통 기술을 건강 분야에서 활용하는 것을 의미한다. mHealth는 스마트폰 같은 모바일 기기를 사용하여 의료적 공중보건 활동을 수행하는 것을 의미한다. e-health는 주로 병원 내부의 디지털화나 관련 기관 간의 네트워크 연결에서 작동되는 기술적 기반을 의미한다. mHealth는 주로 환자 또는 일반시민이 모바일 기기에 내장된 센서 등을 통해서 건강정보를 획득하거나 병원 등과 소통하면서 건강관리에 활용하는 것을 말한다.

(1) 디지털 헬스의 등장

정보기술의 발전은 가상공간(cyber space)을 창조하였고, 여기서 개인과 조직들은 새로운 방식으로 교류하는 가상현실(virtual reality)을 구성하고 있으며 새로운 형태의 사회적 관계인 사이버 공동체를 만들고 있다. 인터넷 아이디(ID)는 주민번호나 전화번호의 기능을 대체하고 있고, 인터넷 카페는 새로운 연줄이 되고 있으며, 개인 홈페이지와 블로그는 새로운 집이 되고 있다. 인터넷 속에서 우리는 시간과 공간, 그리고 사회적 신분의 제약을 벗어나서 수많은 사람과 손쉽게 만나고, 대화하고, 놀고, 거래한다. 이러한 모습은 인터넷이 보급되지 않았던 시절에는 상상하지 못하던 변화이다.

정보기술에 의한 사회의 재구성은 보건의료 분야에서도 진행되고 있고 이것을 디지털 헬스라고 부른다. 즉 디지털 헬스란 보건의료에 관련된 정보, 지식, 산물, 서비스 등이 디지털화된 형태로 관련 당사자들 간에 교류됨으로써 의료산업과 의료체계 전반을 변혁시키는 과정으로 볼 수 있다. 전통적인 의료는 의사와 환자의 면대면 접촉으로부터 시작된다. 의사는 환자의 몸을 관찰하거나 촉진함으로써 진단을 시작한다. 그는 모든 진단 과정을 종이로 된 의무기록부에 기록하고 역시 종이로 된 처방전을 작성하여 환자가 검사 또는 약을 받을 수 있게 한다. 그런데 디지털 헬스의 발전으로 의사와 환자는 이제 면대면 접촉 대신에 인터넷 연결을 통하여 e-doctor와 e-patient로서 만날 수 있게 되었다. 환자들은 병원에 가야만 진료를 받는 것이 아니고 여러 가지 전자적 보조 장치를 갖추고 생체정보를 의사에게 전송함으로써 집에서도 얼마든지 실시간으로 의료진의 관찰을 받으면서 의료과정을 유지할 수 있게 된다.

모든 의무 기록과 처방은 전자 정보로 바뀌어 기록된다(e-medical records, EMR). 진료 과정을 보조하면서 약품이나 정보를 제공해 주는 관련 기업들도 이러한 e-doctor와 e-patient 사이의 새로운 네트워크에 가담하여 필요한 처방 정보를 확인하여 환자에게 약을 배송해 줄 수도 있고, 임상시험 데이터베이스 정보를 의사에게 제공하여 진단을 도울 수도 있다. 물론 임상 의료영역뿐만 아니라 공중보건 영역에도 e-health 개념이 도입되면서 지역사회의 감염병 발생이나 역학적 조건의 변화를 실시간으로 파악할 수 있고 보건의료 정보가 지리정보(GIS)와 결합하여 마치 응급환자를 발견하여 구급대를 파견하듯이 실시간으로 전국의 보건 문제를 감시하고 대응하는 체제도 가능해진다.

이와 같이 전자정보 매체가 응용됨으로써 임상 진료의 양식이나 관행에 혁명적 변화가 초래되는 것은 물론 의사와 환자의 의식도 변화하게 된다. 나아가 의료정책의 수립이나 관리체계도 큰 영향을 받게 될 것이다. e-health는 한편으로는 물리적 시간적인 제약을 넘어서 보건의료서비스가 제공됨으로써 '멋진 신세계'를 창조할 수도 있지만 동시에 통제와 감시를 확대하는 부작용도 예상된다.

e-health의 발전은 병원과 기업들이 효율성 제고를 위하여 업무를 전산화 디지털화하면서 시작되었다고 해도 과언이 아니다. 컴퓨터는 이미 1950년대에 주전산기(main frame)가 개발되었으나 초기에는 사용자의 요구에 부응하는 소프트웨어의 개발이나 자료처리가 되지 못하여 업무의 전산화는 지지부진하였다. 그러다가 1980년대 초에 개인용 컴퓨터(PC)가 개발되고 자료처리의 성능이 향상되면서 병원 행정가들은 컴퓨터를 이용한 환자 정보처리뿐만 아니라 일반 행정자료의 전산처리가 매우 효율적임을 깨닫게 되었고 이후 의료정보 및 보험급여와 입·퇴원, 처방 등 거의 모든 병원 업무가 전산화되었다.

개별조직 중심의 의료디지털화는 관련 기술체계를 개발하였고, 이 기술들은 병원 단위에서 업무의 효율적 처리는 물론 다양한 형태의 정보를 연결하여 활용하는 것을 가능하게 만듦으로써 의료의 질의 개선은 물론 의료 관리의 범주를 크게 확대하였다. 전산화된 정보관리 기술은 가상의무기록(virtual patient record), 지리정보시스템(GIS), 집단적 의사결정시스템, 경영자정보시스템, 데이터 저장소, 데이터 마이닝 같은 것들이다(Tan, 2005:17). 예를 들어 가상 의무기록이 개발되면서 환자의 진료 기록이 관련된 임상검사 자료들을 전산화 또는 전자화된 영상 형태로 저장하여 필요할 때마다 병원 내 어디서나 터미널이 설치된 곳에서 찾아볼 수 있게 되면서 신속한 진료가 가능해졌다. 또한 기록관리 시스템의 개발로 임상 기록과 의료보험 청구 작업 등이 연동되어 진행됨으로써 더 이상 진료기록부 작성을 한 이후에 다시 보험 청구 작업을 하는 수고를 줄일 수도 있고, 수많은 서류관리로부터 해방되었다. 경영관리 측면에서 볼 때는 환자 정보와 지리정보를 연결하여 분석함으로써 질병의 분포나 고객의 분포와 변화양상을 사회경제적, 지리적 조건과 연결하여 입체적으로 파악하는 것도 가능해졌다. 환자 정보, 재무 정보, 조직 인사 정보 등이 유기적으로 결합하면서 조직의 의사결정을 수월하게 만들어 주게 된다. 의사결정시스템은 어떤 시점에 무엇을 논의하고 어떤 결정을 내리는 것이 필요한지를 잘 요약하여 알려주기 때문에 의사결정을 매우 효율적으로 진행할 수 있다. 또한 경영자들을 위한 전략적 선택을 도와줄 고급 정보만을 취합하여 제공해 주는 것도 가능해진다. 그리고 이러한 정보제공은 여러 형태와 종류의 데이터베이스들을 연결함으로써 가능하다. 그리고 데이터베이스도 다양하고 각 DB에 담겨있는 데이터의 양도 매우 방대하여 자칫 정보의 홍수에 빠져 헤매게 될 수도 있지만 이것을 종합적으로 검토하면서 그 안에서 어떤 경향이나 유형을 밝혀주는 데이터 마이닝 기법이 발전함으로써 임상과 경영에 유용한 고급 정보들이 생산될 수 있게 되었다.

1990년을 전후하여 전산망의 네트워크화(internet) 및 보건정보학(health informatics)의 발전이 가속화되어 의료지식과 정보를 신속하게 원격지로 전송할 수 있게 되면서 e-health는 새로운 국면에 진입하였다. 개별 의료기관 단위로 전산화되어 있던 정보들이 네트워크를 통하여 타 기관과 고객에게도 전송될 수 있고, 또 양방향 정보교환이 가능해지면서 e-health가 본격적으로 구축되었다. 의사, 병원, 보험회사, 제약회사, 정부와 기업(지불자) 등과 실시간 정보교류(B2B)가 가능해지면서 실시간 경영분석과 재무관리, 재고관리 및 기업 간 청구, 구매, 지불이 가능해지는 획기적인 효율성 증대를 가져왔다. 또한 다양한 양식이나 포맷(format)의 문서들이 표준적인 XML 형태를 취하게 되면서 한 기관에서 작성한 자료를 다른 기관에서 받아 원하는 형태로 가공하여 사용하는 것도 가능해졌다.

이러한 모든 변화는 의료기관이나 관련 기업의 업무수행에서 효율성 향상에 기여한다. 기관 내부적으로는 문서작성과 업무처리를 획기적으로 단축해 주고, 작성된 문서와 자료의 효용성을 높일 뿐만 아니라 외부 기관과의 거래관계에서는 기관의 자의성이나 거래에서의 불확실성을 제거하고 이를 자연스럽고 지속적인 정보의 흐름으로 바꾸어버렸다.

정보기술의 발전은 지역사회에서도 새로운 수요를 만들어서 활용될 수 있다. 농촌에 거주하는 고령의 노인들은 돌봄 수요가 많다. 그렇지만 스마트폰을 거의 사용하지 못하고, 자신에게 필요한 서비스를 주체적으로 요구할 역량도 부족한 실정이다. 또 농촌에는 돌봄을 제공할 인력도 부족하다. 장숙랑 교수는 인구 소멸 지역에 정보기술을 활용하여 돌봄 기능을 제공하는 실험적 연구를 진행하였다. 현재 지역사회에는 여러 가지 데이터베이스들이 구축되어 있다. 보건소의 방문건강관리사업 데이터, 노인돌봄사업 데이터, 독거노인 응급안전안심 서비스, 연구팀이 수집한 노인 돌봄 수요조사 등 여러 정보를 디지털화하고 결합하여 돌봄 서비스가 필요한 노인들을 체계적으로 추출하고 이들에게 네이버 Carecall(안부전화 서비스)을 활용하여 자동으로 전화를 걸어 안부를 묻고 통화 과정에서 노인의 여러 징후를 근거로 신체적 정신적 이상 여부를 판단하고, 위급상태일 경우 마을별 담당자가 출동하여 현장을 확인하고 필요한 조치를 시행하는 체계를 만들었다. 여기서 정보기술은 기존 데이터를 결합하여 돌봄 대상자를 체계적으로 발굴해 내는 일, 노인들의 현재 상태를 원격으로 모니터링하는 일을 수행하여 돌봄의 공백을 없애고 돌봄 인력의 부족을 극복하는데 기여하는 것이다(최수현, 2024).

(2) 의료디지털화와 소비자

만일 디지털 헬스 또는 e-health가 기업의 이해관계만을 반영시킨 기술적 장치라면 e-health로 구현될 수 있는 의료체계의 변화는 제한된 방식으로 진행되었을 것이다. 그런데 기업의 이해관계와는 전혀 다른 원리인 사회적 의사소통 구조의 변화와 맞물리면서 디지털 헬스는 공급자뿐만 아니라 소비자의 이익에도 부합하는 방식으로 발전할 수 있었다(Tan, 2005:12). 의료디지털화의 발전 과정에서 이용자의 편의성이 증대되면서 기관 대 고객(B2C) 또는 고객 대 고객(C2C) 간의 의사소통이 보편화되는 양상을 보인다. 인터넷과 내부망(intranet), 외부망(extranet)의 발전, 원격감시 장비 기술의 발전, 모바일 기술의 발전으로 언제 어디서나 개인의 건강정보가 송신될 수 있고, 그에 따른 처방이나 상담도 이루어질 수 있게 되었다. 이것은 과거에 병원이라는 제한된 공간에 환자가 방문함으로써 이루어졌던 서비스들이 이제 가상공간에서 자유롭게 제공되는 상황을 의미한다. 즉 과거에는 공급자인 의사와 병원의 관리영역에 환자가 진입함으로써 의료가 시작되는 것이었는데 이제는 환자는 자신의 일상생활 영역에 머물러 있고 의료가 다가와서 제공되는 식으로 패러다임의 변화가 이루어진 것이다. 물론 인터넷을 통한 의사와 환자의 만남은 가상현실 속에서 이루어지는 것이다. 1980년대까지의 의료디지털화가 의료기관 업무처리의 효율성을 제고하는 수준에서 진행된 것이라면, 1990년대 이후의 의료디지털화는 의료분야에서 새로운 세상 또는 가상현실(virtual reality)의 등장을 실현하였다. 즉 e-health는 의료가 시공간적인 제약을 넘어서 새로운 세상으로 확대되었음을 의미한다. 의료체계를 구성하는 의사, 환자, 병원이 이제 e-doctor, e-patient, e-hospital로 이루어지는 가상현실(virtual reality)이 실현되고 있다.

많은 종합병원이 독자적인 앱(application)을 만들어서 환자들에게 배포하고 있다. 이 앱을 사용하면 예약과 예약 변경, 진료 대기 확인, 진료비 납부, 처방전 발급, 증명서 발급 같은 업무를 원무 행정을 거치지 않고 본인의 스마트폰으로 직접 해결할 수 있다. 또 지방자치단체들은 주민을 대상으로 건강관리 앱을 보급하고 걷기 실천을 모니터링하여 일정 기준에 도달하면 포상하는 방식으로 모바일 헬스를 활용하고 있다.

디지털 기술은 대상 집단이 제대로 수용할 수 있을지를 염두에 두고 설계할 필요가 있다. 특히 노인을 대상으로 할 경우에 수용성이 문제가 될 수 있다. 노인들은 대체로 디지털 기기에 익숙하지 못하다. 새로운 앱을 보급할 때는 적용된 기술이 1) 대상 집단의 니즈(needs)를 만족시키는지, 2) 변화하는 니즈에 따라 적응되는지 또는 개인화된 서비스를 제공하는지, 3) 사용자의 통제권을 빼앗지 않는지, 4) 신뢰감을 주는지 등의 기준을 충족해야 한다(Constantinou, 2023:175). 노인을 대상으로 하는 앱일 경우에는 디자인이 화려하고 콘텐츠가 많은 앱보다는 노인들이 선호하는 몇 가지 기능만 배치하고, 디자인을 단순화하고, 조작을 최소화하여, 쉽게 이용할 수 있도록 하는 것이 수용성을 높일 것이다. 식당에서 주문기계를 이용하여 음식을 주문하는 것이나, 핸드폰 앱으로 콜택시를 부르는 것이 젊은 사람에게는 손쉬운 일이지만 노인들에게는 아주 어려운 일이 될 수도 있다. 마찬가지로 병원 앱이나 건강관리 앱도 건강상태가 나쁜 노인들에게 많이 필요할 수 있는 앱이지만 그들은 수용성을 충분히 고려하여 제품을 설계하지 않으면 무용지물이 될 수 있다.

물론 디지털 기기에 따라서는 몸에 지니거나 몸속에 내장하여 신체 정보를 모니터링하는 데 이용자가 특별히 조작하지 않아도 자동으로 정보를 송신하고 필요할 경우 대응체계가 작동하도록 설계되어 있다면 소비자의 수용성이 특별히 문제가 되지는 않을 것이다. 예를 들어 여성의 몸속에 내장시켜서 골반저근 운동 강도를 모니터링하는 기기(glucose-monitoring devices), 심박동기(heart pacemakers), 인슐린 펌프(insulin pumps), 인공와우(cochlear ear implants) 같은 기기들이 해당한다(Lupton, 2018). 디지털 손목시계의 경우 심박수와 혈압을 계속 측정하다가 이상치가 발견되면 즉각 경찰, 병원, 보호자에게 통보가 가도록 설계되어 있기도 하다. 이 경우에도 사용자는 시계를 차고 있기만 하면 자동으로 측정하고, 정보를 송신하고, 대응책을 이끌어내기 때문에 편리하다. 이런 기기들은 사실상 우리 몸에 일체화되어 몸의 한 부분으로 구성된 것과 같아서 신체 역량의 향상(enhancement)이라고 할 수도 있다.

건강 앱들은 교육적 요소를 담고 있는 경우가 많다. 어떻게 하면 건강해질 수 있는지는 대부분 사람의 관심사일 것이다. 그런데 일상적으로 무엇을 먹고 어떻게 활동하는지에 따라 건강상태는 달라질 수 있다. 따라서 매일 끼니마다 먹은 음식을 사진으로 찍어서 앱에 올리면 주관하는 측에서 이를 분석하여 건강에 유익한지를 응답해 줄 수 있다. 대상에 따라서는 응답을 수치화된 정보와는 별개로 그래픽이나 이모티콘의 형태로 보내주어 양질의 음식을 먹었는지 한눈에 파악할 수 있도록 할 수 있다. 또한 건강 지식을 퀴즈로 만들어 제공하기도 하고, 또는 게임처럼 디자인하여 흥미를 돋을 수도 있다. 자신의 아바타를 만들어서 어떤 상황에서 얼마나 건강한 활동을 하는지를 입체적으로 보여줄 수도 있다(Lupton, 2018).

디지털 헬스는 필연적으로 커뮤니케이션 채널이 양방향 또는 다자간 채널로 구성된다. 전통적 의료체계에서는 전문가 또는 공급자에 의하여 주도되는 일방적 수직적인 정보의 흐름이 있었다면 e-health(가상 의료) 체계에서는 e-doctor와 e-patient 간에 양방향의 정보 흐름이 만들어진다. 환자는 어느 때라도 자신의 문제를 해결하기 위해 필요한 정보를 요구하거나 조회할 수 있고 자기 경험을 업로드할 수도 있으므로 의사와 환자 간 상호작용은 양방향으로 작동한다. 더욱이 환자들은 별도의 가상공간에서 자기들의 경험과 지식을 나눌 수도 있다. 이때 이들 간의 담화는 다자간 대화의 형식을 취하는 것이 보통이다. 과거에 의료체계에서 환자는 서로 분리되어 독립적으로 존재하였지만 이제 환자들은 온라인에서 새로운 공동체를 형성하여 정보를 교환할 수 있고 이러한 환자공동체의 출현은 환자들의 역능성 강화에 크게 기여하고 있다. 사회 일반에서 네트 세대(net generation)가 출현하여 오락과 소비, 학습과 의사소통 및 여론 형성의 새로운 주체가 되는 것처럼(Tapscott, 1998) 온라인의 환자공동체는 기존의 의사 중심 병원 중심의 의료체계를 바꾸는 데 주요 주체가 될 수 있다.

디지털 헬스의 발전은 또한 보건교육의 방법을 혁신하는 계기가 되었다. 과거의 보건교육이 제한된 시간과 장소 및 교육 자료로 인하여 그 효용성이 제한적이었다면 디지털 헬스 시대의 보건교육은 이러한 제한을 뛰어넘어 언제 어디서나 다양한 보건 정보를 접하고 교육을 받을 수 있게 되었다. 온라인 교육을 통하여 정규대학 과정을 이수하는 것이 가능해진 현실에서 볼 수 있듯이 환자들은 병원이 제공하는 치료 과정, 검사와 투약 절차, 식이 방법과 생활 조절 등에 관한 상세한 정보를 얻을 수 있고 또 자신의 욕구 수준에 적합한 상담과 교육을 받는 것도 가능해졌다. 오프라인에서는 환자가 의사를 만나는 것이 절차가 번거롭고 자유로운 대화를 건네는 것이 쉽지 않으나 온라인에서는 이러한 시간과 공간 및 사회적 제약을 넘어서서 만나고 대화하는 것이 가능하기 때문에 환자들의 욕구가 더욱 충실하게 해소될 수 있다.

제한된 시간과 장소에 환자를 모아 교육할 때는 개별화된 교육 욕구를 충족시키기 어렵지만 온라인에서는 다양한 내용과 수준의 교육 자료를 구비할 수 있어서 환자들의 역량을 강화하는 데도 도움이 된다. 정해진 시간에 맞추지 않아도 PC, 휴대전화기, 태블릿 등 정보기기를 활용하여 콘텐츠를 저장하여 자신이 원하는 시간과 장소에서 공부할 수 있는 점도 e-learning의 강점이다. 또한 환자들은 자신과 유사한 질병으로 고통받는 사람들의 경험을 온라인 동호회를 통하여 전수받을 수도 있고, 또 자기 경험을 주도적으로 나눌 수도 있으므로 여기서 얻을 지식과 정서적 지지를 통하여 보다 정확한 치료 방법을 알고 질병 극복의 의지를 강화시킬 수 있게 된다.

e-learning은 교육체계를 정해진 교과과정과 교육 내용을 제한된 장소에서 교사에 의하여 일방적으로 전달하던 과거의 방식에서 벗어나 사용자 개개인의 욕구와 수준에 적합한 교육 내용을 제공할 뿐만 아니라 사용자가 주도적으로 지식을 만들고 전파할 수 있도록 만든다(이종구 외, 2005:161-181). 그래서 학생들이 자기 소설과 음악을 만들어서 일약 유명해지기도 하고 자신만의 '역사 공부 가이드' 같은 것을 만들어 다른 학생들에게 도움을 주기도 한다. 학생이면서도 온라인에서 기자가 되기도 하고 정치활동을 하기도 한다.

이러한 상황은 환자들에게도 그대로 적용될 수 있다. 환자들이 수동적일 수밖에 없었던 것은 의학과 의료지식에 접근하기에 어려웠기 때문이다. 인터넷은 우선 이런 문제를 해결해 주었다. 의학 교과서는 물론 최신의 연구 결과까지 누구나 검색할 수 있게 되면서 정보의 부족은 상당 부분 해소되었다. 그리고 앞서서 질병을 경험하였던 사람들이 치료 과정에 대한 정보를 제공해 줌으로써 의사와 병원에 대한 합리적 선택도 가능해졌다. 환자가 질병의 속성을 잘 알고, 치료 과정을 이해하고 있으며, 예후에 대한 합리적 판단을 할 수 있게 되면 맹목적으로 의사에게 매달리거나 불신하는 비합리적 행동을 하지 않게 된다. 여기에 정서적 지지 그룹과 연결되어 있다면 질병으로 인한 심리적 소외의 문제도 어느 정도 해결될 수 있다. 현 단계에서 부족한 점은 질병을 의학적으로만 인식하는 것이 아닌, 환자의 처지에서 주체적으로 이해하고 건강법을 실천하려는 인식의 전환이 미흡하다는 점이다. 그러다 보니 서구의 환자단체와는 달리 한국의 경우에는 충분히 숙지하고 주체적으로 판단 또는 결정하는 성찰적 개인으로서의 환자가 되지 못하고 의사가 보충적으로 제공하는 정보에 매달려 의사의 치료를 보완하는 형식의 환자 모임이 되고 있다. 한국 현실에서는 이런 정도만으로도 과거와는 달리 환자들의 역량이 강화되었다고 할 수 있지만 인터넷이 제공할 수 있는 더욱 수준 높은 역량 강화에는 미치지 못한다.

원래 네트워크의 네트워크라는 의미를 갖는 인터넷은 기업, 연구소, 정부 사이의 정보교환을 위하여 개발된 것이다. 즉 미국 등 서구사회의 경우에는 기업의 효율적 업무처리와 정보 데이터베이스의 공유와 같은 목적으로 사용되기 시작하였다. 이것은 한국에서 개인과 가정 중심으로 인터넷 붐이 형성된 것과는 차이가 있다. 기업들의 이러한 노력과는 별개로 서구에서는 인터넷의 발전 이전에 시민사회가 발전하면서 여러 형태의 시민조직과 공동체 또는 자조 집단들이 광범위하게 만들어졌다. 즉 오프라인 중심의 환자단체들이 이미 만들어져 활발하게 활동하였고 쌍방향 의사소통과 환자의 역량을 더욱 강화할 필요성이 있었는데 인터넷이라는 매체가 이러한 욕구를 해결해 줄 수 있었기 때문에 인터넷의 발전을 촉진한 것으로 볼 수 있다.

반면 한국에서는 환자단체가 조직되기 이전에 인터넷 매체의 보급이 선행되었다. 나중에 조직된 인터넷 환자단체는 서구의 자조 집단처럼 기존 의료에 대한 대체적인 성격을 갖지 않고 보완적인 모습을 보였다. 즉 기존의 서양의학 치료 방식을 대체할 수 있는 자조적 프로그램을 추구하기보다는 병원 치료를 어떻게 잘 받을 수 있는가에 환자들의 관심이 집중되어 있었다. 이것은 서구의 경우에는 사회가 이미 쌍방향 의사소통과 소비자 임파워먼트를 실현하고 있는 단계에서 인터넷이 보급되면서 이러한 경향성을 더욱 강화하는 임무를 수행하였으나 한국에서는 환자 권리의식 등이 발전하지 못한 상황에서 인터넷이 보급되면서 기존의 치료를 더욱 잘 받는 방법을 찾는 데에 인터넷이 활용된 것이다. 물론 양방향성이 가능한 인터넷의 특성 때문에 향후 의사-환자 간, 환자-환자 간에 서구식의 사용자 임파워먼트가 강화될 가능성은 남아 있다.

전통적으로 의료는 환자가 병원을 찾아서 의사를 직접 만나면서부터 시작되었다. 그러나 인터넷은 의사와 환자의 만남을 가상현실로 옮겨놓을 수 있게 만들었다(Tan, 2005:373). 인터넷의 발전으로 홈케어는 완전히 새 국면을 맞고 있다. 지금까지는 병원에서 파견된 간호사가 환자의 자택을 방문하여 상태를 체크하고 필요한 서비스를 제공하는 방식으로 홈케어가 운영되었으나 앞으로는 환자 또는 가족이 직접 필요한 임상 정보를 송신하고 또 의사의 지시를 수신하는 형태로 바뀔 수 있다. 물론 응급환자일 경우에는 병원을 직접 방문해야 하겠지만 비응급 상황에서는 환자들에게 적절한 임상검사 키트를 제공하고 그 결과 수치를 온라인으로 보고한 후에 의사들 역시 온라인 상태에서 그 결과를 확인하고 필요한 처방을 온라인으로 내려줄 수도 있다. 또는 환자의 몸에 직접 감시장치를 부착시키고 그 결과가 무선으로 인터넷에 접속되어 가상병원으로 전송될 수도 있다. 특수분야의 전문의가 배치되어 있지 못한 지방과 산간벽지에서도 인터넷에 접속할 수만 있다면 이러한 방식이 적용되어 지리적 한계를 벗어날 수 있다.

과거 의료체계에서 환자는 의료에 무지하고 그래서 의사에 일방적으로 복종해야 하는 수동적 존재였다. 그러나 가상 의료체계에서 환자는 숙련된 환자로 존재한다. 환자는 인터넷에 게시된 정보를 이해할 수 있고 또 판단할 수 있는 역량을 갖추어야 한다. e-health의 발전으로 의학지식 자체가 이제는 의사들만이 보는 의학 텍스트로 작성되는 방식을 넘어서 일반 환자가 이해할 수 있는 형식으로 가공되어 제공되는 변화를 맞고 있다. 또 홈케어 상태에 있는 환자라면 자신에게 지급된 의료기기의 상태를 파악할 수 있고 또 정확하게 측정하는 방법이나 데이터를 읽을 수 있는 최소한의 능력이 필요하다. 따라서 만일 이러한 능력을 갖추지 못한 환자(예를 들어 문자해독 능력을 갖추지 못했거나 시력 약화로 어려움을 겪는 자, 또는 인터넷 사용이 어려운 자 등)들은 가상 의료체계에 진입하기 어려운 문제도 있다. 즉 디지털 헬스는 새로운 형태의 사회적 불평등과 건강 불평등을 초래할 수 있다.

가상 의료에서 환자들의 기본적인 역량이 강화되면서 이것은 전통적인 의사-환자 관계의 변화로 이어지게 된다. 가상 의료에서는 권위주의를 유발하는 병원이라는 공간구조를 탈피하여 대면하지 않은 채 대화를 나누거나 정보를 주고받기 때문에 상호간 평등성 확보에 유리하다. 그러나 환자들이 가상 의료만으로 자신의 질병과 건강 문제를 충분히 해결할 수 있지는 않다. 때로는 면대면 접촉을 통한 정서적 교류가 큰 위안일 수 있기 때문에 가상현실 속에 지나치게 의존하면 환자는 오히려 정서적으로 불안을 느낄 수도 있다. 가상 의료의 또 다른 문제점은 정보 찾기 자체의 어려움에서 유발될 수 있다. 인터넷에는 수많은 정보가 존재하고 있어서 자신에게 꼭 필요한 정보를 찾아내는 것이 때로는 매우 시간이 걸리고 어려운 작업이 될 수 있다. 정보의 풍요 속에 새로운 빈곤이 나타날 수도 있다.

(3) 의료계의 반응

의학은 기술 진보가 매우 빠른 분야이다. 따라서 의사들은 의대 졸업 이후에도 계속해서 새로운 지식을 습득해야만 한다. 인터넷은 수많은 의사를 가상현실에서 서로 묶어 줌으로써(온라인 의학 연구그룹) 새로운 의학 연구 결과를 상시로 접할 수 있게 해준다. 이것은 의학교육의 혁명과도 다름이 없다. 새로운 분야에 대한 훈련이 필요하면 패키지화된 온라인 교육프로그램을 선택하기만 하면 되고, 태블릿에 관련 의학 지침들을 담아서 휴대하면서 즉시 활용할 수도 있다. 물론 태블릿에는 자신의 환자에 대한 정보나 약품에 대한 정보도 담겨있어서 원격으로 환자 상태를 체크하고 투약과 검사지시를 내릴 수도 있다. 즉 가상 의료체계에서 의사들은 업무수행의 효율성을 극대화할 수 있고 공간적 지리적 제약을 넘어서 자신의 환자를 관리할 수도 있다(Tan, 2005:374).

그러나 의사들의 업무 관행은 오랫동안 문화적으로 고착되어 왔기 때문에 새로운 방식으로의 전환이 더디게 일어날 수도 있다. 예를 들어 문화인류학자들은 의사들이 알아보기 힘든 영어로 의무기록부를 작성하는 것을 신분적 권위의 표출로 이해한다. 그러한 의식이 강한 의사라면 컴퓨터로 의무 기록을 작성하는 것에 거부감이 강할 수 있다. 또한 전통적인 의사-환자 관계의 유대를 강조하는 의사일 경우에는 가상현실 속의 환자들을 만나는 것에 대하여 거부감이 들 수도 있다. 치료는 단순히 정보의 흐름만으로 이루어지는 것이 아니라 의사와 환자 간의 충분한 교감과 신뢰에 기초하는 것인데 가상현실은 이러한 요소를 배제하고 양자 간의 관계를 비인간화시키기 때문에 치료 효과를 반감시킨다고 생각할 수도 있다.

디지털 헬스에 의하여 환자와 일반시민에게 많은 건강정보를 제공하는 것이 환자에게 유익한 것일 수 있지만 반면 그로 인하여 잘못된 정보가 제공되거나 일반인들이 잘못 (자가) 진단하거나, 과도하게 불안해하거나, 실제로 심각한 의학적 질환이 있음에도 불구하고 앱을 사용하여 안심할 수도 있다고 의사들은 우려를 표명하였다. 또 자가 진단을 한 환자를 상대로 협상해야 하는 의사들의 시간적 부담과 책임감도 새로운 쟁점이 되었다. 더욱이 유튜브에는 환자가 스스로 할 수 있는 수술법(do-it- yourself surgery)까지도 소개되고 있어서 그에 따르는 잠재적 위험에 대하여 의료계는 우려한다(Lupton, 2018:114).

사회적 네트워크에서 의사와 환자도 만날 수 있다. 그런데 의사가 소셜 미디어에서 환자와 친구 또는 팔로워가 되어야 하는지, 의료 종사자가 환자에 대한 정보를 찾기 위해 검색 엔진을 사용해야 하는지, 그리고 그것이 의사-환자 관계에 어떤 영향을 미치는지가 논란이 되고 있다. 또한 Snapchat 같은 메신저 서비스에서 의사가 자신의 이미지를 게시하는 것이 적절한지, 그리고 임상 사례를 게시할 때 환자 기밀 유지 의무 위반 가능성도 논란이 되고 있다(Lupton, 2018:116). 의사들의 온라인 미디어 사용이 한편으로는 환자와의 즉각적 소통을 원활히 하는 장점이 있으나 동시에 잠재적 위험과 피해를 유발할 수도 있다는 것이다. 물론 의사들만 가입하여 활동하는 사이트의 경우에는 비교적 정보보안 측면에서 안전할 수 있으나 의사와 환자가 함께 하는 경우에는 콘텐츠 게시에 특별히 주의해야 하고 개인 정보 접근도 엄격히 통제할 필요가 있다.

(4) 신유물론적 관점

디지털 헬스의 사회적 의미를 잠시 살펴보자. Haraway(1995)는 인간과 기계장치가 결합된 사이보그(cyborg) 개념을 제시한 바 있다. 컴퓨터를 일상적으로 사용하는 우리의 몸은 컴퓨터와 사실상 한 몸처럼 연결되어 있다. 그렇다면 생물학적 몸은 이제 디지털화된 몸으로 전환시켜 이해할 수도 있게 되었다. 인간은 유기적 컴퓨터이고, 질병은 컴퓨터화된 정보 오작동의 한 형태이며, 유전자 구성은 컴퓨터화된 코드의 유형으로 표현할 수 있다. 뇌와 신경계는 컴퓨터화된 통신 및 처리 장치로 볼 수 있다. 디지털 헬스 장치로 수집되는 광범위한 디지털 건강정보로 인간의 디지털화가 강화되고 디지털 사이보그 집합이라는 새로운 형태의 사이보그가 생성된다. 디지털 사이보그 집합체라는 개념은 사이보그의 정적인 개념을 넘어서 더욱 생생한 장치와 생생한 데이터의 맥락에서 현대의 디지털화된 신체의 역동적인 특성을 나타낸다(Lupton, 2018:57-59).

신유물론에서는 인간과 비인간이 어울려서 새로운 역동성이 만들어지는 과정에 주목한다. 디지털 헬스는 인간과 비인간(디지털 기기)이 결합하여 만들어내는 새로운 형태의 의료라고 할 수 있다. 신체활동을 측정하는 디지털 기기를 몸에 걸치고 걷기나 달리기 하는 경우를 생각해 보자. 디지털 기기는 내가 몇 걸음 또는 몇 km를 걸었는지(달렸는지)를 보여준다. 그것은 내가 목표로 삼고 있는 거리에 미달하면 더 걷도록(달리도록) 동기화시킨다. 즉 게으른 나를 등 떠밀어 걷게 만든다. 이렇게 디지털 걷기가 하루이틀 반복되면서 한 달에 며칠이나 목표를 달성했는지 총 몇 km나 걸었는지 등 여러 수치화된 정보를 일목요연하게 확인할 수 있다. 이러한 정보들은 다시 자기 몸에 대한 통제력을 인지하게 만든다. 디지털 기기는 신체적 감각과는 달리 거짓말하지 않고 정확한 과학적인 데이터를 보여준다. 이러한 신체활동 실천은 그가 자신의 노화와 건강에 대한 통제력 상실에 대한 불확실성과 불안의 정서적 힘에 맞서는 데 도움이 된다(Lupton, 2019).

만일 체중 감소를 위해서 자전거로 출근하는 길을 연상해 보자. 그는 출근길에 아름다운 경치를 감상하고 사진을 찍고 그 장면을 사회적 미디어에 업로드하기도 할 것이다. 한적한 산책길에서는 속도를 내다가 굴곡이 있거나 보행자가 많거나 동물이 있는 곳에서는 속도를 줄이며 조심하게 된다. 그의 출근길은 인간과 동물, 도로, 자연이 어우러져 있고, 즐거움의 요소와 위험 및 장애물의 요소가 혼재되어 있다. 인간과 자연, 즐거움과 위험은 서로 연결되어 있고, 그렇게 결합된 관계 속에서 자전거를 타면서 건강을 증진할 수 있게 된다. 즉 건강증진은 인간, 동물, 도로, 어린이, 강아지, 강과 호수, 자전거 등이 어우러지면서 만들어내는 복합적 산물로 볼 수 있다. 즉 비인간과 자연의 각 주체는 원래는 제각각의 존재이지만 자전거 출근길에 동참하여 인간의 건강증진이라는 새로운 행위의 장을 구성하는 주체로 그 성격이 변환되는 것이다. 출근길에서 만들어지는 행위자적 절단(agential cut)이라고 볼 수 있다(Barad, 2007). 디지털 기기에 기록된 수치화된 정보는 이 모든 구성요소가 복잡한 상호작용을 통해서 만들어 낸 최종산물과도 같다. 건강증진이 인간의 의지나 동기의 산물이라던가 또는 디지털 기기 보급 덕분이라고 그 의미를 축소할 수는 없다. 신유물론에서는 애당초 건강증진 또는 디지털 헬스의 주체나 경계(boundary)가 고정되어 있다고 보지 않는다. 인간과 여러 비인간이 서로 결합하면서 항시 새로운 경계가 만들어진다고

(boundary-making) 본다. 이 과정에서 새로운 양적 디지털 정보가 만들어지고 (quantification), 서로 연결되어 관계가 재구성되며(connectivity), 내 몸과 건강에 대한 통제력이 재구성(instantaneity)된다는 것이다(Marent and Henwood, 2022). 디지털 헬스로 건강을 증진하게 되었다면 그것은 오로지 디지털 기기의 덕분만은 아니라는 것이다. 여러 가지 인간과 비인간 주체들을 어떻게 연결 지어 결합하는가에 따라 내 몸에 통제력이 생기고 건강해질 수도 있지만 실패할 수도 있다. 성공과 실패가 내 의지나 디지털 기기 때문만은 아니다.

의료화와 디지털화는 과학기술이 의학과 접목하면서 의료의 실행 방식을 근본적으로 변화시키고 있다. 시간과 공간의 제약을 넘어서 환자의 위험이 모니터링되고 의료가 제공될 수 있게 되었다. 의료화 과정이 진행되면서 환자와 소비자는 스스로 질병을 만들어 새로운 정체성을 만드는 모습을 보였다. 디지털화를 통하여 한결 더 역능성이 강화되는 기회를 맞게 되었다. 물론 생의료화가 초래할지 모르는 생물학적 불평등과 의료정보의 누출과 악용의 문제에 대응도 필요하다.

16장: 국제 보건

- 국제 보건은 19세기에 콜레라 방역을 위한 국제협력에서 시작하였다.
- 1950년대부터 근대화론에 근거한 질병 박멸 전략이 추진되었으나 실패하였다.
- 1970년대부터 인간의 기본 욕구 충족을 중요시하는 관점이 등장했고, 일차 보건, MDG, SDG가 성립하여 진행되면서 모성과 아동 건강증진, 안전한 임신과 출산, 에이즈·결핵·말라리아 예방과 치료 등에서 목표에는 미치지 못하지만, 괄목할 만한 성과를 내었다.
- 개도국은 아직도 인식 부족, 의료진 부족, 시설 장비 부족이 심하고 보건의료 서비스를 충분히 받지 못하고 있으며, 개도국과 선진국 간은 물론 개도국 내부에서도 건강 불평등이 크다.

1. 국제 보건의 시작

국제 보건은 개별 국가 수준을 넘는 보건 문제에 대한 국제적 대응이라고 할 수 있다. 흑사병 같은 전 유럽 차원의 치명적 유행병은 오래전부터 존재했으나 국제 보건이 성립되기 위해서는 베스트팔렌 조약에 의한 주권 국가의 등장과 제국주의와 식민지 관리라는 좀 더 특수한 정치 경제적 조건이 필요했다. 아프리카와 아시아 나라들을 식민지로 점령한 유럽 국가들은 식민지에서 여러 원자재를 수입하여 산업화를 진행하였다. 그런데 열대지방의 여러 감염병 때문에 많은 노동력이 병 들거나 죽음으로써 생산성이 떨어지는 문제에 봉착하였다. 더욱이 식민지와 본국 간의 해상통로로 감염병이 유입되고 전파되어 보건 위기가 발생하는 일이 잦았다. 보건 문제를 두고 국가 간에 협상이 처음으로 이루어진 것은 1800년대 초반에 콜레라가 유행하면서부터이다. 당시 콜레라는 감염확산 속도가 빠르고 치명률이 높았던 질병이었다. 콜레라는 음식과 물을 오염시켰고 심각한 설사와 탈수를 유발하였다. 대륙 간, 국가 간 교역이 중요해진 상황에서 콜레라가 교역 루트로 전파되자 각국 정부는 감염 지역으로부터 물자와 인력의 이동을 차단하였다. 중세에 흑사병이 유행할 때 대응 전략으로 만들어진 방역(quarantine)은 19세기에도 중요한 감염병 정책으로 활용되었다. 그런데 방역이 효과가 있으려면 콜레라가 전파되기 이전에 오염지역으로부터의 물자와 인력의 이동을 차단해야 했다. 그러려면 국가 간 콜레라 발생을 빨리 통보해 주는 제도가 필요했다. 이러한 필요성을 인지한 유럽 국가들은 1851년에 프랑스 파리에 모여서 국제 위생 회의(The International Sanitary Conference and Convention)를 개최하였다. 그리고 콜레라, 페스트, 황열(yellow fever)에 대한 공동 규제를 하기로 의견을 모았으나 정작 국가 간 합의에는 도달하지 못했다.

콜레라의 위험성에 대해서는 모두가 인지하고 있었음에도 규제 합의가 어려웠던 데는 여러 이유가 있었다. 무역을 많이 하는 나라는 콜레라에 대한 규제로 물자 이동을 금지할 때 발생할 교역의 어려움을 걱정하였다. 또 콜레라의 원인을 두고 의견이 불일치했다. 장기설(miasma theory)은 나쁜 공기로 인하여 콜레라가 퍼진다고 보기 때문에 위생 상태를 개혁하는 것이 콜레라 예방법이 되고 교역 금지는 해결책이 아니게 된다. 전염설(contagion theory)은 사람이 다른 사람에게 콜레라를 옮기는 것으로 보기 때문에 방역이 콜레라 예방에 도움이 된다. 다른 이론으로는 신의 분노로 콜레라가 발생했다고 보는 것인데 이 경우 교회에서 기도하는 등의 방법을 사용하여 콜레라 종식을 기원하게 된다. 이 경우에도 방역에는 별 도움이 안된다. 이렇듯 유럽인들의 콜레라 발생에 관한 생각이 달랐기 때문에 예방을 위한 합의가 빨리 이루어지지 못했다. 이후 여러 차례 국제회의가 소집되었으나 결실이 없다가 1892년 회의에서 콜레라 발생을 타국에 통보하는 방역의 원칙에 합의하였다. 이때에는 Koch가 1883년에 콜레라균을 밝혀낸 이후로 콜레라 발생에 대한 인식이 합치되면서 방역에 대한 합의도 이루어졌다. 이후 국제적인 위생업무를 담당할 조직들이 대륙별로 구성되었다. 이후 1차 세계대전을 거치면서 국제공중위생사무소(International Office of Public Hygiene), 국제연맹 산하 보건기구(Health Organization of the League of Nations)가 만들어졌다. 두 조직은 2차 대전 이후 국제연합(UN)이 수립되고 그 산하 기구인 세계보건기구(World Health Organization)로 통합되었다(Youde, 2012).

현재 국제 보건을 이끄는 주요 공적 행위자로는 세계보건기구(WHO), 세계은행(World Bank), 유엔 에이즈(UNAIDS), 세계 기금(Global Fund) 등이 있다. 세계보건기구는 1948년에 창립되어 전 세계 194개 국가가 회원국으로 참여하고 있는 대표적인 국제 보건 조직이다. 전 인류의 건강증진을 위해서 국제협력과 연구개발을 하는 것을 목적으로 삼고 있다. 천연두, 말라리아, 소아마비 박멸 사업을 주도하였다. 현재 전 세계에 감염병 발생 감시망을 유지하면서 조기 경보를 하는 등 전 세계의 주요 질병에 대한 예방과 치료 사업을 수행하고 있다.

세계은행은 세계의 빈곤퇴치와 개도국 경제발전을 목표로 1944년에 설립된 다자 개발은행이다. 세계은행은 매년 세계 발전 보고서(World Development Report)를 발표하는데 여기서 건강이 중요한 요소로 다루어진다. 예를 들어 1993년 세계 발전 보고서에서는 건강을 주제로 다루었는데 1960년 이후로 세계는 보건 분야에서 괄목할 만한 성장을 했으나 개도국과 빈민들은 여전히 큰 질병 부담을 지니고 있다고 규정하였다. 더욱이 의료비가 증가하여 개도국에 큰 어려움을 초래한다고 지적하였다. 이 문제를 해결하기 위하여 첫째, 각국은 모든 가구가 자신의 건강을 증진할 수 있도록 경제환경을 조성해야 한다고 제안하였다. 또한 각국 정부는 의료비 지출을 전문 의료보다는 더 많은 사람이 이용할 수 있도록 비용 효과적인 프로그램에 지출해야 한다고 제안하였다. 그리고 보건의료 재정 조달과 의료서비스 전달에서 다양성과 경쟁이 활성화되도록 해야 한다고 제안했다. 세계은행은 보건의료 분야에서 효율성과 시장원리를 강조하고 보건 분야 효율성 제고를 위한 여러 프로그램을 운영한다. 특히 에이즈 대응에 많은 투자를 하였다(Youde, 2012:46-58).

유엔 에이즈(UNAIDS)는 HIV 감염 예방과 AIDS 치료를 위해 1996년에 창설되어 활동하는 유엔 기구이다. 1980년대 이후 에이즈가 미국과 유럽, 아시아와 아프리카 등지에서 대유행하면서 단기간에 많은 사망자를 냈고, 에이즈와 관련된 낙인과 차별이 극심하여 예방 활동을 수행하는 것도 순조롭지 못했다. 이런 문제들을 국제적으로 논의하고 에이즈 종식을 위한 새로운 전략을 선도하기 위한 목적으로 수립된 조직이다. UN의 기구들이 보통 각국 정부 대표단이 참여하는 방식으로 구성되는데 UNAIDS는 시민사회와 전문가들이 참여하는 조직으로 구성 방식이 다르다.

세계 기금(Global Fund to fight AIDS, Tuberculosis, and Malaria, GFATM)은 세계의 3대 감염병인 에이즈, 결핵, 말라리아의 예방과 치료를 하기 위하여 2002년에 만들어진 조직이다. 코피 아난 유엔 사무총장과 빌 게이츠 등이 주동하여 만들었다. 세계 기금은 질병 사업을 직접 수행하지는 않고 관련 사업에 재정 지원을 하며 기금 운용만 담당한다. GAVI(The Global Alliance for Vaccines and Immunization)는 개도국에 백신을 공급하기 위한 목적으로 2000년에 설립된 기구이다.

국제 보건에 관여하는 인도주의 민간 재단으로는 클린턴 재단과 빌 게이츠 재단이 있다. 과거에 Rockefeller 재단이 국제 보건 사업부를 1913년에 설립하여 개도국에 질병 퇴치를 위한 사업을 광범위하게 실시했던 전례가 있다. 그리고 국제 보건 문제를 전문적으로 다루는 시민사회 조직(NGO)들도 많다. Oxfam, World Vision, Doctors without Borders, Jhpiego, Pathfinder, Plan International, Save the Children 등 많은 비정부기구가 활동 중이다.

각국 정부는 국제협력 업무를 담당하는 전담 부서가 있다. 미국의 USAID(US Agency for International Development), 독일의 GIZ(Deutsche Gesellschft fur Internationale Zusammenarbeit), 일본의 JICA(Japan International Cooperation Agency) 등이다. 한국에서는 외교부 산하의 국제협력단(Korea International Cooperation Agency, KOICA)과 보건복지부 산하의 한국국제보건의료재단(Korea Foundation for International Healthcare, KOFIH)이 한국 정부를 대리해서 공적 원조 활동을 하고 있다. 보건 분야 NGO로는 굿네이버스, 메디피스, 글로벌케어 등 여러 단체가 활동하고 있다.

국제 보건에서 WHO 등 국제적 조직들이 중요한 역할을 하는 것은 사실이지만 국제기구 재정의 큰 부분은 각 국가에서 출연한다. 또한 국가는 수원국에 직접 원조를 제공할 때도 많다. 전체 보건 원조 중에서 국제기구를 통한 원조가 38%, 공여국과 수원국의 양자 관계에 의한 원조가 43%이다. [그림 16.1]은 2024년의 보건 분야 원조 제공 주체별 분포를 보인다. 미국 정부가 37.8%로 가장 많고, 빌게이츠 재단이 11.4%, 다른 민간 재단 10.3%, 독일 7.7%, 일본 6.4%의 순서를 보인다. 한국의 기여도는 0.7%였다. 선진국 정부들이 국제기구 및 국제 보건사업 재정에 절대적으로 기여하기 때문에 그 영향력이 매우 크다.

보건 원조가 제공되는 분야는 에이즈, 생식보건, 기본 의료, 보건정책, 말라리아, 가족계획, 감염병 관리 등이다. 2017년까지는 에이즈 지원이 40%를 넘다가 이후 감소하였다. 특히 2020년 이후 코로나 대응에 많은 지원이 이루어지면서 에이즈 지원은 20%대로 감소하였다.

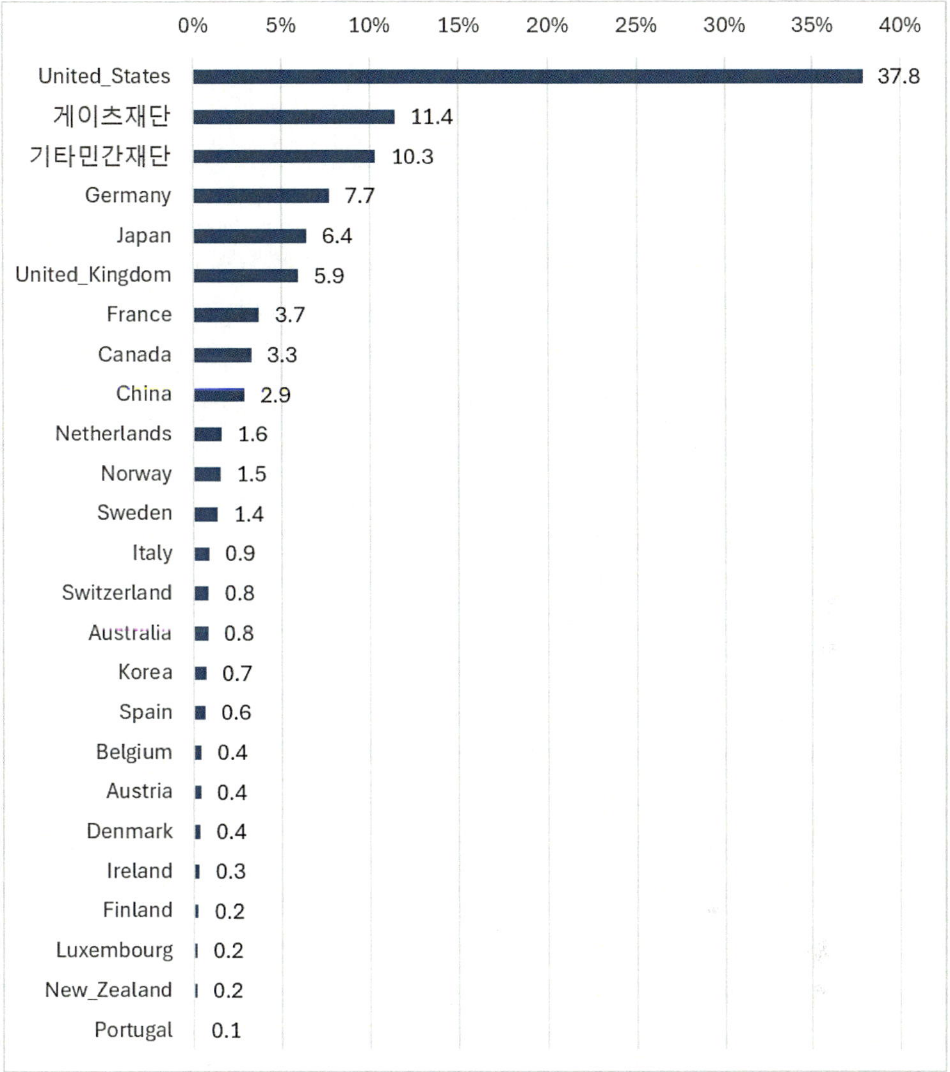

자료: IHME, 2024.

[그림 16.1] 보건 원조 제공주체별 원조 비중(%)

2. 근대화와 질병 박멸 전략

2차 세계대전이 끝난 후에 국제정치는 식민지의 독립과 근대화 추진이 주요 관심사였다. 당시 제시된 경제발전 모형은 선진국들이 걸었던 길을 그대로 답습한 산업화에 의한 근대화였다. Rostow가 제안한 경제발전 단계론은 모든 제3세계 국가에 들어맞는 정설로 여겨졌다. 그에 의하면 경제발전은 전통사회, 도약 전, 도약, 성숙, 대중소비의 다섯 단계로 진행된다고 하였다. 그는 한국이 경제개발계획을 처음으로 추진하던 1965년에 우리나라를 방문하여 한국이 도약단계에 이르렀다고 선언하여 온 국민이 열광하게 했다. 그렇지만 1980년대가 지나면서 분명해진 사실은 한국과 대만 등 극소수의 국가만 산업화에 성공하여 근대화를 성취하였을 뿐이고 대부분의 아시아와 아프리카 국가들은 산업화에 실패하였다는 점이다.

근대화론은 보건의료 분야의 발전 전략으로도 활용되었다. 1950년대에 생의학이 고도로 발전하였고, 이에 힘입어 서양의학의 기술과 방법에 근거한 질병 박멸이 국제적인 보건 전략으로 설정되었다. 질병 박멸은 사회 발전에 여러 가지 의미가 있다. 첫째, 건강한 노동력 확보를 위해서 질병 박멸은 매우 중요한 요건이었다. 둘째, 질병 박멸은 말라리아와 수면병(sleeping sickness), 사상충증 등 여러 질병이 토착화되어 있는 토지를 자유롭게 만들어서 발전의 기틀을 구축하는 것이었다. 셋째, 건강증진은 사람들에게 발전을 위한 새로운 가치를 배양하는 것과 같았다. 숙명론과 위험 회피는 발전에 대한 문화적 장벽과도 같았다. 질병 박멸은 이 장벽을 부수는 효과가 있는 것이다. 질병이 박멸된다면 질병이 만연한 열대지방을 발전의 희망이 보이는 지역으로 바꾸는 전환점이 될 수 있을 것처럼 보였다(Wainwright, 2008:175).

UN 산하 기구로 새로 창립된 세계보건기구(WHO)는 1950년대와 1960년대에 말라리아 박멸 프로그램을 추진하였다. WHO는 여러 국가에 DDT와 여타 살충제를 대량으로 공급하여 모기를 죽이는 작전을 펼쳤다. 1963년까지 147개 국가 중에서 살충제 살포로 모기를 박멸하고 말라리아 사망자가 급감하는 성과를 얻었고, 37개국에서 진행 중이라고 발표하였다(Siddiqi, 1995). 그런데 DDT의 독성이 강하여 생태계를 파괴한다는 비판이 커지면서 미국이 1972년에 사용을 중지하였다. 이후 모기가 다시 돌아왔고 말라리아 사망도 증가하였다. 더욱이 모기가 DDT에 내성을 갖게 된 점이 밝혀지면서 살충제를 이용한 말라리아 박멸은 사실상 실패하였다. 모기는 열대는 물론 한대에서도 폭넓게 생존한다. 말라리아가 유행하는 것은 단순히 모기의 존재 때문이 아니라 전쟁이나 빈곤으로 인하여 사회경제적인 생활 여건이 퇴락할 때 발생한다(Packard, 2007). 즉 인간 숙주와 환경 조건을 충분히 고려하지 않은 말라리아 퇴치 전략은 애당초 무리한 설정이었다. 또한 모기 생태계에 대한 치밀한 고려 없이 살충제를 살포하여 일시적인 효과만을 얻었고, 살충제 내성 모기의 등장으로 말라리아의 위험은 더 커진 셈이었다.

질병 박멸 전략은 천연두(smallpox)나 소아마비 등에는 효과적이었다. 그래서 WHO는 1980년에 천연두 박멸 선언을 하기도 했다. 소아마비도 2000년에 아프리카 지역에서 박멸을 선언할 정도로 신규 발생이 드물었는데 최근 영국과 미국에서 다시 발생하였다. 이제는 질병 박멸을 주장하는 보건 전문가는 거의 없다. 국제기구는 말라리아 등 질병을 적절하게 관리하는 방향으로 전환하였다. 발전한 의료 기술로 질병을 박멸 또는 치료하여 건강한 삶을 달성하자는 목표는 잘못된 접근이었다. 그래서 1980년대 이후 국제 보건에서는 첨단 의료보다는 기본적 보건의료서비스를 제공하여 필수적 니즈(needs)를 해결하는 일차 보건 접근방식으로 크게 변화하였다.

질병 박멸 전략은 질병에 초점을 둔 접근이었다. 질병에 초점을 둔 보건사업은 흔히 수직적 방식으로 서비스가 제공된다. 예를 들어 말라리아나 결핵 또는 에이즈에 대해서 질병별 박멸 전략이 수립되고 백신이나 치료제가 감염자나 예방접종 대상자에게 전달되어 접종함으로써 질병 박멸 또는 예방의 성과를 올리게 된다. 의료전문가와 재원 제공자(doner)에 의하여 하향식으로 제공된다는 점에서 수직적 접근이라 부른다. 수직적 접근이 선호되는 것은 질병 문제의 범위가 분명하고, 첨단 기술을 사용하여 성과를 올리는 것이 수월하기 때문이다. 즉 "말라리아로 고생하는 이 지역주민을 위하여 내가 1억 원을 후원하여 말라리아 예방약을 제공하여 000명의 목숨을 살렸다"라고 성과를 내세우기가 좋은 것이다. 무엇이 문제인지 분명하게 지적할 수 있고, 단기간에 효과적인 대응책(치료제, 백신)을 공급하여 해결을 시도할 수 있는 것이다. 반면 주민 전체의 건강증진을 도모하는 일차보건 사업에서는 사업의 성과를 간단명료하게 제시하기가 쉽지 않다.

국제보건에서 수직적 접근법은 다음과 같은 장점이 있다. 첫째, 비교적 수월하게 사업을 실행할 수 있고, 투입에 따른 성과를 분명하게 계산할 수 있다. 둘째, 지역사회에서 크게 문제가 되는 질병에 즉각 대응할 수 있다. 1980년대와 1990년대에 전지구적으로 말라리아, 결핵, 에이즈로 수많은 사망자가 생기는 상황에서 국제기구와 인도주의 단체들은 질병 치료에 막대한 기금을 제공하였다. 셋째, 질병 사업에 필요한 예산이 정확하게 산출될 수 있고, 그에 따라 사업실행자의 책임 소재도 분명하다. 넷째, 사업 실행에 따른 성과가 빠르게 나타난다. 다섯째, 보건사업 수행 체계가 부실한 국가에서도 수직적 사업을 통해 성과를 올릴 수 있다.

수직적 접근법의 단점은 다음과 같다. 첫째, 수직 프로그램은 경험적 근거가 부족한 상태에서 정치적 도덕적 신념이 작용하여 추진되는 경향이 있다. 또한 질병 예방의 효율성에 과도하게 집착하는 경향이 있다. 둘째, 수직 프로그램은 여러 가지 부작용이 발생한다. 특정 질병 사업이 과도하게 강조되어 여타 사업과 통합적으로 추진되지 못한다. 또한 보건소 직원들이 특정 질병 사업에 투입되면 사업 대상자가 아닌 사람들이 기존 서비스를 이용하는 데 어려움을 겪게 된다. 에이즈나 말라리아 사업에 여러 기관이 참여함으로써 중복과 낭비를 초래할 수 있다. 셋째, 이러한 상황은 직원들의 불만을 높일 수 있고, 결과적으로 지역 보건체계의 효과성을 감소시킬 수 있다. 어느 한쪽으로 과도한 예산이 투입되면 지역 보건체계의 지속가능성이 오히려 낮아질 수 있다. 넷째, 수직 프로그램에 관여하여 사적인 이득을 취하는 집단이 생길 수 있다. 이 사업이 장기간 지속되면 외부 지원기관과 이해관계가 고착되어 개혁이 어렵게 된다. 다섯째, 수직 프로그램은 사회적 불평등과 건강의 사회적 결정인자들을 개선하려는 노력을 방해할 수 있다. 여섯째, 수직 프로그램은 단일적 요인에 의해 발생하는 질병의 예방에는 효과적일 수 있으나 복합적 원인에 의해서 발생하는 질병에는 효과가 낮다. 성매매 종사자는 마약 복용의 유혹이 크다. 마약에 중독되면 HIV 감염 위험이 커진다. HIV에 걸리면 결핵 감염 위험도 높아진다. 즉 성매매-마약-HIV-결핵은 서로 밀접하게 연관되어 있다. 수직 프로그램은 통상적으로 이 중 어느 한 가지 이슈에만 집중한다. 그런데 현실에서는 복합적 상병을 호소하는 사람들이 많은데 이들에게 수직 프로그램은 큰 도움이 되지 않는다(Atun, Bennett, Duran, 2008). 수직 프로그램은 지원 펀드가 중단되면 더 이상 지속하기 어렵다. 또한 사업에 대한 지역사회의 주도권이 약할 수밖에 없다. 따라서 사업이 종료되어도 지역사회에서 이를 지속하려는 움직임이 만들어지기 어렵다.

질병 박멸을 강조하는 국제 보건 방법론은 1970년대 후반부터 변화한다. 이러한 변화는 국제적인 발전 모델의 변화와 맞물려 있다. 선진국이 제시했던 근대화론은 1970년대 들어와서 개도국의 비판을 받게 되었다. 특히 남미에서는 '종속이론'이 제기되었다. 근대화론에서는 개도국에는 산업화에 투입할 초기 자본이 축적되어 있지 못한 상황이므로 선진국에서 돈을 빌려와서 투자하는 것이 필요하다고 보았다. 그런데 선진국의 자본투자는 개도국의 산업화를 부흥하기보다는 발전의 과실이 대부분 선진국으로 이전하게 되어 갈수록 더 빈곤하게 되었다고 비판하였다. 종속이론가들은 선진국과의 관계를 단절하는 것이 오히려 발전의 계기가 될 수 있다고 주장하였다. 이러한 발전 이론 패러다임의 변화는 보건 전략에도 큰 영향을 미쳤다. 1970년 칠레에서 대통령에 당선된 Salvador Allende는 미국 등 선진국과의 경제 관계를 단절하고 주요 산업의 국유화를 진행했다. 보건 분야에서는 첨단 의료를 지향하는 병원 중심의 의료체제 대신에 각 지역 보건위원회의 역량을 제고하여 주민에게 보건과 복지서비스를 제공하는 공중보건 강화전략을 시행하였다. 아옌데는 소아과 의사 출신의 정치인이었다. 그는 보건 문제에 대하여 다음과 같이 언급하였다.

> 사회적 위생, 공중보건, 약품은 상업적 거래로 취급할 수는 없다. 허약함, 영양실조, 알코올 중독, 풍토병, 유행병, 무지는 우리가 성취한 모든 것을 무너뜨릴 수 있고 그 악영향이 매우 크다. 우리나라는 예전에 그 피해지였다. 이것이 우리가 사회적 의료의 엄중한 현실에 직면해야 하는 이유이다. 경제발전의 근거인 인적 자본(human capital)이 평가절하되었고 사람들은 스스로 자신을 돌보아야 했다. 그것이 우리나라가 저성장했던 이유이다. 우리에게 양질의 인적 자본이 주어진다면 우리나라는 쉽게 번영할 것이다. 그 성장은 건강으로부터 귀결될 것이다. 정부의 정책에는 건강한 국민이 필요하고 그래야 산업과 경제를 번영하게 만들 것이다. 이것이 인적 자본의 역할이다(American Journal of Public Health, 2003).

아옌데 정부는 의사가 주도하는 고급 의료 대신에 주민이 참여하는 기본 의료를 중시하였다. 주민이 스스로 배우고 역량을 강화하여 건강과 질병 문제에 대응해 나가는 전략을 만들었다. 그런데 이러한 전략은 의사들의 반발을 불렀고 결국에는 군부 쿠데타로 정권이 몰락했다(Belmar and Sidel, 1975). 이와 함께 아옌데 정부의 보건정책도 모두 폐기되고 의사 중심의 의료체계로 돌아갔다. 그런데 전세계적으로는 주민 참여에 의한 일차 보건 체계가 대안으로 모색되었다.

3. 일차 보건, MDG, SDG

국제적인 발전 모델이 변화하면서 국제 보건의 방법론도 변화하였다. 질병 박멸 전략은 질병 관리로 바뀌었고, 병원 중심 치료는 기본적 의료서비스 제공으로 변화하였다. 첨단 기술(hi-tech) 중심 접근에서 중저 수준 기술(low tech and intermediate tech)을 선호하게 되었고, 산업화 대신에 소규모 농촌발전에 주력하게 되었다. 또한 의료전문가가 주도하는 의료 공급 대신에 주민의 참여로 기본적 보건의료를 제공하는 일차 보건(primary health care)이 대안적 모델로 제시되었다. 세계보건기구는 1978년에 알마아타에서 전 세계 보건부 장관과 보건 전문가들이 모인 회의에서 일차 보건 선언을 발표하였다. 근대화론은 다분히 도시 중심의 발전 전략이었다. 그런데 개도국 인구의 다수가 농촌에 살고 있는 현실에서 도시와 병원보다는 농촌 보건에 주목하게 되었다. 개도국에서 산업화가 수반되지 않은 도시화가 진행되면서 많은 도시 빈민을 만들어 냈고, 이들은 극도의 빈곤과 비위생, 불건강한 상태에 머물러 있었다. 새로운 발전 모델은 농촌에서 주민 주도, 기본 니즈 충족을 원리로 하는 발전 전략을 세우게 된 것이다. 일차 보건은 다음과 같은 원리에 근거했다(WHO, 1978).

① 접근성(평등한 분포): 일차 보건은 사회 구성원 모두의 건강을 달성하자는 취지로 만들어졌다. 따라서 보건의료서비스는 지역사회 구성원 모두에게 평등하게 공유되어야 한다. 인종이나 신념 또는 경제 상태에 따른 차별을 두지 않는다. 병원의 첨단 의료가 불평등하게 배분되는 것과 대비하여 농촌 주민들은 일차 보건 서비스를 평등하게 이용할 수 있게 하자는 원리이다.

② 지역사회 참여: 일차 보건 서비스를 계획하고, 실행하고, 유지하는 데 있어서 주민이 적극적으로 참여해서 주민의 사업(community ownership)으로 만들어야 한다는 원리이다. 지역사회에 가용한 인력이나 물자를 최대한 활용하여 주민 주도의 보건 체계 구축이 중요하다. 도시의 병원이 전문가나 외부단체에 의하여 제공되어 주민의 의존성이 약화하던 것과 대비된다.

③ 건강증진: 일차 보건 서비스는 단순히 의료를 제공하는 것이 아니라 보건교육, 영양, 위생, 모자보건, 풍토병 예방 등을 포괄적으로 제공하여 질병 치료를 넘어서 건강증진을 도모해야 한다. 주민들은 건강이 사회적 요인의 영향을 받는다

는 점(social determinants of health)을 이해하고 건강을 증진할 수 있는 기술을 함양해야 한다.

④ 적절한 기술: 일차 보건에 사용하는 기술은 과학적인 근거를 갖되 지역사회의 필요에 적응할 수 있어야 하고, 주민이 수용할 수 있어야 한다. 도시 병원의 첨단 의료 기술은 농촌 주민에게 너무 큰 부담을 요구한다.

⑤ 부문 간 협력: 일차 보건이 원활하게 진행되려면 보건 분야를 넘어서 지역사회의 전 분야가 협력해야 한다. 농업, 교육, 주거 등은 건강과 밀접하게 연관되어 있으므로 각 분야의 주체들이 일차 보건사업의 계획과 실행에 적극적으로 참여해야 성공적인 성과를 기대할 수 있다.

독일 총리를 역임했던 Willy Brandt가 주도한 국제개발 문제에 관한 독립 위원회에서는 남(후진국)과 북(선진국)의 생활 수준의 격차를 해결하는 방안을 모색하고 1980년에 보고서를 발표하였다. 이 위원회는 성장만을 강조하던 기존의 발전 모델에서 벗어나서 성장과 재분배를 함께 도모하려 하였다. 여기서 본질적인 인간 욕구(human needs) 개념을 제시하고 영양, 주거, 교육, 문해력, 고용 등을 보장할 필요성을 역설하였다. 지구 남반부 지역의 빈곤과 저발전을 해결하려면 북반부 선진국들이 기금을 모으고 남반부의 인간 욕구 해결에 투입할 필요성을 역설하였다(ICIDI, 1980). 정치적으로는 선진국들의 동의를 얻지 못하여 실패한 제안이었지만 개념적으로는 MDG(Millennium Development Goals, 새천년개발목표)와 SDG(Sustainable Development Goals, 지속가능발전목표)를 끌어내는 선구적 업적이 되었다.

일차 보건 선언이 보건 분야에서 필수 니즈의 해결 방안을 제시한 것이라면 사회 전반에서 필수적 니즈를 충족하는 개발 목표를 제시한 것이 MDG이다. MDG는 사회경제적 발전의 패러다임 변화를 반영한다. 과거에 사회의 발전은 경제성장에 있었고, GDP로 측정된 국가의 부유함이 성취의 지표였다. 산업화가 성공하면 GDP가 올라가고, 그럴수록 국가나 개인의 삶이 향상된다고 믿었다. 그런데 1970년대부터 성장의 한계를 지적하는 비판이 제기되었다. 중동전쟁의 발발과 함께 중동 산유국들이 석유를 무기화하여 석유값을 대폭 인상하면서 전 세계적으로 '석유파동'(Oil Shock)이 발생했고, 이에 따라 경제성장에 대한 낙관적 전망은 약화하였다. 경제학자들도 경제성장을 대신하여 삶의 질을 중요한 지표로 제시하였다. 인도 출신 경제학자인

Armatya Sen(2014)은 발전의 궁극적 목표가 인간 자유의 확장이라고 주장했다. 빈곤과 불평등을 연구했던 센은 빈곤으로 인한 경제적 부자유가 인간을 무력하게 만든다는 것을 인지하였다. 그는 산업화를 통한 GDP의 상승만으로는 빈곤 문제 해결이 어렵다고 생각했고, 대신 개인의 역량을 강화하는 교육 등 기본서비스 제공이 중요함을 역설하였다. 미국 경제학자 Joseph Stiglitz도 경제성장과 민영화에 몰두하는 주류 경제학을 비판하고 경제불평등이 정치시스템 실패의 원인이자 결과라고 주장하였다. 시장의 실패인 경제 불평등을 국가가 바로잡지 못하고 있다는 것이다. 아울러 불평등과 양극화가 상위계급에도 좋은 것이 아니라고 보았다. 센과 스티글리츠는 발전의 지표로 사용되던 GDP 대신에 삶의 질을 사용할 것을 제안하였다(Stiglitz, Sen, Fitoussi, 2009). 두 사람 모두 노벨 경제학상을 수상하였다.

1990년, 유엔개발계획(UNDP, United Nations Development Program, 1990)에서 '인간 개발'(human development)이라는 또 다른 발전 개념을 제기하였다. 발전이란 GDP 수치를 넘어 사람들의 삶에 기본적으로 필요한 것을 충족시키는 데에 초점을 두어야 한다는 원칙을 세웠다. UNDP는 사람들의 능력을 평가하는 '인간개발지수'(HDI, human development index)를 고안하였다. 인간개발지수는 문자 해독률(문맹률), 기대수명, 1인당 소득 등 206개 지표로 계산한다.

이러한 흐름은 계속 이어진다. 1992년 6월에는 '유엔환경개발회의'가 환경과 발전을 조화시키고 지속 가능한 발전 실현을 위한 '환경과 개발에 관한 리우선언'을 수립했다. 1995년에는 '사회개발정상회의'가 UN 주관으로 개최되어 '인간안보'(human security) 개념을 도출하였다. 또한 성평등, 교육과 기초적 건강에 대한 보편적 접근, 저개발국의 개발 협력 등이 논의되었다. 1996년에는 OECD의 개발원조위원회(OECD/DAC)에서 '21세기 개발 협력 전략' 보고서를 채택했다. 공적 개발원조에서 수원국의 주인의식과 국제사회의 파트너십을 핵심적인 개념으로 제시했다. 수직적 원조 프로그램에서 선진국은 일방적으로 주기만 하고 개도국은 받기만 하는 수직적 관계를 벗어나 수원국과 공여국이 동반 관계에서 공적 원조 구조를 새롭게 만들자는 것이었다. 수원국이 주인의식을 가질 때 개발사업의 지속가능성이 높아질 수 있다.

이러한 논의를 거쳐 2000년 9월에 UN에서 각국 정상들이 모여서 모든 개인의 기본적 권리로 자유, 평등, 기아와 폭력으로부터 자유, 관용과 연대의 정신을 담은 '새천년선언'(Millennium Declaration)을 발표했다. 아울러 2015년까지 달성해야 할 8대 목표를 다음과 같이 제시하였다.

1) 극도의 빈곤과 기아를 종식시키자.
2) 보편적 초등 교육을 달성하자.
3) 젠더 평등을 증진하고 여성의 역량을 강화하자.
4) 어린이 사망률을 감소시키자.
5) 모성 건강을 증진하자.
6) 에이즈, 말라리아 및 다른 질병과 싸우자.
7) 환경의 지속가능성을 보장하자.
8) 발전을 위한 글로벌 협력체계를 만들자.

이 중 4(아동 사망률 감소), 5(모성 건강 증진), 6(에이즈, 말라리아 대응)이 보건 문제이다. 그런데 이러한 보건 문제를 해결하려면 빈곤 해방, 문해력 증진, 여성 역량 강화, 환경 지속성 등이 뒷받침되어야 한다. 예를 들어 아동 사망률 감소를 위해서는 산모 건강 상태가 양호해야 하고, 어린이 영양 상태 개선이 필요하며, 예방접종 관리를 잘해야 한다. 그런데 빈곤이 심각하거나 여성의 학력이 낮으면 육아와 어린이 건강관리에 대한 인식이나 지식이 부족하여 가용한 자원조차 제대로 지원받지 못하거나 건강 습관을 실천하지 못할 수 있다. 또 에이즈는 아프리카 지역에 밀집해 있는데 젊은 여성들의 감염률이 매우 높다. 이들은 빈곤 가구에서 생활하면서 부모에 의해 매춘으로 내몰리면서 감염 위험이 커진다. 그런데 이들은 10대 초반에 혼인하는 조혼 관행으로 인하여 교육을 제대로 받지 못해서 다른 생산적인 일에 종사하여 감염 위험에서 근본적으로 벗어날 수 있는 기회를 얻기 어렵다. 이렇게 빈곤 타파와 초등 교육 이수와 같은 기본 욕구의 충족과 역량 개발이 뒷받침되지 않으면 보건 문제의 근본적 해결이 쉽지 않을 수 있다. MDG에서는 각 목표에 구체적인 실천 목표를 정하였다. 예를 들어 교육 부문에서는 2015년까지 모든 아동이 초등교육을 받도록 정했고, 어린이 사망과 관련해서는 5세 이하 아동의 사망률을 1990년 대비 2015년에 2/3를 감소시키는 목표를 정했다. 모성 사망비도 마찬가지로 2/3 감축이 목표였고, HIV 확산이 감소세로 돌아서게 하는 것과 에이즈 치료를 원하는 사람 누구에게나 치료를 제공하는 것, 말라리아 발생률을 감소세로 바꾸는 것이 목표로 설정됐다.

MDG 목표는 달성되었는가? [표 16.1]은 분야별 목표 달성 현황을 나타낸 것이다. 모든 분야에서 목표를 달성하지는 못했으나 유의미한 진전이 있었던 것은 분명하다. 예를 들어 HIV 감염은 1980년대와 1990년대에 워낙 가파르게 상승했고 많은 사망자를 내어 아프리카 몇몇 국가들은 전체 인구가 감소할 정도로 영향력이 컸다. 그런데 2000년대 들어와서 신규 발생이 감소하여 에이즈가 점차 통제가 가능한 수준이 되고 있다. 어린이 사망률과 모성사망비는 약 절반 수준으로 감소하였다. 산모 건강을 위한 산전 관리 이용률은 50%를 넘었다. 말라리아와 결핵의 발생률도 1/3 이상 감소하였다. 비록 원래 목표에는 미달하는 성과이지만 전 분야에서 상당한 진전이 있었고 수원국과 공여국의 협력이 효과를 낸 것이라고 볼 수 있다. 이러한 성과에 힘 입어 UN은 MDG가 성공적이었다고 자평하였다(UN, 2015).

[표 16.1] MDG 보건분야 목표와 달성 수준

MDG 목표	기준점	목표	달성 수준
MDG 4: 5세 이하 어린이 사망률 2/3 감소	출생아 100명당 90	출생아 100명당 30	출생아 100명당 43
MDG 5A: 모성 사망비 75% 감소	출생 10만 명당 380	출생 10만 명당 95명	출생 10만 명당 210
MDG 5B: 산모건강(산전관리이용률)	35%	100%	52%까지 증가
MDG 6A: 에이즈 확산 감소세 전환	연간 신규 발생 350만 명	신규 발생 0	신규 발생 210만 명
MDG 6B: 에이즈 치료 보편적 접근	HIV 감염자 중 3% 치료	HIV 감염자 100% 치료	HIV 감염자 45% 치료
MDG 6C: 말라리아 발생 감소세 전환	위험군 1,000명당 158명 발생		위험군 1,000명당 94명 발생
MDG 6D: 결핵 발생 감소세 전환	위험군 10만 명당 172명 발생		위험군 10만 명당 142명 발생

출처: https://ourworldindata.org/millennium-development-goals (Ritchie and Roser, 2018).

세계은행은 MDG가 한참 추진되던 중간 시점에 그간의 성과를 정량적으로 분석한 후에 다음과 같이 결론을 내렸다(Lay, 2010). 첫째, 특정 정책이 서비스 이용과 인간 발달에 중대한 영향을 미쳤다. 예를 들어 기본 백신 접종 같은 의료서비스에 대한 접근성 향상이 가난한 나라에서 어린이 사망률 감소의 핵심적 이유가 됐다. 둘째, 수요 측면을 고려할 필요가 있다. 그렇지만 현실에서는 정책적 관심이나 과학적 논쟁은 지엽적인 기술 문제나 의학적 관점에만 한정되는 경향이 있다.

셋째, 따라서 수요 지향적으로 자원배분이 조정될 필요가 있다. 정책의 효과성과 효율성은 초기 단계 조건과 정책의 특정 요소에 좌우된다. 남아시아 국가들은 인구가 조밀하게 분포되어 있고 아프리카 모잠비크는 희박하게 분포되어 있다. 통학 거리가 멀어지면 학교 등록률이 낮아지게 된다. 남아시아의 원조 경험과는 달리 모잠비크에서는 곳곳에 학교 건물을 짓는 것이 원거리를 통학시키는 것보다 등록률 제고에 더 효율적이었다.

넷째, 각 목표가 서로 보완적이라는 점이 사회서비스 이용 제고에서는 매우 중요했다. 이것은 공급에 제한이 있다는 사실과도 관련이 있다. 빈곤을 감소시키는 것이 사회서비스 이용의 장애물을 제거하는 것이 된다. 빈곤하면 먹고사는 데 전념하기 때문에 무료 사회서비스를 이용하기도 어려울 수 있다. 소녀를 교육하는 것은 미래의 엄마를 교육하는 것이고 그럴수록 건강 성과가 높아지게 된다. 이렇게 빈곤, 교육, 보건은 서로 보완적인 관계에 있다.

MDG의 목표는 인간 개발을 성취하는 것과 특히 교육과 보건의 이용도를 높이는 데 주안점을 두었다. 개별적인 투입과 그에 따른 성과에만 한정하는 것은 제한적인 평가일 뿐이다. 여러 목표가 서로 연관성이 높으므로 보다 입체적이고 다면적인 분석이 필요하다. 개발도상국이 저발전한 것은 어떤 단일적 원인 때문이 아니라 여러 원인이 복잡하게 얽혀서 오랫동안 누적된 결과일 것이므로 학교를 짓고 백신을 공급하는 것만으로는 목표를 수월하게 달성하지 못할 수 있다. 개발사업을 추진하면서 수많은 상황적 요인과 장애물에 직면할 수 있고, 이런 것을 극복하면서 해결책을 모색해야 한다. MDG가 정량적으로 볼 때 절반의 성공만 거두었으나 사업이 수행되었던 과정에 주목하면서 향후 개발을 위한 교훈을 얻는 것도 못지않게 중요한 일이라고 생각된다.

MDG는 개도국의 빈곤 해결을 위하여 교육과 보건사업에 지원하는 데 초점이 맞춰져 있었다. 즉 대상이나 방법이 비교적 제한적이었다. MDG가 종료된 이후 SDG가 2030년까지 달성할 새로운 목표로 제시되었다. 지속 가능한 발전은 개도국과 선진국 모두가 당사자로 포함되며, MDG가 추구하던 빈곤퇴치, 교육과 보건 증진의 목표 이외에 에너지, 환경위생, 산업 혁신, 도시와 공동체 등 지속 가능한 발전을 달성하기 위해서 사회 전반의 이슈를 포괄적으로 접근하고 있다. UN(2024)은 SDG의 목적을 다음과 같이 수립하였다.

1) 모든 국가에서 모든 형태의 빈곤 종식

2) 기아의 종식, 식량안보 확보, 영양 상태 개선 및 지속 가능한 농업 증진
3) 모든 사람의 건강한 삶을 보장하고 웰빙을 증진
4) 모든 사람을 위한 포용적이고 형평성 있는 양질의 교육 보장과 평생교육 기회 증진
5) 성평등 달성 및 여성과 여아의 역량 강화
6) 모두를 위한 식수와 위생시설 접근성 및 지속 가능한 관리 확립
7) 모두에게 지속 가능한 에너지 보장
8) 포괄적이고 지속 가능한 경제성장 및 생산적 완전 고용과 양질의 일자리 증진
9) 건실한 인프라 구축, 포용적이고 지속 가능한 산업화 진흥 및 혁신
10) 국가 내, 국가 간 불평등 완화
11) 포용적이고, 안전하고, 회복력 있고, 지속 가능한 도시와 거주지 조성
12) 지속 가능한 소비 및 생산 패턴 확립
13) 기후변화와 그 영향에 대처하는 긴급조치 시행
14) 지속 가능한 발전을 위한 해양 바다 해양자원 보존과 지속 가능한 사용
15) 육지 생태계 보호와 복구 및 지속 가능한 수준에서의 사용 증진 및 산림의 지속 가능한 관리, 사막화 대처, 토지 황폐화 중단 및 회복, 생물다양성 손실 중단
16) 지속 가능한 발전을 위한 평화적이고 포용적인 사회를 증진할 것과 모두가 접근할 수 있는 사법제도, 모든 수준에서 효과적이고 책무성 있는 포용적인 제도 구축
17) 이행 수단 강화 및 지속 가능한 발전을 위한 국제적 동반 관계 재활성화

건강 분야(3)의 구체적인 달성 목표는 다음과 같다(WHO, 2024).

3.1 모성사망: 2030년까지 모성사망비를 출생아 10만 명당 70명 미만으로 감축한다.
3.2 신생아와 어린이 사망: 2030년까지 5세 미만 어린이의 예방 가능한 사망을 종식한다. 신생아 사망률을 출생 1,000명당 12명 미만으로 하고, 5세 미만 어린이 사망률을 출생 1,000명당 25명 미만으로 감축한다.
3.3 감염병: 2030년까지 에이즈, 결핵, 말라리아, 열대병 유행을 종식한다. 그리고 간염, 수인성 질환 및 다른 감염병과 싸운다.
3.4 비감염성 질환: 2030년까지 비감염성 질환으로 인한 조기사망을 1/3 감소시킨다.

3.5 물질 중독: 마약성 약품과 알코올 남용을 포함한 물질 중독의 예방과 치료를 강화한다.

3.6 교통사고: 2030년까지 교통사고 사망과 부상을 절반 수준으로 감소시킨다.

3.7 성과 생식보건: 2030년까지 가족계획, 정보, 교육을 포함한 성 생식보건 서비스에 대한 보편적 접근을 보장한다. 또한 생식보건을 국가 발전계획 프로그램에 통합한다.

3.8 보편적 건강보험 적용: 보편적 건강보험 적용을 달성한다. 여기에는 재정적 위험 방지, 양질의 필수 의료서비스 접근권, 모두를 위한 안전하고 효과적이며 부담이 가능한 필수 의약품과 백신에 대한 접근권이 포함된다.

3.9 환경보건: 2030년까지 유독성 화학물질과 공기, 물, 토양 공해와 오염으로 인한 사망과 질병을 확실하게 감소시킨다.

MDG에서 추구하던 주요 감염성 질환 발생 감소, 모성 및 어린이 사망 감소, 모자보건 증진은 SDG에도 포함되었다. 이 외에 비감염성 질환 대응, 물질 중독과 교통사고 대응, 건강보험 확대 적용, 환경보건 등이 새롭게 추가되었다. 이러한 내용들은 최근 개도국의 역학 구조도 이전과는 많이 달라진 상황을 반영한 것이다. 과거에는 선진국은 비감염성 질환, 개도국은 감염성 질환이 주요 사인이었으나 이제 개도국은 감염성 질환은 물론 비감염성 질환에 의한 사망도 증가하는 추세이다. [표 16.2]를 보면 개도국의 주요 사인에는 말라리아, 설사병, 결핵, 에이즈 같은 전형적인 감염병들이 많이 포함되어 있으나 동시에 뇌졸중과 심장병 같은 '선진국형' 사인도 포함되어 있다. 또한 자동차 보급은 확대되었으나 도로 기반 시설은 낙후되어 교통사고 사망이 증가하고 있다. 또한 개도국에도 국민건강보험이 도입되거나 확대 적용되는 추세이다. 개도국에서도 쓰레기 투기 등으로 인한 강물 오염으로 안전한 식수 공급에 어려움을 겪고 있다. 이러한 상황이 반영되어 선진국과 개도국이 모두 지속 가능한 미래 만들기에 나서자는 것이 SDG의 취지이다.

[표 16.2] 고소득 국가와 저소득 국가 10대 사인, 2021

	고소득 국가	저소득 국가
1	심장병	하기도 감염
2	코로나19	뇌졸중
3	뇌졸중	심장병
4	치매	말라리아
5	기관지, 폐암	출산 중 복합증세
6	만성폐쇄성폐질환	코로나19
7	대장암	설사병
8	하기도 감염	결핵
9	신장병	출산 질식 및 외상
10	고혈압병	에이즈

출처: WHO. 2024. The top 10 causes of death.

4. 개도국의 현실

개도국의 보건의료 현실을 잘 요약해 주는 개념으로 '3가지 지연'(3 delays model)이 있다. 산모가 신체 이상이 생겨서 의료서비스를 받기까지 3가지 장애요인이 있다는 것이다. 첫 번째 지연은 가정 내에서 발생한다. 신체 증상이 생겼을 때 이것이 의사의 진료가 필요한 상태라는 것을 인지하지 못하거나 필요성을 인지했더라도 의료이용을 결심하기까지 상당한 시간이 걸릴 수 있다. 개도국 주민들이 일반적으로 학력이나 지식수준이 낮아서 무엇이 심각한 증상인지를 판단하는 데 어려움이 있을 수 있다. 고열이 나거나 큰 통증을 겪는다면 대부분 곧바로 병원에 갈 것이다. 그런데 이러한 판단이 쉽지 않은 증상들이 있다. 예를 들어 임산부가 야간에 양수가 터졌는데 별다른 통증도 없어서 아침까지 기다렸다가 병원에 가는 경우이다(Shah, 2020). 본인이 양수 터짐의 위급성에 대한 인식이 부족해서 생긴 결과일 수도 있고, 그 이전에 여러 아이를 출산하면서 겪는 양수 터짐에 관한 경험을 근거로 위급하지 않다고 판단했을 수도 있다. 아니면 단순히 밤중이니까 새벽까지 기다려 보자고 생각했을 수도 있다. 어떤 경우이든지 이 산모는 양수에 관한 지식이 부족한 것이고 필요한 산전 관리와 보건교육을 제대로 받지 못했던 것으로 추측된다. 임신에 관련된 위험 증상으로는 질 출혈, 손발 부종, 감염, 조기 막 파열, 태아 움직임 감소 등이 있다. 이러한 위험 증상에 대하여 개도국 산모들이 얼마나 인식하는지에 관한 연구들을 종합적으로 체계적 문헌 고찰한 결과 평균적 인식 수준이 보통에서 낮음(low to medium) 정도였다. 교육 수준이 높을수록, 임신 경험이 많을수록, 산전 관리 방문 횟수가 많을수록 위험 인식 수준도 높았다. 안전하고 숙련된 조산사의 도움을 얻어서 출산하면 위험 인식 수준이 유의하게 높았다(Yunitasari, 2023).

두 번째 지연은 의료기관 방문의 필요성을 인지했으나 여러 사정으로 병원까지 제때 가지 못하는 상황을 말한다. 이 경우는 주로 원격지에 살아서 병원까지 거리가 멀고, 도로 여건과 교통수단이 마땅치 않거나 비용이 많이 들어 이용하기 어렵기 때문에 발생한다. 개도국 농촌에서는 오토바이를 많이 이용하는데 환자나 산모가 오토바이에 함께 타기 어려우면 택시나 앰뷸런스를 불러야 하고 비용이 많이 들 수밖에 없다. 지역에 따라서는 우기에 도로가 유실되어 교통이 끊기는 경우도 많다.

세 번째 지연은 의료기관에 도착한 이후 적절한 치료를 받지 못하는 경우이다. 산모가 응급으로 제왕절개 수술을 받아야 하는데 농촌 보건소에 필요한 시설이 마련되어 있지 않거나 의료진이 시술 훈련을 받지 못했을 수 있다. 농촌지역 보건소에는 흔히 조산사가 근무하면서 단순 상처 봉합이나 가족계획 상담, 산전 관리 서비스를 제공한다. 그러나 의사가 파견되어 있지 않아서 수술할 수 없는 경우도 많다. 의사가 근무하는 곳에서도 수술실에 x-ray 장비 등 필수장비가 파손되거나 유지보수가 안된 경우도 많고, 마취를 할 수 있는 인력이 부재하기도 한다. 군(district) 병원이나 도(region) 병원에 CT 또는 MRI 같은 정교한 진단을 가능하게 하는 의료 장비가 설치되어 있는 경우는 매우 희귀하다. 따라서 뇌출혈의 경우 심각성 정도를 정확하게 진단하지 못하여 효과적인 대응을 하기 어렵다. 필수 의약품 공급이 원활하지 못한 경우도 많다. 인력과 시설을 갖춘 대도시 국립병원이나 민간병원에 가려면 더 큰 노력과 비용이 필요하게 된다.

아프리카 나이지리아 산모를 대상으로 수행된 산전 관리 실태에 관한 연구를 보면 혈압을 측정한 경우가 82.5%, 체중 측정 66.1%, 파상풍 예방접종 70%, 혈당 검사 41.4%, 빈혈검사 33.8%였다. 연구 대상 4개 보건소가 필요 장비와 약품은 모두 갖췄으나 재고가 부족하였다. 4개 시설 중 3곳은 건물 외관이 양호하였다. 그렇지만 어느 곳도 필수 산과 케어 서비스를 제공하기 충분한 장비를 갖추지는 못하였다. 그리고 한 명의 의사가 4개 시설 모두를 관장하였다(Nnebue, 2014). 개도국에서도 모자보건 강화를 위하여 산전 산후 관리 서비스 제공을 국가정책으로 추진하고 있으나 자원 부족, 장비 부족, 인력 부족은 보편적으로 발생하는 현상이다. 부족한 설비나 약품으로 인하여 환자가 직접 구매하여 가져오거나 아니면 검사가 가능한 민간병원을 이용해야 한다. 결국 충분하지 못한 서비스 공급은 서비스 이용을 낮추는 결과를 가져온다.

개도국 산모의 산전 관리 서비스 이용 실태를 다룬 51개 연구를 문헌 고찰한 결과 도시 산모는 농촌 산모보다 3배 이상 산전 관리를 받았다. 무학자와 비교하면 초등학교 졸업자는 2배, 중등학교 졸업자는 6배, 대학 졸업자는 14배나 많이 이용하였다. 안전한 출산 서비스나 산후 관리 서비스의 경우에도 교육 수준에 따라 비슷하게 서비스 이용의 격차를 보였다(Gube, 2024). 서비스 공급이 부족한 상황 속에서도 고학력 산모는 더 많은 산전 관리 서비스를 받고 있다. 문제는 개도국 여성 다수가 초등교육을 간신히 이수하는 정도이고 경제적 빈곤 속에서 살기 때문에 추가적 비용을 들여서 산전 산후 관리 서비스를 이용하기가 쉽지 않다는 점이다. 이러한 상황이 이전보다 개선되고는 있으나 안전한 출산을 위하여 충분한 수준의 케어를 제공한다고 보기는 어렵다.

[그림 16.2]는 최근 20년간 개발도상국 몇몇 국가의 모성사망비 추세를 나타낸다. 전체적으로는 저소득 국가들의 모성사망비가 완만하게 감소하고 있는 것을 알 수 있다. 2020년에 출생아 10만 명당 모성사망 765명이던 것이 2020년에는 404명이 되었다. 그런데 이런 추세에서 벗어난 사례들도 있다. 남수단과 나이지리아는 모성사망비가 현저하게 높을 뿐만 아니라 감소 추세에 있지도 않다. 베네수엘라는 비교적 낮은 모성사망비를 보였으나 최근 들어와서 증가하는 추세를 보인다. 나이지리아는 다른 아프리카 국가들보다 불평등이 크고, 의료 접근도가 떨어진다. 나이지리아 산모 사망의 2/3는 고혈압 질환, 패혈증, 출혈, 안전하지 않은 낙태로 인한 것이었다. 이것은 예방이 가능하므로 모자보건 서비스를 강화하면 충분히 개선이 가능할 것이다(Olamijulo, 2022). 남수단 역시 극도의 빈곤으로 인한 비위생적인 주거환경과 식량 부족, 문해력 결여의 문제가 있다. 또한 의사와 의료진이 매우 부족하여 적절한 모자보건 서비스를 제공하지 못하는 것이 높은 모성사망의 원인이 된다(Borgen Project, 2024).

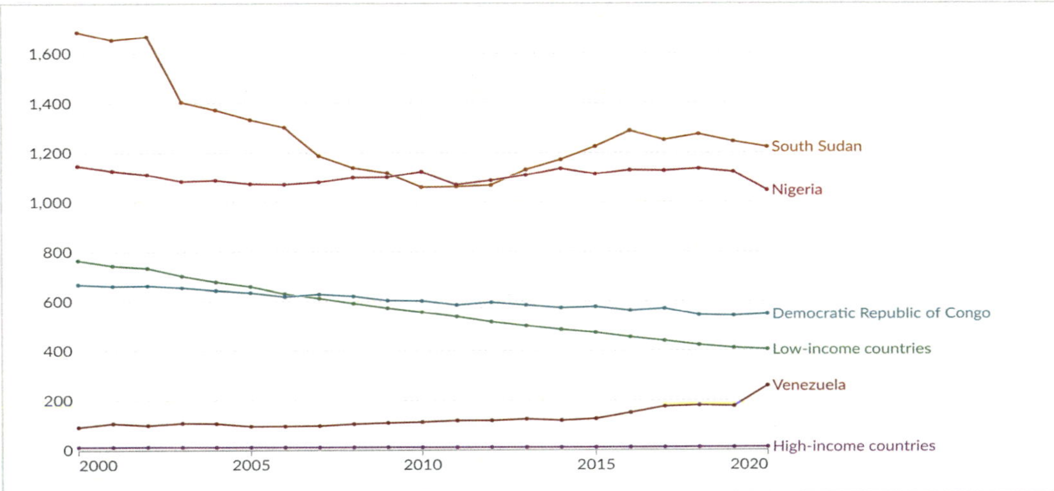

출처: UN MMEIG(2023).

[그림 16.2] 주요 국가의 모성사망비 변화, 2000-2020

코로나19 사례에서 보듯이 감염병의 유행은 전 지구적인 과제이다. 개도국에 더 많은 감염이 발생하는 것은 열대 기후의 영향보다는 빈곤과 부족한 기본교육 및 낮은 건강 상태에 기인하는 것으로 볼 수 있다. 이 문제에 대응하기 위하여 국제적인 협력 체계가 만들어져 활동하는 것은 바람직한 일로, 그동안 상당한 성과를 얻기도 했으나 아직 개도국과 선진국 간에 건강 수준에 큰 격차가 있다. 또한 개도국 내에서도 건강 불평등이 상당히 크다. 국가적인 노력과 국제협력의 결합이 이러한 문제들을 해결하는 실마리가 될 것이다.

5. 국제 보건의 권력관계

WHO 같은 국제 보건 조직은 지구 위의 모든 이의 건강을 증진하자는 다분히 인도주의적인 목적을 명분으로 삼고 있다. 그런데 조직의 운영은 경제적 지원을 많이 하는 미국 등 몇몇 국가의 영향력이 절대적으로 클 수밖에 없다. 1970년대 말의 일차 보건 선언은 건강을 인권 운동의 차원으로 끌어올리는 것이었다. 그런데 보수 정치가들이 집권하게 된 영국이나 미국 등 선진국은 이러한 권리 운동에 관심이 적었고, 그럴수록 국제 보건 조직은 재원 부족으로 활발한 활동을 벌이기 어려워졌다.

그런데 이때 발생한 에이즈 위기는 국제 보건의 지형을 완전히 바꾸었다. 에이즈가 워낙에 치명적 질병이었고, 선진국에서 먼저 발생하여 많은 사망자를 냈고, 이후 전세계적으로 빠르게 확산하였던 관계로 대다수 국제 보건 조직과 단체들이 에이즈 대응에 나서게 되었다. 미국과 유럽 국가들은 에이즈 치료제와 백신 연구를 추진하여 1996년에 항바이러스 치료제(ARV)를 개발하였다. 이 약이 보급되면서 에이즈 사망률은 급격히 감소하였고 에이즈는 점차 만성병처럼 관리하면 되는 질병으로 그 성격이 변화하였다. 그러나 이 약은 매우 비쌌고 선진국의 빈민과 개도국의 감염자들이 구매하기에 어려웠다. 따라서 전 세계의 인권 운동가들과 NGO 활동가들이 연대하여 선진국을 상대로 ARV를 구매하여 개도국에 제공하든지 아니면 이 약의 특허권을 정지하여 인도 등에서 복제약을 제조하여 싼값에 공급하게 할 것을 요구하였다('t Hoen, 2011). 세계의 주요 보건의료 학회에서는 이들이 조직한 시위대가 연일 행진하고 선전전을 전개하였다. 2000년 9월 남아프리카 공화국 더반에서 개최된 제1회 국제 에이즈 학회장에서 Africa's Treatment Action Campaign(TAC) 조직을 필두로 수천 명의 전 세계 활동가들이 모여서 제약회사와 정치지도자들을 상대로 에이즈 치료제 접근권을 요구한 것은 이정표적 사건이었다(Mbali, 2013).

세계은행과 IMF는 전통적으로 신자유주의 원칙을 유지하면서 개도국 정부가 정부 지출을 감축할 것을 조건으로 필요한 경제적 지원을 제공해 왔다. 이것은 결과적으로 개도국 정부의 보건 프로그램 운영 시 이용자들의 부담을 인상하게 했다. 그런데 의료가 점차 권리로서 개념 규정되면서 세계은행 등은 이러한 제한을 줄이고 인도주의적 지원을 확대하였다. 이렇게 국제적인 인권 활동가들의 영향력이 커지고, 세계은행의 지원이 증가하며, 개별 국가의 영향력이 상대적으로 감소하면서 국제 보건의 질서가 국가 간 협상의 문제를 의미하는 international health에서 국가 이외에 다수 행위자가 참여하는 글로벌 이슈로서의 보건을 의미하는 global health로 바뀌게 되었다(Wenham, 2023). 에이즈 위기로 선진국 정부들, 국제 보건 조직과 단체들, NGO들, 인권 운동가들 등 다양한 구성원들이 관여하는 새로운 거버넌스 구조를 만들었고, 이전보다 많이 증가한 경제적 지원 덕분에 국제 보건의 황금기를 맞게 되었다. 적어도 에이즈 문제에 대한 대응에서는 공공과 민간의 동반 관계(public private partnership, PPP)가 보편화되었다. 이에 따라 에이즈 대응에서도 주민의 참여, 인식 제고, 감염인에 대한 인권 보호 등 이전의 질병 관리와는 상당히 다른 접근이 이루어졌다. 국가 간 협력 이외에도 국제적 NGO가 수원국의 지역 NGO와 연대하여 에이즈 문제에 공동 대응하는 협력체계가 만들어졌다.

물론 이와는 다른 방향의 전개도 있었다. 미국의 부시 대통령은 2003년에 '에이즈 구호를 위한 비상계획'(President's Emergency Plan for AIDS Relief)을 마련하고 1,100억 달러라는 사상 최대의 질병 지원 정책을 수립하였다. 그중 150억 불을 개발도상국 15개 나라에 지원하였다. 그런데 부시 대통령은 기독교 신자였고 에이즈 정책도 그 영향을 받았다. 이 에이즈 자금은 오직 금욕적 보건정책에만 사용하도록 하였다. 따라서 동성애를 용인하는 프로그램은 모두 지원에서 제외되었다. 이러한 제한은 국제 보건에도 그대로 적용되었다. 그러다 보니 콘돔 보급에도 이 자금을 사용할 수 없었다. 이러한 금욕주의 정책은 그동안 진행되었던 권리 운동과 대립하는 경향이 있었고 따라서 부시 정부에 대한 수원국들의 반발이 일어나기도 했다(Walgate, 2004).

2010년 전후로 swine flu, Ebola, Zika 같은 신종 감염병이 자주 유행하게 되자 질병 중심의 수직적 접근법이 다시 주목받게 되었다. 코로나19가 장기간 유행하면서 수직적 접근법이 대세를 이루었다. 각국 정부는 코로나19 확산 방지를 위하여 통행금지와 집회 금지, 사회적 거리두기 등 전례 없이 강력한 방역 정책을 시행하였다. 아울러 백신 공급과 예방접종 등 철저한 질병 중심 방역 정책을 시행하였다. 고가의 백신을 구매하기 어려웠던 개도국을 위해서는 COVID-19 Vaccines Global Access (COVAX)라는 조직을 구성하여 기부금으로 백신을 구매하여 공급하였으나 충분하지 않았다. 개도국에서는 코로나19 백신에 대한 특허권을 해제하여 복제약(generic drug)을 제조하여 싼값에 공급할 수 있기를 요구하였다. 이것은 에이즈 위기 때 항리트로바이러스 치료제(ARV)에 대한 복제약 생산을 허용했던 전례를 따른 요구였다. 선진국들은 이러한 요구에 반대하였다. 이러한 상황은 국제 보건 체제가 성립된 이래 의료접근성과 인권을 강화하려는 요구와 강대국의 요구를 우선시하는 베스트팔렌 조약 구조 간의 대립이 지속되고 있음을 보여준다(Wenham, 2023). 코로나19 발생에 관련된 중국의 책임 문제를 둘러싸고 WHO가 중국 편을 든다고 공박하던 미국의 트럼프 대통령이 WHO 탈퇴서를 공식으로 제출했던 점은 WHO가 강대국의 영향에서 벗어나지 못하는 현실을 보여준다.

민간 재단이 국제 보건을 새로운 이윤 창출을 위하여 활용한다는 비판도 있다. 원래 감염병 백신은 공공적 속성이 강했고 제약회사 입장에서는 이윤이 남지 않아 생산을 꺼리는 분야였다. 그런데 게이츠 재단이 백신 분야에 참여하면서 상황이 크게 변화했다. 제약회사가 새로운 백신을 개발하면 국제 백산 기구인 GAVI가 개도국에 재정 지원을 하여 백신 접종을 정규 보건 프로그램으로 채택하도록 만든다. 수원국에서 백신 접종이 안정화되면 GAVI는 재정 지원을 축소하고 수원국이 부담하게 만든다. 즉 국제 보건 체제를 이용하여 고가의 백신 시장을 창출한 것이다. 원래 게이츠는 기업가로서 제약회사와의 연계가 깊었다. GAVI는 공공기관과 민간 단체(제약회사)의 협의기구인데 그 연결 역할을 게이츠가 담당하였다. 이러한 체제가 안정적으로 작동하도록 보호받기 위하여 WHO에 미국 다음으로 많은 재정을 지원하였다. 또한 백신 개발 과정에서 PATH라는 NGO를 내세워 관리했는데 임상시험에 대한 규제가 강한 선진국을 피해서 개도국에서 시행하였고, 이 과정에서 적지 않은 부작용이 발생하여 다수가 사망하는 사건도 발생하였다(Levich, 2019). 즉 WHO-GAVI-게이츠 재단-제약회사의 연대가 국제 보건 분야에서 거대한 새로운 백신 시장을 만들어 냄으로써 국제 보건이 대기업의 이익에 기여한 것이다.

제약회사 임상시험에 대한 개도국의 비판도 있었다. 남아프리카 대통령이었던 Mbeki는 제약회사들이 아프리카인을 실험동물처럼 취급한다고 비판하였다. 그는 HIV가 에이즈를 유발한다는 사실을 부정하며 항레트로바이러스 치료제의 도입도 거부하고 대신 토착 약초와 쥬스를 복용할 것을 권고했다. 그의 이러한 태도는 아프리카의 문제는 아프리카 스스로 해결해야 한다는 것으로 인도의 네루의 자조 관념과 유사하다. 그런데 이러한 사회경제적 자조 자립의 관념이 지나쳐서 질병 발생 원인의 과학적 사실까지 부정하게 되면서 파국적 결과를 가져왔다(Youde, 2007). 그가 항레트로바이러스 치료제의 도입을 거부하면서 남아프리카는 2000년에서 2005년 사이에 에이즈 환자 33만 명 이상이 조기 사망한 것으로 추산되었다(Harvard Chan School of Public Health, 2009).

국제 보건은 선진국과 개도국, 부유함과 빈곤, 인도주의와 정치경제적 이해관계, 과학적 사실과 문화적 정체성, 국제기구와 NGO, 정부와 시민사회가 서로 대립하거나 결속하는 등 복잡하게 어우러져서 구성되는 현장이다. 재정을 투입하는 선진국과 민간 재단의 영향력이 큰 것은 사실이나 개도국 주민들과 시민사회가 적극적으로 참여하여 자기주장을 펼칠 수 있게 된 것도 보건사업의 역사에서 새롭게 형성된 조류이다. 한국은 국제 보건에 관여한 역사가 짧고 투입하는 재정의 규모도 작은 편이다. 따라서 어떤 보건 이슈에 어떻게 접근할지에 대한 확고한 전략이 만들어지지 않은 상태이다. 국제 보건은 한국의 국제적 지위가 상승하면서 그에 상응하는 책무성을 실현하는 것이기도 하다.

참고문헌

Abbott, A. 1988. The System of Professions: an Essay on the Division of Expert Labor. Chicago: University of Chicago Press.

Abel, T. 2008. Cultural capital and social inequality in health. Journal of Epidemiology and Community Health, 62(7): e13.

Aboumatar, H. J. et al. 2015. Promising practices for achieving patient-centered hospital care: a national study of high-performing US hospitals. Medical Care, 53(9): 758-767.

Abraham, J. 2009. Pharmaceuticals development and regulation. In Pharmaceuticals and Society, Williams, S.J., Gabe, J., Davis, P.(eds) Wiley-Blackwell.

Abraham, J., 2010. The sociological Concomitants of the Pharmaceutical Industry and Medications. In Handbook of Medical Sociology, Bird, C.E., Conrad, P., Fremont A. M., and Timmermans. S.(eds) Vanderbilt University Press.

Adeyi, o., Chellaraj, G., Goldstein, E., Preker, A., & Ringold, D. 1997. Health status during the transition in Central and Eastern Europe: development in reverse? Health Policy Plan, 12(2): 132-145.

Agamben, G. 1995. Homo Sacer: Sovereign Power and Bare Life. Stanford University Press.

Ahmed, H. et al. 2022. Health rankings: Mountain West States. Health Fact Sheet No. 17: 1-6.
https://digitalscholarship.unlv.edu/bmw_lincy_health/16

Aiken, L. 1979. The Contribution of Specialists to the Delivery of Primary Care: A New Perspective. New England Journal of Medicine 300(4): 1363-70.

Ajzen, I. and F. Fishbein. 1980. Understanding Attitudes and Predicting Social Behavior. New Jersey: Prentice Hall.

American Board of Medical Specialties. 2024. Specialty and Subspecialty Certificates.

American Hospital Association. 2023. Hospitals by ownership type.
https://www.ahadata.com/aha-annual-survey-database

American Hospital Association. 2024. Fast facts: US Health Systems Infographic.

https://www.aha.org/infographics/2021-01-15-fast-facts-us-health-systems-infographic

American Journal of Public Health. 2003. Voices from the past-Consideration of Human Capital. AJPH, 93(12):2012-2015.

American Medical Association. 2023. 8 reasons patients don't take their medications.
https://www.ama-assn.org/delivering-care/physician-patient-relationship/8-reasons-patients-dont-take-their-medications

American Psychiatric Association. 2015. DSM-5 Development: social anxiety disorder. downloaded at
http://www.dsm5.org/Documents/Social%20Anxiety%20Disorder%20Fact%20Sheet.pdf

American Psychological Association. 2023. Stress effects on the body.
https://www.apa.org/topics/stress/body

Andersen, R. M. 1968. A behavioral model of families' use of health services. Research Series No. 25. Chicago: Center for Health Administration Studies, University of Chicago.

Andersen, R. M. 1995, Revisiting the Behavioral Model and Access to Medical Care : Does It Matter?, Journal of Health and Social Behavior 36(1):1-10.

Andersen, R. M., and Newman, J. F. 2005. Societal and Individual Determinants of Medical Care Utilization in the United States. The Milbank Quarterly, 83(4):1-28.

Annadale, E. and Hunt, K., eds., 2000, Gender Inequalities and Health, Buckingham, Open University Press.

Annandale, E. 2009. Missing connections: medical sociology and feminism. Femina Politica, 2009(1):24-34.

Annandale, E. 2023. Sociologies of health and gender. In Alan Petersen ed. Handbook on the Sociology of Health and Medicine, 76-90. Cheltenham, UK: Edward Elgar Publishing.

Arney, W. R. 1982. Power and the Profession of Obstetrics, University of Chicago Press.

Ashcroft, R. 2015. Health promotion and primary health care: examining the discourse. Social Work in Public Health, 30(2): 107-116.

Association of American Medical Colleges. 2024. How to demonstrate Service Orientation.
https://students-residents.aamc.org/applying-medical-school/how-demonstrate-service-orientation

Atkinson, P., Batchelor, C., Parsons, E. 1997. The rhetoric of prediction and chance in the research to clone a disease gene. In Elston(1997), 101-126.

Atkinson, P., Glasner, P., and Lock, M. 2009. Handbook of Genetics and Society: Mapping the New Genomic Era. London: Routledge.

Atun, R. A., Bennett, S. B., Duran, A. 2008. When the vertical(stand-alone) programs have a place in health systems. WHO Europe.

Avison, W. R. and Thomas, S. S. 2010. Stress. In W. C. Cockerham ed. The New Blackwell Companion to Medical Sociology, pp.242-267.

Babitsch, B. et al. 2012. Re-visiting Andersen's behavioral model of health services use: a systematic review of studies from 1998-2011. Psychosocial Medicine, 9: Doc11.
DOI: 10.3205/psm000089

Baer, H. 2004. Toward an Integrative Medicine: Merging Alternative Therapies with Biomedicine. Oxford: Altamira Press.

Baker, D. 1994. Mothers, Babies, and disease in later life. London: BMJ Publishing Group.

Baker, R. E. et al. 2021. Infectious disease in an era of global change. Nature Review Microbiology, 20: 193-205.

Balboni, M. and Peteet, J. eds. 2017. Spirituality and Religion within the Culture of Medicine: from Evidence to Practice. London: Oxford University Press.

Balboni, M. et al. 2022. Spirituality in serious illness and health. Journal of American Medical Association, 328(2): 184-197.

Barad, K. 2007. Meeting the universe halfway: Quantum physics and the entanglement of matter and meaning. Durham, NC: Duke University Press

Barkan, S. 2023. Health, Illness, and Society- an Introduction to Medical Sociology. Lanham: Rowman & Littlefield.

Baudrillard, J. 1970. The Consumer Society, Paris: Gallimard.

Baum, F., Musolino, C., Gesesew, H. A., Popay, J. 2021. New perspective on why women live longer than men: an exploration of power, gender, social determinants, and capitals. International Journal of Environmental Research and Public Health, 18(2): 661.

Bauman, Z. 2000. Liquid Modernity. Cambridge: Polity Press.

Beard, J. et al. 2016. The world report on ageing and health: a policy framework for healthy ageing. Lancet, 387: 2145-54.

Beattie, A. 1991. Knowledge an control in health promotion: A test case for social policy and social theory. In J. Gabe and M. Calnan, and M. Bury eds. The Sociology of the Health Service. London: Routledge.

Beck, U. (홍성태 역) 1997. 위험사회: 새로운 근대성을 향하여. 새 물결.

Berger, J. (김현우 역) 2022. 행운아- 어느 시골 의사 이야기. 눈빛 출판사.

Belmar, R. and Sidel, V. W. 1975. An international perspective on strikes and strike threats by physicians: the case of Chile. International Journal of Health Services, 5(1): 53-64.

Benyamini, Y., Leventhal, E. A. & Leventhal, H. 2000. Gender differences in processing information for making self-assessments of health. Psychosomatic Medicine, 62, 354-264.

Berghoff, M. 2024. How do we age? The hallmarks of ageing. https://www.age.mpg.de/how-do-we-age

Berkman L. and Glass, T., 2000. Social integration, social networks, social support and health. In Berkman, L. F. and I. Kawachi, eds. Social Epidemiology, chapter 7. NY.: Oxford University Press.

Berkman, L. and Syme, S. L., 1979, Social networks, host resistance and mortality: a nine year follow-up of Alameda County residents. American Journal of Epidemiology, 109:186-204.

Berkman, L. et al 2000. From social integration to health: Durkheim in the new millennium. Social Science and Medicine, 51: 843-857.

Bifulco. A & P. Moran. 2000. Wednesday's Child: Research into Women's Experience of Neglect and Abuse in Childhood, and Adult Depression. Routledge: London.

Bird, C. E. and Freemont, A. M. 1991. Gender, Time Use and Health. Journal of Health and Social Behavior 32:114-29.

Birenbaum, A. 2000. What is managed care? In Brown, P. ed. Perspectives in Medical Sociology, 455-469 Waveland Press.

Blaxter, M. 1990. Health and LIfe Style. London: Tavistock.

Blaxter, M. 2004. Health. Cambridge: Polity.

Blevins, J. B. et al. 2018. Faith and global health pratice in Ebola and HIV emergencies. American Journal of Public Health, 109(3): 379-394.

Bloom, S. W. and Wilson, R. N. 1979. Patient-practitioner relationships. In Freeman, H. E., Levine, S., Reeder, L. G. eds. Handbook of Medical Sociology 3rd, 275-296.

Bloom, S. W. 2002. The Word as Scalpel: A History of Medical Sociology. Oxford: Oxford University Press.

Bloor, M., Samphier, M., and Prior, L. 1987. Artifact explanations of inequalities in health: an assessment of the evidence. Sociology of Health and Illness, 9(3): 231-264.

Boccaccio, G. (박상진 역). 2012. 데카메론. 민음사.

Borgen Project. 2024. Maternal mortality in South Sudan. https://borgenproject.org/maternal-mortality-in-south-sudan/

Bott, A. M. et al. 2019. Clinical pharmacists improve patient outcomes and expand access to care. Federal Practitioner, 36(10): 471-475.

Bourdieu, P. 1984. Distinction. trans. R. Nice. Cambridge, Harvard University Press.

Bradby, H. 2009. Medical Sociology-An Introduction. Los Angeles: Sage.

Bradby, H. 2012. Medicine, Health and Society: A Critical Sociology. London: Sage.

Brandao, D. et al. 2022. Health care utilization in very advanced ages: a study on predisposing, enabling and need factors. Archives of Gerontology and Geriatrics, 98. https://doi.org/10.1016/j.archger.2021.104561

Brannigan, M.C. and Boss, J.A. 2001. Health Care Ethics in a Diverse Society. Mountain View, CA: Mayfield Publishing Company.

Braveman, P., Egerter, S., and Williams, D. R. 2011. The social determinants of health: coming of age. Annual Review of Public Health, 32: 381-398.

Braverman, H. 1974. Labor and Monopoly Capital. New York: Monthly Review.

Brenner, M., 1976, Estimating the Social costs of economic policy: Implication for mental and physical health, and criminal aggression. (Report to the

Congressional Research Service of the Library of Congress and Joint Committee of Congress). Washington, DE: U.S. Government Printing office.

Brown, E.R. 1979. Rockefeller Medicine Men. Berkeley: University of California

Brown, G.W. and Harris, R., 1978, Social origins of depression: A Study of Psychiatric Disorder in Women. London: Routledge.

Brown, J. S. 2019. Ending the doctor-nurse game by enhancing the role of the ward nurse. British Medical Journal, 364: 1698.
DOI: 10.1136/bmj.l698

Brown, N. and Webster, A. 2004. New Medical Technologies and Society: Reordering Life. Cambridge: Polity Press.

Brown, P. 2000. Perspectives in Medical Sociology. 3rd ed. Prospect Heights: Wave Land Press.

Brown, T. N. et al., 2000. Being Black and Feeling Blue: The Mental Health Consequences of Racial Discrimination. Race and Society, 2: 117-31.

Bryant, T., Raphael, D., Rioux, M. 2010. Staying Alive-Critical Perspectives on Health, Illness, and Health Care. 2nd ed. Toronto: Canadian Scholars' Press.

Bunton, R. and G. Macdonald. 1992. Health Promotion: Disciplines and Diversity. London: Routledge.

Burnham, J. C. 1982. American medicine's golden age: what happened to it? Science, 215(19): 1474-1479.

Bury, M. 1997. Health and Illness in a Changing Society. London: Routledge.

Bury, M., 1982, Chronic Illiness as Biological Disruption. Sociology of Health and Illiness vol 4,167-187.

Bury, M., 2001, Illness Narratives: Fact of Fiction? Sociology of Health and Illiness vol 23, 263-285.

Calnan, M. 1987. Health and Illness: The Lay Perspective. Tavistock, London.

Cambell, E. G., Regan, S., et al. 2007. Professionalism in medicine: results of a national survey of physicians. Annals of Internal Medicine, 147(11): 795-803.

Cambell, E. G., Russell, L. G. et al., 2007. A national survey of physician-industry relationship. The New England Journal of Medicine, 356(17): 1742-1750.

Canadian Cancer Society. 2009. BC healthy living alliance, community capacity building strategy frequently asked questions. http://www2.gov.bc.ca/gov/DownloadAsset?assetId=166B5BEB3D444E229A7A37AB891283CD

Carlson E, Engebretson J, Chamberlain RM. 2006. Photovoice as a social process of critical consciousness. Qualitative Health Research 16(6):836-852.

Carr, D. and Friedman, M. A. 2006. Is Obesity Stigmatizing? Body Weight, Perceived Discrimination, and Psychological Well-Being in the United States. Journal of Health and Social Behavior, 46: 244-59.

Carrol, P. E. 2002. Medical police and the history of public health. Medical History, 46: 461-494.

Cassel, J. 1976. The contribution of the social environment to host resistance. American Journal of Epidemiology, 104: 107-123.

Central Intelligence Agency. 2024. The World Factbook-Infant mortality rate. https://www.cia.gov/the-world-factbook/field/infant-mortality-rate/country-comparison/

Chamberlain, J. M. 2010a. Regulating the Medical Profession: From Club Governance to Stakeholder Regulation. Sociology Compass, 4(12): 1035-1042.

Chamberlain, J. M. 2010b. Governing medicine: medical autonomy in the United Kingdom and the restratification thesis. Ea, 1(3): 1-16.

Chan, J. 2021. Exploring digital health care: eHealth, mHealth, and librarian opportunities. Journal of the Medical Library Association, 109(3): 376-381.

Charmaz, K. 1983. Loss of self: a fundamental form of suffering in the chronically ill. Sociology of Health and Illness, 5, 168-95.

Charmaz, K. 1991. Good Days, Bad Days: The Self in Chronic Illness and Time. New Brunswick: Rutgers University Press.

Charmaz, K. 2000. Experiencing chronic illness. In G. L. Albrecht, R. Fitzpatrick, & S. C. Scrimshaw (Eds.), The Handbook of Social Studies in Health and Medicine, pp.277-292. Sage Publications.

Chaskin, R. J. 2001. Building community capacity: a definitional framework and case studies from a comprehensive initiative. Urban Affairs Review, 36(3): 291-323.

Chirico, F. 2016. Spiritual well-being in the 21st century: It is time to review the current WHO health definition. Journal of Health and Social Sciences, 1(1): 11-16.

Chipidza, F. E. et al. 2015. Impact of the doctor-patient relationship. Primary Care Companion for CNS Disorders, 17(5):10.4088.

Chopyak, J. and Levesque, P. 2001. New frameworks for research collaborations: changing what we mean by research. Paper presented at the annual meeting of the Society for Social Studies of Science, MA: Cambridge.

Claassen, C. et al. 2010. Effect of 11 September 2001 Terrorist attacks in the USA on suicide in areas surrounding the crash sites. British Journal of Psychiatry 196(5): 359-364.

Clarke, A. E. et al. 2003. Biomedicalization: Technoscientific Transformations of Health, Illness, and U.S. Biomedicine. American Sociological Review, 68(2): 161-194.

Clarke, A. E. et al. eds. 2010. Biomedicalization: Technoscience, Health, and Illness. Durham: Duke University Press.

Cline, K. M. C., and Ferraro, K. F. 2006. Does religion increase the prevalence and incidence of obesity in adulthood? Journal for the Scientific Study of Religion, 45(2), 269-281.
https://doi.org/10.2307/3838317.

Cluley, V., Fox, N., Radnor, Z. 2023. Becoming frail - a more than human exploration. Health, 27(3): 417-434.

CNN. 2020.3.9. The psychology behind why toilet paper, of all things, is the latest coronavirus panic buy.

Cobb, S. 1976. Social support as a moderator of life stress. Psychosomatic Medicine, 38: 300-314.

Coburn, D. 2000. Income inequality, social cohesion, and the health status of populations: the role of neo-liberalism. Social Science and Medicine, 51(1): 139-150.

Cockerham, W. C. ed. 2010. The New Blackwell Companion to Medical Sociology. Oxford, UK: Wiley-Blackwell.

Cockerham, W. C. 2013a. Social Causes of Health and Disease, 2nd edition. Cambridge, UK.

Cockerham, W. C. ed. 2013b. Medical Sociology on the Move: New Directions in

Theory. Dordrecht, Netherlands: Springer.

Cockerham, W. C. 2017. Medical Sociology. 14th ed. New York: Routledge.

Cockerham, W. C. ed. 2021. The Wiley Blackwell Companion to Medical Sociology. Oxford, UK: Wiley Blackwell.

Coe, R.M. 1970. Sociology of Medicine. New York: McGraw Hill Book.

Cohen, S. Gottlieb, B., and Underwood, L., 2000, Social relationships and health, In S. Cohen, L. Underwood, and B. Gottlieb, eds., Measuring and intervening in social support, New York : Oxford University Press.

Coleman, J. 1994. Foundations of Social Theory. Cambridge: Harvard University Press.

Coleman, J. 1997. Social capital in the creation of human capital. In Halsey, H. Lauder, P. Brown & A.S. Wells eds. Education: Culture, Economy, Society, 80-95. Oxford: Oxford University Press.

Collins, R. 1979. The Credential Society. Orlando: Academic Press.

Connell, R. W. 1995. Masculinities. University of California Press.

Connell, R. W., and Messerschmidt, J. W. 2005. Hegemonic Masculinity: Rethinking the Concept. Gender & Society. 19(6): 829-859. DOI:10.1177/0891243205278639. ISSN 0891-2432. S2CID 5804166.

Conrad, P. 2000. Medicalization, genetics, and human problems. In Bird, C.E., Conrad, P., & Fremont, A.M. eds. Handbook of Medical Sociology, 322-333. Upper Saddle River: NJ: Prentice-Hall.

Conrad, P. 2007. The Medicalization of Society: On the Transformation of Human Conditions into Treatable Disorders. Baltimore: Johns Hopkins University Press.

Conrad, P. 2013. Medicalization: changing contours, characteristics, and contexts. In W.C. Cokerham ed. Medical Sociology on the Move., 195-214. New York: Springer.

Conrad, P. and J.W. Schneider. 1980. Deviance and Medicalization: from Badness to Sickness. St. Louis: The C.V. Mosby Company.

Conrad. P., Leiter. V. 2009. From Lydia Pinkham to Queen Levitra: direct-to-consumer advertising and medicalisation. In Pharmaceuticals and Society, Williams, S.J., Gabe, J., Davis, P.(eds) Wiley-Blackwell.

Constantinou, C. S. 2023. Applied Sociology of Health and Illness. London: CRC

Press.

Consumers Union. 2011.11.14. Public should have full access to doctor database, including names of problems physicians. http://safepatientproject.org/press_release/consumers_union_public_should_have_full_access_to_doctor_database_including_names_of_problem_physicians

Crawford, R. 1979. Individual responsibility and health politics. In S. Reverby and D. Rosner. eds. Health Care in America: Essays in Social History, 247-268. Philadelphia: Temple University Press.

Crawford, R. 1980. Healthism and the medicalisation of everyday life, International Journal of Health Services, 10, 365-388.

Crawford, R. 1984, A cultural account of health: control, release, and the social body, In McKinlay, J.B. eds., Issues in the Political Economy of Health Care, New York: Tavistock, 60-103.

Crawford, R. 1986. Individual responsibility and health. In Conrad, P and R. Kern eds., The Sociology of Health and Illness, 369-377. New York: St. Martin's Press.

Creuss, S. R. and Creuss, R. L. 2000. Professionalism: a contact between medicine society. Canadian Medical Association Journal, 162(5): 668-669.

Cruess R. L., Cruess, S. R., Hafferty, F. W. 2017. Social contract remains a useful metaphor. Academic Medicine. 92:1650.

David, J., Visvalingam, S., Norberg, M. 2021. Why did all the toilet paper disappear? Distinguishing panic buying and hoarding during COVID-19. Psychiatry Res. 303: 114062.

Deleuze, G. and Guattari, F. (김재인 역) 2014. 안티 오이디푸스-자본주의와 분열증. 민음사.

Denton, M., Prus, S., and Walters, V. 2004. Gender differences in health: a Canadian study of the psychosocial, structural and behavioral determinants of health. Social Science & Medicine, 58: 2585-2600.

Diller, L. H. 1998. Running on Ritalin: a Physician relfects on Children, Society, and Performance in a Pill. New York: Bantam.

DiMatteo, M. R. 1995. Patient adherence to pharmacotherapy: the importance of effective communication. Formulary, 30: 596-598, 601-2, 605.

DiMatteo, M. R. 1998. The role of the physician in the emerging health care environment. West Journal of Medicine, 168(5): 328-333.

Dohrenwend , B. P. and Dohrenwend, B. S. 1981. Socioenvironmental Factors, Stress, and Psychopathology. Part I: Quasi - Experimental Evidence on the Social Causation Social Selection Issue Posed by Class Differences. American Journal of Community Psychology 9: 129-146.

Donovan, J. L. and Blake, D. R. 1992. Patient non-compliance: deviance or reasoned decision-making. Social Science & Medicine, 34(5): 507-513.

Doty, M. et al. 2005. Seeing Red: Americans Driven into Debt By Medical Bills. The Commonwealth Fund, August 2005.

Douglas, M. 1966. Purity and Danger. London: Routledge.

Doyal, L. 1995. What Makes Women Sick: Gender and the Political Economy of Health. London: Macmillan.

Durkheim, E. 1897(1951). Suicide. New York: Free Press.

Ehsan, A. et al., 2019. Social capital and health: A systematic review of systematic reviews. Social Science and Medicine-population health, 8. 100425.

Elias, N. (박미애 역). 2002. 문명화과정 I, II. 한길사.

Elliott, A. M., McAteer, A., and Hannaford, P. C. 2011. Revisiting the symptom iceberg in today's primary care: results from a UK population survey. BMC Family Practice, 12:16.

Ellison, C. G. and Henderson, A. K. 2011. Religion and mental health through the lens of the stress process. In Blasi, A. J. ed. Toward a Sociological Theory of Religion and Health, 11-45. Boston: Leiden.

Ellison, C. and Sherkat, D. 1995. Is sociology the core discipline for the scientific study of religion? Social Forces, 73:1255-1266.

Ellison, C. and Levin, J. 1998. The religion-health connection-evidence, theory, and future directions. Health Education & Behavior, 25(6):700-720.

Enstrom, J. E. and Breslow, L. 2008. Lifestyle and reduced mortality among active California Mormons, 1980-2004. Preventive Medicine, 46(2):133-6.

Enthoven, A. 1988. Managed competition: an agenda for action. Health Affairs, 7(3): 25-47.

Epstein, H. 2004. Why is AIDS worse in Africa? Discover Magazine, February

issue.
Estes, C. L. 1979. The Aging Enterprise. San Francisco: Jossey-Bass Publishers.
European Union and World Health Organization. 2002. Health status overview for countries of central and eastern Europe that are candidates for accession to the European Union.
Eyer, J. 1984. Capitalism, health and illness. In J. B. McKinlay ed. Issues in the Political Economy of Health Care, 23-59. New York: Tavistock.
Faris, R.E.L. and Dunham H.W., 1939, Mental Disorders in Urban Areas, Chicago: Chicago University Press.
Faulkner, A. 2009. Medical Technology into Healthcare and Society: a Sociology of Devices, Innovation and Governance. New York: Palgrave Macmillan.
Ferguson, W. J., and Candib, L. M. 2002. Culture, language, and the doctor-patient relationship. Family Medicine, 34(5): 353-361.
Flexner, A. (김선 역.) 2005. 플렉스너 보고서: 미국과 캐나다의 의학교육. 한길사.
Folkman, S., Lazarus, R. S., et al. 1986. Dynamics of a stressful encounter: cognitive appraisal, coping, and encounter outcomes. Journal of Personality and Social Psychology, 50: 992-1003.
Foucault, M. 1965. Madness and Civilization. New York, NY: Bandam Books.
Foucault, M. (홍성민 역). 1993. 임상의학의 탄생. 인간사랑.
Foucault, M. (이규현 역) 2003. 광기의 역사. 나남출판.
Foucault, M. (오생근 역). 2004. 감시와 처벌-감옥의 역사. 나남.
Fox, N. J. 1999. Beyond Health: Postmodernism and Embodiment. London: Free Association Books.
Fox, N. J. 2023. New materialist perspectives on health, illness and health care. In Alan Petersen ed. Handbook on the Sociology of Health and Medicine, 62-75. Cheltenham, UK: Edward Elgar Publishing.
Fox, R.C. and Swazey, J.P. 1978. The Courage to Fail: A Sociological View of Organ Transplants and Dialysis. Chicago: The University of Chicago Press.
Fraser, T. and Aldrich, D. P. 2021. The dual effects of social ties on COVID-19 spread in Japan. Scientific Reports, 11, 1596. https://doi.org/10.1038/s41598-021-81001-4
Freidson, E. 1861. Patient's View of Medical Practice-A Study of Subscribers to a Prepaid Medical Plan in the Bronx. Russel Sage Foundation.

Freidson, E. 1970a. Profession of Medicine: a Study of the Sociology of Applied Knowledge. Chicago: University of Chicago Press.

Freidson, E. 1970b. Professional Dominance: The Social Structure of Medical Care. Piscataway, NJ: Transaction Publisher.

Freidson, E. 1994. Professional Reborn: Theory, Prophecy, and Policy. Chicago: The University of Chicago Press.

Freire P. 1970. Pedagogy of the Oppressed. New York: Seabury.

Freire P. 1982. Creating alternative research methods: learning to do it by doing it. In Hall BL, Gillette A, Tandon R. eds. Creating knowledge: A monopoly? participatory research in development. New Delhi: Society for Participatory Research in Asia.

Fremont, A. M. and Bird, C. E. 2000. Social and psychological factors, physiological processes, and physical health. In. Handbook of Medical Sociology, 334-352. Prentice-Hall, Inc.; New Jersey.

Fries, J. F. 2003. Measuring and monitoring success in compressing morbidity, Annals of Internal Medicine, 139: 455-459.

Fuch, V. 1974. Who Shall live? Health, Economics, and Social Choice. Wspc.

Gabe, J. and Calnan, M. 2000. Health care and consumption. In Williams, S. ed. Health, Medicine and Society, pp.255-273. London: Routledge.

GBD 2019 Tobacco Collaborators. 2021. Spatial, temporal, an demographic patterns on prevalence of smoking tobacco use and attributable disease burden in204 countries and territories, 1990-2019: a systematic analysis from Global Burden of Disease Study 2019.

General Medical Council. 2009. Tomorrow's Doctors: Education Outcomes and standards for undergraduate medical education.

Gerhardt, U. 1989. Ideas about Illness. An Intellectual and Political History of Medical Sociology. London: Macmillan.

Germov, J. ed. 2014. Second Opinion-An Introduction to Health Sociology. 5th ed. Oxford University Press.

Giddens, A. 1991. Modernity and Self Identity. Stanford: Stanford University Press.

Ginzberg, E. 1996. Tomorrow's Hospital: A Book to the 21st Century. New Haven: Yale University Press.

Godvin, M. 2021. How Veterans created PTSD. JSTOR Daily, 2021.11.9.
Goffman, E. 1961. Asylums. New York: Anchor Books.
Goffman, E. 1963. Stigma: Notes on the Management of Spoiled Identity. New York: Simon & Schuster Inc.
Goldman, L. 2018. Three stages of health encounters over 8000 generations and how they inform future public health. American Journal of Public Health, 108(1): 60-62.
Goldner, M. 2004. The dynamic interplay between Western medicine and the complementary and alternative medicine movement: how activists perceive a range of responses from physicians and hospitals. Sociology of Health & Illness, 26(6): 710-736.
Goldstein, M. S. 1999. Alternative Health Care-Medicine, Miracle, or Mirage? Philadelphia: Temple University Press.
Goldstein, M. S. 2000. The growing acceptance of complementary and alternative medicine. Handbook of Medical Sociology 5: 284-297.
Goode, W. 1957. Community within a community: the professions. American Sociological Review, 22(2): 194-200.
Goode, W. 1960. Encroachment, charlatanism, and the emerging profession: psychology, sociology, and medicine. American Sociological Review, 25: 902-914.
Goold, S. D. and Lipkin M. Jr. 1999. The doctor-patient relationship: challenges, opportunities, and strategies. Journal of General Internal Medicine, 14(s1): S26-S33.
Gordon, C. and Beresin, E. V. 2016. The doctor-patient relationship. In: Stern, T. A. et al., eds. Massachusetts General Hospital Comprehensive Clinical Psychiatry. 2nd ed. pp.1-7.
Gostin, L. O. and Gronvall, G. K. 2023. The origin of COVID-19- Why it matters and why it doesn't. The New England Journal of Medicine, 388: 2305-2308.
Gove, W. R., 1973, Sex, Marital Status, and Mortality, American Journal of Sociology 79, 45-67.
Green, G. 2009. The End of Stigma? Changes in the Social Experience of Long-term Illness. London: Routledge.
Greenspan, I. and Handy, F. 2008. From discovery to recovery and beyond: the

role of voluntary health sector organization in the lives of women with breast cancer. Susan M. Chambre and Melinda Goldner eds. Patients, Consumers and Civil Society, 151-176. Bingley: Emerald.

Groot, K. D. 2006. The church in liquid modernity: a sociological and theological exploration of a liquid church. International Journal for the Study of the Christian Church, 6(1): 91-103.

Grundy, E. 2005. Commentary: the McKeown debate-the time for burial. International Journal of Epidemiology, 34(3):529-533.

Gube, A. A. et al. 2024. Inequity in uptake of maternal health care services in developing countries: a systematic review and meta-analysis. Frontiers in Public Health, 12:1415092.
https://doi.org/10.3389/fpubh.2024.1415092

Gunderson, G. R. and Cochrane, J. R. 2012. Religion and the Health of the Public-Shifting the Paradigm. New York: Palgrave Macmillan.

Ha, J. F., Anat, M. D., and Longnecker, N. 2010. Doctor-patient communication: a review. The Ochsner Journal, 10(1): 38-43.

Halpern, S. A. 1992. Dynamics of Professional Control: Internal Coalitions and Crossprofessional Boundaries. American Journal of Sociology, 97(4).
https://doi.org/10.1086/229859

Haraway, D. (황희선 역) 2019. 해러웨이 선언문. 책 세상.

Haraway, D. 1995. Foreword: cyborgs and symbionts: living together in the new world order. In C.H. Gray (ed) The Cyborg Handbook. New York: Routledge, xi-xx.

Haraway, D. 2016. Manifestry Haraway (A Cyborg Manifesto- Science, technology, and socialist-feminism in the late twentieth century). University of Minnesota Press.

Harrison, S. and Ahmad, W. I.U. 2000. Medical autonomy and the UK state 1975 to 2025. Sociology, 34(1): 129-146.

Harvard CHAN School of Public Health. 2009. The cost of South Africa's misguided AIDS policies. Harvard Public Health, 2009 Spring.

Harvard CHAN School of Public Health. 2024. Obesity.
https://nutritionsource.hsph.harvard.edu/obesity/

Hasenfeld, Y. 1983. *Human Service Organizations*. Englwood Cliffs, Prentice-Hall

Haug, M. 1973. Deprofessionalization: an alternate hypothesis for the future. Sociological Review Monograph, 20: 195-211.

Hearn, J. et al. 2019. Patient-centered medical education: a proposed definition. Medical Teacher, 41(8): 934-938.

Hedgecoe, A.M. 2003. Expansion and uncertainty: cystic fibrosis, classification and genetics. Sociology of Health & Illness, 25(1): 50-70.

Helliwell, J.F. 2003. How's Life? Combining individual and national Variables to explain subjective well-being. Economic Modeling, 20: 331-360.

Herzlich, C. and Graham, D, 1973, Health and Illness: A Socio-Psychological Analysis. Academic Press, London.

Herzlich, C. & J. Pierret. 1987. Illness and Self in Society. London: Johns Hopkins University.

Higgs, P. and Gilleard, C. 2023, Ageing. In Alan Petersen ed. Handbook on the Sociology of Health and Medicine, 339-353. Cheltenham, UK: Edward Elgar Publishing

Hill, T. et al. 2016. Health and biological functioning. D. Yamane ed. Handbook of Religion and Society, pp.11-28.

Himmelstein, D. et al. 2005. Illness and Injury as Contributors to Bankruptcy. Health Affairs Web Exclusive, February 2005.

Ho, Y. et al. 2022. The role of the family in health promotion: a scoping review of models and mechanisms. Health Promotion international, 37(6): daac119.

Hollingshead, A. B. 1973. Medical Sociology: A Brief Review. Milbank Memorial Fund Quarterly. Health and Society, 51(4): 531-542.

Holmes, T. H. & Rahe, R. H.. 1967. The social readjustment rating scale. Journal of Psychosomatic Research, 11, 213-218.

Holt, C. L., Clark, E. M., Roth, D. L. 2017. Positive and negative religious beliefs explaining the religion-health connection among African Americans. International Journal for the Psychology of Religion, 24(4): 311-331.

Horwitz, A. 1982. Social Control of Mental Illness. New York: Academic.

Horwirz, A. 2002. Creating Mental Illness. University of Chicago Press.

Horwitz, A. and Wakefield, J. 2007. The Loss of Sadness: How Psychiatry Transformed Normal Sorrow into Depressive Disorder. Oxford University Press.

House,J. S., 1981, Work, stress, and social support, MA: Addison Wesley.

Hudson, C. G. 2005. Socioeconomic status and mental illness: tests of the social causation and selection hypothesis. American Journal of Orthopsychiatry, 75(1): 3-18.

Hui, E. K. 2006. Reasons for the increase in emerging and re-emerging viral infectious diseases. Microbes Infection, 8(3): 905-916.

Huppatz, K. 2015. Pierre Bourdieu: Health lifestyles, the family and social class. In Collyer, F. ed. The Palgrave Handbook of Social Theory in Health, Illness and Medicine, 370-388.

Idler, E. 1995. Religion, Health, and Nonphysical Senses of Self. Social Forces, 74:683-704.

Idler, E. 2021. Health and religion. In William Cockerham ed. The Wiley Blackwell Companion to Medical Sociology, 370-388. Oxford: Wiley Blackwell.

Idler, E. et al., 2019. Partnerships between public health agencies and faith communities. American Journal of Public Health, 109(7):361-386.

Idler, E. et al., 2023. Religion as a social force in health-complexities and contradictions. British Medical Journal, 382:e076817.

Illich, I. 1975. Limit to medicine: Medical Nemesis, the expropriation of health, London ; New York : Boyars.

Independent Commission on International Development Issues. 1980. North-South: A Programme for Survival. London: Pan.

Institute of Health Metrics and Evaluation. 2024. Development Assistance for Health Database 1990-2022.

Institute of Medicine. 1999. To Err is Human. Washington, DC: National Academic Press.

Institute of Medicine. 2003. When Children Die: Improving Palliative and End-of-Life Care for Children and their Families. Washington, DC: National Academic Press.

Institute of Medicine. 2015. Measuring the Risks and Causes of Premature Death: Summary of Workshops. National Academies Press.

Irvine, D. 1999. The performance of doctors: the new professionalism. Lancet, 353: 1174-1177.

Isnor, J. E. et al. 2023. Community pharmacists' expanding roles in supporting patients before and during COVID-19: an exploratory qualitative study. International Journal of Clinical Pharmacy, 45(1): 64-78.

Jacob, J. M. 1999. Doctors and Rules: A Sociology of Professional Values. New Brunswick: Transaction Publishers.

Jang, S., et al. 2024. Understanding double stigma toward minority groups on social media in the COVID-19 pandemic: findings from South Korea. Journal of Asican Sociology, 53(3): 275-307.

Jenkins C. D. 1985. New horizons for psychosomatic medicine. Psychosomatic Medicine. 47(1):3-25.

Jewish History.org. 2024. The Black Death. https://www.jewishhistory.org/the-black-death/

Jin, J., Sklar, G. E., Oh, V. M. S., and Li, S. C. 2008. Factors affecting therapeutic compliance: a review from the patient's perspective. Therapeutics and Clinical Management, 4(1): 269-286.

Jones, J. 2000. The Tuskegee Syphilis experiment. In Brown, P. ed. Perspectives in Medical Sociology, 3rd, pp.376-388.

Jones, J. 2024. LGBT identification in US ticks up to 7.1%. https://news.gallup.com/poll/389792/lgbt-identification-ticks-up.aspx

Kalb, C. 2003. Faith and Healing. Newsweek, 142(19): 44-50. 2003.11.9.

Kalben, B. B. 2000. Why men die younger: causes of mortality differences by sex. North American Actuarial Journal, 4: 83-111.

Kamangar, F. 2013. Socioeconomic health inequalities: ever lasting facts or amenable to change? International Journal of Preventive Medicine, 4(6): 621-623.

Kawachi, I., Kennedy, B. P., Lochner K., and Prothrow-Stith, D. 1997. Social capital, income inequality, and mortality. American Journal of Public Health, 87(9):1491-8.

Kay, A. 2002. The abolition of the GP fundholding scheme: a lessson in evidence-based policy making. British Journal of General Practice, 52(475): 141-144.

Kelly, J. M. et al. 2014. The influence of the patient-clinician relationship on health care outcomes: a systematic review and meta-analysis of randomized controlled trials.

Kelly, M.P. 1991. Coping with an ileostomy Social Science and Medicine, 33(2): 115-125.

Kelly, M.P. 1992. Self, identity and radical surgery. Sociology of Health and Illness 14: 390-415.

Kennedy, B., Kawachi, I., Prothrow-Stith, D., Lochner, K., & Gupta, V. 1998. Social capital, income inequality, and firearm violent crime. Social Science & Medine, 47 (1), 7-17.

Kerr. A. 2000. (Re)Constructing genetic disease: the clinical continuum between cystic fibrosis and male infertility. Social Studies of Science, 30(6): 847-94

Kerr, A. 2004. Genetics and Society. London: Routledge.

Keshavarzi, M. et al. 2022. Barriers of Physician-patient relationships in professionalism: a qualitative study. Journal of Advances in Medical Education & Professionalism, 10(3): 199-206.

Kessler, R. C., Chiu, W. T., Kathleen, O. D., Merikangas, R. and Walters, E. E. 2005. Prevalence, Severity, and Comorbidity of 12-Month DSM-IV Disorders in the National Comorbidity Survey Replication. Archives of General Psychiatry, 62: 617-27.

Kleinman, A. 1988. The Illness Narratives: Suffering, Healing, and the Human Condition. New York: Basic Books.

Kleinman, A. and Kleinman, Y. 1994. How bodies rememberL social memory and bodily experience of criticism, resistance and delegitimation following China;s Cultural Revolution. New Literacy History, 25(3): 707-723.

Kleinman, A., Das V., Lock, M. M. 1997, Social Suffering. University of California Press.

Kleinsinger, F. 2003. Understanding noncompliant behavior: definition and causes. Permanent Journal, 7(4): 18-21.

KNN. 2014.11.24. 다이어트의 비극, 거식증 앓다 사망.

Knowles, J.H. 1977. Doing Better and Feeling Worse: Health in the United States. New York: W.W. Norton & Company.

Koenig, H. G. 1997. Is Religion Good for Your Health?: The Effects of Religion on Physical and Mental Health. London: Routledge.

Koenig, H. G., King, D. E., and Carson, V. B. 2012. Handbook of religion and health (2nd ed.). Oxford/New York: Oxford University Press.

Koopman, G. T. and Lamers, L. M. 2007. Gender and health care utilizatioin: the role of mental distress and help seeking propensity. Social Science & Medicine, 64(6): 1216-1230.

Kowalewski, M. R. 1990. Religious construction of the AIDS crisis. Sociological Analysis, 51(1): 91-96.

Krause, N. 1997. Anticipated Support, Received Support, and Economic Stress among Older Adults. The Journals of Gerontology: Series B, 52B(6): 284-293.
https://doi.org/10.1093/geronb/52B.6.P284

Krzyz, E. et al. 2023. Uses of Andersen health services utilization framework to determine healthcare utilization for mental health among migrants. Front Public Health, 11.
https://doi.org/10.3389/fpubh.2023.1284784

Lalonde, M. 1974. A New Perspective on the Health of Canadians. Ministry of Supply and Services, Ottawa.

Larson, M.S. 1977. The Rise of Professionalism: a Sociological Analysis. Berkeley: University of California Press.

Laslett, P. 1989. A Fresh Map of Life: the Emergence of the Third Age. Harvard University Press.

Lawton J., 2003, Lay experiences of health and illness: past research and future agendas. Sociology of Health and Illness, 25(3):23-40.

Lay, J. 2010. MDG achievements, determinants and resource needs-what has been learnt? World Bank Policy Research Working Paper 5320.
https://documents1.worldbank.org/curated/en/883051468339561257/pdf/WPS5320.pdf

Lazarus, R. S. and Folkman, S. 1984. Stress, Appraisal, and Coping. New York: Springer.

Lazarus, R. S. and Launier, R. 1978. Stress-Related Transactions between Person and Environment. In L. Pervin and M. Lewis. eds. Perspectives in Interactional Psychology, 287-327. New York: Plenum.

Lee, E. and Kim, S. J. 2023. Prevalence and related factors of depression before and during the COVID-19 pandemic: findings from the Korea National Health and Nutrition Examination Survey. Journal of Koran Medical

Science, 38(10): e74.
https://doi.org/10.3346/jkms.2023.38.e74
Lemert, E. 1951. Social Pathology. NY: McGraw-Hill.
Lesser, C. and Klukoff, S. 2009. Leveraging the power of medical professionalism to improve health care: a new platform for reform. Conference Report.
Levich, J. 2019. Global health and US imperialism. In Ness, I and Zope G. eds. The Palgrave Encyclopedia of Imperialism and Anti-Imperialism,
Levine, C. 2006. Taking Sides: Clashing Views on Controversial Bioethical Issues. 11th ed. Dubuque, Iowa: McGraw-Hill.
Li, Y. et al. 2019. The impact of healthy lifestyle factors on life expectancies in the US population. Circulation, 138(4): 345-355.
Li, Y. et al. 2023. Trends in self-reported adherence to healthy lifestyle behaviors among US adults, 1999 to March 2020. JAMA Netw Open. 6(7): e2323584.
DOI:10.1001/jamanetworkopen.2023.23584
Light, D. 1995. Countervailing Powers A framework for profession in transition. In Health Professions and the State in Europe. ed. T. Johnson, G. Larkin, and M. Saks. London: Routledge, 24-41.
Light, D. 2000. The Sociological Character of Health Care Market. In Albrecht(2000), 394-408.
Light, D. W. and Levine, S. 1988. The changing character of the medical profession: a theoretical overview. Milbank Memorial Quarterly, 66:10-32.
Lindemann, M. 2010. Medicine and Society in Early Modern Europe. Cambridge University Press.
Link, B. G. and Phelan, J. 1995. Social conditions as fundamental causes of disease, Journal of Health and Social Behaviour, 35(1): 80-94.
Link, B. G. and Phelan, J. 2000. Evaluating the fundamental cause: explanation for social disparities in health. In C. Bird, P. Conrad, & A. M. Fremont, eds. Handbook of Medical Sociology. Upper Saddle River, NJ: Prentice Hall.
Link, B. G. and Phelan, J. 2013. Labeling and stigma. In C. S. Aneshensel et al. eds. Handbook of the Sociology of Mental Health, Second Edition, 525-541.
Lippman, A. 1992. Led (astray) by genetic maps: the cartography of the human

genome and health care: Social Science and Medicine, 35: 1469-1476.
Lorber, J. and L.J. Moore. 2002. Gender and the Social Construction of Illness. 2nd ed. Walnut Creek: Altamira Press.
Luhmann, N. 2000. Familiarity, Confidence, Trust: Problems and Alternatives, in Gambetta, Diego (ed.) Trust: Making and Breaking Cooperative Relations, electronic edition, Department of Sociology, University of Oxford, chapter 6, pp. 94-107.
Lupton, D. 1995. The Imperative of Health: Public Health and the Regulated Body, London: Sage Publications.
Lupton, D. 1997. Consumerism, reflexivity, and the medical encounter. Social Science & Medicine, 45(3): 373-381.
Lupton, D. 1999. Risk and Sociocultural theory: New Directions and Perspectives. Cambridge: Cambridge University Press.
Lupton, D. 2018. Digital Health - Critical and Cross-Disciplinary Perspectives. London: Routledge.
Lupton, D. 2019. Toward a more-than-human analysis of digital health: inspirations from feminist new materialism. Qualitative Health Research, 29(14): 1998-2009.
Lupton, D. 2022. Covid Societies- Theorizing the Corona Virus Crisis. London: Routledge.
Mahoney, A., et al. 2005. The sanctification of the body and behavioral health patterns of college students. The International Journal for the Psychology of Religion, 15(3), 221-238. https://doi.org/10.1207/s15327582ijpr1503_3.
Mann, J.M., Gruskin, S., Grodin, M.A. Annas, G., 1999. Health and Human Rights. New Yorl: Routledge.
Marent, B. and Henwood, F. 2023. Digital health: A sociomaterial approach. Sociology of Health and Illness, 45(1): 37-53.
Marmot, M. (김보영 역) 2006. 사회적 지위가 건강과 수명을 결정한다. 에코리브르.
Marmot M. G., Rose, G., Shipley, M., and Hamilton, P. J. S., 1978. Employment grade and coronary heart disease in British civil servants. J Epidemiol Community Health, 32:244-249.
Marmot, M, and Winkelstein, W. 1975. Epidemiologic observation on intervention

trials for prevention of coronary heart disease. American Journal of Epidemiology, 101:177-181.

Marmot, M. G., Davey, Smith, G., Stansfeld, S. A., 1991, Health Inequalities among British Civil Servants: the Whitehall II study. Lancet, 337:1387-1393.

Marmot, M. G., Shipley, M., Rose, G., 1984, Inequalities in Death: specific explanation of a general pattern, Lancet, 1:1003-1006.

Martin, L. R., Williams, S. L., Haskard, K. B., and DiMatteo, M. R. 2005. The challenge of patient adherence. Therapeutics and Clinical Risk Management, 1(3): 189-199.

Matthews, J. H. et al. 2020. Florence Nightingale: Visionary for the role of clinical nurse specialist. The Online Journal of Issues in Nursing, 25(2), Manuscript 1.

Mayo Clinic. 2015.4.10. Mental illness: symptoms. http://www.mayoclinic.org/diseases- conditions/mental-illness/basics/symptoms/con-20033813

Mayo Clinic. 2023. Healthy lifestyle: Stress management. https://www.mayoclinic.org/healthy-lifestyle/stress-management/in-depth/stress-symptoms/art-20050987

Mayo Clinic. 2024. 7 tips for slowing down the aging process. https://www.thorne.com/take-5-daily/article/seven-habits-that-slow-the-aging-process

Mbali, M. 2013. South African AIDS Activism and Global Health Politics. NY: Palgrave Macmillan.

McAteer, A., Elliott, A. N., and Hannaford, P. C. 2011. Ascertaining the size of the symptom iceberg in a UK-wide community-based survey. British Journal of General Practice, 61(582): e1-e11.

McDaid, D. 2024. Countering the Stigmatization and Discrimination of People with Mental Health Problems in Europe. file:///C:/Users/chob/Dropbox/health%20sociology%20references/%EC%A7%88%EB%B3%91%20%EB%82%99%EC%9D%B8/countering%20the%20stigmatization%20of%20people%20with%20mental%20illness%20in%20EU.pdf

McDonnell, O., Lohan, M., Hyde, A., Porter, S. 2009. Social Theory, Health & Healthcare. London: Palgrave.

McGuire, M. 1993. Health and spirituality as contemporary concerns. Annals of the American Academy of Political and Social Science, 527:144-154.
McGregor, S. 2001. Neoliberalism and health care. International Journal of Consumer Studies 25 (2): 82-89.
McKeown, T. 1979. The Role of Medicine: Dream mirage, or Nemesis?, Blackwell Publishers.
McKinlay, J. and J. Arches. 1985. Towards the proletarianization of physicians. International Journal of Health Services, 15: 161-195.
McKinlay, J. B. and Marceau, L. D. 2002. The end of golden age of doctoring. International Journal of Health Services, 32: 379-416.
McKinlay, J. B. and Marceau, L. D. 2008. When There is No Doctor: Reasons for the Disappearance of Primary Care Physicians in the US during the early 21st Century. Social Science and Medicine 67: 1481-1491.
Mckinlay, J. B. and Mckinlay, S. M., 1977. The Questionable effect of medical measures on the decline of mortality in the United States in the twentieth century, Milbank Memorial Fund Quarterly, 55:416.
McKinstry, B. 2000. Do patients wish to be involved in decision making in the consultation? A cross sectional survey with video vignettes. BMJ. 2000;321:867-871.
Mead, N. and Bower, P. 2000. Patient-centeredness: a conceptual framework and review of the empirical literature. Social science and Medicine, 51(7): 1087-1100.
Mechanic D, 1978, Medical Sociology, New York, Free Press.
Mechanic, D. 1983. Handbook of Health, Health Care, and Health Professions. New York: Free Press.
Mechanic, D. 1991. Sources of countervailing power in medicine. Journal of Health Politics, Policy, & Law, 16: 485-498.
Mechanic, D. 1997. Managed care as a target of distrust. Journal of the American Medical Association, 277: 1810-1811.
Merril, R. M. 2004. Life Expectancy among LDS and Non-LDS in Utah. Demographic Research 10(3): 61-82.
Meyer, J. and B. Rowan. 1977. Institutionalized Organizations: Formal Structure as Myth and Ceremony. American Journal of Sociology, 83: 340-63.

Miller, P. and Rose, N. 1988. The Tavistock programme: the government of subjectivity and social life. Sociology. 22(2): 171-192.

Mills, C.W. (강희경·이해찬 역). 2004. 사회학적 상상력. 돌베개.

Min, K., Lee, C., Park, H. 2012. The life span of Korean eunuchs. Current Biology, 22(18).
DOI: https://doi.org/10.1016/j.cub.2012.06.036

Minkler M. and Wallerstein N. eds. 2003. Community Based Participatory Research for Health. CA: Jossey-Bass.

Mirowsky, J. and Ross, C. E. 1989. Social Causes of Psychological Distress. New York: Aldine de Gruyter.

Mirowsky, J. and Ross, C. E. 1995. Sex differences in distress: real or artifact? American Sociological Review, 60(June): 449-468.

Mirowsky, J. and Ross, C. E. 2003. Social Causes of Psychological Distress. 2nd ed. New York: Aldine de Gruyter.

Mishler, E. G. et al. 1981. Social Context of Health, Illness and Patient Care. Cambridge University Press.

Modern Medicine Network. 2007. 10 Barriers to compliance and how to overcome them.
http://www.modernmedicine.com/modern-medicine/content/10-barriers-compliance -and- how-overcome-them? page=full

Mogi, R. and Spijker, J. 2022. The influence of social and economic ties to the spread of COVID-19 in Europe. Journal of Population Research, 39: 495-511.

Moran, M. 2023. The role of the Catholic church in healthcare provision globally. Independent Cathlic News.

Morgan, M., M. Calnan & N. Manning. 1985. Sociological Approaches to Health and Medicine. London: Croom and Helm.

Morgan, S. 2002. Into Our Own Hands: the Women's Health Movement in the United States, 1969-1990. New Brunswick: Rutgers University Press.

Morris, D. 1998. Illness and Culture in the Postmodern Age, Berkeley : University of California Press.

Mosqueiro, B. P. et al., 2020. Spirituality, religion. amd mood disorders. In Handbook of Spirituality, Religion,and Mental Health, 1-25. London:

Academic Press.
https://doi.org/10.1016/B978-0-12-816766-3.00001-X

Mostafapour, M. et al. 2024. Exploring the dynamics of physician-patient relationships: factors affecting patient satisfaction and complaints. Journal of Healthcare Risk Management, 43(4): 16-25.

Moynihan, R. 2002. Disease-mongering: how doctors, drug companies, and insurers are making you feel sick, British Medical Journal, 324, 923.

Moynihan, R., and Cassels, A. 2005. Selling Sickness. New York, NY: Nation Books

Murray, E., Pollack, L., White, M., and Lo, B. 2007. Clinical decision-making: Patients' preferences and experiences. Patient Education and Counseling, 65:189-196.

Musick, M. 1996. Religion and Subjective Health Among Black and White Elders. Journal of Health and Social Behavior, 37:221-237.

Nagdev, P. et al. 2023. Andersen health care utilization model: a survey on factors affecting the utilization of dental health services among school children. PLoS One, 18(6): e0286945.
DOI: 10.1371/journal.pone.0286945

Naghavi, S. et al. 2019. Effective factors in non-compliance with therapeutic orders of specialists in outpatients clinics in Iran: a qualitative study. BMC Health Service Research, 19: 413.
https://doi.org/10.1186/s12913-019-4229-4

Nascimento, L. C. and Tafner, D. P. 2023. The pandemic changes daily life and ways of living: technosociality and user/families experiences. Revista Brasileira de Enfemagem, 76(Suppl 1): e20220177.

Nathanson, C. A. 1984. Sex differences in mortality. Annual Review of Sociology, 10: 191-213.

National Research Council Committee on Climate, Ecosystems, Infectious Diseases, and Human Health. 2001. Under the Weather: Climate, Ecosystem, and Infectious Disease, p.36. National Academies Press.

Nettleton, S. (대한치과의사학회 역). 2000. 푸꼬와 치아. 한울.

Nettleton, S. (조효제 역). 1997. 건강과 질병의 사회학. 한울.

Nettleton S. and R. Bunton. 1995, Sociological critiques of health promotion, In Bunton, R., S., Nettleton, & R., Burrows. The sociology of health promotion.

Critical analyses of consumption, lifestyle and risk, London: Routledge.
Nettleton, S. and Burrows, R., 1998, Mortgage Debt, Insecure Home Ownership and Health: an Exploratory Analysis, Sociology of Health and Illness, 20, 5, 735-757.
Newberg, E., & Bourne, R. 1978. The medicalization and legalization of child abuse. American Journal of Orthopsychiatry, 48: 593-607.
Newman, T. V. et al. 2020. Impact of community pharmacist-led interventions in chronic disease management on clinical, utilization, and economic outcomes: an umbrella review. Res Social Adm Pharm. 16(9): 1155-1165.
Nieminen, T. et al. 2013. Social capital, health behaviors and health: a population-based associational study. BMC Public Health, 13. https://doi.org/10.1186/1471-2458-13-613
Nimmon, L. and Stenfors-Hayes, T. 2016. The handling of power in the physician-patient encounter: perceptions from experienced physicians. BMC Medical Education, 16: 114.
Norsigian, J. 2019. Our Bodies Ourselves and the Women's Health Movement in the United States: Some Reflections. American Journal of Public Health, 109(6):844-846.
Nnebue, C. C. et al. 2014. Adequacy of resources for provision of maternal health services at the primary health care level in Nnewi, Nigeria. Nigerian Medical Journal, 55(3):235-241.
Nudelman, G. and Yakubovich, S. 2022. Patterns of health lifestyle behaviors: findings from a representative sample of Israel. BMC Public Health, 22: 2099.
Nukaga, Y., and Cambrosio, A. 1997. Medical pedigrees and the visual production of family disease in Canadian and Japanese genetic counseling practice. In Elston(1997), 29-56.
Olamijulo, J. A. et al. 2022. Trends and causes of maternal death at the Lagos University teaching hospital, Lagos, Nigeria, 2007-2019. BMC Pregnancy and Childbirth, 25; 22;360.
DOI: 10.1186/s12884-022-04649-4
Oman, D. 2018. Why Religion and Spirituality matter for Public Health- Evidece, Implications, and Resources. Springer.

Packard, R. 2007. The Making of a Tropical Disease: A Short History of Malaria. Johns Hopkins University Press.

Pain, R., Mowl, G. and Talbot, C. 2000. Difference and the negotiation of 'old age'. Environment and Planning D: Society and Space, 18(3): 377-393.

Parish, R., 1995, Health promotion Rhetoric and reality. In Bunton, R., Nettleton, S. And Burrows, R. The Sociology of Health Promotion, 13-23. London: Routledge.

Parker, I., Georgaca, E., Harper, D., McLaughlin, T. and Stowwell-Smith, M. 1995. Deconstructing Psychopathology. London: Sage.

Parsons, T. 1939. The Professions and social structure. Social Forces, 17, pp.457-467.

Parsons T. 1951. The social system. New York: Free Press.

Parsons, T. 1964. Essays in Sociological Theory. New York: Free Press.

Pearlin, L. et al. 1981. The stress process. Journal of Health and Social Behavior, 22(4): 337-356.

Pearlin, L. 1989. The sociological study of stress. Journal of Health and Social Behavior, 30: 241-256.

Pearlin, L. I. 1999. The Stress Process Revisited: Reflections on Concepts and their Interrelationships. In C. S. Aneshensel and J. Phelan. eds. Handbook of the Sociology of Mental Health, 395-416. New York: Springer.

Pearlin, L. I. et al., 2005. Stress, Health, and the Life Course: Some Conceptual Perspectives. Journal of Health and Social Behavior, 46: 205-19.

Pearlin, L.I. and Schooler, C. 1978. The structure of coping. Journal of Health and Social Behavior, 19: 2-21.

Peele, S. 1989. The diseasing of America: Addiction treatment out of control. Boston: Houghton Mifflin.

Penn Nursing. 2024. American nursing: an introduction to the past. https://www.nursing.upenn.edu/nhhc/american-nursing-an-introduction-to-the-past/

Perkin, H. 1989. The Rise of Professional Society-England since 1880. London: Routledge.

Perrow, Charles, 1965, Hospitals: Technology, structure and goals. in March ed., Handbook of Organizations, pp. 710-790. Chicago: Rand McNally.

Pescosolido, B. and Boyer, C. A. 2021. American health car system: reforms for access, outcomes and cost amid legal, legislative and political disputes. In W.C. Cockerham ed. The Wiley Blackwell Companion to Medical Sociology, 537-555.

Peterson, A., and Bunton, R. 1997. Foucault: Health and Medicine. London: Routledge.

Pew Research Center. 2007. See AIDS as GOD's punishment for immorality. Short read.

Pew Research Center. 2019.1.31. Religion's relationship to happiness, civic engagement and health around the world.

Pew Research Center. 2020.8.27. More Americans say they are regularly wearing masks in stores and other business.

Pew Research Center. 2021.7.30. Those on ideological right favor fewer COVID-19 restrictions in most advanced economies.

Pew Research Center. 2022.3.3. The changing political geography of COVID-19 over the last two years.

Pfeffer, Jeffrey, 1973, Size, composition, and function of hospital boards of directors: A organization-environment linkage. Administrative Science Quarterly 18: 349-363.

Poder, T. G. 2010. Social capital and health: what the empirical literature teaches us? Global Journal of Health Science, 2(1): 3-7.

Porter, D. 1999. Health, Civilization, and the State: A History of Public Health from Ancient to Modern Times. London: Routledge.

Porter, D. and Porter, R. 1988. The politics of prevention: Anti-vaccination and public health in 19th century England. Medical History, 32:231-252.

Powell, W.W. and P.J. DiMaggio. 1991. The New Institutionalism in Organizaitonal Analysis. Chicago: University of Chicago Press.

Putnam, R. D. 1995. Bowling Alone: America's Declining Social Capital. Journal of Democracy. 6(1): 65-78.

Radley, A. (조병희·전신현 공역). 2004. 질병의 사회심리학. 나남.

Radley, A., 1994, Making sense of illness : the social psychology of health and disease, London ; Thousand Oaks : Sage Publications.

Reeves, S. et al. 2008. The doctor-nurse game in the age of interprofessional

care: a view from Canada. Nursing Inquiry, 15(1): 1-2.
Reuters. 2011.11.9. Government reopens doctor data access, with some caveats. http://www.reuters.com/article/2011/11/09/us-usa-malpractice-database-idUSTRE7A87QJ20111109
Reynolds, J.W., W.A. Rushing, and D.L. Milds, 1974. The Validation of a Function Status Index. Journal of Health and Social Behavior 15:271-88.
Riska, E. 2010a, Coronary heart disease: gendered public health discourses, In E. Kuhlmann & E. Annandale (eds), The Palgrave Handbook of Gender and Healthcare, 158-71. New York: Palgrave Macmillan.
Riska, E. 2010b. Health professions and occupations. In W. Cockerham ed. The New Blackwell Companion to Medical Sociology, 337-354.
Ritzmann, I. 1998. The black death as a cause of the massacres of Jews- a myth of medical history? Med Ges Gesch, 17: 101-30.
Robinson, J.C. 1999. The Corporate Practice of Medicine: Competition and Innovation in Health Care. Berkeley: University of California Press.
Rogers, A., Castree, N., Kitchin, R. 2013. Biopolitics. In A Dictionary of Human Geography. Oxford University Press.
Rogers, E.M. 1995. Diffusion of Innovations. 4th ed., New York: Free Press.
Rogers, R. G., Everett, B. G., St. Onge, J. M., and Kreuger, P. M. 2010. Social, behavioral, and biological factors, and sex differences in mortality. Demography, 47(3): 555-578.
Roggenkamp, S. D., and White, K. R. 2001. Is hospital case management a rationalized myth? Social Science & Medicine, 53(8): 1057-1066.
Roland, M. et al., 2011. Professional values and reported behaviors of doctors in the USA and UK: quantitative study. British Medical Journal Qual Saf., 20:515-521.
Rosen, G. 1953. Cameralism and the concept of medical police. Bulletin of the History of Medicine, 27(1): 21-42.
Rosen, G. (이종찬 김관욱 공역). 2009. 보건과 문명. 몸과 마음.
Rosenfield, S. and Smith, D. 2009. Gender and mental health: Do men and women have different amounts or types of problems? In Scheid T. L., Brown T. N. (Eds.), A Handbook for the Study of Mental Health. 2nd ed., pp. 256-267. New York, NY: Cambridge University Press.

Rosenhan, D. 1973. On being sane in insane places. Science, 179(4070): 250-258.

Rosenstock I. M. 1974. The Health Belief Model and preventive health behavior. Health Education Monograph, 2:354-386.

Ross, J.W. 1988. Ethics and the language of AIDS. In C. Pierce and D. VanDeVeer eds. AIDS: Ethics and Public Policy, 39-48. Belmont: Wadworth Publishing Company.

Rossadale, M. 1965. Health in a sick society. New Left Review, 34: 82-90.

Rothman, D. J. 2000. Medical professionalism-focusing on real issues. The New England Journal of Medicine, 324: 1284-1286.

Rothman, R. 1984. Deprofessionalization. Work and Occupations, 11: 183-206.

Rueschemeyer, D. 1986. Power and the Division of Labor. Stanford: Stanford University.

Scambler, G. 2011. Health inequalities. Sociology of Health and Illness, 34(1): 130-146.

Scarpaci, J.L. 1989. Health Services Privatization in Industrial Societies. New Brunswick: Rutgers University Press.

Schieman, S. and Bierman, A. 2011. The role of divine beliefs in stress processes. In Blasi, A. J. ed. Toward a Sociological Theory of Religion and Health, 46-68. Boston: Leiden.

Schleiter, K. E. 2009. Difficult patient-physician relationships and the risk of medical malpractice litigation. AMA Journal of Ethics, 11(3): 242-246.

Schwartz, S. and Corcoran, C. 2010. Biological theories of psychiatric disorders: a sociological approach. In Scheid, T. and Brown, T. eds. A Handbook for the Study of Mental Health, 64-88. Cambridge University Press.

Scott, R.A. 1969. The Making of the Blind Men. New York: Russsel Sage.

Scott, W. J. 1990. PTSD in DSM-III: a case in the politics of diagnosis and disease. Social Problems, 37(3): 294-310.

Scott, W.R., Ruef, M., Mendel P., and Carrona, C.A. 2000. Institutional Change and Healthcare Organizations: from Professional Dominance to Managed Care. Chicago: University of Chicago Press.

Scull, A. 2010. A psychiatric revolution. The Lancet, 375(9722): 1246-1247.

Selye, H. 1956. The Stress of Life. New York: McGraw-Hill.

Sen, A. (김원기 역). 2014. 자유로서의 발전. 갈라파고스.

Senior, M. 1998. Health and Illness. London: Macmillan.

Shah, B. et al. 2020. Applying the three delays model to understand emergency care seeking and delivery in rural Bangladesh: a qualitative study. BMJ Open, 10:e042690.
DOI:10.1136/bmjopen-2020-042690

Shaw-Taylor, L. 2020. An introduction to the history of infectious diseases, epidemics and the early phases of the long-run decline in mortality. Economic History Review, 73(3): E1-E19.

Sherkat, D. & Ellison, C. 1999. Recent Develop - ments and Current Controversies in the Sociology of Religion. Annual Review of Sociology, 25:363-394.

Shilling, C. 1993. The body and social theory, London ; Newbury Park, Calif.; Sage Publications.

Siddiqi, J. 1995. World Health and World Politics-the World Health Organization and the UN System. University of South Carolina Press.

Siegler, M. and Osmond, H. 1973. The sick role revisited. The Hastings Center Studies, 1(3): 41-58.

Sikka, T. 2021. Feminist materialism and Covid-19: The agential activation of everyday objects. Nordic Journal of Feminist and Gender Research, 29(1): 4-16.

Sokol, R. et al. 2021. Firearm purchasing during the beginning of the COVID-19 pandemic in households with teens. Journal of Behavioral Medicine, 44(6): 874-882.

Spitzer, R. 1975. On pseudoscience in science, logic in remission, and psychiatric diagnosis: a critique of Rosenhan's "On being sane in insane places". Journal of Abnormal Psychology, 84(5): 442-52.

Stacy, M. 1988. The Sociology of Health and Healing. London: Routledge.

Starr, P. 1982. The Social Transformation of American Medicine. New York: Basic Books.

Stein, L. I. 1967. The doctor-nurse game. Arch Gen Psychiatry. 16(6): 699-703.
doi:10.1001/archpsyc.1967.01730240055009

Stein, L. I. et al. 1990. The doctor-nurse game revisited. The New England

Journal of Medicine, 322(8): 546-549.

Stern, B.J. 1941. Society and Medical Progress. Princeton: Princeton University Press.

Stevens, R. 1971. American Medicine and the Public Interest. University of California Press.

Stiglitz, J. E., Sen, A., Fitoussi, J. 2009. Report by the Commission on the Measurement of Economic Performance and Social Progress. European Commission.
https://ec.europa.eu/eurostat/documents/8131721/8131772/Stiglitz-Sen-Fitoussi-Commission-report.pdf

Stratton, J. 2021. Coronavirus, the great toilet paper panic and civilization. Thesis Eleven, 165(1): 145-168.

Strauss, A,L, and Glaser, B,G. 1975. Chronic Illness and the Quality of Eife. 1st Edition, St, Louis; Mosby.

Strong, P. M. 1979. Sociological imperialism amd the profession of medicine: a critical examination of the thesis of medical imperialism. Social Science and Medicine, 13A: 199-215.

Subramanian, SV, Kim, Daniel J, & Kawachi, Ichiro. 2002. Social trust and self-rated health in US communities: a multilevel analysis. Journal of Urban Health, 79(1), S21-S34.

Substance Abuse and Mental Health Services Administration. 2022. Key substance use and mental health indicators in the United States: Results from the 2021 National Survey on Drug Use and Health.

Suchman, E.A. 1965. Stages of illness and medical care. Journal of Health and Social Behavior, 6: 114-128.

Sulsik, G. A. and Eich-Krohm, A. 2008. No longer a patient: the social construction of the medical consumer. Susan M. Chambre and Melinda Goldner eds. Patients, Consumers and Civil Society, 3-28. Bingley: Emerald.

Szasz, T. 1961. The uses of naming and the origin of the myth of mental illness. American Psychologist, 16: 59-65.

Szasz, T. S. 1960. The myth of mental illness. The American Psychologist, 15, 113-118.

Szasz, T. S. and Hollander, M. H. 1956. A contribution to the philosophy of medicine: the basic models of the doctor-patient relationship. Archives of Internal Medicine, 97: 589-592.

't Hoen E, Berger J, Calmy A, Moon S. 2011. Driving a decade of change: HIV/AIDS, patents and access to medicines for all. Journal of International AIDS Society, 14:15.

Tan, J. ed. 2005. E-Health Care Information System. San Francisco: Jossey-Bass

Tapscott, D. 1998. Growing Up Digital: The Rise of Net Generation. New York: McGraw Hill.

Tavares, A. I. and Ferreira, P. L. 2023. COVID-19, policies, socio-economic and health effects in Southern European countries. e-cadernos CES, 39. DOI: https://doi.org/ 10.4000/eces.8101

Taylor, K., Nettleton, S., and Harding, G. 2003. Sociology for Pharmacists. 2nd ed. New York: Taylor & Francis.

Taylor, L. 2024. Women live longer than men bur more illness throughout life, global study finds. BMJ 385: q999. doi: https://doi.org/10.1136/bmj.q999

Taylor, S. 2021. Negative attitudes about facemasks during the COVID-19 pandemic. PLoS One, 16(2): e0246317.

Thoits, P. 1983. Dimensions of life events that influence psychological distress: an evaluation and synthesis of the literature. In H. Kaplan, ed. Psychosocial Stress: Trends in Theory and Research, 33-103. New York: Academy Press.

Thoits, P. A. 1995. Stress, Coping, and Social Support Processes: Where Are We? What Next? Journal of Health and Social Behavior, 35: 53-79.

Thoits, P. A. 2010. Stress and health: major findings and policy implications. Journal of Health and Social Behavior, 51(s): S41-S53.

Timmermans, S. 2000. Technology and medical practice. In Bird, C.E., Conrad, P., & Fremont, A.M. eds. Handbook of Medical Sociology, 309-321. Upper Saddle River: NJ: Prentice-Hall.

Tod, D. 2013. Fat is a spiritual issue. Vancouver Sun, 2013.1.28.

Tognotti, E. 2013. Lessons from the History of Quarantine, from Plague to Influenza A. Emergent Infectious Diseases. 19(2): 254-259.

Townsend, P. 1981. An Alternative Concept of Poverty, Division for the Study of

Development, United Nations Educational, Scientific and Cultural Organisation, Paris.

Townsend, P. and Davidson, N. 1980. Inequalities in Health: the Black Report. Harmondsworth, Middlesex: Pelican Books.

Trautmann, S., Rehm, J., Wittchen, H. 2016. The economic costs of mental disorders. EMBO reports, 17(9): 1245-1249.

Traverso-Yepez, M., Maddalena, V., Bavington, W., and Donovan, C. 2012. Community capacity building for health: a critical look at the practical implications of this approach. Sage Open, 2(2): 1-12. DOI: 10.1177/2158244012446996

Trostle, J. A. 1988. Medical compliance as an ideology. Social Science & Medicine, 27(12): 1299-1308.

Turner, R. J. and Avison, W. R.. 2003. Status Variations in Stress Exposure: Implications for the Interpretation of Research on Race, Socioeconomic Status, and Gender. Journal of Health and Social Behavior, 44: 488-505.

Turner, B. 1992. Regulating Bodies. London: Routledge.

Turner, B. 2004. The New Medical Sociology: Social Forms of Health and Illness. New York: W.W. Norton & Company.

Turner, B. ed. 2010. The New Blackwell Companion to the Sociology of Religion. Wiley-Blackwell.

Turner, B. ed. 2012. Routledge Handbook of Body Studies. New York: Routledge.

Turner, R. J. 2003. The Pursuit of Socially Modifiable Contingencies in Mental Health. Journal of Health and Social Behavior, 44: 1-17.

UN. 2015. The Millennium Goals Report 2015. https://www.un.org/millenniumgoals/2015_MDG_Report/pdf/MDG%202015%20rev%20(July%201).pdf

UN. 2024. Sustainable Development. https://sdgs.un.org/

UNAIDS. 2019. A Common Vision- Faith based Partnerships to Sustain Progress Against HIV. Geneva: UNAIDS.

US Census Bureau. 2024. Health Insurance Coverage in the United States 2023. 6

Valela, N. 2010. Personal health responsibility: Blaming victims or empowering nations? Interdisciplinary Journal of Health Sciences, 1(1): 74-78.

Vanderminden, J. and Potter, S. 2010. Challenges to the doctor-patient relationship in the twenty-first century. In Cockerham, W. ed. The New Blackwell Companion to Medical Sociology, 355-372.

VanderWeele, T. J. 2017. Religion and Health: a Synthesis. In Balboni, M. and Peteet, J. eds. Spirituality and Religion within the Culture of Medicine: from Evidence to Practice, 357-402.

Varkey, B. 2021. Principles of clinical ethics and their application to practice. Medical Principles and Practices, 30(1): 17-28.

Verhoef, M. et al. 2005. Reasons for and characteristics associated with complementary and alternative medicine use among adult cancer patients: a systematic review. Integrative Cancer Therapy, 4(4): 274-286.

Vogel, Morris, 1980, The Invention of the Modern Hospital. Chicago: The University of Chicago Press.

Volet, A. K. et al., 2022. Vaccine hesitancy among religious groups: reasons underlying this phenomenon and communication strategies to rebuild trust. Front Public Health, 10.
doi: 10.3389/fpubh.2022.824560

Wadsworth, M., Butterfield, W., Blaney, R. 1971. Health and Sickness: The Choice of Treatment. London: Tavistock, 1971.

Wainwright, D. 2008. A Sociology of Health. LA: Sage.

Waitzkin, H. 1971. Latent functions of the sick role in various institutional settings. Social Science and Medicine 5 (1): 45-75.

Waitzkin, H. 2000. Second Sickness. 2nd. Rowman & Littlefield Publisher.

Waitzkin, H. 2000. Changing Patient-physician relationships in the changing health policy environment. In Bird, C. E., Conrad, P., Freemont, A. M. eds. Handbook of Medical Sociology, 5th, pp.271-283.

Waldron, I., 1976, Why do women live longer than men?. Social science and Medicine, 10, 349-362.

Waldron, I. 1983. Sex differences in human mortality: the role of genetic factors. Social Science and Medicine, 17(6): 321-333.

Waldron, I. 1985. What do we know about causes of sex differences in mortality. Population Bulletin of the United Nations, 18: 59-76.

Waldron, I. et al. 1982. Cross-cultural variation in blood pressure. Social Science and Medicine 16: 419-30.

Waldron, I., 1993, Recent trends of sex mortality ratios for adults in developed countries, Social science and Medicine, 36, 451-462. New York: the New Press.

Walgate, R. 2004. Bush's AIDS plan criticized for emphasizing abstinence and forbidding condoms. BMJ. 24;329(7459):192. doi: 10.1136/bmj.329.7459.192-a

Wallerstein, I. M. 1974. The Modern World-System I. Berkeley: University of California Press.

Walsh, D.C., Sorensen, G., Leonard, L., 1995. Gender, health and cigarette smoking. In: Amick, B., Levine, S., Tarlov, A. Chapman-Walsh, D. (Eds.), Society and Health. Oxford.

Wasserman, J. A. and Ninote, B. P. 2021. Health professions and occupations. In W.C. Cockerham ed. The Wiley Blackwell Companion to Medical Sociology, 473-494.

Waxler, Nancy. 1981, Learning to be a leper: A Case Study in the Social Construction of Illness. In Mishler, E.G. et al. Social Context of Health, Illness and Patient Care, pp.169-192.

Weiss, G. L. and L.E. Lonnquist. 1994. The Sociology of Health, Healing, and Illness. Englewood Cliffs, New Jersey: Prentice-Hall.

Weissman, J. et al. 2005. Error reporting and disclosure system-views from hospital leaders. JAMA, 293(11): 1359-1366.

Weitz, R. 2007. The Sociology of Health, Illness, and Health Care: A Critical Approach. 4th ed. Belmont: Thomson Higher Education.

Weitz, R. 2013. The Sociology of Health, Illness, and Health Care: A Critical Approach. 6th ed. Wadsworth.

Wenham, C., Busby, J. W., Youde, J., and Herten-Crabb, A. 2023. From Imperialism to the Golden Age to the Great Lockdown: The Politics of Global Health Governance. Annual Review of Political Science, 26:431-450.

Wheaton, B. 1994. Sampling the Stress Universe. In W. R. Avison and I. H. Goetlib eds. Stress and Mental Health, 77-114. New York: Plenum Press.

Wheaton, B. 1997. The nature of chronic stress. In B. H. Gottlieb Ed. Coping with Chronic Stress, 43-73. New York: Plenum Press.

Wheaton, B. 1999. Social Stress. in C. S. Aneshensel and J. Phelan. eds. Handbook for the Sociology of Mental Health, 277-300. New York: Springer.

Wheaton, B. 2013. Social stress in the twenty-first century. In Aneshenselm C. S. et al., eds. Handbook of the Sociology of Mental Health, Second Edition, 299-323.

White, K. 2002. An Introduction to the Sociology of Health and Illness. London: Sage.

Wholey, D. and Burns, L. 2000. Tides of Change: the evolution of managed care in the United States. In Bird, C.E., Conrad, P. & Fremont, A.M. eds. Handbook of Medical Sociology, 5th ed., 217-237. Upper Saddle River, NJ: Prentice Hall.

Wilkins, R. and Marmot, M. ed. 2003. The Social Determinants of Health: The Solid Facts, 2nd ed. World Health Organization Europe. Retrieved 2013.03.27.

Wilkinson R. G. 1996. Unhealthy societies: the afflictions of inequality. London: Routledge.

Wilkinson, R. G. (김홍수영 역). 2008. 평등해야 건강하다. 후마니타스.

Wilkinson, R. G. and Pickett, K. (전재웅 역). 2012. 평등이 답이다. 이후.

Wilkinson, R. G. and Pickett, K. E. 2009. Income inequality and social dysfunction. Annual Review of Sociology, 35: 493-511.

Williams, G. 1984. The genesis of chronic illness: narrative reconstruction, Sociology of Health and Illness, 6, 175-200.

Williams, S., Gabe, J., Davis, P. 2008. The sociology of pharmaceuticals: Progress and prospects. Sociology of Health and Illness, 30(6): 813-824.

Williams, S.J., Gabe, J., Davis, P. 2009. The sociology of pharmaceuticals: progress and prospects. In Pharmaceuticals and Society, Williams, S.J., Gabe, J., Davis, P.(eds) Wiley-Blackwell.

Williams, S., Martin, P., Gabe, J. 2011. The pharmaceuticalization of society? A framework for analysis. Sociology of Health and Illness, 33(5): 710-725.

Williamson, S. 1984. Anti-vaccination leagues. Archives of Diseases in Childhood, 59:1195-1196.

Wolf, N. 2001. Misconceptions, Truths, Lies and the Unexpected on the Journey

to Motherhood. London: Chatto and Windus.
Wolf, S., Grace, K., Bruhn, J.G., Stout, C. 1974. Roseto revisited: further data on the incidence of myocardial infarction in Roseto and neighboring Pennsylvania communities. Transactions of the American Clinical and Climatological Association, 85: 100-108.
Wolinsky, F. 1988. The Sociology of Health: Principles, Practitioners, and Issues. Belmont: Wadsworth Publishing Company.
World Health Organization. 1978. Alma Ata Declaration. Geneva.
World Health Organization. 1984. Health Promotion: A Discussion Document on the Concepts and Principles.
World Health Organization. 1986. Ottawa Charter for Health Promotion.
World Health Organization. 2003. Social Determinants of Health: the Solid Facts.
World Health Organization. 2004. World Report on Knowledge for Better Health: Strengthening Health Systems. Geneva.
World Health Organization. 2011. The determinants of health.
World Health Organization. 2011. Rio Political Declaration on Social Determinants of Health.
World Health Organization. 2013. Global health estimates: deaths, DALYs, YLL and YLD, by cause, age, sex and regional grouping, 2000-2012. http://www.who.int/healthinfo/global_burden_disease/en
World Health Organization, 2022. Mental disorders. https://www.who.int/news-room/fact-sheets/detail/mental-disorders
World Health Organization. 2024. Targets of sustainable development goal 3. https://www.who.int/europe/about-us/our-work/sustainable-development-goals/targets-of-sustainable-development-goal-3
World Health Organization. 2024. The top 10 causes of death. https://www.who.int/news-room/fact-sheets/detail/the-top-10-causes-of-death
Wrigley, E. A. 1985. The fall of marital fertility in nineteenth-century France: exemplar or exception? European Journal of Population, 1(1):31-60.
Wright, E. R. 2013. Enter health information technology: expanding theories of the doctor-patient relationship for the twenties-first century health care delivery system. In Pescosolido, B. A. et al. eds. Handbook of the Sociology

of Health, Illness, and Healing: a Blueprint for the 21st Century, 343-359.
Yan, X. et al. 2021. Tied infection: How social connectedness to other COVID-19 patients influences illness severity. American Behavioral Science, 65(14): 1901-1928.
Yang, S., Khang, Y., Chun, H., Harper, S., Lynch, J. 2012. The changing gender differences in life expectancy in Korea 1970-2005. Social Science and Medicine, 75(7): 1280-1287.
Youde, J. 2007. AIDS, South Africa, and the Politics of Knowledge. Ashgate.
Youde, J. 2012. Global Health Governance. Malden, MA: Polity Press.
Young, J.H. 1967. The Medical Messiahs. Princeton: Princeton University Press.
Yunitasari, E. et al. 2023. Pregnant woman awareness of obstetric danger signs in developing countries: systematic review. BMC Pregnancy and Childvirth, 23, 357.
https://doi.org/10.1186/s12884-023-05674-7
Zhu, Z. et al. 2020. From SARS and MERS to COVID-19: a brief summary and comparison of severe acute respiratory infections caused by three highly pathogenic human coronaviruses. Respiratory Research, 21, 224.
https://doi.org/10.1186/s12931-020-01479-w
Zola I. K. 1973. Pathways to the doctor - from person to patient. Social science and Medicine, Vol 7, 677-689.
강영호·김혜련. 2006. 우리나라의 사회경제적 사망률 불평등: 1998년도 국민건강영양조사 자료의 사망추적 결과. 대한예방의학회지, 39(2):115-122.
강은나 외. 2023. 2023년도 노인실태조사. 보건복지부. 한국보건사회연구원.
경향신문. 2024.3.27. PA 간호사 제도화 속도 붙었는데…현장선 '과중한 업무'.
건강보험심사평가원. 2019. 상급종합병원 의료이용 현황분석 및 역할 정상화를 위한 개선방안. 연구보고서.
국립정신건강센터. 2021. 2021년 정신건강실태조사 보고서.
국민건강보험공단. 2005. 암 치명률의 불평등 연구.
국민건강보험공단. 2023. 2022 건강보험통계연보.
국민일보. 2010.12.30. 거식증 모델 佛 이자벨 카로 사망.
국사편찬위원회. 2024. 사료로 본 한국사-박지원의 양반 풍자.
http://contents.history.go.kr/front/hm/view.do?levelId=hm_113_0070
김관욱. 2020. 과일바구니, 식혜, 붉은 진드기, 그리고 벽. 한국문화인류학, 53(3): 37-83.

김길용·조병희. 2011. 의사 신뢰의 구성요인. 보건과 사회과학, 29: 129-152.
김동춘. 2001. 의사 파업과 시민사회의 대응. 희망연대 4회 희망 페스티발 강연회.
김명희. 2019. 포용복지와 건강정책의 방향. 보건복지포럼, 2019(12): 30-43.
김보미. 2011. 한국 여성건강 자조집단의 정치화 과정에 대한 연구: 유방암 자조집단을 중심으로. 고려대 대학원 학위논문.
김연희. 2024. 뒤틀린 한국의료-의대 정원 너머 진짜 보건의료 문제 취재기. 산지니.
김종영. 2019. 하이브리드 한의학. 돌베개.
김진주. 2023. 의료소송 환자 입증책임 완화됐다. 청년의사, 2023.12.15.
김진희, 유승현, 심소령. 2011. 건강증진을 위한 걷기의 의미와 영향 요인-도시 걷기 실천자들의 경험. 보건교육건강증진학회지, 28(4): 63-77.
김현아. 2019. 상급병원에 환자가 넘치는 진짜 이유. 경향신문, 2019.9.26.
김형용. 2010. 지역사회 건강 불평등에 대한 고찰. 한국사회학, 44(2): 59-92.
김환석. 2024. 코로나 팬데믹과 문명의 전환. 세창출판사.
동아일보. 2003.1.15. 대형병원 덩치키우기 경쟁.
디지털타임스. 2003.4.1. EMR, 의료정보화 시장 달군다.
디지털타임스. 2003.6.13. 의료기관 온라인 정보공유 확산.
매일노동뉴스. 2020. 코로나19에 뚫린 물류센터, 일용노동 보호 무대책. 2020.12.14.
머니투데이. 2022. 담배, 그거 독약입니다. AI로 다시 살아난 고 이주일. 2022.5.31.
메디게이트 뉴스. 2023.10.26. 의대생, 내과, 정형외과, 마취과 갈레요. 외과 산부인과, 소아과는 인기 저조.
메디컬투데이. 2023. 노인 암환자 생애말기 1년 의료비 4000만원. 2023.10.16.
반덕진. 2004. 히포크라테스 의학과 황제내경 의학의 건강 사상에 관한 비교연구. 서울대학교 대학원 보건학 박사학위 논문.
변유경. 2022. 코로나19와 아시안 혐오-미디어 보도와 사회 운동을 통해 본 독일의 아시아계 차별과 저항. 다문화콘텐츠 연구, 39: 167-191.
보건복지부. 2012.7.27. 제2차 국가치매관리 종합계획.
보건복지부. 2021. 국가치매관리정책(2017-2021) 성과분석 연구.
보건복지부. 2024. OECD Health Statistics 2024.
삼성서울병원. 2004. 삼성서울병원 10년사-새전통 새희망.
서울대학교 사회발전연구소. 2012. 삶과 사회에 관한 조사, 원자료.
서울아산병원. 2019. 초심, 새로운 도전-서울아산병원 30년 1989-2019.
石南國. 1972. 韓國の人口增加の分析. 東京: 勁草書房.
성균관대학교 서베이리서치센터. 2011. 한국종합사회조사2010.

세계일보. 2001.9.24. 1차진료기관 전락한 대학-종합병원.
신영석 외. 2022. 보건의료인력실태조사. 보건복지부, 한국보건사회연구원.
양준용. 2022. 남성성과 남성 건강-한국 남성의 성역할 규범 순응 및 영향 탐색. 서울대학교 보건대학원 박사논문.
연세대학교 의학사연구소. 2008. 한의학, 식민지를 앓다. 아카넷.
연합뉴스. 2014.2.28. ADHD 약이 공부 잘 하는 약?...바로 알고 사용하세요.
염선미·강노을·박근영. 2022. 국내 COVID-19 감염자의 낙인 경험. 기본간호학회, 29(3): 350-362.
塩野七生(시오노 나나미). 2011. 십자군 이야기. 문학동네.
우석균. 2002. 개혁 연합의 실패와 수구 연합으로의 회귀. 사회비평, 32:112-130.
우해봉, 장인수, 정희선. 2021. 한국의 사망력 변천과 사망 불평등. 한국보건사회연구원.
유명순. 2022. 코로나19 장기화에 대한 일반인 위험 인식의 주요 결과와 시사점. 통계청, 한국의 사회동향, 119-130.
유승현. 2012. 지역사회 건강증진을 위한 참여: 이해와 적용. 보건교육건강증진학회지, 29(4):57-66.
윤소영. 2023. 팬데믹이 가져온 일상생활과 여가 활동의 변화. 통계청, 한국의 사회동향, 244-251.
윤영주. 2008. 한의학 탐사 여행. U Book.
윤종률. 2016. 노인의료 관련 정책수립에서 고려해야 할 노인의료의 특성. 건강보험심사평가원, 정책동향.
이규식. 2024. 의료개혁 무엇을 어떻게-뉴 패러다임. 투나미스.
이선영 외. 2021. 콜센터에서 발생한 코로나19 유행 역학조사 결과. 주간 질병과 건강, 14(19): 1225-1231.
이재열. 2005. 바이러스: 삶과 죽음 사이. 지호.
이종구·조형제·정준영. 2005. 정보사회의 이해. 미래M&B.
이주흥. 2023. 역사는 짧지만 의학 발전 굵직한 발자취. 성균관대 동창회보 소식. https://www.skkumed.ac.kr/community_news_w.asp?bcode=news&number=234&keyword=
이지연. 2002. 종합병원의 진료 파트별 특성과 간호사-의사 간 의사소통 유형. 서울대학교 보건대학원 석사학위 논문.
이현정. 2023. 외로움의 모양. 가능성들.
전세일·전홍준·오홍근 엮음. 2000. 새로운 의학, 새로운 삶. 창작과 비평사.
정민수·조병희. 2007. 지역사회역량이 주민건강 수준에 미치는 영향: 2006년 서울시 도봉구 주민 건강행태조사를 중심으로. 보건과 사회과학, 22: 153-182.
정민수·조병희. 2011. 지역사회 역량이 건강에 미치는 영향에 대한 다수준 분석: 사회의 질 증진에 주는 함의. 보건교육건강증진학회지, 28(4): 1-14.
정용덕 외. 1999. 신제도주의 연구. 대영문화사.
정희원. 2023. 당신도 느리게 나이들 수 있습니다. 더 퀘스트.
조병희. 1994. 한국 의사의 위기와 생존전략. 명경.
조병희. 1997. 재벌병원과 의료체계의 변화. 보건과 사회과학, 1: 65-87.
조병희. 2003. 의료개혁과 의료권력. 나남.
조병희. 2004. SARS와 아시아의 타자화. 황해문화, 43: 196-219.
조병희. 2008. 섹슈얼리티와 위험연구. 나남출판.
조병희. 2009. 국가개입과 한국 의료체계의 성격. 정무권 편. 한국복지국가 성격 논쟁, 753-786. 인간복지.
조병희. 2010. 지역사회 건강증진의 과거와 현재. 보건교육건강증진학회지, 27(4): 1-6.
조병희. 2010. 한의학의 발전과 미래 전망. 경기도 한의사회 편. 10년 후의 한의학, 91-104.
조병희. 2011. 한국 의학직업전문성의 사회적 시각. 대한의사협회지, 54(11): 1164-1171.
조병희. 2012. 사회자본과 건강. 한국사회학회 사회학대회 논문집, 793-802.
조병희. 2024.6.25. 대학병원의 위기. 네이버 프리미엄콘텐츠.
조병희. 2024.7.1. 건강해지고 싶은 욕망과 의료. 네이버 프리미엄콘텐츠.
조병희. 2024.7.5. 영국의 훌륭한 시골 의사들. 네이버 프리미엄콘텐츠.
조병희·변진옥. 2021. 코로나19와 의료이용 변화. 한국의 사회동향 2021, 105-112.
조병희·손애리. 2024. 종교와 건강: 신체적, 정신적, 사회적 건강의 상호작용과 연구방법론 고찰. 융합학문과 기독교, 5권 2호. pp. 5-23.
조병희·정영일. 2024. 젊게 늙는 사회. 지식과 날개.
조희연. 2001. 시민사회운동과 NGO의 지속가능성, 전문성, 책임성을 위하여. 조희연 외, NGO 가이드: 시민사회운동과 엔지오 활동, 3-22. 한겨레 신문사.
중앙일보. 2000.4.29. 의사도 연봉제...대학병원 앞다퉈 도입.
질병관리청, 2023. 2022년 국민건강통계.
질병관리청. 2023. 결핵환자 신고 현황.
질병관리청. 2024. HIV/AIDS 신고 현황.
질병관리청. 2024. 2023 감염병 신고현황 연보.
청년의사, 2012.1.4. 대형병원 외래진료비, 검사, 영상장비에 치중.
청년의사. 2016.1.4. 입원환자 평균재원일수 상급종합병원 7일, 병원 11일.
청년의사. 2021.7.5. 노인 의료비 사망 전 3개월에 집중.

청년의사. 2022.8.3. 아산병원 간호사 사망한 진짜 이유.
청년의사. 2023.3.2. 세계 최고 병원 50위에 아산, 삼성, 서울대병원.
최수현. 2024.11.22 인구소멸지역에서의 스마트 통합돌봄 적용사례: 케어넷과 마을 돌봄 매니저. 한국보건사회학회 추계학술대회 발표논문.
통계청. 2023. 2022년 사망원인통계.
통계청. 2024. 2022 사회조사.
투데이신문. 2023.10.5. 암 치료하러 상경…빅5 병원 찾은 비수도권 환자 103만명.
프레시안. 2013.3.10. 마약 성분의 공부 잘하는 약, 사실은 ADHD 치료제.
한겨레21. 2012.6.4. 의료계 무한 포식자, 5마리 황소 개구리.
한겨레21. 2012.6.25. 잠 못자 졸면서 시술했다. 음주 운전과 다를 게 없다.
한겨레21. 2012.7.2. 의사, 영업사원이 되다.
한겨레신문. 2003.5.14. 대형병원 값비싼 장비도입 경쟁-치료용인가 장삿속인가.
한국건강증진개발원. 2020. 국민 40.7% 코로나19로 우울 불안 경험했다. 보도자료.
한국보건사회연구원, 2007. 국민건강영양조사 제3기 조사 결과 심층분석 연구: 건강면접 및 보건의식 부문.
한국일보. 2003.8.28. 대형병원 응급실 요지경-일반환자가 병상 점령, 응급환자는 바닥 신세.